ISBN : 978-1-997697-10-7

Nhà xuất bản: Vinaturia Wellness & Editions

Website: vinaturia.com

Cuốn sách này là một phần của bộ sưu tập ba ngôn ngữ (tiếng Anh – tiếng Pháp – tiếng Việt) và có thể được phát hành dưới dạng đơn ngữ hoặc song ngữ, tùy trường hợp. Mỗi phiên bản đều là một tác phẩm nguyên bản, được viết trực tiếp bằng ngôn ngữ đó, không phải bản dịch của phiên bản khác. Tất cả cùng truyền tải một thông điệp trung tâm, đồng thời được điều chỉnh tự nhiên theo phong cách, văn hóa và, khi cần, theo các yêu cầu định dạng đặc thù của từng ngôn ngữ và từng ấn bản.

VINATURIA WELLNESS & EDITIONS

MAÎTRE VIKUDO

YOGA
TRÍ
HÀNH
AN

HIỂU ĐÚNG
TẬP CHUẨN
HỒI PHỤC TỪ BÊN TRONG

DÀNH CHO GIÁO VIÊN,

HỌC VIÊN YOGA,

THIỀN SINH VÀ NHỮNG AI

MUỐN CHỮA BỆNH KHÔNG
DÙNG THUỐC

Càng tiến bước, chân trời càng lùi xa ...

MỤC LỤC

MỤC LỤC

MỤC LỤC

MỤC LỤC

LỜI NÓI ĐẦU

परिचय

Yoga chữa bệnh: Hiểu từng tư thế

Khám phá sức mạnh của yoga trong việc tự chữa lành, với khoảng 150 tư thế cơ bản và biến thể được lựa chọn tỉ mỉ để mang lại lợi ích trị liệu hiệu quả.

Những tư thế này không chỉ cơ bản và dễ thực hiện mà còn được thực hành rộng rãi, giúp người tập ở bất kỳ trình độ và thể lực nào cũng có thể tiếp cận được.

Mỗi tư thế và mỗi biến thể đều có các thông tin chi tiết thiết thực, bao gồm tên tiếng Việt, tiếng Pháp, tiếng Anh, tiếng Phạn và cách phát âm đúng tiếng Phạn, và được minh họa bằng hàng trăm hình ảnh thực tế của các học viên ở các độ tuổi và khả năng khác nhau.

Cuốn sách này là một tài liệu tham khảo hữu ích và đáng tin cậy dành cho các giáo viên yoga, giúp làm phong phú thêm phương pháp giảng dạy cũng như mở rộng góc nhìn chuyên môn. Đồng thời, sách cũng dành cho những người yêu thích yoga đang tìm kiếm sự sáng tỏ, giúp họ dễ dàng tiếp cận và hiểu sâu hơn những khía cạnh tinh tế, phức tạp trong thực hành.

Bên cạnh giá trị chuyên môn, sách còn mang đến các giải pháp tự nhiên nhằm cải thiện sức khỏe thể chất và tinh thần – như một sự thay thế hoặc hỗ trợ cho các biện pháp can thiệp bằng thuốc – góp phần tăng cường sinh lực và khả năng phục hồi toàn diện.

Được hình thành từ nhiều năm nghiên cứu, thu thập và tổng hợp cẩn trọng, với nhãn quan kết hợp giữa sinh lý bệnh học hiện đại và tinh hoa Y học cổ truyền, cuốn sách này mang giá trị nền tảng rõ nét trong lĩnh vực Yoga trị liệu.

Tuy nhiên, yoga là một lĩnh vực rộng lớn và đa chiều. Cuốn sách này, trong giới hạn nhất định, là chỉ tập trung vào các khía cạnh sinh lý – sinh lý bệnh học.

Dù đã nỗ lực tối đa, những gì được trình bày cũng chỉ là một vài hạt cát nhỏ giữa sa mạc bao la. Tác giả chân thành mong nhận được sự cảm thông từ quý độc giả và các bậc thầy yoga giàu kinh nghiệm với vốn hiểu biết chuyên sâu trên nhiều bình diện của bộ môn kỳ diệu này.

Cuối cùng, những góp ý mang tính xây dựng – dù là về hình thức hay nội dung – cùng với các ý tưởng bổ sung về từng tư thế yoga cụ thể đều được trân trọng và đón nhận. Sự tương tác quý báu của bạn đọc sẽ giúp chúng tôi ngày càng hoàn thiện kiến thức và có cơ sở để điều chỉnh, phát triển cuốn sách trong tương lai.

Xin chân thành cảm ơn!

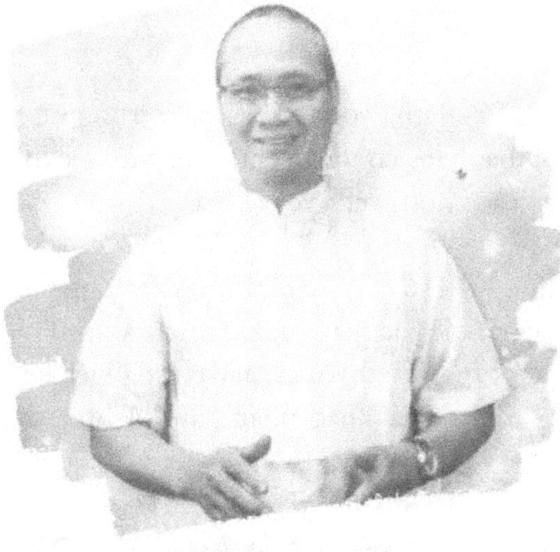

Maître VIKUDO

Lương y YHCT, Việt Nam

Tiến sĩ Sinh lý bệnh học, Cộng hòa Pháp

Chuyên gia Yoga trị liệu, Canada

YOGA - ĐÔI DÒNG LỊCH SỬ

योग

Lịch sử hàng ngàn năm phong phú của Yoga, bắt nguồn từ Ấn Độ cổ đại như một phương pháp luyện tập tâm linh nhằm thống nhất tâm trí, cơ thể và tinh thần. Thuật ngữ "yoga" bắt nguồn từ từ tiếng Phạn "योग yuj," có nghĩa là đoàn kết hoặc ách, một phương tiện để gắn kết hoặc hợp nhất ý thức cá nhân với ý thức phổ quát.

Theo thời gian, yoga phát triển qua các thời kỳ khác nhau. Kinh Vệ Đà, khoảng năm 1500 trước Công nguyên, có những tài liệu tham khảo ban đầu về yoga, nhấn mạnh đến thiền định và kỷ luật tâm linh.

Kinh Yoga của Sage Patanjali, vào khoảng thế kỷ thứ 2 trước Công nguyên, đã cung cấp một khuôn khổ nền tảng, trình bày chi tiết về tám nhánh của yoga bao gồm đạo đức, asana, kiểm soát hơi thở và thiền định.

Vào thời trung cổ, Hatha yoga nổi lên, tập trung vào các asana và pranayama để thanh lọc cơ thể và chuẩn bị cho việc thiền định, đặt nền móng cho các phong cách yoga hiện đại.

Yoga đã thu hút được sự chú ý ở phương Tây trong thế kỷ 19 và 20, được thúc đẩy bởi các bậc thầy Ấn Độ như Swami Vivekananda và Paramahansa Yogananda. Thời kỳ này chứng kiến sự nổi lên của nhiều phong cách yoga khác nhau như Ashtanga, Iyengar và Bikram.

Ngày nay, yoga tự hào về sự phổ biến toàn cầu, với hàng triệu người tập luyện trên toàn thế giới. Khả năng tiếp cận của nó thông qua các studio, lớp học và khóa tu tập phản ánh sức hấp dẫn lâu dài của nó đối với sức khỏe thể chất và tinh thần, mang đến con đường hướng tới sức khỏe và khám phá bản thân cho nhiều người tập.

SỨC MẠNH CHỮA LÀNH CỦA YOGA

योगचिकित्सा

Liệu pháp yoga sử dụng trí tuệ yoga cổ xưa để giải quyết một loạt các bệnh về thể chất và tinh thần, mang lại sự chữa lành toàn diện. Thông qua các hoạt động được cá nhân hóa, nó trao quyền cho người tập đóng vai trò tích cực chủ động đối với hạnh phúc của chính mình. Bằng cách kết hợp các asana, pranayama và thiền, liệu pháp yoga khôi phục lại sự cân bằng và hài hòa.

Trọng tâm của liệu pháp yoga là tập trung vào việc giảm căng thẳng. Căng thẳng mãn tính góp phần gây ra nhiều vấn đề sức khỏe khác nhau và liệu pháp yoga cung cấp các công cụ hiệu quả như kỹ thuật thư giãn và thở để kiểm soát nó, thúc đẩy sự bình yên nội tâm.

Hơn nữa, liệu pháp yoga còn thúc đẩy sự tự nhận thức và trao quyền tức sự tự chủ. Thông qua thực hành chánh niệm, các cá nhân học cách nhận biết các dấu hiệu khó chịu, từ đó có thể tự chăm sóc bản thân kịp thời. Mối liên hệ giữa cơ thể và tâm trí này hỗ trợ các lựa chọn sức khỏe sáng suốt.

Ngày càng được công nhận là sự bổ sung cho y học thông thường, liệu pháp yoga giúp nâng cao hiệu quả điều trị và kết quả của bệnh nhân. Bằng cách giải quyết các nguyên nhân gốc rễ của bệnh tật, nó mở đường cho hành trình chăm sóc sức khỏe lâu dài.

Khi liệu pháp yoga đạt được sự cuốn hút, sự chú trọng của nó vào việc chăm sóc cá nhân, giảm căng thẳng và tự nhận thức sẽ giúp các cá nhân khai thác khả năng chữa bệnh căn bản của mình, tự bồi dưỡng khả năng phục hồi và tăng cường sức sống.

सुखासन — Sukhāsana

SUKHASANA (su-khaa-sa-na)

Easy Pose

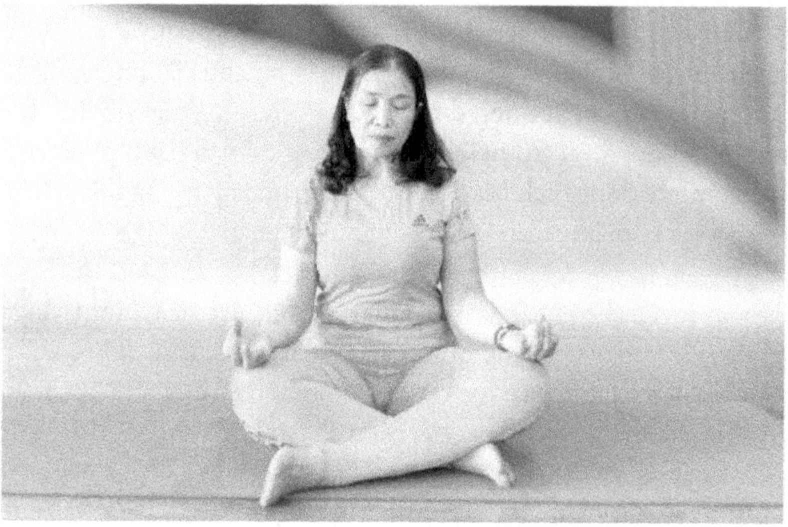

Tư thế Ngồi đơn giản

"SUKHASANA" (सुखासन) trong tiếng Phạn, là một tư thế yoga được gọi là "Easy Pose" trong tiếng Anh.

"Sukha" (सुख) có nghĩa là "dễ dàng" hoặc "thoải mái".

"Asana" (आसन) có nghĩa là "tư thế" hoặc "chỗ ngồi".

Vì vậy, "Sukhasana" được dịch là "Tư thế dễ dàng", "Tư thế ngồi thoải mái" hay "Tư thế ngồi đơn giản" trong tiếng Việt.

Phiên âm & Phát âm

Tiếng Phạn: सुखासन

IAST (*): sukhāsana

Âm tiết: su-khā-sa-na

Phát âm: su-khaa-sa-na

(*) IAST: Phiên âm quốc tế tiếng Phạn

LỢI ÍCH VÀ TÁC DỤNG TRỊ BỆNH

Tư thế ngồi đơn giản (Sukhasana) thúc đẩy cảm giác tiếp đất và ổn định bằng cách thiết lập một tư thế ngồi thoải mái với hai chân bắt chéo và cột sống thẳng.

Tư thế này giúp điều chỉnh cột sống đúng cách, giảm nguy cơ đau lưng và thúc đẩy cải thiện tư thế tốt.

Sukhasana khuyến khích thư giãn và giảm căng thẳng và lo lắng, nuôi dưỡng cảm giác bình yên và tĩnh lặng bên trong.

Thực hành Sukhasana thường xuyên giúp tăng tính linh hoạt ở hông, đầu gối và mắt cá chân, cải thiện khả năng vận động tổng thể và phạm vi chuyển động.

Việc nén nhẹ vùng bụng trong tư thế Sukhasana sẽ kích thích tiêu hóa, thúc đẩy hoạt động hiệu quả của hệ tiêu hóa và giảm bớt cảm giác khó chịu về tiêu hóa.

Thực hành Sukhasana đòi hỏi sự tập trung, điều này có lợi cho việc cải thiện tinh thần minh mẫn và chức năng nhận thức.

Sukhasana được cho là có khả năng cân bằng dòng năng lượng khắp cơ thể, hài hòa mối liên hệ giữa cơ thể-tâm trí-tinh thần và thúc đẩy sức khỏe tổng thể.

Ngồi trong tư thế Sukhasana giúp tăng cường lưu thông máu đến phần dưới cơ thể, nuôi dưỡng các mô và cơ quan, đồng thời tăng cường sức khỏe và sức sống tổng thể.

Sukhasana khuyến khích chánh niệm và tự nhận thức khi người tập tập trung vào hơi thở và cảm giác cơ thể, thúc đẩy mối liên hệ sâu sắc hơn giữa tâm trí và cơ thể.

Sukhasana giúp giải phóng căng thẳng và cứng khớp ở hông và lưng dưới, thúc đẩy sự thư giãn và giảm bớt sự khó chịu.

THỰC HÀNH

Bắt đầu bằng cách ngồi trên sàn hoặc trên thảm yoga với hai chân duỗi thẳng trước mặt.

Bắt chéo cẳng chân trước mặt và trượt từng bàn chân xuống dưới đầu gối đối diện, sao cho đầu gối dang rộng và mỗi bàn chân nằm dưới đầu gối đối diện.

Ngồi thẳng lưng, kéo dài cột sống và đặt tay lên đầu gối hoặc đùi.

Cho phép xương chậu hơi nghiêng về phía trước, tạo đường cong tự nhiên ở lưng dưới.

Nhắm mắt lại nếu thấy thoải mái hoặc duy trì ánh mắt dịu dàng về phía trước.

Hít thở chậm và sâu, để hông và đùi thư giãn trong tư thế.

Cảm thấy một cảm giác thoải mái và dễ chịu khi bạn ổn định tư thế.

Giữ tư thế trong vài hơi thở, cho phép bản thân tìm thấy sự tĩnh lặng và cảm giác bình yên nội tâm.

Để thoát thế, nhẹ nhàng duỗi chân ra và duỗi thẳng ra trước mặt, trở về tư thế ngồi với cả hai chân duỗi thẳng.

Lời khuyên:

Nếu bị căng hông hoặc đầu gối, bạn có thể ngồi trên một tấm chăn hoặc đệm gấp để nâng cao hông và giảm căng thẳng.

Tập trung vào việc duy trì cơ dựng sống trong suốt tư thế để tối đa hóa lợi ích của nó.

Hãy để hơi thở của bạn trôi chảy một cách tự nhiên, tránh mọi căng thẳng.

Bạn cũng có thể thực hiện các động tác uốn cong hoặc vặn mình nhẹ nhàng về phía trước từ vị trí này để kéo giãn sâu hơn và tăng tính linh hoạt.

THÁCH THỨC VÀ KHÓ KHĂN TIỀM ẨN

Ngồi ở tư thế Sukhasana đòi hỏi hông mở và đùi linh hoạt để thoải mái bắt chéo chân. Sự căng cứng ở những vùng này có thể gây khó chịu hoặc căng thẳng trong tư thế.

Giữ cột sống thẳng và dài là điều cần thiết để có tư thế và hơi thở đúng. Độ linh hoạt của lưng hạn chế hoặc cơ lõi yếu có thể khiến bạn khó tránh khỏi tình trạng khom lưng hoặc cong cột sống.

Bắt chéo chân có thể gây áp lực lên đầu gối và mắt cá chân, đặc biệt là ở những người bị nhạy cảm khớp hoặc chấn thương trước đó. Hỗ trợ dưới đầu gối hoặc ngồi trên đệm có thể giúp giảm căng thẳng.

Giữ tư thế Sukhasana trong thời gian dài có thể dẫn đến khó chịu ở hông, lưng dưới hoặc chân. Tê hoặc cứng có thể xảy ra nếu tư thế không được hỗ trợ tốt hoặc nếu người tập không quen ngồi theo cách này.

Duy trì hơi thở đều đặn, nhẹ nhàng có thể khó khăn khi bị mất tập trung do khó chịu về thể chất hoặc kích động về tinh thần. Các bài tập nhận thức hơi thở có thể giúp khôi phục sự bình tĩnh và tập trung.

Sukhasana có mục đích khuyến khích sự tĩnh lặng bên trong, nhưng có thể rất khó để duy trì sự hiện diện khi đối mặt với căng thẳng về thể chất hoặc những suy nghĩ lan man.

Tư thế này đòi hỏi thời gian và thực hành nhẹ nhàng, thường xuyên để cải thiện sự thoải mái, khả năng vận động của hông và tư thế cột sống. Tôn trọng giới hạn của cơ thể trong khi dần dần làm sâu tư thế là chìa khóa để tiến bộ.

सद्धिासन — Siddhāsana

SIDDHASANA (sid-dhaa-sa-na)

Adept Pose

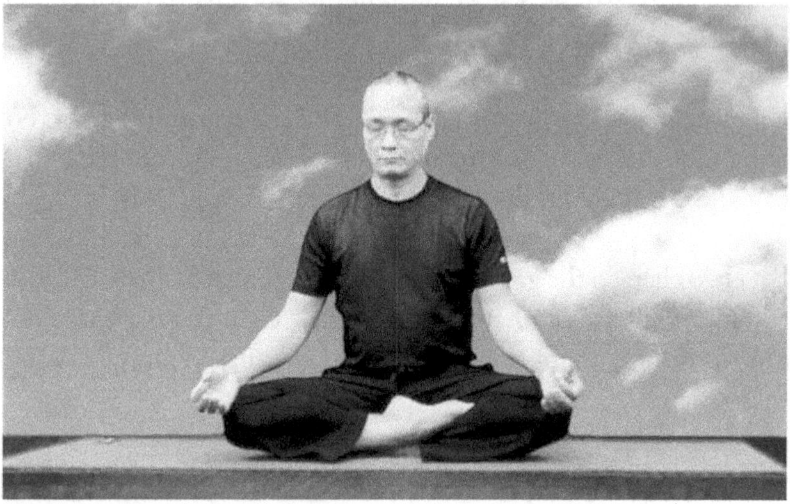

Tư thế Lão luyện

"Siddhasana" (सद्धिासन) là một tư thế yoga được gọi là "Perfect Pose" hoặc"Adept Pose" trong tiếng Anh.
"Siddha" (सद्धि) có nghĩa là "hoàn thành" hoặc "hoàn thiện".
"Asana" (आसन) có nghĩa là "tư thế" hoặc "chỗ ngồi".
Vì vậy, "Siddhasana" được dịch là "Tư thế hoàn hảo" hoặc "Tư thế Lão luyện" trong tiếng Việt.

Phiên âm & Phát âm

Tiếng Phạn: सद्धिासन

IAST: siddhāsana

Âm tiết: siddhā-sa-na

Phát âm: sid- dhaa-sa-na

LỢI ÍCH VÀ TÁC DỤNG TRỊ BỆNH

Tư thế Lão luyện (Siddhasana) thúc đẩy cảm giác tiếp đất và ổn định bằng cách thiết lập một nền tảng vững chắc với hai chân bắt chéo và cột sống thẳng.

Tư thế này giúp điều chỉnh cột sống đúng cách, giảm nguy cơ đau lưng và thúc đẩy tư thế tốt.

Thực hành Siddhasana đòi hỏi sự tập trung, điều này có lợi cho việc cải thiện tinh thần minh mẫn và chức năng nhận thức.

Thực hành Siddhasana thường xuyên giúp tăng tính linh hoạt ở hông, đầu gối và mắt cá chân, cải thiện khả năng vận động tổng thể và phạm vi chuyển động.

Việc nén nhẹ bụng trong tư thế Lão luyện kích thích tiêu hóa, thúc đẩy hoạt động hiệu quả của hệ tiêu hóa và giảm bớt cảm giác khó chịu về tiêu hóa.

Siddhasana có thể giúp giảm bớt lo lắng và thúc đẩy cảm giác bình tĩnh và thư giãn.

Siddhasana được cho là có khả năng cân bằng dòng năng lượng khắp cơ thể, hài hòa mối liên hệ giữa cơ thể-tâm trí-tinh thần và thúc đẩy sức khỏe tổng thể.

Ngồi trong tư thế Lão luyện giúp tăng cường lưu thông máu đến phần dưới cơ thể, nuôi dưỡng các mô và cơ quan, đồng thời tăng cường sức khỏe và sức sống tổng thể.

Siddhasana được liên kết với luân xa gốc, chi phối cảm giác ổn định, an toàn và tiếp đất.

Siddhasana khuyến khích chánh niệm và tự nhận thức khi người tập tập trung vào hơi thở và cảm giác cơ thể, thúc đẩy mối liên hệ sâu sắc hơn giữa tâm trí và cơ thể.

THỰC HÀNH

Bắt đầu bằng cách ngồi trên sàn hoặc trên thảm yoga với hai chân duỗi thẳng trước mặt.

Cong đầu gối trái và đưa lòng bàn chân trái về phía háng, nhét nó càng gần cơ thể càng tốt.

Gập đầu gối phải và bắt chéo bàn chân phải qua mắt cá chân trái, lòng bàn chân phải cũng ép sát đùi và mông trái.

Đảm bảo rằng cả hai đầu gối đều chạm đất và xương chậu của bạn bám chắc trên sàn.

Duỗi thẳng cột sống, nhẹ nhàng kéo căng lên trên.

Đặt tay lên đầu gối hoặc đùi, lòng bàn tay hướng lên trên hoặc xuống dưới.

Nhắm mắt lại nếu thấy thoải mái hoặc duy trì ánh mắt dịu dàng về phía trước.

Hít thở chậm và sâu, để hông và đùi thư giãn trong tư thế.

Cảm nhận được cảm giác ổn định và vững vàng trong tư thế.

Giữ tư thế trong vài nhịp thở, cho phép bản thân tìm thấy sự tĩnh lặng và cảm giác tập trung vào bên trong.

Để thoát thế, nhẹ nhàng duỗi thẳng chân ra trước mặt, trở về tư thế ngồi với cả hai chân duỗi thẳng.

Lời khuyên:

Nếu bị căng hông hoặc đầu gối, bạn có thể ngồi trên một tấm chăn hoặc đệm gấp để nâng cao hông và giảm căng thẳng.

Tập trung vào việc duy trì cột sống vươn cứng trong suốt tư thế để tối đa hóa lợi ích của nó.

Hãy để hơi thở của bạn trôi chảy một cách tự nhiên, tránh mọi căng thẳng.

Bạn cũng có thể thực hiện các động tác uốn cong hoặc vặn mình nhẹ nhàng về phía trước từ vị trí này để kéo giãn sâu hơn và tăng tính linh hoạt.

THÁCH THỨC VÀ KHÓ KHĂN TIỀM ẨN

Độ linh hoạt của hông: Tư thế Lão luyện (Siddhasana) đòi hỏi hông và đùi mềm dẻo để đặt một gót chân sát đáy chậu và chân còn lại phía trước. Người có hông hoặc đùi căng cứng có thể thấy tư thế này khó chịu hoặc gây căng thẳng.

Áp lực lên đầu gối và mắt cá: Việc đặt gót chân sát đáy chậu có thể gây áp lực lên đầu gối và mắt cá, đặc biệt ở những người có vấn đề về khớp. Hỗ trợ đúng cách và căn chỉnh phù hợp giúp giảm khó chịu.

Cột sống thẳng hàng: Giữ lưng thẳng và kéo dài là điều quan trọng nhưng có thể khó nếu cơ lưng yếu hoặc căng. Việc ngồi sai tư thế dễ dẫn đến lưng gù hoặc xệ.

Sự thoải mái khi ngồi: Ngồi lâu có thể gây tê mỏi hoặc khó chịu ở hông, lưng dưới hoặc chân, nhất là với người mới tập. Cần hỗ trợ phù hợp để duy trì sự ổn định.

Kiểm soát hơi thở: Cảm giác khó chịu hoặc phân tâm có thể làm gián đoạn nhịp thở. Thực hành thở có ý thức giúp tạo sự thư giãn và tập trung.

Sự tỉnh thức và thư giãn: Dù là tư thế thiền, nhưng khó giữ tâm trí tĩnh lặng nếu cơ thể căng hoặc tâm trí bị xao động. Thực hành đều đặn giúp cải thiện dần.

Kiên nhẫn và đều đặn: Siddhasana cần thời gian để phát triển sự linh hoạt, thoải mái và ổn định. Cần tiếp cận một cách nhẹ nhàng và tôn trọng giới hạn cơ thể.

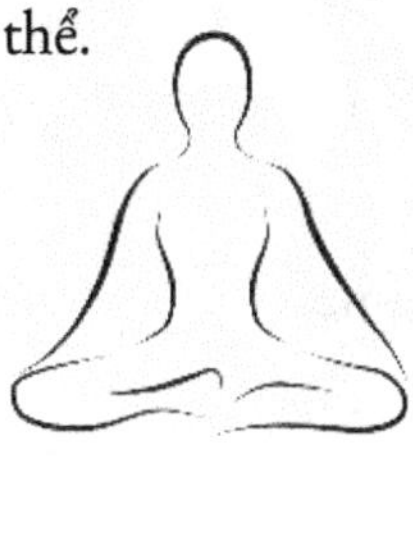

अर्ध पद्मासन — Ardha Padmāsana

ARDHA PADMASANA (ar-dha pad-maa-sa-na)

Half Lotus Pose

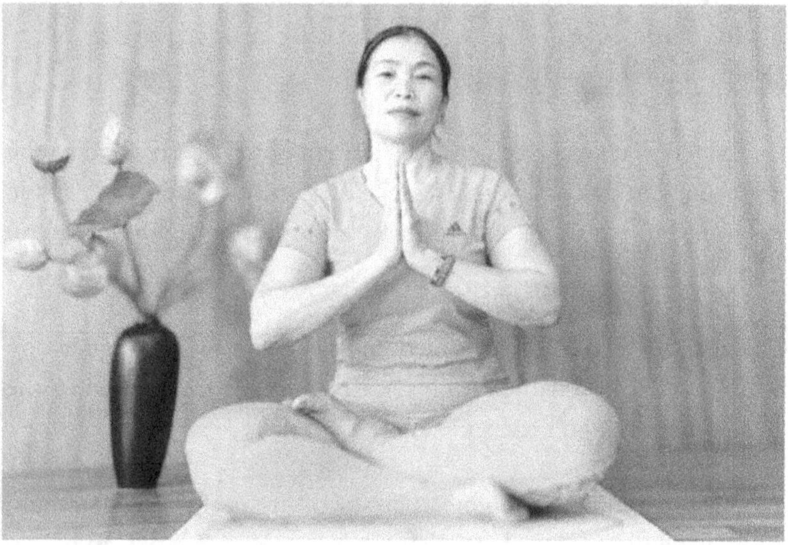

Tư thế Nửa sen

"Ardha Padmasana" (अर्ध पद्मासन) là một tư thế yoga được gọi là "Half Lotus Pose" trong tiếng Anh.

"Ardha" (अर्ध) có nghĩa là "một nửa"; "Padma" (पद्म) có nghĩa là "hoa sen"; "Asana" (आसन) có nghĩa là "tư thế" hoặc "chỗ ngồi".

Vì vậy, "Ardha Pad#masana" dịch sang "Tư thế Bán già", "Tư thế Bán sen", hay "Tư thế Nửa sen" trong tiếng Việt.

Phiên âm & Phát âm

Tiếng Phạn: अर्ध पद्मासन

IAST: ardha padmāsana

Âm tiết: ar-dha pad-mā-sa-na

Phát âm: ar-dha pad-maa-sa-na

LỢI ÍCH VÀ TÁC DỤNG TRỊ BỆNH

Mở khớp hông. Kéo giãn sâu vùng hông và cơ mông, giải phóng căng thẳng và cải thiện độ linh hoạt cho tư thế ngồi vững vàng.

Cải thiện tư thế. Tăng cường cơ lưng và cơ trung tâm, giúp cột sống thẳng hàng và giảm đau do tư thế sai.

Tăng tập trung và sáng suốt. Tư thế tĩnh giúp gom tâm trí, nâng cao sự tập trung và cảm giác hiện diện.

Thư giãn và giảm căng thẳng. Làm dịu hệ thần kinh, giải tỏa căng thẳng và tạo cảm giác thư thái sâu sắc.

Kích thích tiêu hóa. Tác động nhẹ nhàng lên vùng bụng, hỗ trợ chức năng tiêu hóa tự nhiên.

Cân bằng năng lượng. Điều hòa dòng năng lượng (prana) trong các kinh mạch (nadis), mang lại sinh lực và sự ổn định nội tâm.

Chuẩn bị cho thiền định. Tư thế vững chắc và thoải mái, lý tưởng để ngồi thiền lâu mà không bị xao nhãng bởi thân thể.

Nuôi dưỡng chánh niệm. Khơi dậy sự chú tâm vào hiện tại và nâng cao nhận thức về thân – tâm.

Thực hành đều đặn, Tư thế Nửa sen (Ardha Padmasana) hỗ trợ toàn diện cho sức khỏe thể chất và tinh thần, kết nối hài hòa giữa thân, hơi thở và tâm trí.

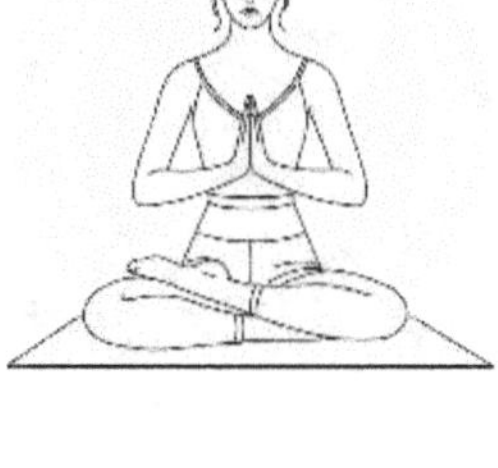

THỰC HÀNH

Bắt đầu bằng cách ngồi xuống sàn hoặc thảm yoga, hai chân duỗi thẳng ra phía trước.

Gập đầu gối phải và đưa bàn chân phải về phía hông trái, giữ lòng bàn chân gần mặt sàn và tựa vào mặt trong đùi trái.

Gập đầu gối trái và đưa bàn chân trái về phía đùi phải, đặt bàn chân trái lên trên đùi phải.

Đầu gối và bàn chân phải nên nằm gần mặt đất. Đầu gối trái nằm trên bàn chân phải.

Duỗi thẳng cột sống và ngồi thẳng lưng, sử dụng cơ bụng để giữ tư thế ổn định.

Nếu cảm thấy thoải mái, bạn có thể đặt tay lên đầu gối một cách tự nhiên hoặc theo một ấn quyết (Mudra) tùy chọn.

Thả lỏng vai, thư giãn các cơ trên khuôn mặt.

Nhắm mắt lại, hít thở chậm rãi và sâu. Tập trung vào việc giữ sự ổn định và thư giãn toàn thân.

Để rời khỏi tư thế, nhẹ nhàng tháo chéo chân và trở về tư thế ngồi thoải mái với hai chân duỗi thẳng.

Thực hiện lại tư thế với bên đối diện bằng cách lặp lại các bước tương tự.

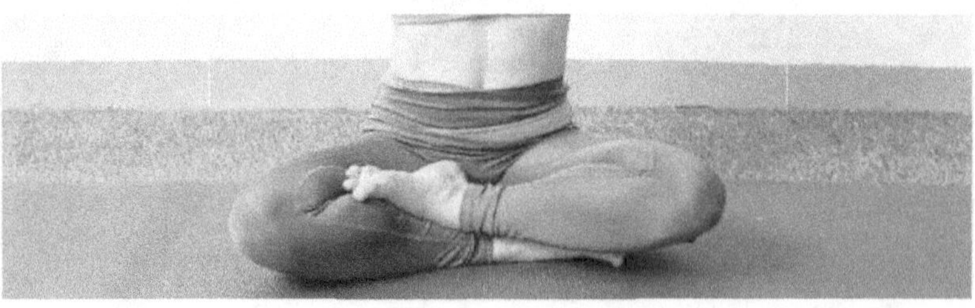

THÁCH THỨC VÀ KHÓ KHĂN TIỀM ẨN

Tư thế Nửa sen (Ardha Padmasana) đòi hỏi sự linh hoạt đáng kể của hông để có thể thoải mái đưa một chân lên đùi đối diện. Khả năng di chuyển của hông bị hạn chế có thể gây khó khăn cho việc đạt được tư thế bán già mà không làm căng đầu gối hoặc hông.

Những người có hông hoặc đầu gối căng có thể cảm thấy khó chịu hoặc căng thẳng khi thực hiện Tư thế Nửa sen. Điều cần thiết là phải tiếp cận tư thế một cách có ý thức và tránh ép đầu gối vào tư thế gây khó chịu.

Duy trì sự liên kết thích hợp ở cột sống và xương chậu là rất quan trọng trong tư thế Nửa sen để ngăn ngừa căng thẳng hoặc chấn thương. Người tập nên đặt mục tiêu giữ cho cột sống được kéo dài và xương chậu vuông vức đồng thời tìm tư thế thoải mái cho chân.

Việc tìm kiếm sự cân bằng trong tư thế Nửa sen có thể là một thách thức, đặc biệt đối với những người mới bắt đầu hoặc những người có khả năng linh hoạt hạn chế. Người tập có thể cần sử dụng đạo cụ hoặc vật hỗ trợ để ổn định bản thân trong khi khám phá tư thế.

Hít thở sâu và đều đặn có thể giúp người tập thư giãn trong tư thế và kéo giãn sâu hơn. Tuy nhiên, việc duy trì nhịp thở nhịp nhàng có thể là một thách thức, đặc biệt là khi tập trung vào việc tìm kiếm sự cân bằng và thoải mái.

Giống như bất kỳ tư thế yoga nào, tư thế Nửa sen đòi hỏi sự kiên nhẫn và luyện tập nhất quán để cải thiện tính linh hoạt và cảm thấy thoải mái hơn trong tư thế. Người tập nên tiếp cận tư thế dần dần, tôn trọng giới hạn của cơ thể và tránh đẩy quá giới hạn của mình.

पद्मासन — Padmāsana

PADMASANA (pad-maa-sa-na)

Lotus Pose

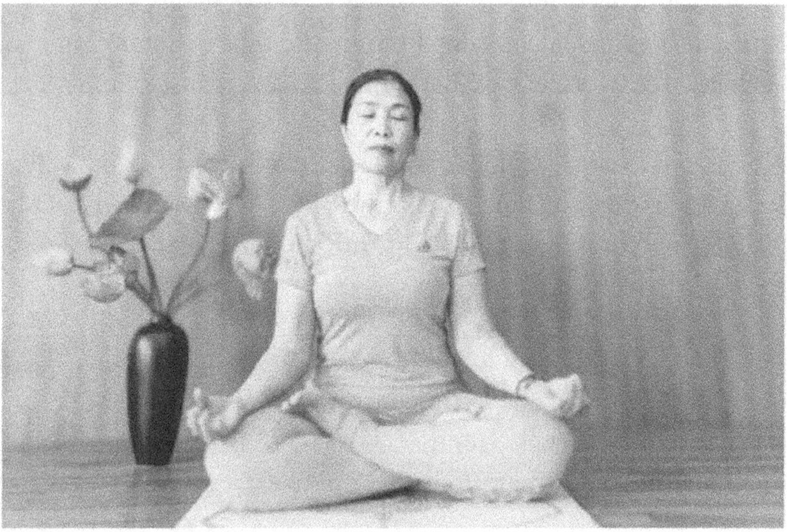

Tư thế Sen

"Trong tiếng Phạn, "Padmasana" (पद्मासन) là một tư thế yoga có tên là "Lotus Pose" trong tiếng Anh, là một từ ghép gồm hai phần:

"Padma" (पद्म) có nghĩa là "hoa sen".

"Asana" (आसन) có nghĩa là "tư thế" hoặc "chỗ ngồi".

Do đó, "Padmasana" dịch sang tiếng Việt là "Tư thế Sen"

Phiên âm & Phát âm

Tiếng Phạn: पद्मासन
IAST: padmāsana
Âm tiết: pad-mā-sa-na
Phát âm: pad-maa-sa-na

LỢI ÍCH VÀ TÁC DỤNG TRỊ BỆNH

Cải thiện tư thế: Tư thế Sen (Padmasana) giúp cải thiện tư thế bằng cách tăng cường cơ lưng và cơ cốt lõi.

Tăng cường tính linh hoạt: Thực hành tư thế Sen thường xuyên giúp tăng tính linh hoạt ở hông, đầu gối và mắt cá chân.

Làm dịu tâm trí: Khía cạnh thiền định của tư thế Sen giúp làm dịu tâm trí, giảm căng thẳng và thúc đẩy thư giãn.

Kích thích tiêu hóa: Tư thế Sen kích thích các cơ quan tiêu hóa, hỗ trợ tiêu hóa và giảm các vấn đề về tiêu hóa.

Giảm lo lắng: Thực hành tư thế Sen có thể làm giảm bớt lo lắng và thúc đẩy cảm giác bình yên và tĩnh lặng bên trong.

Cải thiện sự tập trung: Tư thế Sen tăng cường sự tập trung, mang lại lợi ích cho thiền định và tinh thần minh mẫn.

Giảm khó chịu trong kinh nguyệt: Tư thế Sen có thể giúp giảm bớt khó chịu trong kinh nguyệt và điều hòa chu kỳ kinh nguyệt ở phụ nữ.

Điều trị bệnh hen suyễn: Người tập tin rằng tư thế Sen có thể điều trị bệnh hen suyễn bằng cách thúc đẩy hơi thở sâu và có kiểm soát.

Tăng cường khớp: Tư thế Sen tăng cường sức mạnh cho đầu gối và mắt cá chân, có khả năng giảm nguy cơ mắc các vấn đề liên quan đến khớp.

Dòng năng lượng cân bằng: Tư thế Sen được cho là giúp cân bằng dòng năng lượng khắp cơ thể, thúc đẩy sức khỏe tổng thể.

THỰC HÀNH

Bắt đầu bằng cách ngồi trên sàn hoặc trên thảm tập yoga với hai chân duỗi thẳng về phía trước trong tư thế Gậy (Dandasana).

Co đầu gối phải và đưa bàn chân phải về phía hông trái, để lòng bàn chân phải đặt lên đùi trong bên trái, tương tự như tư thế Nửa sen.

Sau đó, co đầu gối trái và đưa chân trái về phía hông phải, bắt chéo mắt cá chân trái qua đùi phải.

Nhẹ nhàng nhấc chân trái lên và đặt lên trên đùi phải, đưa lòng bàn chân trái hướng lên trên.

Cả hai đầu gối đều nằm thoải mái trên sàn, bàn chân sát với cơ thể.

Căn chỉnh cột sống của bạn theo chiều dọc và vận động các cơ cốt lõi của bạn để duy trì sự ổn định.

Đặt tay lên đầu gối hoặc trong một Mudra mà bạn chọn, chẳng hạn như Chin Mudra hoặc Jnana Mudra (*).

Thư giãn vai, thư giãn cơ mặt.

Nhắm mắt lại nếu thấy thoải mái và tập trung vào hơi thở, hít thở chậm và sâu.

Giữ tư thế trong vài hơi thở hoặc miễn là bạn cảm thấy thoải mái, duy trì cảm giác thoải mái và thư giãn.

Để thoát thế, nhẹ nhàng thả chéo chân và trở về tư thế ngồi thoải mái với cả hai chân duỗi thẳng.

(*) Chú thích: Chin Mudra (चनि मुदरा): lòng bàn tay úp xuống, ba ngón còn lại thả lỏng và hơi cong tự nhiên. Jnana Mudra (जनान मुदरा): lòng bàn tay ngửa lên, ba ngón còn lại duỗi thẳng nhẹ nhàng về phía trước.

THÁCH THỨC VÀ KHÓ KHĂN TIỀM ẨN

Độ linh hoạt của hông và đầu gối: Tư thế Sen (Padmasana) yêu cầu hông và đầu gối linh hoạt để có thể đưa chân thoải mái vào tư thế Sen. Những ai có vùng này căng cứng sẽ gặp khó khăn khi mới bắt đầu.

Sự thoải mái cho đầu gối: Việc đặt hai bàn chân lên đùi đối diện tạo áp lực lớn lên đầu gối, đặc biệt nếu cơ thể chưa được khởi động kỹ hoặc đầu gối yếu. Các tư thế mở hông và việc sử dụng dụng cụ hỗ trợ như gối, chăn sẽ giúp giảm áp lực.

Độ linh hoạt của mắt cá chân: Tư thế yêu cầu mắt cá phải linh hoạt. Nếu khớp này hạn chế, người tập có thể cảm thấy khó chịu hoặc khó duy trì tư thế lâu.

Vùng thắt lưng nhạy cảm: Ngồi thẳng trong Padmasana đòi hỏi giữ cột sống vững chắc, điều này có thể khó nếu vùng lưng dưới đang căng hoặc yếu. Dùng đệm hoặc gối kê dưới xương ngồi giúp hỗ trợ và giảm áp lực.

Tìm kiếm sự ổn định: Giữ vững tư thế Padmasana với lưng thẳng là thử thách, nhất là với người mới hoặc người có cơ trung tâm yếu. Cần thời gian để cảm nhận và phát triển sự ổn định.

Kiên nhẫn và đều đặn: Padmasana cần luyện tập bền bỉ, nhẹ nhàng và có ý thức. Từng bước tiếp cận theo khả năng cơ thể sẽ giúp đạt được tư thế trọn vẹn một cách an toàn.

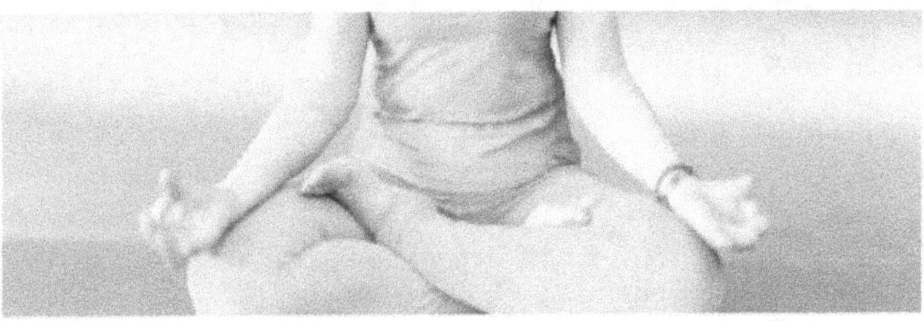

भद्रासन — Bhadrāsana

BHADRASANA (bha-draa-sa-na)

Throne Pose

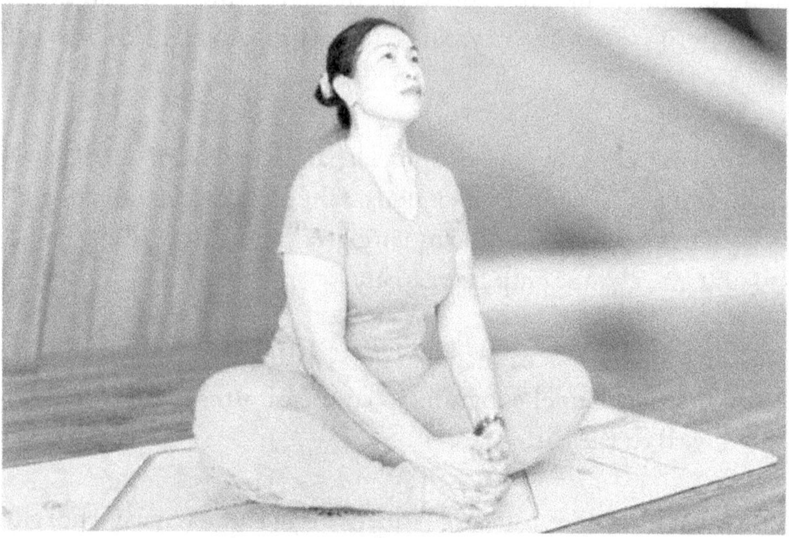

Tư thế An lành

Trong tiếng Phạn, "Bhadrasana" (भद्रासन) là một tư thế yoga có tên tiếng Anh là "Auspicious Pose" hoặc "Throne Pose".
Bhadra" (भद्र) có nghĩa là "an lành" hoặc "duyên dáng".
"Asana" (आसन) có nghĩa là "tư thế" hoặc "chỗ ngồi".

Vì vậy, "Bhadrasana" được dịch là "Tư thế duyên dáng" hoặc "Tư thế an lành" sang tiếng Việt.

Phiên âm & Phát âm

Tiếng Phạn: भद्रासन
IAST: bhadrāsana
Âm tiết: bhad-rā-sa-na
Phát âm: bhad-raa-sa-na

LỢI ÍCH VÀ TÁC DỤNG TRỊ BỆNH

Tư thế An lành (Bhadrasana) kéo giãn sâu phần đùi trong, háng và hông, tăng tính linh hoạt và khả năng vận động ở những khu vực này.

Bằng cách giải phóng sự căng cứng ở hông, tư thế này có thể làm giảm căng thẳng ở lưng dưới, thúc đẩy sự thư giãn và thoải mái.

Việc nén nhẹ nhàng vùng bụng trong tư thế An lành sẽ kích thích các cơ quan bụng, có khả năng cải thiện tiêu hóa và thúc đẩy quá trình giải độc.

Tư thế An lành giúp tăng cường lưu lượng máu đến xương chậu và phần dưới cơ thể, thúc đẩy tuần hoàn và oxy hóa các mô.

Giữ tư thế này có thể mang lại tác dụng làm dịu hệ thần kinh, giúp giảm căng thẳng, lo âu và tình trạng căng cứng cơ bắp.

Bằng cách khuyến khích cột sống thẳng đứng và ngực mở, tư thế An lành giúp cải thiện tư thế và sự liên kết.

Kéo giãn háng và đùi trong. Tư thế này nhắm đến sự căng cứng ở háng và cơ đùi trong, thúc đẩy sự linh hoạt và giảm bớt sự khó chịu.

Tư thế An lành có thể giúp giảm bớt chứng chuột rút và khó chịu trong kỳ kinh nguyệt bằng cách mở vùng xương chậu và cải thiện lưu thông đến các cơ quan sinh sản.

Thực hành thường xuyên tư thế An lành có thể giúp chuẩn bị sàn chậu và cơ hông cho quá trình sinh nở, có khả năng giảm bớt quá trình chuyển dạ và sinh nở.

Giống như nhiều tư thế yoga mở hông, tư thế An lành có thể giải phóng căng thẳng cảm xúc được lưu trữ, thúc đẩy cảm xúc và sự cân bằng.

THỰC HÀNH

Bắt đầu bằng cách ngồi trên sàn hoặc trên thảm tập yoga với hai chân duỗi thẳng trước mặt.

Đưa hai chân lại với nhau, thả đầu gối sang hai bên.

Trượt bàn chân lại gần cơ thể cho đến khi gót chân chạm hoặc gần chạm vào vùng háng.

Giữ cột sống thẳng và vươn dài, xương chậu ở vị trí trung tính.

Đặt tay lên đầu gối, đùi hoặc trên sàn cạnh hông để được hỗ trợ.

Bạn có thể đặt tay theo Chin Mudra (ngón cái và ngón trỏ chạm nhau tạo thành vòng tròn, ba ngón còn lại thả lỏng, hơi cong tự nhiên, lòng bàn tay úp xuống) hoặc theo Jnana Mudra (cũng chạm ngón cái và trỏ, nhưng lòng bàn tay ngửa lên, các ngón còn lại duỗi thẳng hơn về phía trước một cách nhẹ nhàng).

Nhắm mắt lại nếu thấy thoải mái và hít thở chậm, sâu, tập trung vào việc thư giãn mọi căng thẳng ở hông và háng.

Giữ nguyên tư thế trong 30 giây đến 1 phút hoặc miễn là thấy thoải mái, đồng thời duy trì nhịp thở đều đặn.

Để thoát thế, nhẹ nhàng duỗi thẳng chân và duỗi chúng ra trước mặt.

Lắc chân nếu cần và dành một chút thời gian để nhận thấy bất kỳ cảm giác nào ở hông và háng.

THÁCH THỨC VÀ KHÓ KHĂN TIỀM ẨN

Tính linh hoạt của hông và háng:

Bhadrasana yêu cầu sự linh hoạt ở đùi trong và háng để thoải mái hạ đầu gối xuống sàn. Sự căng cứng ở những khu vực này có thể gây khó khăn cho việc thể hiện đầy đủ tư thế và có thể dẫn đến cảm giác khó chịu hoặc căng thẳng.

Ổn định vùng chậu:

Duy trì sự ổn định ở xương chậu là rất quan trọng để ngăn ngừa căng thẳng hoặc khó chịu ở khớp hông. Việc tiếp đất đều các xương ngồi trên sàn và vận động các cơ cốt lõi có thể là một thách thức, đặc biệt đối với những người có sức mạnh cốt lõi yếu hơn.

Tư thế thẳng đứng:

Giữ tư thế thẳng đứng khi ở Bhadrasana đòi hỏi sức mạnh và sự ổn định ở cột sống. Người tập có thể cảm thấy khó khăn khi ngồi thẳng lưng mà không cong lưng hoặc khom lưng, đặc biệt nếu họ bị cứng ở lưng dưới.

Thư giãn vai và ngực:

Thư giãn vai và giữ cho ngực mở có thể là một thách thức đối với người tập. Căng thẳng ở vai hoặc ngực có thể cản trở khả năng thư giãn hoàn toàn trong tư thế và có thể cần nỗ lực có ý thức để giải phóng.

Sự cân bằng:

Đạt được sự cân bằng trong Bhadrasana có thể khó khăn, đặc biệt đối với người mới bắt đầu hoặc những người có ít kinh nghiệm. Việc tìm ra sự phân bổ trọng lượng phù hợp giữa các xương ngồi và duy trì sự ổn định mà không nghiêng quá xa về phía trước hoặc phía sau đòi hỏi phải thực hành và chánh niệm.

बद्धकोणासन — Baddhakoṇāsana

BADDHA KONASANA (bad-dha ko-naa-sa-na)

Butterfly Pose

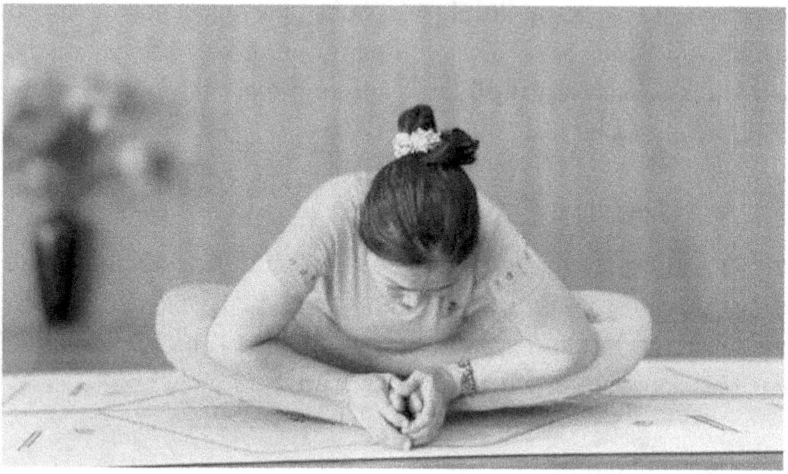

Tư thế Cánh bướm

Trong tiếng Phạn, "Baddha Konasana" (बद्धकोणासन) là một tư thế yoga thường được gọi là "Butterfly Pose" trong tiếng Anh.

"Baddha" (बद्ध) có nghĩa là "bị ràng buộc" hoặc "bị khóa"; "Kona" (कोण) có nghĩa là "góc"; "Asana" (आसन) có nghĩa là "tư thế" hoặc "chỗ ngồi".

Vì vậy, "Baddha Konasana" được dịch là "Tư thế Góc giới hạn" hoặc "Tư thế Cánh bướm" trong tiếng Việt.

Phiên âm & Phát âm

Tiếng Phạn: बद्धकोणासन
IAST: baddhakoṇāsana
Âm tiết: bad-dha-ko-ṇā-sa-na
Phát âm: bad-dha-ko-naa-sa-na

LỢI ÍCH VÀ TÁC DỤNG TRỊ BỆNH

Tư thế Cánh bướm kéo giãn sâu phần đùi trong, háng và hông, tăng tính linh hoạt và khả năng vận động ở những khu vực này.

Giảm căng thẳng ở lưng dưới. Bằng cách giải phóng căng thẳng ở hông, tư thế con bướm có thể làm giảm căng thẳng ở lưng dưới, thúc đẩy sự thư giãn và thoải mái.

Việc nén nhẹ nhàng vùng bụng trong tư thế Baddha Konasana sẽ kích thích các cơ quan trong bụng, có khả năng cải thiện tiêu hóa và thúc đẩy quá trình giải độc.

Tư thế Cánh bướm giúp tăng cường lưu lượng máu đến xương chậu và phần dưới cơ thể, thúc đẩy tuần hoàn và oxy hóa các mô.

Giữ tư thế này có thể có tác dụng làm dịu hệ thần kinh, giúp giảm lo lắng và căng thẳng.

Bằng cách khuyến khích cột sống thẳng đứng và ngực mở, tư thế Cánh bướm giúp cải thiện tư thế và sự liên kết.

Tư thế này nhắm đến sự căng cứng ở háng và cơ đùi trong, thúc đẩy sự linh hoạt và giảm bớt sự khó chịu.

Tư thế Cánh bướm có thể giúp giảm bớt chứng chuột rút và khó chịu trong kỳ kinh nguyệt bằng cách mở vùng xương chậu và cải thiện lưu thông đến các cơ quan sinh sản.

Thực hành tư thế Cánh bướm thường xuyên có thể giúp chuẩn bị sàn chậu và cơ hông cho quá trình sinh nở, có khả năng giảm bớt quá trình chuyển dạ và sinh nở.

Giống như nhiều tư thế yoga mở hông, tư thế Cánh bướm có thể giải phóng những căng thẳng tích trữ trong cảm xúc, nuôi dưỡng cảm xúc hạnh phúc và cân bằng.

THỰC HÀNH

Ngồi trên sàn hoặc trên thảm tập yoga với hai chân duỗi thẳng trước mặt.

Co đầu gối và đưa hai lòng bàn chân lại với nhau, để đầu gối của bạn thả ra hai bên.

Dùng tay giữ bàn chân hoặc mắt cá chân của bạn. Hơn nữa, bạn cũng có thể đan các ngón tay quanh ngón chân.

Ngồi thẳng với cột sống thẳng và vươn dài. Sử dụng các cơ cốt lõi để hỗ trợ lưng dưới của bạn.

Nhẹ nhàng ấn đầu gối xuống sàn. Nếu đầu gối của bạn cao so với mặt đất, bạn có thể đặt các khối tập yoga hoặc chăn gấp bên dưới để được hỗ trợ.

Giữ bàn chân của bạn gần với cơ thể trong khi vẫn duy trì độ căng thoải mái ở đùi trong và vùng háng.

Thư giãn vai ra khỏi tai và làm mềm cơ mặt.

Nhắm mắt lại nếu cảm thấy thoải mái và hít thở chậm, sâu, tập trung vào việc thư giãn trong tư thế.

Giữ nguyên tư thế trong 30 giây đến 1 phút hoặc miễn là bạn thấy thoải mái, đồng thời tiếp tục thở sâu (*).

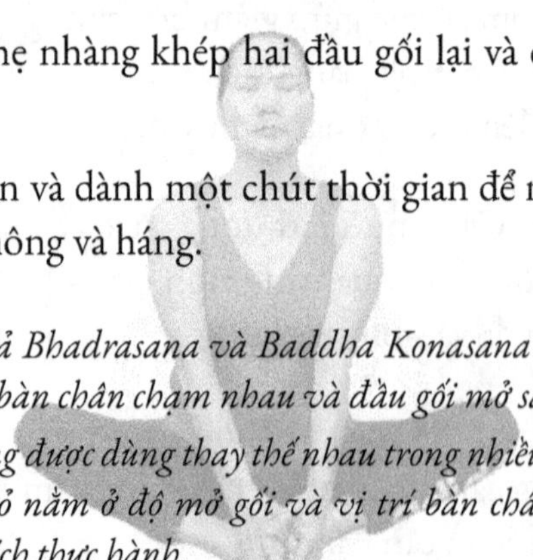

Để thoát thế, nhẹ nhàng khép hai đầu gối lại và duỗi hai chân ra phía trước.

Lắc chân nếu cần và dành một chút thời gian để nhận thấy bất kỳ cảm giác nào ở hông và háng.

(*) Chú thích: *Cả Bhadrasana và Baddha Konasana đều là tư thế ngồi mở háng, với hai bàn chân chạm nhau và đầu gối mở sang hai bên.*

Hai tên này thường được dùng thay thế nhau trong nhiều tài liệu yoga hiện đại. Khác biệt nhỏ nằm ở độ mở gối và vị trí bàn chân, tùy theo truyền thống hoặc mục đích thực hành.

THÁCH THỨC VÀ KHÓ KHĂN TIỀM ẨN

Tính linh hoạt của hông: Yêu cầu hông có độ linh hoạt đáng kể để căn chỉnh phù hợp; hông chật có thể gặp khó khăn khi hạ đầu gối xuống.

Độ nhạy của đùi trong: Đòi hỏi sự linh hoạt ở đùi trong và háng để mở hông thoải mái; độ kín có thể dẫn đến khó chịu hoặc căng thẳng.

Độ nhạy của lưng dưới: Sự gập về phía trước gây áp lực lên cột sống thắt lưng; vòng lưng hoặc ép thân xuống có thể làm trầm trọng thêm sự khó chịu.

Sự ổn định của xương chậu: Việc duy trì sự ổn định của xương chậu là rất quan trọng để tránh căng thẳng ở khớp hông; thách thức đối với một số người để tránh bị nghiêng hoặc lắc lư.

Nhạy cảm với đầu gối: Các vấn đề hiện tại về đầu gối hoặc khả năng linh hoạt của hông bị hạn chế có thể gây khó chịu; người tập cần lưu ý và tránh đẩy đầu gối quá xa.

Kiểm soát hơi thở: Hơi thở sâu, đều giúp giải phóng căng thẳng; thách thức đối với người tập, đặc biệt nếu cảm thấy khó chịu hoặc căng cứng.

Kiên nhẫn: Sự tiến bộ trong tư thế Cánh bướm đòi hỏi phải thực hành nhất quán và cải thiện dần dần theo thời gian; đạo cụ như khối hoặc chăn có thể cần thiết để hỗ trợ.

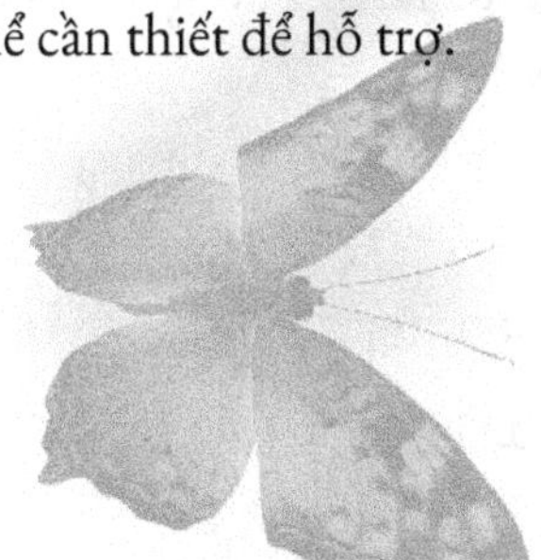

सुप्त बद्ध कोणासन — Supta Baddha Koṇāsana

SUPTA BADDHA KONASANA
(sup-ta bad-dha ko-naa-sa-na)

Reclining Bound Angle Pose

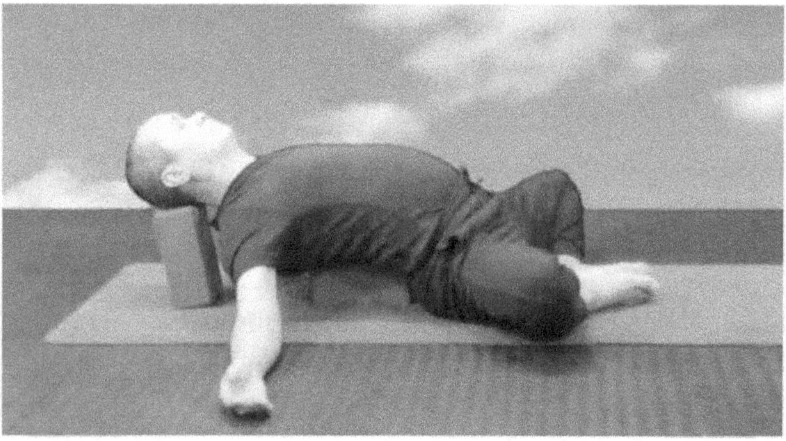

Tư thế Góc nằm ngửa

Trong tiếng Phạn, "Supta Baddha Konasana" được viết là "सुप्त बद्ध कोणासन", là một tư thế yoga, có tên tiếng Anh là "Reclining Bound Angle Pose".
"Supta" (सुप्त) có nghĩa là "nghiêng" hoặc "nằm"; "Baddha" (बद्ध) có nghĩa là "bị ràng buộc" hoặc "bị khóa"; "Konasana" (कोणासन) có nghĩa là "tư thế góc".

Vì vậy, "Supta Baddha Konasana" được tạm dịch là "Tư thế Góc nằm ngửa" trong tiếng Việt.

Phiên âm & Phát âm

Tiếng Phạn: सुप्त बद्ध कोणासन
IAST: supta baddha koṇāsana
Âm tiết: su-pta bad-dha ko-ṇā-sa-na
Phát âm: su-pta bad-dha ko-naa-sa-na

LỢI ÍCH VÀ TÁC DỤNG TRỊ BỆNH

Mở rộng hông. Tư thế này giúp kéo giãn sâu mặt trong đùi, vùng bẹn và hông, từ đó cải thiện độ linh hoạt và khả năng vận động.

Giảm căng thẳng vùng thắt lưng. Việc thả lỏng hông nhẹ nhàng giúp giảm áp lực vùng lưng dưới và hỗ trợ thư giãn toàn thân.

Kéo giãn vùng bẹn. Tác động tích cực đến các cơ vùng bẹn, giúp giảm căng và tăng độ dẻo dai tại khu vực này.

Cải thiện tuần hoàn máu. Mở rộng lồng ngực và vùng bụng giúp tăng lưu thông máu đến vùng chậu và các cơ quan nội tạng, hỗ trợ sức khỏe tổng thể.

Kích thích cơ quan tiêu hóa. Áp lực nhẹ nhàng lên vùng bụng có thể kích thích tiêu hóa và giảm khó chịu liên quan đến hệ tiêu hóa.

Làm dịu hệ thần kinh. Tư thế có tác dụng an thần, giúp giảm căng thẳng, lo âu và làm dịu hệ thần kinh.

Hỗ trợ hệ hô hấp. Bằng cách mở ngực và tạo không gian cho phổi, tư thế giúp cải thiện chức năng hô hấp và tăng dung tích phổi.

Giảm khó chịu kỳ kinh. Có thể làm dịu cơn đau và sự co thắt vùng chậu trong thời kỳ kinh nguyệt, nhờ vào hiệu quả thư giãn.

Giải phóng cảm xúc. Hỗ trợ giải tỏa những căng thẳng, áp lực cảm xúc tích tụ trong cơ thể.

Thúc đẩy sự thư giãn sâu. Là một tư thế phục hồi tuyệt vời, giúp đưa cơ thể vào trạng thái nghỉ ngơi sâu và yên bình.

THỰC HÀNH

Bắt đầu bằng cách ngồi trên thảm tập yoga với hai chân duỗi thẳng (Tư thế Gậy). Hãy tiếp đất và kết nối với hơi thở!

Co 2 đầu gối, đưa lòng bàn chân vào nhau, đầu gối mở ra ngoài.

Gót chân gần xương chậu cho thoải mái.

Từ từ ngả người về phía sau trên tấm thảm, dùng tay đỡ.

Giữ cột sống vươn dài, tránh cong hoặc khom quá mức.

Cánh tay đặt ở hai bên, lòng bàn tay hướng lên.

Thư giãn hoàn toàn, thả mềm các cơ mặt, hàm và vai.

Hít thở sâu, tập trung vào việc hít vào và thở ra.

Sử dụng đạo cụ kê dưới lưng, cổ, hoặc dưới đầu gối nếu hông bị căng hoặc khó chịu ở đầu gối hoặc háng.

Giữ tư thế trong 1-5 phút hoặc lâu hơn, giải phóng căng thẳng sau mỗi lần thở ra.

Để thoát thế, ấn tay vào thảm, nâng thân lên, khép hai đầu gối lại, duỗi chân (Tư thế Gậy).

Nghỉ ngơi trong tư thế Xác chết (Shavasana) để tích hợp các lợi ích.

Lời khuyên:

Nếu cần, hãy kê đầu gối bằng khối hoặc gối ôm để tránh căng thẳng ở hông.

Tư thế này giúp mở rộng trái tim và làm dịu hệ thần kinh: hãy chào đón nó một cách nhẹ nhàng.

Tĩnh lặng không có nghĩa là cứng nhắc – hãy giữ hiện diện và thư giãn với từng hơi thở.

THÁCH THỨC VÀ KHÓ KHĂN TIỀM ẨN

Thư giãn sâu và mở hông.
Thách thức chính của tư thế này là đạt được sự thư giãn sâu trong khi mở rộng hông, vùng bẹn và mặt trong đùi ở tư thế nằm ngửa.

Độ linh hoạt của hông và bẹn.
Tư thế đòi hỏi độ mềm dẻo ở những vùng này để hai chân có thể mở sang hai bên một cách thoải mái. Hông hoặc bẹn cứng sẽ khiến việc thư giãn trở nên khó khăn hơn.

Thoải mái cho vùng thắt lưng.
Người có vùng lưng dưới nhạy cảm có thể cảm thấy không thoải mái khi giữ tư thế. Cần có sự hỗ trợ và căn chỉnh cột sống phù hợp để tránh căng thẳng.

Căng vùng đùi trong.
Supta Baddha Konasana giúp giải phóng căng thẳng ở mặt trong đùi và bẹn. Nếu những vùng này căng cứng, người tập có thể cảm thấy khó chịu hoặc bị kháng lực.

Thả lỏng vai và cổ.
Việc buông lỏng vai và cổ một cách có ý thức giúp toàn bộ cơ thể thả lỏng sâu hơn. Căng ở những khu vực này sẽ làm giảm hiệu quả thư giãn.

Thở có ý thức.
Hít thở sâu và chậm giúp làm dịu tâm trí và giảm căng thẳng trong cơ thể, từ đó đưa người tập vào trạng thái thư giãn sâu hơn.

Hỗ trợ bằng dụng cụ.
Có thể dùng gối tròn, chăn hoặc block để hỗ trợ cơ thể – đặc biệt với người mới hoặc người có độ linh hoạt hạn chế. Dụng cụ giúp nâng nhẹ hông và tạo cảm giác thoải mái hơn.

दंडासन — Daṇḍāsana

DANDASANA (dan-daa-sa-na)

Staff Pose

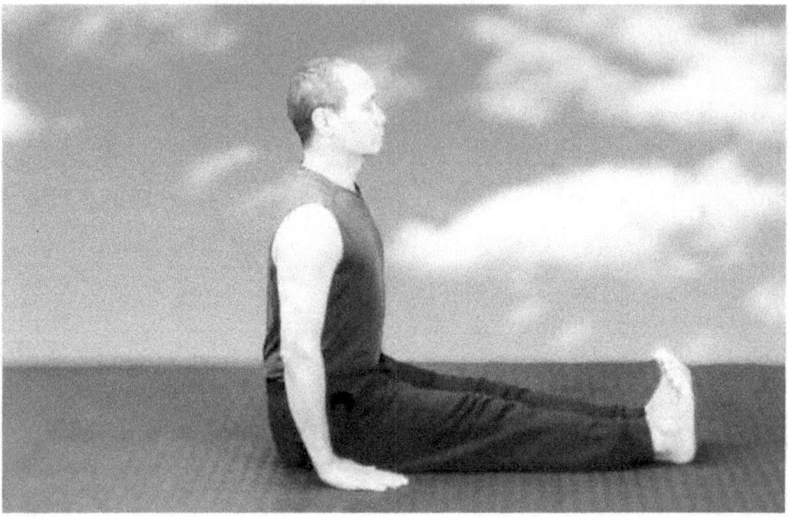

Tư thế Gậy

Trong tiếng Phạn, "Dandasana" (दंडासन) là một tư thế yoga, dịch sang "Staff Pose" trong tiếng Anh.

"Danda" (दंड) có nghĩa là "gậy" hoặc "cây gậy".

"Asana" (आसन) có nghĩa là "tư thế" hoặc "chỗ ngồi". Vì vậy, "Dandasana" thể hiện tư thế của cơ thể giống như một cây gậy hoặc một cây gậy, với cột sống duỗi thẳng và hai chân duỗi thẳng về phía trước cơ thể.

Do vậy, "Dandasana" được dịch sang tiếng Việt là "Tư thế Gậy".

Phiên âm & Phát âm

Tiếng Phạn: दंडासन
IAST: daṇḍāsana
Âm tiết: daṇ-ḍā-sa-na
Phát âm: dan-daa-sa-na

LỢI ÍCH VÀ TÁC DỤNG TRỊ BỆNH

Tư thế Gậy (Dandasana) khuyến khích cột sống thẳng đứng và ngực mở, giúp cải thiện tư thế và sự liên kết.

Tư thế này tác động đến các cơ ở lưng, bao gồm cả cơ dựng cứng cột sống, giúp tăng cường và làm săn chắc các cơ này.

Tư thế Gậy đòi hỏi sự tập trung cao độ, giúp làm dịu tâm trí và cải thiện tinh thần minh mẫn.

Tư thế Gậy giúp kéo giãn sâu các gân kheo, thúc đẩy sự linh hoạt ở phía sau đùi.

Kéo căng gân kheo trong tư thế Gậy có thể giúp giảm bớt các triệu chứng đau thần kinh tọa bằng cách giải phóng căng thẳng ở các cơ xung quanh dây thần kinh tọa.

Ngồi cao trong tư thế Gậy có thể giúp kích thích các cơ quan ở bụng, có khả năng cải thiện tiêu hóa và giảm bớt sự khó chịu về tiêu hóa.

Tư thế Gậy có thể giúp giảm bớt cảm giác mệt mỏi bằng cách thúc đẩy tư thế tốt và cải thiện tuần hoàn khắp cơ thể.

Giữ tư thế Gậy có thể có tác dụng làm dịu hệ thần kinh, giúp giảm căng thẳng, lo âu và tình trạng căng cứng cơ bắp.

Ngồi trên mặt đất trong tư thế Gậy có thể giúp thúc đẩy cảm giác tiếp đất và ổn định, kết nối bạn với trái đất bên dưới bạn.

Thực hành tư thế Gậy với nhận thức về hơi thở và cơ thể sẽ thúc đẩy chánh niệm và nhận thức về thời điểm hiện tại.

THỰC HÀNH

Ngồi trên sàn hoặc thảm, hai chân duỗi thẳng ra trước, khép lại và gập bàn chân, các ngón hướng lên trần. Đặt tay cạnh hông, ngón tay hơi hướng ra sau. Nhấn nhẹ lòng bàn tay để nâng cột sống.

Siết đùi, ép nhẹ xuống sàn để kích hoạt chân và giữ ổn định vùng chậu. Gập mạnh bàn chân, kéo các ngón về phía thân để bảo vệ đầu gối.

Kéo dài cột sống lên, như thể có sợi dây kéo đỉnh đầu lên trên. Thả lỏng vai, mở ngực, hạ xương bả vai.

Giữ khung chậu trung tính, tránh võng hoặc gù lưng. Nhẹ nhàng hướng xương cụt xuống. Nhìn thẳng, cằm song song mặt sàn, cổ dài và thư giãn.

Hít thở đều và sâu. Giữ tư thế 30 giây đến 1 phút, duy trì sự cân chỉnh đúng.

Để thoát thế: Thả lỏng tay, thư giãn chân.

Lời khuyên:

Nếu căng gân kheo, hãy ngồi trên chăn gấp.

Ưu tiên sự căn chỉnh và siết cơ đúng, hơn là độ kéo giãn.

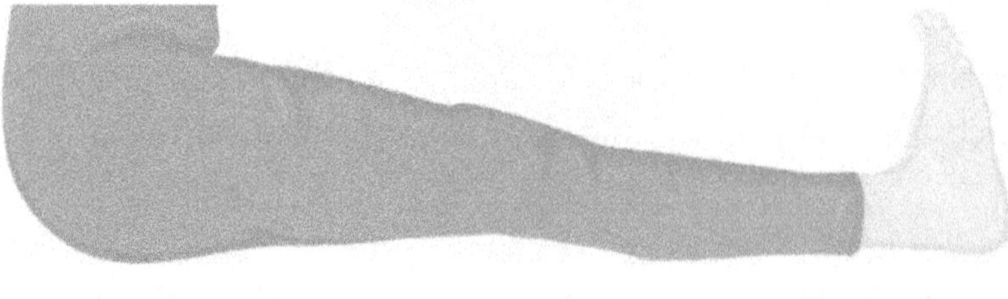

THÁCH THỨC VÀ KHÓ KHĂN TIỀM ẨN

Sự dẻo dai của cơ đùi sau: Tư thế Gậy (Dandasana) đòi hỏi cơ đùi sau có độ linh hoạt tốt để giữ chân thẳng đồng thời giữ lưng thẳng. Nếu cơ đùi sau bị căng cứng, việc duỗi thẳng chân hoàn toàn sẽ khó khăn, gây cong lưng dưới hoặc cảm giác khó chịu vùng thắt lưng.

Cân chỉnh vùng xương chậu: Việc giữ xương chậu ở tư thế trung tính là rất quan trọng để tạo sự ổn định. Một số người tập gặp khó khăn khi tránh việc nghiêng quá mức về phía trước hoặc phía sau, làm mất cân bằng và ảnh hưởng đến sự căn chỉnh cột sống.

Kích hoạt cơ trung tâm: Cơ bụng cần được siết chặt để nâng đỡ cột sống. Nếu cơ trung tâm yếu, tư thế dễ bị sụp xuống, đặc biệt khi chân căng hoặc xương chậu không ổn định.

Mở rộng vùng ngực và vai: Dandasana yêu cầu phần trên cơ thể mở rộng chủ động. Nếu ngực hoặc vai bị cứng, việc giữ cột sống thẳng sẽ trở nên khó khăn và dễ gây cong vẹo lưng trên.

Ổn định trên xương ngồi: Hai bên xương ngồi cần tiếp xúc đều với sàn để duy trì thăng bằng. Nếu trọng lượng phân bố không đều, cột sống có thể bị xoay lệch và mất sự ổn định.

Ý thức về hơi thở: Hít thở sâu và đều giúp thư giãn, tập trung và duy trì năng lượng. Tuy nhiên, khi cơ thể căng cứng, hơi thở có thể ngắn hoặc không đều, ảnh hưởng đến sự tĩnh tại trong tư thế.

Sự chịu đựng của đôi chân: Việc giữ hai chân duỗi thẳng đòi hỏi cơ đùi sau và bắp chân phải có độ dẻo dai cao. Người mới tập dễ bị căng cứng, run cơ hoặc đau sau khi tập nếu không khởi động và điều chỉnh đúng cách.

Phát triển sự tập trung và chánh niệm: Vì Dandasana thoạt nhìn đơn giản nhưng lại đòi hỏi sự chú ý cao đến chi tiết căn chỉnh, người tập rèn được khả năng tập trung tinh thần và kết nối sâu hơn với cơ thể.

वज्रासन — Vajrāsana

VAJRASANA (vaj-raa-sa-na)

Diamond Pose

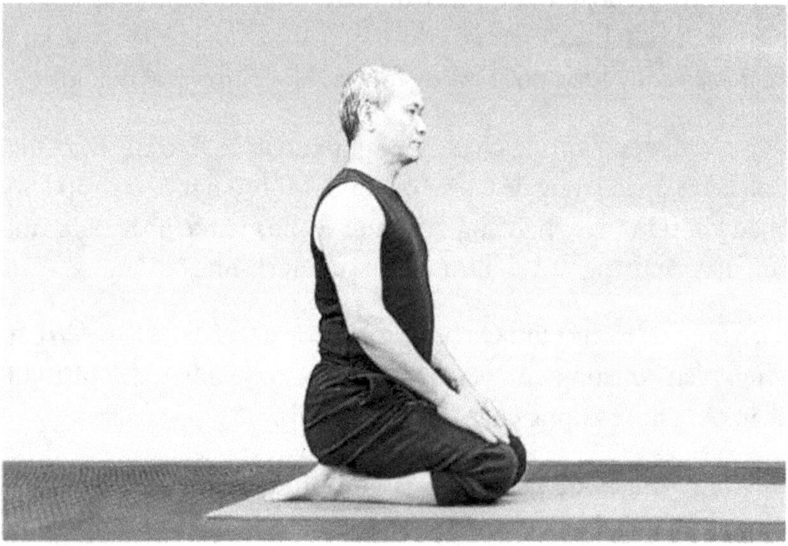

Tư thế Kim cương

Trong tiếng Phạn, "Vajrasana" (वज्रासन) là một tư thế yoga được gọi là "Thunderbolt Pose" hoặc "Diamond Pose" trong tiếng Anh.

"Vajra" (वज्र) có nghĩa là "sấm sét" hoặc "kim cương"; "Asana" (आसन) có nghĩa là "tư thế" hoặc "chỗ ngồi".

Vì vậy, "Vajrasana" có nghĩa "Tư thế Sấm sét" hoặc "Tư thế Kim cương" trong tiếng Việt.

Phiên âm & Phát âm

Tiếng Phạn: वज्रासन
IAST: vajrāsana
Âm tiết: vaj-rā-sa-na
Phát âm: vaj-raa-sa-na

LỢI ÍCH VÀ TÁC DỤNG TRỊ BỆNH

Thúc đẩy tiêu hóa khỏe mạnh bằng cách kích thích các cơ quan tiêu hóa và cải thiện lưu thông máu đến vùng bụng, giúp cơ thể hấp thụ dưỡng chất tốt hơn.

Giúp giải phóng khí trệ (khí bị giữ) trong hệ tiêu hóa và giảm đầy hơi, rất có lợi cho những người gặp các vấn đề về tiêu hóa.

Tăng cường các cơ vùng lưng và thân, cải thiện tư thế tổng thể và giảm nguy cơ đau lưng mãn tính.

Giúp làm dịu tâm trí, giảm căng thẳng và lo âu, từ đó mang lại cảm giác ổn định về mặt cảm xúc và bình yên nội tâm.

Cải thiện sự tập trung và minh mẫn, khiến tư thế này trở thành lựa chọn tuyệt vời cho thiền định và các bài tập pranayama.

Tăng cường lưu thông máu ở phần dưới cơ thể, bao gồm chân và bàn chân, nuôi dưỡng các mô và cơ quan, nâng cao sức khỏe và sinh lực tổng thể.

Kéo giãn và tăng sức mạnh cho các cơ quanh đầu gối và cổ chân, giúp cải thiện tính linh hoạt và khả năng vận động của các khớp này.

Hỗ trợ quản lý cân nặng bằng cách cải thiện tiêu hóa và chuyển hóa, góp phần duy trì sự cân bằng cơ thể tối ưu.

Giảm đau trong kỳ kinh nguyệt, giúp điều hòa chu kỳ và cân bằng hormone, mang lại sự thoải mái rõ rệt.

Cuối cùng, giúp giảm đau dây thần kinh tọa bằng cách kéo giãn và củng cố các cơ cũng như dây thần kinh ở vùng lưng dưới và chân, giảm bớt sự khó chịu liên quan.

THỰC HÀNH

Vị trí bắt đầu: Bắt đầu bằng cách quỳ trên thảm yoga, hai đầu gối khép lại và mông tựa vào gót chân.

Duỗi thẳng cột sống: Giữ cột sống thẳng và đầu thẳng hàng với cột sống.

Đặt tay: Đặt tay lên đùi với lòng bàn tay úp xuống hoặc đặt lên đầu gối với lòng bàn tay hướng lên tự nhiên hoặc trong thế tay Gyan Mudra (ngón trỏ và ngón cái chạm vào).

Thư giãn vai: Thư giãn vai xuống và cách xa tai.

Vận động cơ thể: Vận động nhẹ các cơ cốt lõi để hỗ trợ phần lưng dưới của bạn.

Nhắm mắt lại: Nếu bạn cảm thấy thoải mái, hãy nhắm mắt lại và tập trung vào hơi thở.

Giữ tư thế: Giữ nguyên tư thế này trong 1-5 phút hoặc miễn là bạn cảm thấy thoải mái.

Hít thở sâu: Hít thở chậm, sâu, hít vào và thở ra bằng mũi.

Thả lỏng: Để thả lỏng tư thế, hãy nhẹ nhàng mở mắt, nhấc mông ra khỏi gót chân và ngồi vào tư thế thoải mái.

Tư thế Kim cương là tư thế tiếp đất và thiền định có thể giúp cải thiện tiêu hóa và thúc đẩy thư giãn.

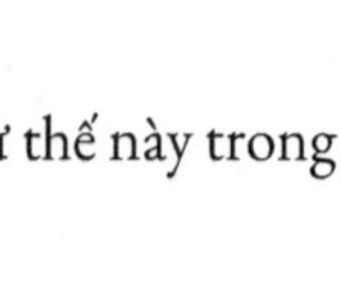

THÁCH THỨC VÀ KHÓ KHĂN TIỀM ẨN

Thách thức chính của tư thế Kim cương (Vajrasana) là giữ được sự cân chỉnh đúng và cảm giác thoải mái khi ngồi trên gót chân với cột sống thẳng. Tư thế này yêu cầu quỳ xuống, đặt mu bàn chân xuống sàn và ngồi lên gót chân.

Cảm giác khó chịu hoặc áp lực ở đầu gối và cổ chân thường gặp, nhất là với những người có hạn chế về độ linh hoạt hoặc căng cơ ở các vùng này. Điều này khiến việc giữ tư thế trong thời gian dài trở nên khó khăn, đặc biệt với người có vấn đề khớp.

Một số người cũng có thể cảm thấy đau hoặc căng ở phần lưng dưới nếu không giữ được tư thế đúng hoặc không sử dụng cơ trung tâm, dễ dẫn đến lưng bị cong và gây áp lực lên cột sống thắt lưng.

Việc dùng các dụng cụ hỗ trợ như gối hoặc chăn gấp dưới đầu gối hoặc nâng hông sẽ giúp giảm khó chịu và làm cho tư thế dễ thực hiện hơn. Quan trọng là lắng nghe cơ thể, điều chỉnh phù hợp và tập luyện dần dần để ngồi thoải mái hơn.

Với thực hành đều đặn và chú ý đến sự cân chỉnh, những khó khăn này sẽ giảm bớt, giúp bạn tận hưởng đầy đủ lợi ích của Vajrasana như cải thiện tiêu hóa, tư thế và sự tập trung khi thiền.

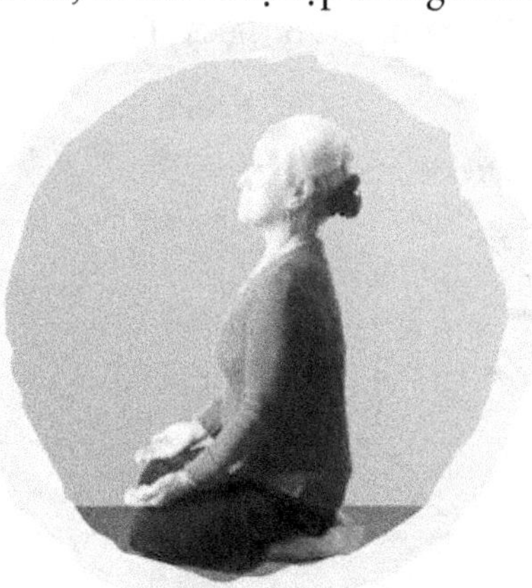

वीरासन — Vīrāsana

VIRASANA (vee-raa-sa-na)

Hero Pose

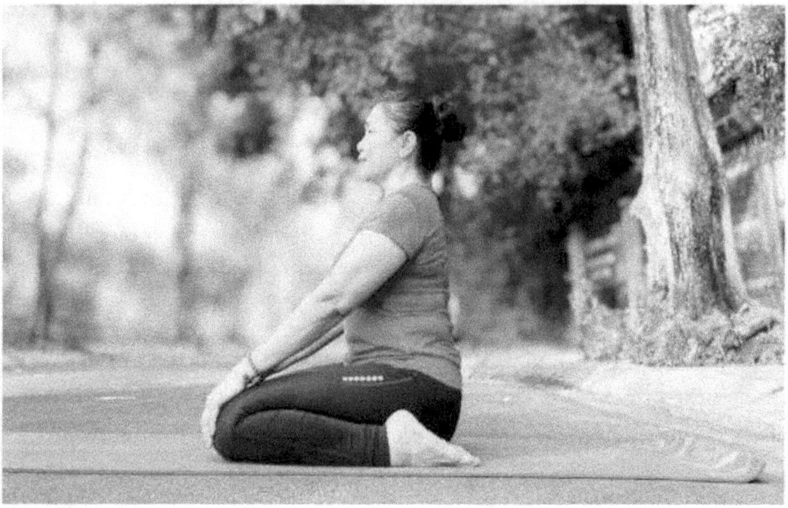

Tư thế Anh hùng

Trong tiếng Phạn, "Virasana" (वीरासन) là một tư thế yoga được gọi là "Hero Pose" trong tiếng Anh.

"Vira" (वीर) có nghĩa là "anh hùng"; "Asana" (आसन) có nghĩa là "tư thế" hoặc "chỗ ngồi".

Vì vậy, "Virasana" dịch sang "Tư thế Anh hùng" trong tiếng Việt.

Phiên âm & Phát âm

Tiếng Phạn: वीरासन
IAST: vīrāsana
Âm tiết: vī-rā-sa-na
Phát âm: vee-raa-sa-na

LỢI ÍCH VÀ TÁC DỤNG TRỊ BỆNH

Tư thế Anh hùng (Virasana) kéo dài đùi, đầu gối và mắt cá chân, thúc đẩy sự linh hoạt và giảm căng cứng ở những khu vực này.

Thực hành tư thế Anh hùng giúp cải thiện tư thế bằng cách khuyến khích sự liên kết thích hợp của cột sống và vai.

Tư thế này nhẹ nhàng kéo căng các cơ ở chân, giúp giảm căng thẳng và mệt mỏi.

Việc nén bụng trong tư thế Anh hùng kích thích các cơ quan tiêu hóa, thúc đẩy quá trình tiêu hóa khỏe mạnh và giảm bớt khó chịu về tiêu hóa.

Tư thế Anh hùng có thể giúp giảm đau thần kinh tọa bằng cách kéo dài và giải phóng căng thẳng ở các cơ xung quanh dây thần kinh tọa.

Tư thế Anh hùng có tác dụng làm dịu tâm trí, thúc đẩy thư giãn và giảm căng thẳng và lo lắng.

Tập tư thế Anh hùng giúp tăng cường lưu thông máu đến phần dưới cơ thể, tăng cường sức khỏe và sức sống tổng thể.

Tư thế Anh hùng có thể giúp giảm bớt sự khó chịu trong kỳ kinh nguyệt bằng cách nhẹ nhàng kéo giãn và giải phóng căng thẳng ở vùng xương chậu.

Tư thế Anh hùng mang lại cảm giác vững vàng và ổn định, giúp người tập cảm thấy vững vàng và tập trung.

Bản chất thiền định của tư thế Anh hùng khuyến khích người tập hướng sự tập trung vào bên trong, thúc đẩy sự tự nhận thức và chánh niệm.

THỰC HÀNH

Bắt đầu bằng cách quỳ trên thảm tập yoga với hai đầu gối khép lại.

Hạ mông xuống thảm, ngồi giữa hai chân với gót chân hướng ra ngoài về hai bên hông.

Đảm bảo rằng đầu gối của bạn xếp ngay trên mắt cá chân và cẳng chân của bạn song song với nhau.

Giữ cột sống vươn dài và thẳng, trong khi vai của bạn thư giãn.

Đặt tay lên đùi hoặc trên đùi với lòng bàn tay hướng lên.

Sử dụng các cơ cốt lõi để hỗ trợ cột sống và xương chậu của bạn.

Nhắm mắt lại hoặc làm dịu ánh mắt và tập trung vào hơi thở.

Giữ tư thế trong 1 đến 5 phút hoặc miễn là bạn cảm thấy thoải mái.

Để giải phóng tư thế, hãy nhẹ nhàng nghiêng người về phía trước, đặt hai tay xuống sàn trước mặt và từ từ thoát khỏi tư thế.

Lời khuyên:

Nếu cảm thấy khó chịu ở đầu gối hoặc mắt cá chân, bạn có thể đặt một chiếc khăn gấp hoặc chăn dưới đầu gối để được hỗ trợ thêm.

Tránh ép cơ thể vào tư thế này. Nếu bạn cảm thấy đau nhói hoặc khó chịu, hãy rời khỏi tư thế ngay.

Theo thời gian, luyện tập thường xuyên giúp bạn tăng độ linh hoạt và ngồi sâu hơn vào tư thế.

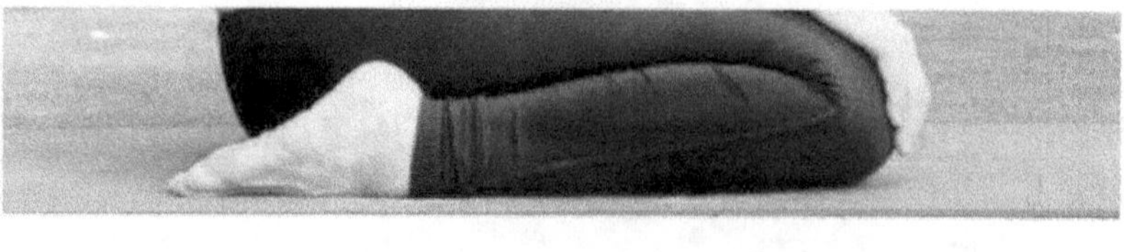

THÁCH THỨC VÀ KHÓ KHĂN TIỀM ẨN

Độ linh hoạt của mắt cá chân:
Một trong những thách thức chính của tư thế Anh hùng (Virasana) là đạt được sự linh hoạt ở mắt cá chân. Ngồi tựa lưng vào gót chân có thể gây khó chịu hoặc thậm chí đau đớn đối với những người bị bó cứng cổ chân.

Thoải mái cho đầu gối:
Tư thế Anh hùng yêu cầu gập đầu gối và ngồi giữa hai bàn chân. Tư thế này có thể gây khó khăn cho những người bị khó chịu ở đầu gối hoặc phạm vi chuyển động hạn chế ở đầu gối.

Độ linh hoạt của hông:
Ngồi đặt mông trên sàn giữa hai bàn chân đòi hỏi sự linh hoạt ở hông. Sự căng cứng ở các cơ gấp hông hoặc cơ xoay ngoài có thể gây khó khăn cho việc ngồi thoải mái ở tư thế này.

Ổn định vùng chậu:
Duy trì sự ổn định ở xương chậu là rất quan trọng trong tư thế Anh hùng để tránh căng thẳng cho lưng dưới. Điểm yếu ở các cơ cốt lõi hoặc sự mất cân bằng ở xương chậu có thể khiến bạn khó ngồi thẳng một cách dễ dàng.

Căn chỉnh cột sống:
Việc giữ cho cột sống thẳng khi ngồi trong tư thế Virasana giúp cải thiện tư thế tổng thể và duy trì sự căn chỉnh đúng. Tuy nhiên, trong một số trường hợp, lưng có thể bị cong hoặc võng do sự căng cứng ở vùng hông hoặc do sự yếu kém của các nhóm cơ trung tâm.

Hỗ trợ với đạo cụ:
Một số người có thể thấy hữu ích khi ngồi trên đệm hoặc vật chặn để nâng hông lên một chút và giảm căng thẳng cho đầu gối và mắt cá chân. Việc sử dụng đạo cụ có thể giúp tư thế Anh hùng dễ tiếp cận và thoải mái hơn, đặc biệt đối với người mới bắt đầu hoặc những người có khả năng linh hoạt hạn chế.

Tư thế Kim cương Vajrasana vs. tư thế Anh hùng Virasana

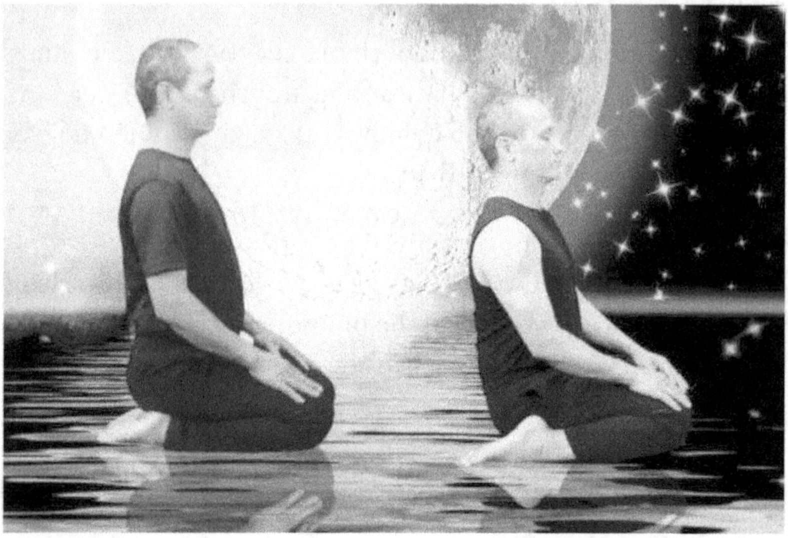

Tư thế Kim cương Vajrasana

Tư thế: Trong Vajrasana, người tập quỳ gối trên sàn, hai đầu gối chạm nhau, bàn chân đặt dưới mông, mu bàn chân áp sát mặt đất.

Lợi ích: Cải thiện tiêu hóa, giảm axit dạ dày, tăng cường lưng dưới và đôi chân. Tư thế ổn định này cũng rất lý tưởng cho thiền định.

Mức độ khó: Tư thế Kim cương Vajrasana dễ thực hiện, phù hợp với mọi lứa tuổi và thể trạng.

Tư thế Anh hùng Virasana

Tư thế: Trong Virasana, người tập quỳ gối trên sàn, hai đầu gối tách rộng, bàn chân đặt hai bên hông, mu bàn chân áp sát mặt đất.

Lợi ích: Kéo giãn đùi, đầu gối và mắt cá chân, cải thiện tư thế và tăng cường vòm gan bàn chân. Cũng hỗ trợ tiêu hóa và giảm khó chịu trong kỳ kinh nguyệt.

Mức độ khó: Dù ít phổ biến hơn Vajrasana, Virasana cũng phù hợp với người mới. Tuy vậy, người bị căng cơ đùi hoặc đầu gối có thể cảm thấy khó khăn.

SO SÁNH

Cả tư thế Kim cương và tư thế Anh hùng đều là những tư thế yoga ngồi bao gồm quỳ trên mặt đất, nhưng chúng khác nhau về vị trí của đầu gối và bàn chân.

Tư thế Kim cương tập trung nhiều hơn vào nền tảng và sự ổn định, khiến nó phù hợp cho việc thiền định và thực hành pranayama.

Tư thế Anh hùng nhấn mạnh việc kéo giãn và mở đùi và mắt cá chân, giúp cải thiện tính linh hoạt và tư thế.

Trong khi tư thế Kim cương thường được thực hành và khuyên dùng cho thiền định và tiêu hóa, tư thế Anh hùng mang lại những lợi ích tương tự với sự nhấn mạnh khác vào việc kéo giãn và căn chỉnh.

Tóm lại, cả tư thế Kim cương và tư thế Anh hùng đều có những lợi ích riêng và có thể được kết hợp vào một bài tập yoga dựa trên sở thích và nhu cầu cá nhân

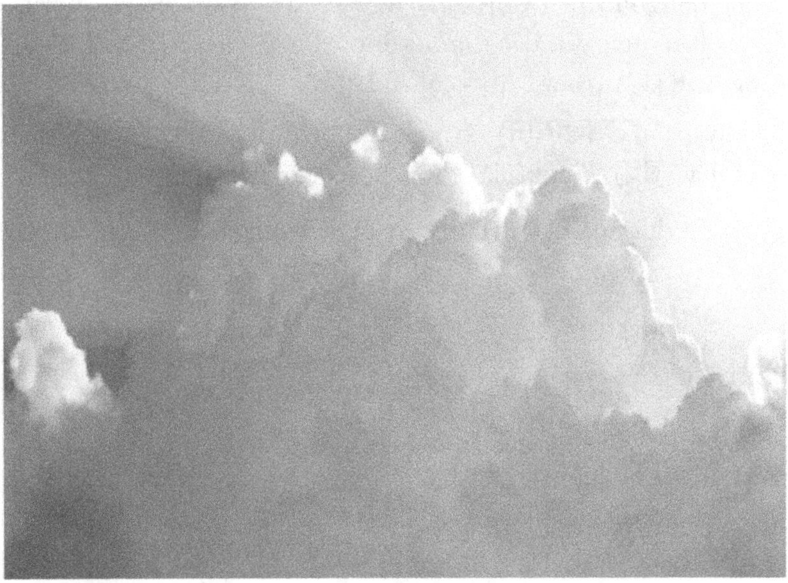

उड्डीयान बंध — Uḍḍīyān Bandha

UDDIYANA BANDHA (ud-dee-yaan ban-dha)

Upward Abdominal Lock

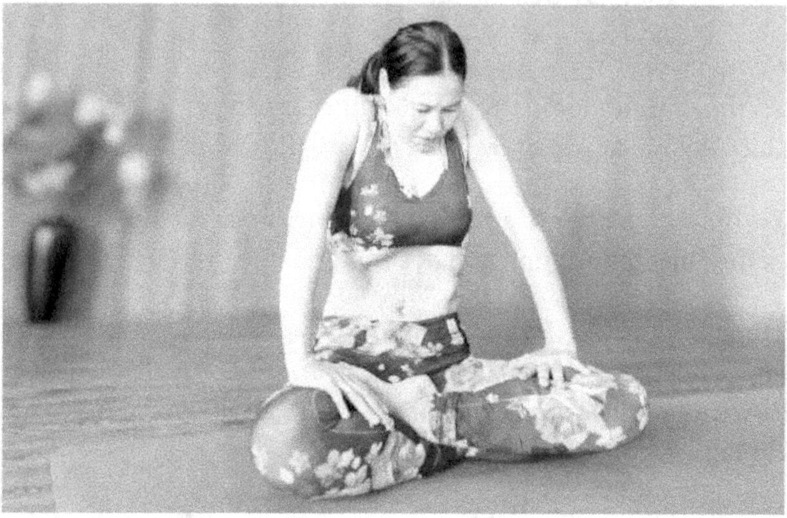

Khóa bụng lên

Trong tiếng Phạn, "Uddiyana Bandha" (उड्डीयान बंध) là một kỹ thuật khóa bụng độc đáo thường được thực hiện trong yoga, có tên tiếng Anh là "Upward Abdominal Lock".

"Uddiyana" (उड्डीयान) có nghĩa là "bay lên" hoặc "tăng lên"; "Bandha" (बंध) có nghĩa là "khóa" hoặc "con dấu".

Vì vậy, "Uddiyana Bandha" được tạm dịch sang tiếng Việt là "Khóa bụng lên".

Phiên âm & Phát âm

Tiếng Phạn: उड्डीयान बंध
IAST: uḍḍīyān bandha
Âm tiết: uḍ-ḍī-yān band-ha
Phát âm: udd-ee-yaan band-ha

LỢI ÍCH VÀ TÁC DỤNG TRỊ BỆNH

Uddiyana Bandha là một kỹ thuật yoga nâng cao, thuộc một trong ba bandha truyền thống quan trọng. Tên gọi của nó có nghĩa đen là "bay lên", ám chỉ sự nâng cao của năng lượng sinh lực (prana) qua kênh trung tâm (sushumna).

Uddiyana Bandha kích thích các cơ quan tiêu hóa như dạ dày, ruột và gan, giúp cải thiện tiêu hóa, giảm đầy hơi và táo bón.

Nó làm tăng dòng chảy prana (năng lượng sinh lực) trong toàn cơ thể, mang lại sinh khí cho cả thân và tâm.

Kỹ thuật này giúp tăng cường cơ bụng (cơ thẳng, cơ xiên và cơ ngang), cải thiện sự ổn định vùng trung tâm và săn chắc bụng.

Nó cải thiện khả năng hô hấp bằng cách tăng dung tích phổi và cung cấp oxy hiệu quả hơn.

Uddiyana Bandha thúc đẩy quá trình trao đổi chất, hỗ trợ đốt cháy năng lượng và kiểm soát cân nặng.

Chuyển động nâng của cơ hoành giúp xoa bóp và kích thích các cơ quan nội tạng, hỗ trợ quá trình thải độc tự nhiên.

Việc luyện tập thường xuyên giúp cân bằng hormone bằng cách giảm căng thẳng và tăng cảm giác thư giãn.

Nó kích hoạt hệ thần kinh phó giao cảm, tạo ra hiệu ứng làm dịu, giảm lo âu và căng thẳng.

Tập trung khi thực hiện Uddiyana Bandha giúp cải thiện sự minh mẫn và chức năng nhận thức.

Cuối cùng, nó còn giúp giải phóng cảm xúc bị dồn nén trong vùng bụng, đem lại sự thư thái và an yên bên trong.

THỰC HÀNH

Chuẩn bị: Đứng thẳng, hai chân mở rộng bằng hông, đầu gối hơi chùng xuống. Đặt hai tay chắc chắn lên đùi hoặc đầu gối, hơi nghiêng thân trên về phía trước.

Tùy chọn: Bạn cũng có thể ngồi trong tư thế ổn định (như Siddhasana, Padmasana...), giữ lưng thẳng, tay đặt trên gối hoặc đùi. Biến thể này thường được sử dụng trong các bài tập thiền định hoặc pranayama.

Hít vào sâu: Hít vào chậm và sâu bằng mũi, làm đầy hoàn toàn phổi.

Thở ra hoàn toàn: Thở mạnh ra bằng miệng, làm rỗng hoàn toàn phổi — cho đến hơi thở cuối cùng.

Nín thở & kích hoạt: Giữ hơi thở lại (phổi rỗng). Sau đó hóp bụng vào sát cột sống, và nâng cơ bụng lên phía trên, dưới xương sườn.

Giữ bandha: Giữ tư thế này lâu nhất có thể trong giới hạn thoải mái, không hít vào.

Thả lỏng: Thả lỏng cơ bụng từ từ, rồi hít vào nhẹ nhàng. Để hơi thở trở về nhịp tự nhiên.

Lặp lại: Thực hiện 2–3 lần, sau đó tăng dần theo kinh nghiệm.

Lời khuyên:

Thực hành khi bụng đói, tốt nhất là vào buổi sáng.

Tư thế đứng phù hợp cho người mới;

Tư thế ngồi lý tưởng cho những bài tập nâng cao hoặc thiền định.

Tránh thực hiện nếu đang mang thai, có bệnh tim, cao huyết áp hoặc thoát vị bụng.

Không bao giờ ép buộc việc nín thở — tiến triển nên diễn ra một cách nhẹ nhàng.

THÁCH THỨC VÀ KHÓ KHĂN TIỀM ẨN

Việc làm chủ kỹ thuật Khóa bụng lên (Uddiyana Bandha) đòi hỏi sự phối hợp chính xác giữa việc siết chặt cơ bụng và kiểm soát hơi thở. Người mới bắt đầu có thể gặp khó khăn khi vừa siết cơ vừa giữ được tư thế đúng.

Khóa bụng lên bao gồm một kỹ thuật giữ hơi thở độc đáo trong đó hơi thở được đẩy ra khỏi phổi và bụng được kéo vào và hướng lên trên lồng ngực. Việc phối hợp kiểm soát hơi thở này với khóa bụng có thể là một thách thức và có thể cần phải luyện tập để thành thạo.

Uddiyana Bandha yêu cầu sự nhận thức cao về cơ thể, điều này có thể khó với người mới khi cảm nhận các chuyển động năng lượng bên trong.

Ban đầu, việc tập có thể gây khó chịu hoặc không tự nhiên, nhất là khi chưa quen siết cơ bụng như vậy. Cần kiên nhẫn và nhẹ nhàng với bản thân.

Cần lưu ý các vấn đề sức khỏe hoặc chấn thương, tránh tập nếu cảm thấy đau hoặc khó chịu.

Việc đưa Uddiyana Bandha vào thực hành thường xuyên cần thời gian, nỗ lực và nên có sự hướng dẫn của thầy dạy có kinh nghiệm.

Cuối cùng, như mọi kỹ thuật yoga khác, để thành thạo Uddiyana Bandha cần sự kiên trì và cam kết luyện tập đều đặn vì kết quả đến từ sự bền bỉ.

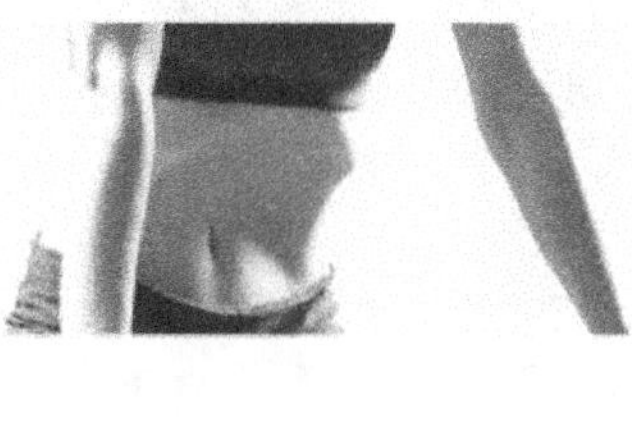

वृषासन — Vṛṣāsana

VRISHASANA (vrish-aa-sa-na)

Bull Pose

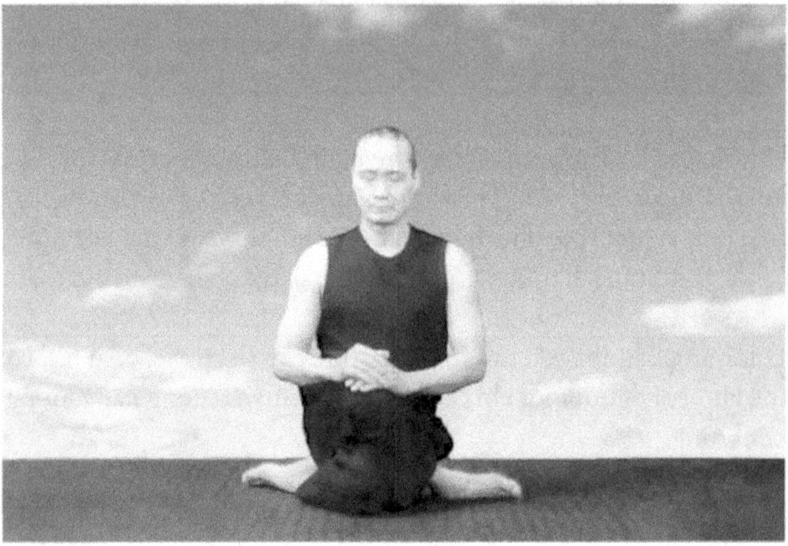

Tư thế Bò xếp gối

Trong tiếng Phạn, "Vrishasana" (वृषासन) là một tư thế yoga được gọi là "Bull Pose" theo tiếng Anh.

"Vrish" (वृष) có nghĩa là "con bò đực"; "Asana" (आसन) có nghĩa là "tư thế" hoặc "chỗ ngồi".

Vì vậy, "Vrishasana" dịch sang "Tư thế Bò xếp gối" trong tiếng Việt.

Phiên âm & Phát âm

Tiếng Phạn: वृषासन
IAST: vṛṣāsana
Âm tiết: vṛ-ṣā-sa-na
Phát âm: vrish-aa-sa-na

LỢI ÍCH VÀ TÁC DỤNG TRỊ BỆNH

Tư thế Bò xếp gối (Vrishasana) tăng cường sức mạnh cơ bắp của chân, bao gồm đùi, bắp chân và mắt cá chân, thúc đẩy sự ổn định và cân bằng.

Giữ tư thế đòi hỏi sự tập trung, điều này có thể giúp cải thiện tinh thần minh mẫn và chức năng nhận thức.

Tư thế Bò xếp gối kéo giãn cơ gấp hông, vốn có thể bị căng do ngồi lâu, giúp cải thiện tính linh hoạt và khả năng vận động ở hông.

Tư thế Bò xếp gối thách thức sự cân bằng và khả năng cảm thụ quyền sở hữu, giúp cải thiện sự phối hợp và ổn định.

Việc nén bụng trong tư thế Bò xếp gối kích thích các cơ quan tiêu hóa, thúc đẩy quá trình tiêu hóa và đào thải lành mạnh.

Tham gia vào các cơ cốt lõi trong tư thế Bò xếp gối giúp tăng cường cơ bụng, thúc đẩy sự ổn định của cốt lõi và hỗ trợ tư thế tốt.

Giữ tư thế này khuyến khích hít thở sâu và thư giãn, giảm căng thẳng và lo lắng.

Thực hành các tư thế giữ thăng bằng đầy thử thách như tư thế Bò xếp gối có thể giúp xây dựng sự tự tin và cảm giác hoàn thành.

Tư thế Bò xếp gối kéo giãn ngực và vai, giảm căng thẳng và cải thiện tư thế.

Tư thế Bò xếp gối thường được sử dụng như tư thế chuẩn bị cho thiền định, giúp tĩnh tâm và nuôi dưỡng cảm giác bình yên nội tâm.

THỰC HÀNH

Bắt đầu ở tư thế Kim cương.

Nâng mông lên và quỳ xuống sàn.

Bàn chân phải vòng qua phía trước đùi trái, đặt bàn chân phải xuống sàn, đặt cạnh sau đầu gối trái.

Từ từ ngồi xuống sàn. Mông nằm giữa hai gót chân: Gót chân phải ở bên trái, gót chân trái ở bên phải.

Đầu gối phải nằm trên đầu gối trái.

Điều chỉnh lưng thoải mái.

Hai tay ôm nhẹ đầu gối phải, có thể các ngón tay đan vào nhau.

Nhắm mắt lại và tập trung điều chỉnh cột sống sao cho thẳng và cân đối. Trọng tâm của cơ thể rơi vào mông và "rơi" xuống sàn.

Sau vài chục giây đến vài phút, thực hiện đổi bên tương tự.

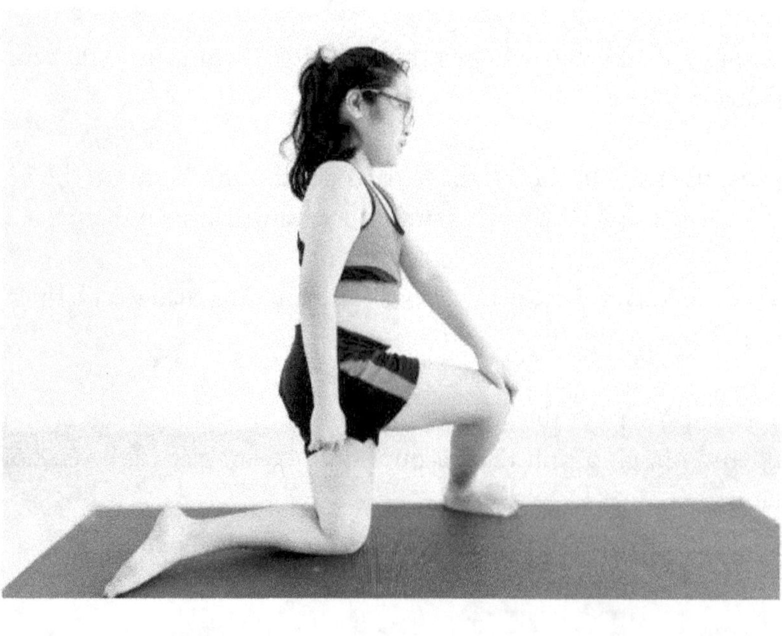

THÁCH THỨC VÀ KHÓ KHĂN TIỀM ẨN

Tư thế Bò xếp gối (Vrishasana) là tư thế ngồi thiền đối xứng, tác động đến hông, đầu gối, cột sống và hệ thần kinh, nhưng đồng thời tiềm ẩn nhiều khó khăn do yêu cầu cân bằng, linh hoạt và tập trung.

Áp lực lên đầu gối là vấn đề lớn, đặc biệt với người có chấn thương, thoái hóa hoặc khớp gối kém linh hoạt. Việc chồng đầu gối này có thể gây căng kéo hoặc đau nhói.

Độ xoay ngoài của hông cũng quyết định khả năng vào tư thế. Hông cứng khiến áp lực dồn về đầu gối và tạo căng thẳng khớp.

Giữ tư thế lâu có thể gây tê chân, căng cứng dây chằng và cơ quanh gối, ngay cả khi không đau.

Hạ mông xuống giữa hai gót đòi hỏi hông mở và cơ đùi mềm. Người tập cơ khép, mông hoặc tứ đầu căng sẽ cảm thấy mông "treo" hoặc ngồi khó chịu.

Bất đối xứng hai bên thường xuất hiện khi đổi chân, phản ánh sự chênh lệch linh hoạt hoặc sức mạnh và có thể làm mất cân bằng.

Giữ lưng thẳng là thách thức với người gù, cong thắt lưng hoặc cơ lưng dưới yếu; trọng tâm cơ thể dễ nghiêng sang một bên, gây xoắn cột sống.

Vai và cánh tay cũng cần linh hoạt khi ôm đầu gối. Vai cứng hoặc gồng tay làm phần trên căng, giảm khả năng thư giãn.

Nhắm mắt và tập trung hơi thở là khó khăn với người mới, khi mất điểm tựa thị giác, tâm trí dễ phân tán và hơi thở trở nên nông, gấp.

Ngồi lâu còn có thể gây tê bì chân, áp lực cổ chân, cảm giác nặng nề ở hông và sự khó chịu chung nếu cơ thể chưa đủ linh hoạt.

Vrishasana đòi hỏi kiên nhẫn và ý thức về giới hạn cơ thể; thực hành cả hai bên đều cần thời gian và cẩn trọng để tránh chấn thương đầu gối, hông và lưng dưới.

गोमुखासन — Gomukhāsana

GOMUKHASANA (go-mu-khaa-sa-na)

Cow Face Pose

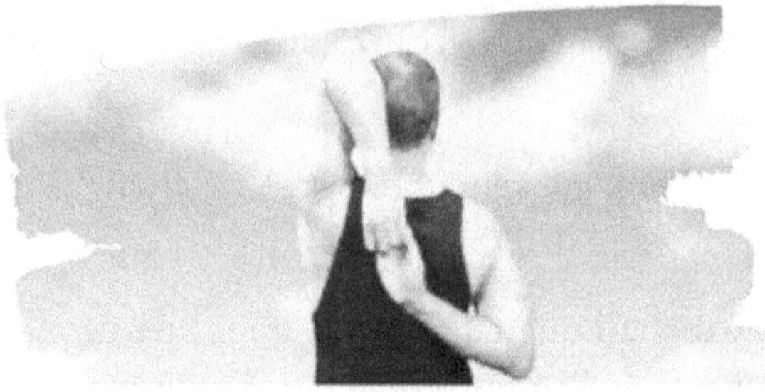

Tay - Nhìn từ sau lưng

Chân - Nhìn từ phía trước

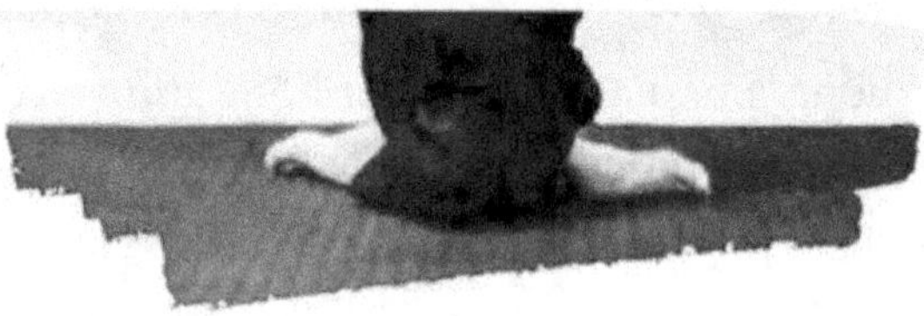

Tư thế Mặt Bò

Trong tiếng Phạn, "Gomukhāsana" (गोमुखासन) là một tư thế yoga được gọi theo tiếng Anh là "Cow Face Pose".

"Gomukha" (गोमुख) có nghĩa là "mặt bò"; "Asana" (आसन) có nghĩa là "tư thế" hoặc "chỗ ngồi".

Vì vậy, "Gomukhāsana" được dịch là "Tư thế Mặt bò" trong tiếng Việt.

Phiên âm & Phát âm

Tiếng Phạn: गोमुखासन
IAST: gomukhāsana
Âm tiết: go-mu-khā-sa-na
Phát âm: go-mu-khaa-sa-na

LỢI ÍCH VÀ TÁC DỤNG TRỊ BỆNH

Tư thế Mặt bò (Gomukhasana) giúp cải thiện tư thế bằng cách kéo giãn và mở rộng ngực và vai, chống lại tác động của tư thế khom lưng.

Thực hành tư thế Mặt bò thường xuyên giúp tăng tính linh hoạt ở vai, ngực, hông và đùi.

Tư thế này giúp giải phóng hiệu quả sự căng thẳng và cứng khớp ở vai, mang lại lợi ích cho những người bị khó chịu hoặc căng cứng ở vai.

Tư thế Mặt bò có thể giúp giảm đau thần kinh tọa bằng cách kéo giãn hông và lưng dưới, giảm áp lực lên dây thần kinh tọa.

Việc nén nhẹ các cơ quan bụng trong tư thế Mặt bò sẽ kích thích tiêu hóa và có thể giúp giảm các vấn đề về tiêu hóa như khó tiêu và đầy hơi.

Việc thực hành chánh niệm tư thế Mặt bò thúc đẩy sự thư giãn, giảm hormone gây căng thẳng và làm dịu tâm trí, nuôi dưỡng cảm giác bình yên và tĩnh lặng bên trong.

Tư thế Mặt bò tăng cường sự tập trung, có lợi cho việc thiền định và thúc đẩy tinh thần minh mẫn.

Thực hành tư thế Mặt bò thường xuyên sẽ kéo dài và tăng cường sức mạnh cho đầu gối và hông, giúp giảm đau và cải thiện khả năng vận động của khớp.

Nhiều người tin rằng tư thế Mặt bò có thể điều trị các tình trạng hô hấp bằng cách mở rộng lồng ngực và cải thiện dung tích phổi.

Tư thế Mặt bò được cho là giúp cân bằng dòng năng lượng khắp cơ thể, thúc đẩy sức khỏe và sức sống tổng thể.

THỰC HÀNH

Bắt đầu ở tư thế Bò xếp gối (Vrishasana), hoặc tư thế Kim cương (Vajrasana).

Tay trái đưa ra sau lưng, mu bàn tay trượt dọc sống lưng, các đầu ngón tay hướng lên trên.

Tay phải vòng qua đầu về phía sau. Ngón tay phải tìm ngón tay trái.

Các ngón tay phải móc vào các ngón tay trái. Tay phải kéo tay trái lên từ từ

Tập trung vào việc duy trì vị trí của mông giữa hai bàn chân. Lưng thẳng, cổ thẳng, đầu thẳng. Nhắm mắt lại hoặc nhìn về phía trước.

Giữ nguyên tư thế và di chuyển tay trong vài chục giây đến vài phút.

Đổi tay và chân, thực hiện tư thế tương tự.

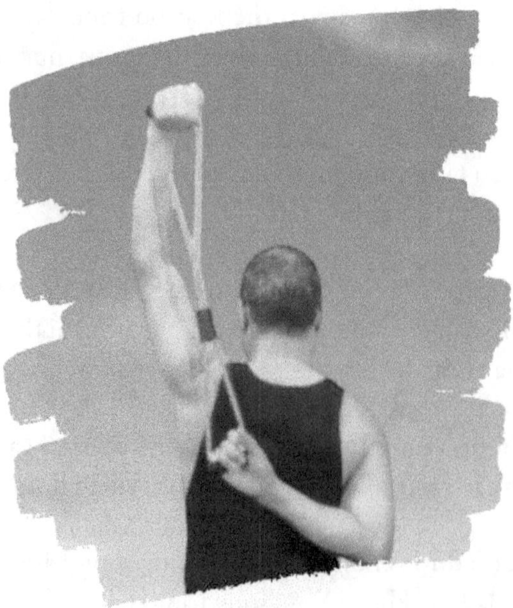

THÁCH THỨC VÀ KHÓ KHĂN TIỀM ẨN

Tư thế Mặt bò (Gomukhasana) đòi hỏi độ linh hoạt cao ở hông để có thể xếp đầu gối này chồng lên đầu gối kia. Người có hông cứng sẽ khó ngồi đều trên hai xương ngồi và khó căn chỉnh đúng tư thế.

Việc đưa hai tay vào tư thế hoàn chỉnh — một tay vòng sau lưng, một tay vươn lên trên đầu — cần độ linh hoạt ở vai và lưng trên. Vai cứng có thể khiến khó chạm hoặc khóa tay lại.

Việc giơ cánh tay lên có thể tạo ra sự căng thẳng ở cổ tay, khiến tư thế này trở nên khó chịu đối với những người bị nhạy cảm khớp.

Việc giữ thăng bằng trong tư thế này có thể khá khó khăn, đặc biệt là với người mới bắt đầu hoặc những người có độ ổn định hông hạn chế. Cần thời gian để phân bổ trọng lượng đều.

Sự căn chỉnh đúng là rất quan trọng: cột sống thẳng, vai thả lỏng và đầu gối khép chặt. Điều này giúp ngăn ngừa áp lực không cần thiết lên các khớp.

Phối hợp hơi thở với động tác giúp kéo giãn sâu và thư giãn hơn, nhưng việc giữ hơi thở đều trong khi giữ tư thế có thể cần thời gian luyện tập.

Gomukhasana yêu cầu sự kiên nhẫn và thực hành đều đặn. Người tập nên tôn trọng giới hạn cơ thể và tiến dần đến sự linh hoạt cao hơn.

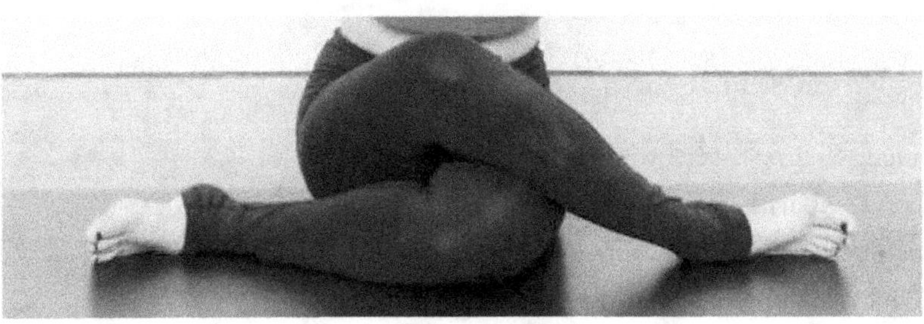

वपिरीत नमस्कारासन — Viparīta Namaskārāsana

VIPARITA NAMASKARASANA
(vi-pa-ri-ta na-mas-kaa-raa-sa-na)

Reverse Prayer Pose

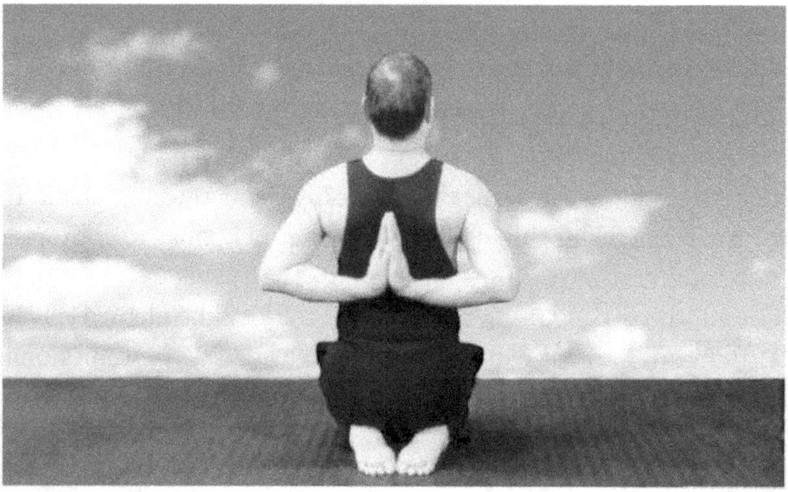

Tư thế Cầu nguyện ngược

Trong tiếng Phạn, "Viparita Namaskarasana" (वपिरीत नमस्कारासन) là một tư thế yoga, được gọi là "Reverse Prayer Pose" trong tiếng Anh.

"Viparita" (वपिरीत) có nghĩa là "đảo ngược"; "Namaskara" (नमस्कार) = "chào"; "Asana" (आसन) = "tư thế" hoặc "chỗ ngồi".

Vì vậy, "Viparita Namaskarasana" được dịch là "Tư thế Cầu nguyện ngược" hoặc "Tư thế Namaste sau lưng" trong tiếng Việt.

Phiên âm & Phát âm

Tiếng Phạn: वपिरीत नमस्कारासन
IAST: viparīta namaskārāsana
Âm tiết: vi-pa-rī-ta na-mas-kā-rā-sa-na
Phát âm: vi-pa-ree-ta na-mas-kaa-raa-sa-na

LỢI ÍCH VÀ TÁC DỤNG TRỊ BỆNH

Tư thế Cầu nguyện ngược (Viparita Namaskarasana) giúp kéo căng sâu các cơ ngực và vai, cải thiện tính linh hoạt và khả năng vận động ở những vùng quan trọng này.

Tư thế này giúp mở rộng luân xa tim, mang lại cảm giác rộng mở, từ bi và giải tỏa cảm xúc bị dồn nén.

Khi luyện tập đều đặn, tư thế góp phần cải thiện tư thế tổng thể bằng cách kéo giãn ngực và hỗ trợ căn chỉnh vai và cột sống đúng cách.

Tư thế giúp giảm căng thẳng ở lưng trên và cổ, làm dịu cảm giác cứng và khó chịu ở các vùng này.

Nó khuyến khích hơi thở sâu hơn bằng cách mở rộng lồng ngực và phổi, cải thiện dung tích và chức năng hô hấp.

Viparita Namaskarasana giúp thư giãn tâm trí, giảm căng thẳng và lo âu, mang lại sự bình an nội tâm.

Việc duy trì sự tập trung vào hơi thở và giữ thăng bằng trong tư thế giúp tăng cường sự tỉnh thức và khả năng tập trung tinh thần.

Tư thế cũng làm tăng độ linh hoạt và biên độ vận động của khớp vai, giảm nguy cơ chấn thương và hỗ trợ vận động hiệu quả hơn.

Sự nén nhẹ ở vùng bụng giúp kích thích các cơ quan tiêu hóa, hỗ trợ tiêu hóa và quá trình bài tiết lành mạnh.

Viparita Namaskarasana thường được sử dụng như một tư thế chuẩn bị cho thiền, giúp lắng dịu tâm trí và nuôi dưỡng cảm giác tĩnh lặng nội tâm.

THỰC HÀNH

Tư thế Cầu nguyện ngược (Viparita Namaskarasana) có thể thực hiện ở tư thế đứng hoặc ngồi. Dưới đây là cách thực hành ở tư thế ngồi:

Ngồi thoải mái trên thảm, chân bắt chéo, duỗi thẳng hoặc ngồi Vajrasana tùy thích.

Đặt hai lòng bàn tay phía sau lưng, các ngón tay chạm nhau và hướng xuống dưới.

Xoay các đầu ngón tay lên trên, đồng thời ép chặt hai lòng bàn tay vào nhau.

Từ từ trượt hai tay lên cao dọc theo cột sống, giữ lực ép giữa các lòng bàn tay.

Cố gắng đưa các ngón tay lên càng cao càng tốt trong khi giữ hai lòng bàn tay sát nhau.

Giữ khuỷu tay mở rộng ra hai bên và ra phía sau, giữ ngực mở rộng.

Kéo dài cột sống, hạ xương bả vai xuống và giữ người thẳng.

Giữ tư thế trong 30 giây đến 1 phút, thở sâu và đều.

Để thả lỏng, từ từ hạ tay xuống và trở về tư thế ngồi ban đầu.

Tư thế này giúp mở rộng vùng ngực, vai và phần trên lưng, cải thiện tư thế, đồng thời làm mềm dẻo cổ tay và cẳng tay. Tập luyện thường xuyên sẽ mang lại cảm giác mở rộng và thư giãn trong cơ thể.

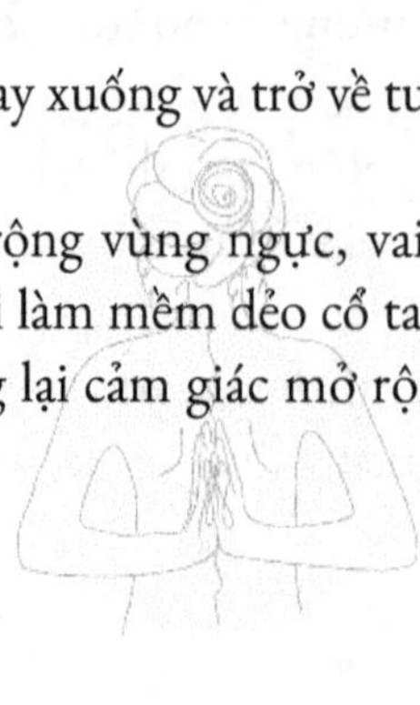

THÁCH THỨC VÀ KHÓ KHĂN TIỀM ẨN

Thách thức lớn nhất của tư thế Cầu nguyện ngược (Viparita Namaskarasana) là đạt được sự linh hoạt tốt ở vai và sự mềm dẻo ở cổ tay đồng thời giữ được tư thế thẳng và đúng.

Đưa hai lòng bàn tay sát lại với nhau đòi hỏi vai phải rất linh hoạt; nếu vai bị cứng hoặc căng thì việc này sẽ khó thực hiện.

Sự linh hoạt của cổ tay cũng rất quan trọng; nếu cổ tay đau hay bị hạn chế sẽ gây khó chịu khi thực hiện tư thế.

Tư thế này giúp mở rộng vùng ngực và duỗi căng phần trên lưng, nhưng những người có sự căng cứng ở những vùng này có thể gặp khó khăn khi tập.

Cần có sự cân bằng và ổn định tốt, đặc biệt khi chuyển vào tư thế. Người mới bắt đầu có thể thấy khó giữ thăng bằng.

Phối hợp hơi thở với động tác giúp kéo giãn sâu hơn và tăng thư giãn, nên cần giữ hơi thở đều và nhẹ nhàng.

Để có tư thế đúng, cần chú ý đến sự nhận thức cơ thể và có thể phải điều chỉnh vị trí tay và vai để tránh căng thẳng.

Viparita Namaskarasana đòi hỏi thời gian luyện tập kiên trì. Quan trọng là tập với sự kiên nhẫn, tôn trọng giới hạn cơ thể và tiến bộ dần dần.

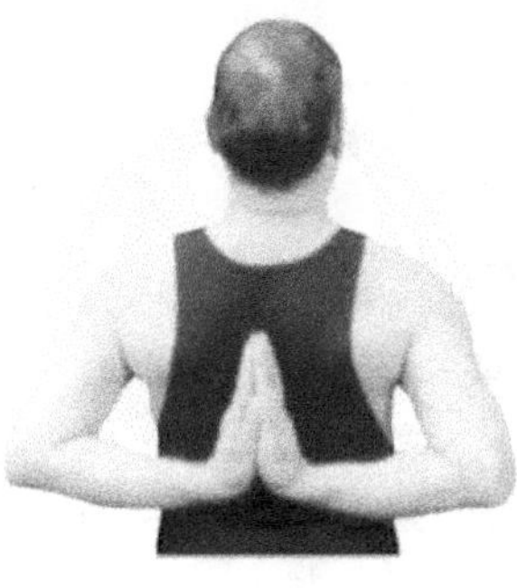

पद्म पर्वतासन — Padma Parvatāsana

PADMA PARVATASANA (pad-maa par-va-taa-sa-na)

Lotus Mountain Pose

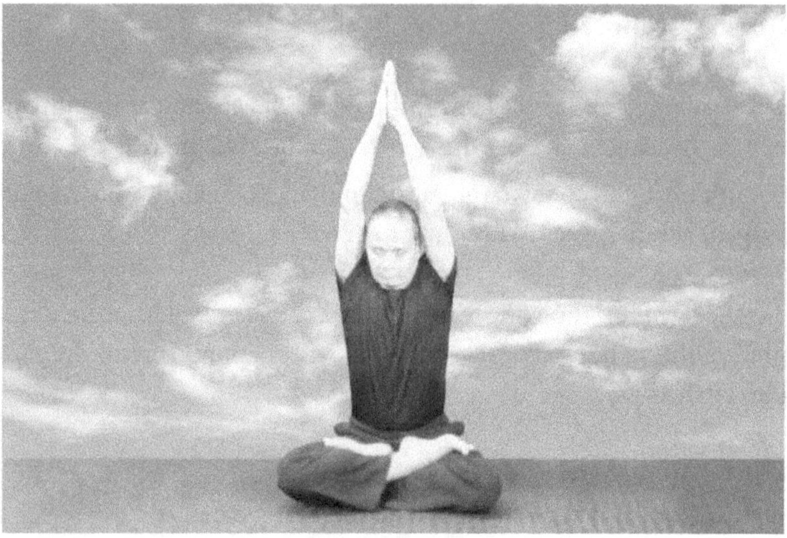

Tư thế Sen núi

Trong tiếng Phạn, "Padma Parvatasana" (पद्म पर्वतासन) là một tư thế yoga, được gọi là "Lotus Mountain Pose" trong tiếng Anh.

"Padma" (पद्म) có nghĩa là "hoa sen"; "Parvata" (पर्वत) có nghĩa là "núi"; "Asana" (आसन) có nghĩa là "tư thế" hoặc "chỗ ngồi".

Vì vậy, "Padma Parvatasana" dịch sang "Tư thế Sen núi" trong tiếng Việt.

Phiên âm & Phát âm

Tiếng Phạn: पद्म पर्वतासन
IAST: padma parvatāsana
Âm tiết: pad-ma par-va-tā-sa-na
Phát âm: pad-ma par-va-taa-sa-na

LỢI ÍCH VÀ TÁC DỤNG TRỊ BỆNH

Cải thiện tư thế. Tư thế Sen núi (Padma Parvatasana) giúp điều chỉnh cột sống, vai và hông, thúc đẩy tư thế tốt và giảm nguy cơ đau lưng.

Tư thế này giúp tăng cường cơ bắp ở chân, cơ lõi và lưng, phát huy sức mạnh và sự ổn định tổng thể.

Thực hành tư thế Sen núi thường xuyên có thể giúp cải thiện sự liên kết của cột sống và tạo ra vẻ ngoài của chiều cao tăng lên.

Tư thế Sen núi cải thiện sự cân bằng và phối hợp bằng cách khuyến khích phân bổ trọng lượng đồng đều trên bàn chân.

Duy trì tư thế Sen núi đòi hỏi sự tập trung, điều này có thể cải thiện tinh thần minh mẫn và chánh niệm.

Tư thế Sen núi cải thiện lưu thông máu khắp cơ thể, thúc đẩy quá trình oxy hóa các mô và sức khỏe tổng thể.

Bản chất ổn định và vững chắc của tư thế Sen núi có thể giúp làm dịu tâm trí và giảm căng thẳng và lo lắng.

Tư thế Sen núi khuyến khích hít thở sâu, mở rộng lồng ngực và cải thiện dung tích phổi.

Tư thế Sen núi kéo dài cột sống và khuyến khích sự liên kết thích hợp, giảm căng thẳng cho lưng và cổ.

Thực hành tư thế Sen núi nâng cao nhận thức về cơ thể và sự liên kết của nó, thúc đẩy sự kết nối sâu sắc hơn giữa tâm trí và cơ thể.

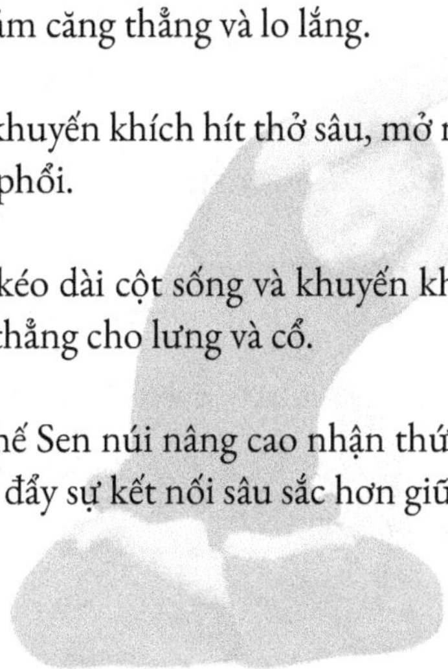

THỰC HÀNH

Bắt đầu bằng cách ngồi trên thảm yoga trong tư thế Sen với hai tay đặt trên đầu gối hoặc đùi với lòng bàn tay úp xuống.

Hít vào và giơ cả hai tay lên cao, chắp hai tay vào nhau trong tư thế cầu nguyện (Anjali Mudra) phía trên đầu.

Vươn dài cột sống của bạn lên trên, kéo vai qua lại.

Giữ ánh mắt nhẹ nhàng và hướng về phía trước, cằm song song với mặt đất.

Hãy hít thở chậm và sâu, cảm nhận sự kết nối giữa cơ thể và trái đất bên dưới bạn.

Giữ tư thế trong 5-10 nhịp thở hoặc lâu hơn nếu muốn, duy trì cảm giác ổn định và thoải mái.

Để giải phóng tư thế, thở ra và hạ cánh tay xuống hai bên, nhẹ nhàng thả chân ra khỏi tư thế Sen và trở lại tư thế ngồi thoải mái.

Lời khuyên:

Nếu gặp khó khăn khi đưa cả hai đầu gối xuống đất, bạn có thể sử dụng các đạo cụ như khối tập yoga hoặc chăn dưới đầu gối để hỗ trợ.

Tránh cố ép đầu gối xuống khi còn chưa thể; thay vào đó, hãy cho phép chúng mở dần dần theo thời gian bằng cách luyện tập thường xuyên.

Giữ cột sống của bạn cao và vai của bạn thư giãn trong suốt tư thế.

Thực hành tư thế Sen núi thường xuyên để nuôi dưỡng cảm giác vững chắc, ổn định và bình yên nội tâm.

THÁCH THỨC VÀ KHÓ KHĂN TIỀM ẨN

Tư thế Sen núi (Padma Parvatasana) yêu cầu ngồi trong tư thế Sen với hai tay đưa thẳng lên cao. Độ linh hoạt hạn chế của hông hoặc sự căng cứng ở cơ gấp có thể khiến tư thế Sen trở nên khó chịu, gây đau nhức ở đầu gối hoặc hông.

Giữ thăng bằng có thể khó khăn, đặc biệt là khi bạn dang rộng hai tay qua đầu. Điều này đòi hỏi sự ổn định và nhận thức cơ thể cao.

Căn chỉnh đúng là yếu tố then chốt: đầu, cổ, cột sống và tay cần ở cùng một đường thẳng, điều mà nhiều người tập có thể gặp khó khăn.

Tư thế Sen tạo áp lực lên đầu gối, đặc biệt ở những người bị chấn thương hoặc cứng hông. Các bài mở hông hoặc thay đổi tư thế có thể giúp giảm khó chịu.

Phối hợp hơi thở sâu với việc giữ tay cao và duy trì ổn định cơ thể là một thử thách không nhỏ, nhất là khi người tập còn phải chú ý đến nhiều yếu tố khác.

Việc kích hoạt nhóm cơ trung tâm rất quan trọng để giữ thân và khung chậu vững chắc, đặc biệt khi thoát thế hoặc chuyển sang tư thế khác.

Dù trông có vẻ đơn giản, tư thế này là cơ hội tuyệt vời để luyện chánh niệm. Tuy nhiên, người tập có thể khó giữ tâm tĩnh lặng khi có cảm giác khó chịu hoặc bị xao nhãng.

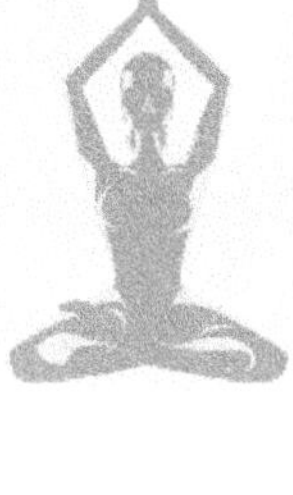

पद्म योग मुद्रा — Padma Yoga Mudrā

PADMA YOGA MUDRA (pad-maa yo-ga mud-raa)

Padma Yoga Mudra 1

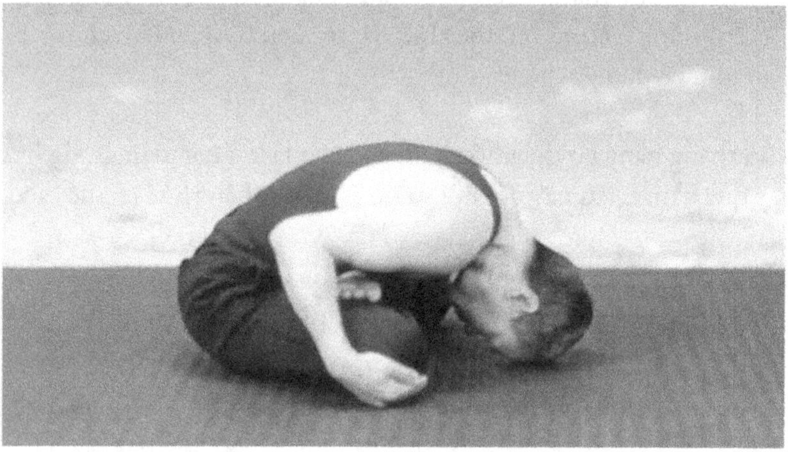

Ấn Sen mudra 1

"Padma Yoga Mudra" (पद्म योग मुद्रा) trong tiếng Phạn là một cử chỉ tay hoặc cơ thể (mudra) trong yoga để điều hướng năng lượng; không phải tư thế (asana), được biết đến với tên tiếng Anh là "Padma Yoga Mudra".

"Padma" (पद्म) có nghĩa là "hoa sen"; "Yoga" (योग) dùng để chỉ việc tập yoga. Trong tiếng Phạn, "mudra" (मुद्रा) là một khái niệm đặc biệt trong yoga và thiền định, thường được hiểu là một "con dấu", "biểu tượng năng lượng", hoặc "cử chỉ", và không có bản dịch trực tiếp sang các ngôn ngữ phương Tây.

Vì vậy, "Padma Yoga Mudra" được tạm dịch là "Ấn Sen Mudra" trong tiếng Việt.

Phiên âm & Phát âm

Tiếng Phạn: पद्म योग मुद्रा
IAST: padma yoga mudrā
Âm tiết: pad-ma yo-ga mu-drā
Phát âm: pad-ma yo-ga mud-raa

LỢI ÍCH VÀ TÁC DỤNG TRỊ BỆNH

Ấn Sen mudra tạo ra trạng thái thư giãn bằng cách khuyến khích hơi thở sâu và làm dịu tâm trí.

Mudra này kích thích các cơ quan tiêu hóa, thúc đẩy tiêu hóa khỏe mạnh và làm giảm cảm giác khó chịu liên quan đến tiêu hóa.

Ấn Sen mudra mở rộng trung tâm tim, nuôi dưỡng cảm xúc yêu thương, lòng trắc ẩn và sự cân bằng về cảm xúc.

Việc thực hành ấn Sen mudra có thể cải thiện khả năng tập trung và sự chú tâm, hỗ trợ thiền định và làm sáng suốt tâm trí.

Cử chỉ tay trong ấn Sen mudra có thể cải thiện tuần hoàn máu ở bàn tay và cánh tay, thúc đẩy sức sống và dòng chảy năng lượng.

Ấn Sen mudra giúp cân bằng dòng năng lượng trong cơ thể, hài hòa mối liên hệ giữa cơ thể và tâm trí, thúc đẩy sức khỏe tổng thể.

Mudra này có thể tạo ra cảm giác vững chãi và ổn định, giúp làm dịu hệ thần kinh và giảm căng thẳng.

Ấn Sen mudra nuôi dưỡng cảm giác bình an nội tâm và sự tĩnh tại, giúp bạn kết nối sâu hơn với chính mình và với môi trường xung quanh.

Việc thực hành ấn Sen mudra có thể giúp giảm lo lắng và căng thẳng, khơi dậy cảm giác bình tĩnh và thư giãn.

Ấn Sen mudra khuyến khích khả năng biểu đạt bản thân và sự sáng tạo, giúp người thực hành kết nối với trí tuệ nội tâm và trực giác của mình.

THỰC HÀNH

Ấn Sen Mudra thường được thực hành trong tư thế Sen (Padmasana), giúp ổn định cơ thể và hỗ trợ dòng năng lượng. Các mức độ dưới đây cung cấp cách thực hành theo tiến trình, an toàn và hiệu quả.

Mức 1 – Có sự hỗ trợ của hai tay:

Ngồi vào tư thế Sen, giữ lưng thẳng.

Đặt hai tay lên hai đầu gối.

Từ từ gập người về phía trước, kích hoạt cơ bụng.

Thở sâu và chậm qua 4 giai đoạn, lặp lại trong vài chu kỳ thở.

Ở chu kỳ cuối, dùng hai tay nhẹ nhàng kéo đầu gối để tăng độ gập trong khi thở ra.

Khi hít vào, dựa vào hai tay để nâng thân người trở lại tư thế thẳng đứng.

Hết sức cẩn thận, không chuyển động đột ngột để bảo vệ cột sống.

Thở đều đặn, sau đó thả lỏng chân trước khi đổi bên và thực hành lại theo cách tương tự.

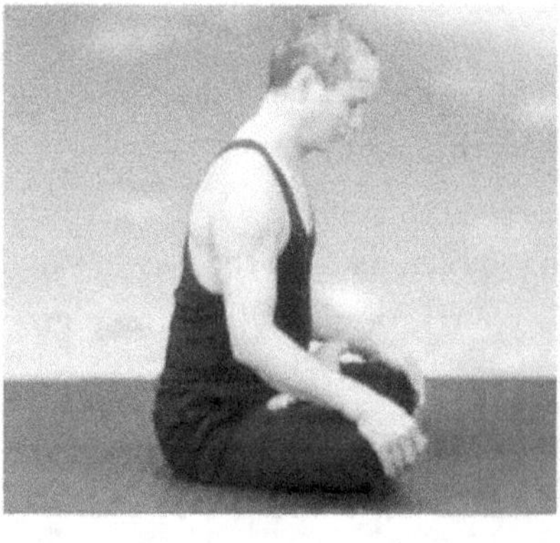

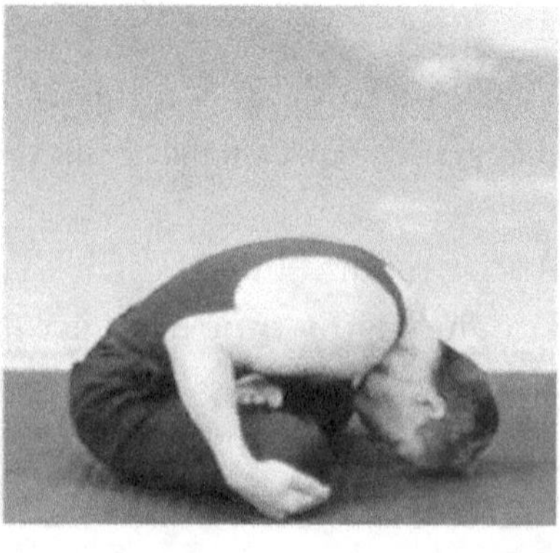

THÁCH THỨC VÀ KHÓ KHĂN TIỀM ẨN

Tư thế Sen (Padmasana) vốn đã là một thử thách. Hông cứng, đầu gối nhạy cảm hoặc áp lực lên mắt cá chân có thể khiến tư thế trở nên khó chịu. Một tư thế không vững cũng sẽ cản trở hơi thở và các động tác gập người. Nên bắt đầu với Ardha Padmasana hoặc Sukhasana, kết hợp các bài tập mở khớp háng một cách từ từ.

Các động tác gập người về phía trước đòi hỏi lưng được kéo dài, hơi thở nhịp nhàng và sự phối hợp uyển chuyển giữa hơi thở và chuyển động. Lưng cứng hoặc sự buông lỏng thiếu kiểm soát có thể gây căng thẳng. Chất lượng của vận động quan trọng hơn độ gập sâu.

Hơi thở chia làm bốn pha đòi hỏi sự kiên nhẫn và chính xác. Nếu thực hiện chưa tốt, có thể gây mệt mỏi hoặc khó chịu. Tốt nhất nên luyện hơi thở này khi ngồi tĩnh, rồi mới dần kết hợp với chuyển động. Hơi thở luôn là yếu tố dẫn dắt, không phải bị dẫn dắt.

Ở các cấp độ không còn dùng tay làm điểm tựa, sự cân bằng phụ thuộc hoàn toàn vào phần trung tâm cơ thể. Cơ bụng yếu hoặc thiếu ổn định sẽ làm mất thế. Cần rèn luyện vùng bụng sâu (như các tư thế plank, Navasana) trước khi tiến xa hơn.

Về mặt tinh thần, sự chậm rãi và nội tâm của mudra này có thể khiến người mới tập cảm thấy bối rối. Sự nôn nóng, căng thẳng hoặc sao lãng là điều dễ gặp. Khi đó, nên quay lại các cấp độ cơ bản hơn hoặc sử dụng một câu thần chú (ví dụ: So-Ham) để giữ sự hiện diện.

Cuối cùng, mỗi cơ thể đều cần những điều chỉnh riêng. Bụng to, cột sống cứng hoặc tỷ lệ tay-chân khác biệt đều ảnh hưởng đến tư thế. Việc sử dụng các dụng cụ hỗ trợ là hoàn toàn phù hợp. Điều quan trọng không phải là dáng vẻ bên ngoài, mà là chất lượng của sự hiện diện bên trong.

पद्म योग मुद्रा — Padma Yoga Mudrā

PADMA YOGA MUDRA (pad-maa yo-ga mud-raa)

Padma Yoga Mudra 2

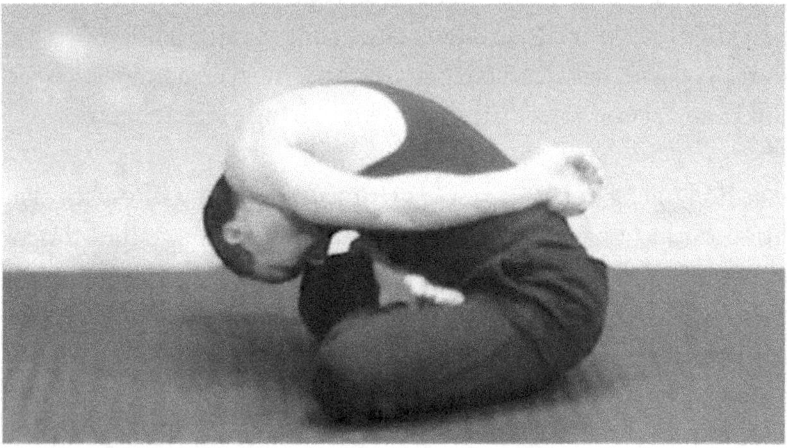

Ấn Sen mudra 2

THỰC HÀNH

Mức 2 – Kéo giãn từng bên (không dùng tay trợ giúp)

Ngồi trong tư thế Sen, hai tay đan sau lưng. Thở chậm và sâu, chia làm 4 pha trong suốt quá trình thực hành.

Nghiêng người từ từ về phía đùi phải, bắt đầu bằng hít vào sâu vào bụng dưới (Pha 1). Tiếp tục với 3 pha tiếp theo: ép bụng, thở ra, và siết cơ. Cơ trung tâm được kích hoạt để tăng cường độ gập người.

Khi bắt đầu mỗi chu kỳ hít vào, nhẹ nhàng thả lỏng bụng trong giây lát rồi tiếp tục gập sâu hơn. Ở pha siết cuối cùng, siết chặt cơ bụng để gập tối đa về phía đùi.

Để trở lại tư thế thẳng, hít vào sâu và sử dụng cơ trung tâm để nâng người lên. Thở bình thường một lúc, rồi lặp lại bên trái.
Sau đó, đổi chân trong tư thế Sen và thực hiện lại toàn bộ quá trình.

पद्म योग मुद्रा — Padma Yoga Mudrā

PADMA YOGA MUDRA (pad-maa yo-ga mud-raa)

Padma Yoga Mudra 3

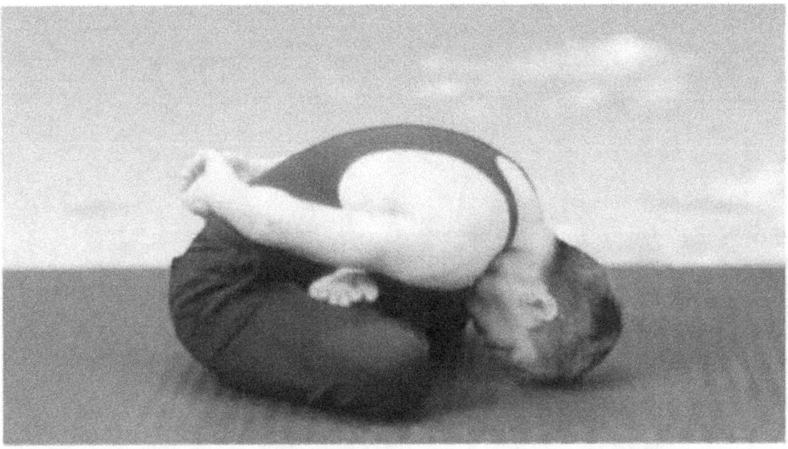

Ấn Sen mudra 3

THỰC HÀNH

Mức 3 – Gập thẳng người về trước, không dùng tay hỗ trợ

Ngồi trong tư thế Sen, hai tay chắp sau lưng. Hít thở chậm, đều và sâu theo 4 pha trong suốt quá trình vận động.

Hít vào, tập trung vào bụng dưới, từ từ gập người thẳng về phía trước. Tiếp tục với các pha: nén, thở ra và siết, kết hợp cùng sự tham gia của cơ trung tâm để tăng độ sâu của tư thế.

Trong pha hít vào, thả lỏng nhẹ cơ trung tâm trước khi tiếp tục gập sâu hơn.

Trong pha siết, siết chặt cơ trung tâm tối đa để gập sát về phía sàn.

Để trở về, hít vào, sử dụng sức cơ bụng dưới và cơ trung tâm để nâng người thẳng trở lại.

Thở đều, đổi chân trong tư thế Sen và lặp lại quy trình. Có thể duỗi chân thư giãn giữa các lần gập nếu cần.

तोलाङ्गुलासन — Tolāṅgulāsana

TOLANGULASANA (to-laan-gu-laa-sa-na)

Weighing Scale Pose

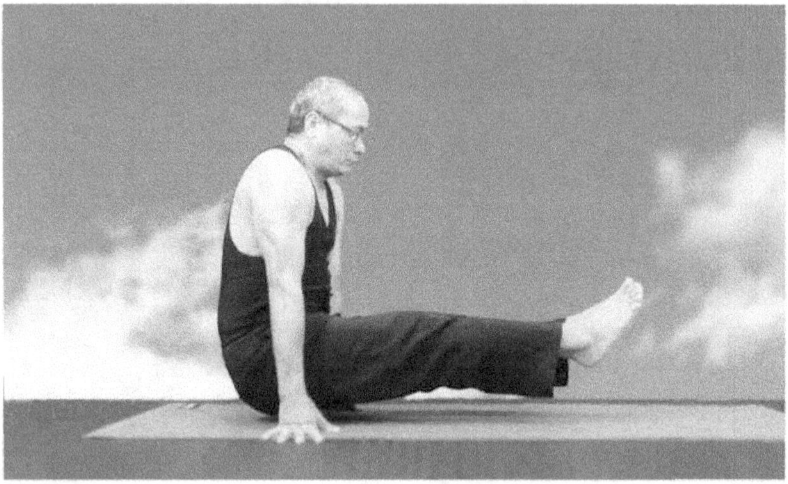

Tư thế Đòn cân

Trong tiếng Phạn, "Tolangulasana" (तोलाङ्गुलासन) = "Tư thế tỷ lệ". Ở tư thế này, cơ thể được giữ thăng bằng trên tay với hai chân duỗi về phía trước, giống như những chiếc đòn cân, do đó có tên tiếng Anh là "Weighing Scale Pose".

"Tola" (तोल) có nghĩa là "cân" hoặc "cân"; "Angula" (अङ्गुल) có nghĩa là "ngón tay"; "Asana" (आसन) có nghĩa là "tư thế" hoặc "chỗ ngồi".

Vì vậy, "Tolangulasana" được dịch là "Tư thế Đòn cân" trong tiếng Việt.

Phiên âm & Phát âm

Tiếng Phạn: तोलाङ्गुलासन
IAST: tolāṅgulāsana
Âm tiết: to-lāṅ-gu-lā-sa-na
Phát âm: to-laang-gu-laa-sa-na

LỢI ÍCH VÀ TÁC DỤNG TRỊ BỆNH

Tư thế Đòn cân (Tolangulasana) giúp tăng cường hiệu quả các nhóm cơ trung tâm như cơ bụng, cơ xiên và lưng dưới, hỗ trợ sự ổn định, cân bằng và tư thế đúng.

Tư thế này cải thiện khả năng thăng bằng và phối hợp vận động, phát triển cảm giác về vị trí cơ thể trong không gian (proprioception).

Việc luyện tập thường xuyên làm tăng độ linh hoạt của hông, gân kheo và cột sống, hỗ trợ chuyển động linh hoạt và mở rộng biên độ vận động.

Sự nén ép vùng bụng kích thích các cơ quan tiêu hóa, thúc đẩy tiêu hóa hiệu quả và làm giảm các triệu chứng khó chịu về tiêu hóa.

Là một tư thế động và đòi hỏi nhiều nỗ lực, Tolangulasana giúp đốt cháy năng lượng, nâng cao sức bền và hỗ trợ sức khỏe tim mạch.

Sự tập trung cần thiết để giữ tư thế nuôi dưỡng sự minh mẫn, tập trung tinh thần và nâng cao nhận thức cơ thể.

Tư thế này tăng cường cơ lưng và cột sống, giúp cải thiện sự cân chỉnh của cơ thể và tư thế tổng thể.

Các chuyển động năng động thúc đẩy tuần hoàn máu, giúp đưa oxy và dưỡng chất đến các cơ quan và mô.

Yếu tố thiền định trong tư thế này giúp giảm căng thẳng, tạo cảm giác thư giãn sâu và nuôi dưỡng sự bình an nội tâm.

Cuối cùng, chinh phục được Tolangulasana giúp tăng sự tự tin, rèn luyện tính kiên trì và phát triển sức mạnh bên trong.

THỰC HÀNH

Ngồi trong tư thế Gậy (Dandasana), duỗi thẳng chân, bàn chân linh hoạt. Đặt hai tay gần hông, ngón tay hướng về phía trước.

Duỗi dài cột sống, siết chặt cơ bụng.

Dồn lực vào hai tay để nâng hông lên, giữ gót chân chạm sàn.

Giữ vai thẳng hàng với cổ tay và nhìn thẳng về phía trước.

Khi sẵn sàng, duỗi thẳng chân và nâng hai chân khỏi mặt đất.

Tiếp tục nâng hông và chân cho đến khi cơ thể tạo thành hình chữ "L".

Giữ tư thế trong vài nhịp thở, giữ ổn định và tập trung.

Để thoát thế, hạ hông xuống nhẹ nhàng và trở về Dandasana.

Hít thở sâu và nghỉ ngơi trước khi tiếp tục bài tập.

Lời khuyên:

Luôn siết cơ trung tâm để hỗ trợ và giữ vững tư thế.

Hít thở sâu và di chuyển có kiểm soát.

Có thể bắt đầu bằng cách nâng một chân hoặc giữ đầu gối gập.

Kiên nhẫn luyện tập — tư thế này đòi hỏi sức mạnh, sự cân bằng và thực hành đều đặn.

Đừng vượt quá giới hạn cơ thể. Hãy tiến từng bước.

THÁCH THỨC VÀ KHÓ KHĂN TIỀM ẨN

Tư thế Cân Bằng (Tolangulasana) đòi hỏi sức mạnh cốt lõi đáng kể và kiểm soát chính xác để nâng và giữ cơ thể song song với mặt sàn. Cơ cốt lõi yếu làm cho việc nâng chân và duy trì sự ổn định đặc biệt khó khăn đối với người mới tập.

Tư thế này cũng yêu cầu sức mạnh ở tay, vai và phần lưng trên. Cơ thể trên chưa được luyện tập có thể khiến tư thế mệt mỏi và dễ làm mất thăng bằng cũng như tư thế đúng.

Chuyển từ tư thế ngồi sang nâng cơ thể đòi hỏi sự cân bằng, kích hoạt cơ cốt lõi, và tập trung tinh thần để tránh bị đổ.

Mở rộng hoàn toàn chân đòi hỏi sự linh hoạt ở hông và cơ đùi sau. Sự căng cứng ở các vùng này có thể hạn chế đáng kể việc giữ tư thế đúng và thực hiện mượt mà.

Trọng lượng cơ thể đặt trên tay, có thể nhanh chóng mỏi hoặc gây khó chịu cho cổ tay nhạy cảm. Việc tăng cường sức mạnh dần được khuyến nghị để an toàn và thoải mái lâu dài.

Hơi thở đều và ổn định là yếu tố thiết yếu để duy trì sự tập trung và điều hòa năng lượng bên trong. Điều này có thể là thử thách đối với người mới nếu không luyện tập và hướng dẫn đều đặn.

Tolangulasana đòi hỏi sự kiên nhẫn, bền bỉ và lắng nghe cơ thể một cách cẩn thận. Tiến trình nhẹ nhàng và có ý thức cho phép cải thiện dần dần và bền vững về sức mạnh, cân bằng và sự linh hoạt theo thời gian.

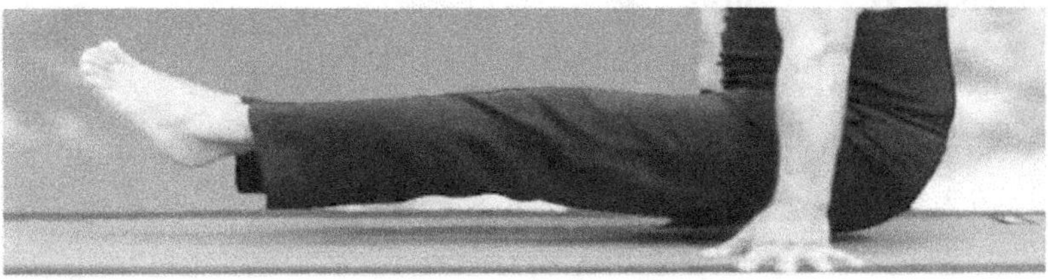

उत्थित पद्मासन — Utthita Padmāsana

UTTHITA PADMASANA (ut-thi-ta pad-maa-sa-na)

Raising Lotus Pose

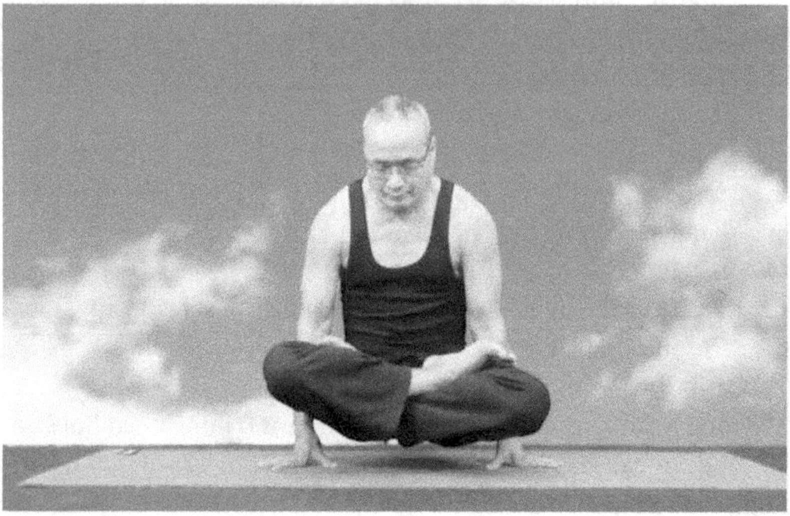

Tư thế Sen nâng

Trong tiếng Phạn, "Utthita Padmasana" (उत्थित पद्मासन) là một tư thế yoga được dịch là "Raising Lotus Pose" trong tiếng Anh.

"Utthita" (उत्थित) có nghĩa là "mở rộng" hoặc "kéo dài ra"; "Padma" (पद्म) có nghĩa là "hoa sen"`; "Asana" (आसन) có nghĩa là "tư thế" hoặc "chỗ ngồi".

Vì vậy, "Utthita Padmasana" dịch là "Tư thế Sen nâng" trong tiếng Việt.

Phiên âm & Phát âm

Tiếng Phạn: उत्थित पद्मासन
IAST: utthita padmāsana
Âm tiết: ut-thi-ta pad-mā-sa-na
Phát âm: ut-thi-ta pad-maa-sa-na

LỢI ÍCH VÀ TÁC DỤNG TRỊ BỆNH

Tư thế Sen nâng (Utthita Padmasana) giúp tăng cường khả năng thăng bằng và ổn định bằng cách duy trì tư thế Sen ở trạng thái nâng cao.

Tư thế này kích hoạt mạnh mẽ các cơ trung tâm – bụng và lưng – giúp tăng sức mạnh và kiểm soát thân người.

Việc luyện tập thường xuyên giúp tăng độ linh hoạt ở hông, đầu gối và mắt cá, cải thiện khả năng vận động tổng thể.

Việc giữ thăng bằng yêu cầu sự tập trung và chú tâm cao, từ đó nâng cao sự minh mẫn và khả năng tập trung tinh thần.

Tư thế với hai chân nâng cao kích thích lưu thông máu khắp cơ thể, cải thiện việc đưa oxy đến các mô.

Utthita Padmasana cũng giúp làm mạnh cơ chân, đặc biệt là cơ đùi trước và gân kheo.

Tư thế hỗ trợ điều chỉnh cột sống thẳng và tư thế chuẩn nhờ sự tham gia của cơ lưng và cơ trung tâm.

Yếu tố thiền định trong tư thế này giúp thư giãn sâu, làm giảm căng thẳng và lo âu.

Tư thế giúp người tập phát triển chánh niệm, kết nối với bản thân và duy trì sự ổn định nội tâm.

Sự kết hợp giữa nỗ lực thể chất và sự tập trung tinh thần trong Utthita Padmasana mang lại cảm giác hài hòa, an lạc và hài lòng sâu sắc.

THỰC HÀNH

Utthita Padmasana là một biến thể nâng cao của Padmasana, trong đó bạn nâng toàn bộ cơ thể khỏi mặt đất trong khi vẫn giữ tư thế Sen.

Ngồi vào tư thế Sen (Padmasana): duỗi thẳng hai chân, sau đó lần lượt đặt mỗi bàn chân lên đùi đối diện, lòng bàn chân hướng lên trên. Hai đầu gối chạm đất.

Khi đã ổn định trong tư thế Padmasana, đặt hai tay xuống sàn cạnh hông.

Giữ thẳng cột sống, kích hoạt cơ trung tâm. Hít vào sâu.

Thở ra, ấn mạnh hai tay xuống để nâng toàn bộ cơ thể khỏi mặt đất. Vai thả lỏng, ngực mở rộng.

Từ từ kéo đầu gối hướng về ngực, giữ chân vẫn bắt chéo trong tư thế Sen.

Tìm điểm thăng bằng trên xương ngồi, giữ ánh nhìn ổn định (drishti दृष्टि), hơi thở chậm và đều.

Giữ tư thế trong vài nhịp thở, cố gắng nâng chân song song với mặt đất nếu có thể.

Để thoát thế, thở ra và hạ cơ thể xuống nhẹ nhàng, trở về tư thế Padmasana.

Lặp lại nếu muốn, hoặc tiếp tục buổi tập của bạn.

Lời khuyên:

Hãy thành thạo tư thế Sen (Padmasana) trước khi thử tư thế nâng cao này.

Tập trung kích hoạt cơ bụng và dùng sức của tay thay vì nhờ vào quán tính.

Hãy kiên nhẫn: tư thế này đòi hỏi sức mạnh, sự dẻo dai và thăng bằng.

Luôn tập luyện với sự tỉnh thức và lắng nghe giới hạn của cơ thể.

THÁCH THỨC VÀ KHÓ KHĂN TIỀM ẨN

Tư thế Sen nâng (Utthita Padmasana) đòi hỏi độ linh hoạt cao ở vùng hông để đưa hai chân vào tư thế Sen trong trạng thái nâng người. Người có hông cứng sẽ gặp khó khăn khi vào tư thế trọn vẹn, dễ cảm thấy căng tức hoặc không thoải mái ở vùng hông.

Giữ thăng bằng trong Utthita Padmasana là một thử thách, đặc biệt khi chuyển từ tư thế ngồi sang tư thế nâng toàn thân bằng hai tay, trong khi vẫn giữ chân ở tư thế Sen. Điều này yêu cầu sự tập trung cao độ và sự tham gia mạnh mẽ của các nhóm cơ trung tâm để giữ ổn định toàn bộ cơ thể.

Tư thế này cũng đòi hỏi sức mạnh ở hai chân để giữ cho đầu gối khóa chắc và song song với mặt đất. Thiếu lực ở phần dưới cơ thể có thể khiến việc duy trì tư thế lâu dài trở nên khó khăn hoặc dễ bị sai lệch.

Sức mạnh vùng vai và lưng trên cũng rất cần thiết để nâng đỡ trọng lượng cơ thể. Nếu vai yếu hoặc thiếu linh hoạt, người tập sẽ khó nâng người và giữ vững tư thế.

Việc phối hợp hơi thở với chuyển động rất quan trọng để duy trì sự ổn định, làm dịu tâm trí và điều hòa dòng năng lượng. Một số người có thể thấy khó thở đều và sâu khi giữ thăng bằng lâu trong tư thế này.

Tư thế Sen nâng (Utthita Padmasana) là một tư thế nâng cao, đòi hỏi sự kiên nhẫn và luyện tập đều đặn để phát triển linh hoạt, sức mạnh và khả năng cân bằng. Cần thực hành một cách nhẹ nhàng và lắng nghe cơ thể, tiến bộ dần theo thời gian để đạt sự ổn định và mở rộng tốt hơn.

सहिासन — Siṁhāsana

SIMHASANA (sim-haa-sa-na)

Lion Pose

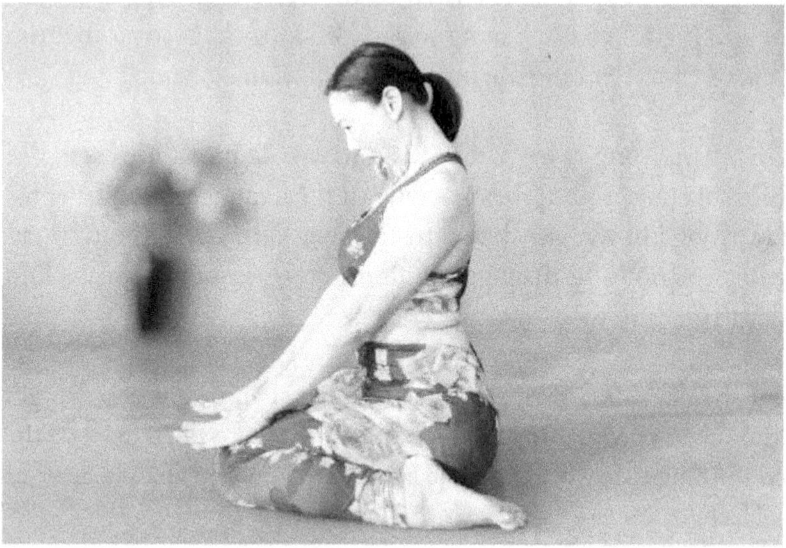

Tư thế Sư tử

Trong tiếng Phạn, "Simhasana" (सहिासन) là một tư thế yoga được gọi là "Lion Pose" trong tiếng Anh.

"Simha" (सहि) có nghĩa là "sư tử"; "Asana" (आसन) có nghĩa là "tư thế" hoặc "chỗ ngồi".

Vì vậy, "Simhasana" dịch sang "Tư thế Sư tử" trong tiếng Việt.

Phiên âm & Phát âm

Tiếng Phạn: सहिासन
IAST: siṁhāsana
Âm tiết: siṁ-hā-sa-na
Phát âm: sim-haa-sa-na

LỢI ÍCH VÀ TÁC DỤNG TRỊ BỆNH

Tư thế Sư tử (Simhasana) giúp kéo giãn các cơ vùng mặt và giảm căng thẳng ở mặt và cổ, từ đó tạo điều kiện thư giãn và giảm stress hiệu quả.

Tư thế này đòi hỏi thở sâu và đều, giúp tăng cường khả năng phổi và cải thiện chức năng hô hấp tổng thể.

Simhasana còn tăng sức mạnh cho các cơ hàm và cổ họng, giúp làm giảm các triệu chứng của rối loạn khớp thái dương hàm (ATM) và nâng cao chất lượng giọng nói.

Việc tạo ra tiếng gầm như sư tử kèm theo hơi thở mạnh trong tư thế này kích thích hệ tiêu hóa, thúc đẩy chức năng tiêu hóa hoạt động hiệu quả và làm giảm các cảm giác khó chịu.

Tư thế giúp kéo căng và giải phóng căng thẳng ở vùng vai và lưng trên, giảm độ cứng và cải thiện sự linh hoạt cho phần trên cơ thể.

Simhasana cũng hỗ trợ tăng sự tự tin và khả năng khẳng định bản thân thông qua việc phát triển tư thế cứng cáp, đầy năng lượng.

Âm thanh gầm sư tử trong quá trình thực hành giúp giải phóng những cảm xúc bị kìm nén, giảm bớt sự lo âu và mang lại sự bình yên trong tâm hồn.

Việc tập trung khi thực hiện Simhasana góp phần nâng cao sự tỉnh táo, khả năng tập trung và cải thiện chức năng nhận thức.

Tư thế này giúp tăng cường năng lượng cơ thể bằng cách kích thích tuần hoàn máu và khơi dậy sự hoạt động của toàn thân.

Và, Simhasana còn thúc đẩy lưu thông máu đến khuôn mặt, giúp da mặt trở nên tươi sáng, khỏe mạnh và trẻ trung hơn.

THỰC HÀNH

Bắt đầu quỳ trên thảm yoga, hai đầu gối rộng bằng hông, mông ngồi trên gót chân. Đặt hai lòng bàn tay lên đầu gối, các ngón tay dang rộng.

Hít sâu bằng mũi. Thở ra, mở rộng miệng, đưa lưỡi ra gần cằm, mở to mắt và nhìn lên khoảng giữa hai chân mày.

Hét to như sư tử, thở ra mạnh phát ra âm "ha", đồng thời siết chặt các cơ cổ họng.

Trong khi hét, siết các cơ sâu trong cổ họng để kích hoạt tuyến giáp và tuyến cận giáp.

Bạn có thể hơi ngửa đầu ra sau và kéo dài cổ để cải thiện tư thế.

Giữ tư thế và tiếp tục hét vài giây, rồi thả lưỡi, khép miệng và trở về tư thế trung lập.

Thư giãn, hít thở sâu, và lặp lại nếu muốn.

Lời khuyên:

Simhasana giúp giải tỏa căng thẳng vùng mặt, cổ và ngực, đồng thời kích thích tuyến giáp.

Tập trung vào hơi thở sâu và tiếng gầm mạnh mẽ để giải tỏa căng thẳng.

Tập nhiều lần để cảm nhận hiệu quả.

Nếu bạn bị chấn thương cổ hay họng, hãy hỏi ý kiến huấn luyện viên trước khi tập.

THÁCH THỨC VÀ KHÓ KHĂN TIỀM ẨN

Tư thế Sư tử (Simhasana) kết hợp nhiều động tác vật lý như giãn cơ mặt, thè lưỡi và gầm gừ như sư tử. Điều phối các động tác này cùng hơi thở có thể khó khăn, đặc biệt với người mới tập.

Giãn mặt bằng cách mở to miệng, thè lưỡi và nhìn lên trên có thể gây khó chịu cho một số người, nhất là những người chưa quen.

Duy trì hơi thở đều khi gầm gừ đòi hỏi kiểm soát tốt, đôi khi khó phối hợp cùng các động tác.

Simhasana còn cần sự tập trung cao độ để thể hiện năng lượng sư tử, điều này khó khăn khi tâm trí bị phân tán.

Tập nhóm có thể khiến bạn cảm thấy ngại hoặc xấu hổ vì biểu cảm mặt và tiếng gầm khác thường.

Người bị đau hoặc cứng khớp hàm có thể khó thực hiện động tác giãn mặt, cần có điều chỉnh phù hợp.

Hơi thở gầm gừ còn giúp giải phóng cảm xúc mạnh, có thể gây bối rối với người chưa quen.

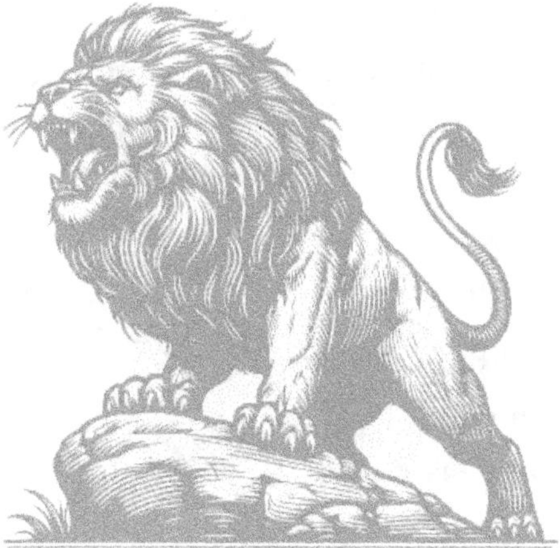

वपिरीत सहिासन — Viparīta Siṁhāsana

VIPARITA SIMHASANA (vi-pa-ri-ta sim-haa-sa-na)

Inverted Lion Pose

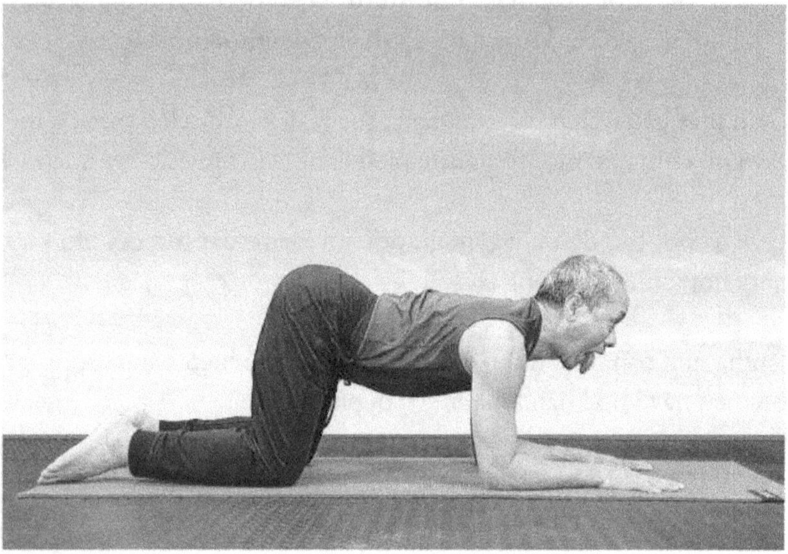

Tư thế Sư tử ngược

Trong tiếng Phạn, "Viparita Simhasana" (वपिरीत सहिासन) là một tư thế yoga được gọi là "Inverted Lion Pose" trong tiếng Anh.

"Viparita" (वपिरीत) có nghĩa là "đảo ngược" hoặc "nghịch đảo".

"Simha" (सहि) có nghĩa là "sư tử".

"Asana" (आसन) có nghĩa là "tư thế" hoặc "chỗ ngồi".

Vì vậy, "Viparita Simhasana" dịch là "Tư thế Sư tử ngược" trong tiếng Việt.

Phiên âm & Phát âm

Tiếng Phạn: वपिरीत सहिासन
IAST: viparīta siṁhāsana
Âm tiết: vi-pa-rī-ta siṁ-hā-sa-na
Phát âm: vi-pa-ree-ta sim-haa-sa-na

LỢI ÍCH VÀ TÁC DỤNG TRỊ BỆNH

Tư thế Sư tử ngược (Viparita Simhasana) giải tỏa căng thẳng vùng cổ và vai bằng cách kéo giãn và làm mềm sâu các nhóm cơ tại đây.

Tư thế này cải thiện độ linh hoạt của cột sống, hỗ trợ một tư thế cân bằng hơn và làm giảm tình trạng cứng cơ tích tụ.

Nó kích thích tuyến giáp, góp phần điều hòa quá trình trao đổi chất, mức năng lượng và cân bằng nội tiết tố.

Bằng cách mở rộng lồng ngực và giải phóng cơ hoành, Viparita Simhasana cải thiện chức năng hô hấp và tăng dung tích phổi.

Những tư thế đảo ngược như thế này làm tăng lưu lượng máu lên não, giúp tinh thần sáng suốt, tăng cường khả năng tập trung và nhận thức.

Tư thế này kích hoạt hệ thần kinh đối giao cảm, mang lại sự thư giãn sâu và làm giảm căng thẳng.

Khi chinh phục được tư thế, người tập cũng củng cố sự tự tin nhờ yêu cầu về sự tập trung, ổn định, sức mạnh và sự kiên trì.

Nó còn hỗ trợ hệ tiêu hóa bằng cách mát-xa nhẹ nhàng các cơ quan nội tạng và kích thích "ngọn lửa tiêu hóa".

Các tư thế đảo ngược giúp giải phóng cảm xúc bị dồn nén và những căng thẳng sâu bên trong, hướng tới sự cân bằng cảm xúc.

Viparita Simhasana phục hồi sinh lực cho cả thân và tâm, nâng cao mức năng lượng, sự minh mẫn và cảm giác an lạc tổng thể.

Cuối cùng, tư thế mời gọi một sự quay về bên trong sâu lắng, giúp người tập kết nối lại với sức mạnh tĩnh lặng và sự hiện diện bên trong mình.

THỰC HÀNH

Quỳ trên thảm, đầu gối rộng bằng hông, mông ngồi lên gót chân.

Đặt hai tay xuống sàn phía trước, rộng bằng vai, các ngón tay tách ra.

Hít sâu bằng mũi, nâng hông lên và duỗi thẳng tay để vào tư thế Bàn (Bharmanasana): vai trên cổ tay, hông thẳng trên đầu gối.

Thở ra, hạ cẳng tay xuống sàn, khuỷu tay ngay dưới vai, lòng bàn tay ấn chắc xuống thảm.

Duỗi dài cổ, hơi ngửa đầu ra sau và mở rộng lồng ngực.

Hít vào, nâng cằm hướng về phía trước, há to miệng và thè lưỡi thật xa như một con sư tử.

Thở mạnh ra qua miệng với tiếng gầm, giữ miệng mở rộng, lưỡi vươn hết cỡ.

Giữ tư thế vài giây, cảm nhận sự căng giãn ở cổ và ngực.

Khép miệng, hít vào, hạ cằm xuống ngực và trở lại tư thế trung tính của cột sống.

Lặp lại nhiều lần, phối hợp nhịp thở và chuyển động.

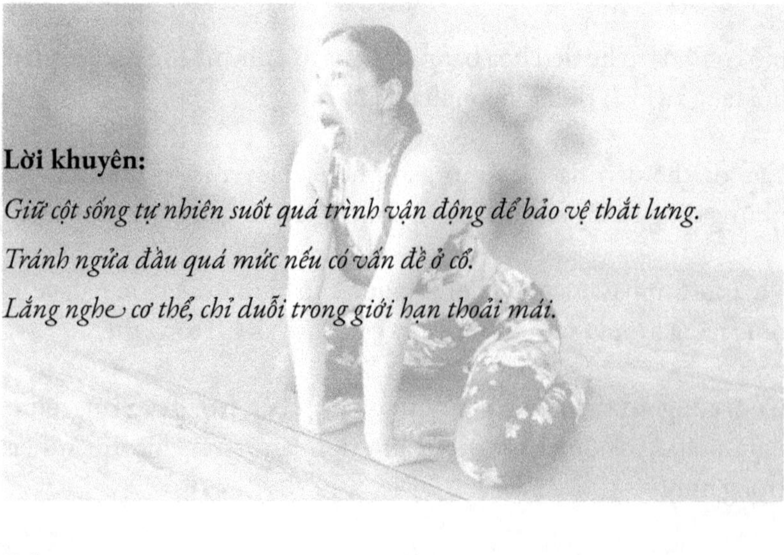

Lời khuyên:

Giữ cột sống tự nhiên suốt quá trình vận động để bảo vệ thắt lưng.

Tránh ngửa đầu quá mức nếu có vấn đề ở cổ.

Lắng nghe cơ thể, chỉ duỗi trong giới hạn thoải mái.

THÁCH THỨC VÀ KHÓ KHĂN TIỀM ẨN

Tư thế Sư tử ngược (Viparita Simhasana) yêu cầu người tập giữ thăng bằng trên tay và chân trong khi nâng hông cao lên. Tư thế đảo ngược này có thể gây khó khăn về độ ổn định, đặc biệt với người mới bắt đầu hoặc ít kinh nghiệm với các tư thế thăng bằng bằng tay.

Tư thế này cần sức mạnh ở tay, vai, thân trung tâm và chân. Nếu cơ yếu ở những vùng này, việc duy trì tư thế có thể trở nên khó khăn hoặc gây khó chịu.

Ngoài ra, sự linh hoạt ở cột sống, vai và hông cũng rất quan trọng. Nếu có độ căng hoặc hạn chế ở các khu vực này, việc vào tư thế đầy đủ sẽ khó khăn và có thể gây cảm giác căng cứng.

Việc giữ cột sống thẳng và kéo dài đúng cách là điều cần thiết để tránh chấn thương, nhưng đôi khi khó thực hiện nếu khả năng vận động còn hạn chế.

Phối hợp hơi thở đều đặn với chuyển động trong tư thế ngược cũng là một thử thách. Người tập dễ bị mất nhịp thở khi cố gắng giữ thăng bằng và chỉnh lại tư thế.

Ngoài ra, một số người có thể cảm thấy lo sợ hoặc không thoải mái khi thực hiện tư thế ngược này. Vượt qua cảm giác đó và học cách tin vào sức mạnh cùng sự thăng bằng của mình là điều không dễ.

Cuối cùng, vì cổ bị kéo căng và đầu hướng lên trên, người có vấn đề về cổ cần điều chỉnh hoặc tránh tư thế này để bảo vệ vùng cổ.

जानु शीर्षासन — Jānu Śīrṣāsana

JANU SIRSASANA (jaa-nu shir-shaa-sa-na)

Head to Knee Pose 1

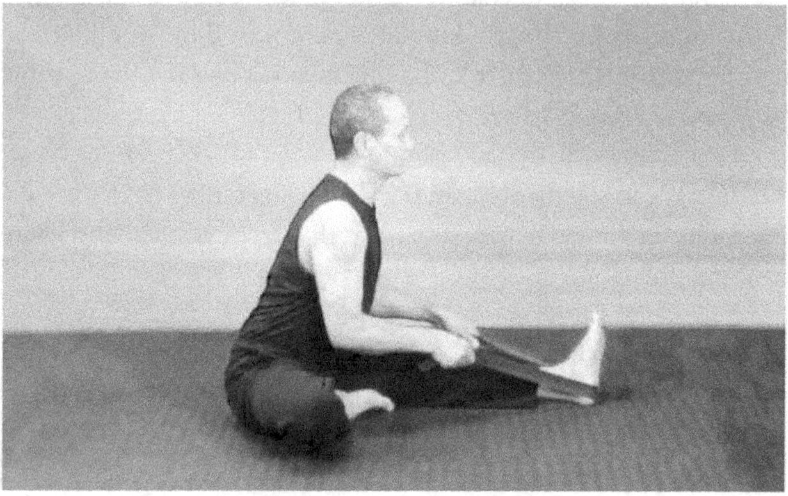

Tư thế Đầu đầu gối 1

Trong tiếng Phạn, "Janu Sirsasana" (जानु शीर्षासन) là một tư thế yoga được gọi là "Head to Knee Pose" trong tiếng Anh.

"Janu" (जानु) có nghĩa là "đầu gối".

"Sirsa" (शीर्षा) có nghĩa là "cái đầu".

"Asana" (आसन) có nghĩa là "tư thế" hoặc "chỗ ngồi".

Vì vậy, "Janu Sirsasana" dịch ngắn gọn là "Tư thế Đầu đầu gối" trong tiếng Việt.

Phiên âm & Phát âm

Tiếng Phạn: जानु शीर्षासन

IAST: jānu śīrṣāsana

Âm tiết: jā-nu śīr-ṣā-sa-na

Phát âm: jaa-nu sheer-shaa-sa-na

LỢI ÍCH VÀ TÁC DỤNG TRỊ BỆNH

Tư thế Đầu đầu gối (Janu Sirsasana) giúp kéo giãn toàn bộ cột sống và các cơ gân khoeo, tăng cường độ linh hoạt và làm giảm căng thẳng tích tụ tại những vùng này.

Tư thế mở rộng hông, cải thiện độ linh động và biên độ vận động — đặc biệt hữu ích khi khớp háng bị cứng hoặc khó chịu.

Với sự ép nhẹ vào vùng bụng, tư thế kích thích tiêu hóa và hỗ trợ hoạt động khỏe mạnh của các cơ quan tiêu hóa.

Khi được tập luyện thường xuyên, Janu Sirsasana có thể làm dịu cơn đau thần kinh tọa bằng cách kéo giãn cơ hình lê (piriforme) và giảm áp lực lên dây thần kinh tọa.

Động tác gập người về phía trước mang lại sự dịu lại cho tâm trí, giúp giảm stress và lo âu.

Tư thế này hỗ trợ căn chỉnh cột sống đúng cách, phòng tránh đau lưng và duy trì tư thế cơ thể khỏe mạnh.

Janu Sirsasana cũng giúp làm dịu những cơn khó chịu trong chu kỳ kinh nguyệt nhờ sự thư giãn mà nó mang lại cho vùng chậu.

Sự tập trung đòi hỏi trong lúc giữ tư thế góp phần phát triển sự minh mẫn và cải thiện chức năng nhận thức.

Tư thế giúp giải tỏa những căng thẳng cảm xúc sâu kín, mang lại sự cân bằng nội tâm và cảm giác an yên.

Nó mời gọi người tập buông xả về cả thể chất lẫn tinh thần, tạo không gian cho sự tĩnh lặng và thư giãn sâu.

Janu Sirsasana nuôi dưỡng khả năng tự quan sát và kiên nhẫn — những phẩm chất thiết yếu trong yoga cũng như trong cuộc sống.

Khi trở thành một thực hành đều đặn, tư thế này như một nghi lễ quay về bên trong, giúp người tập kết nối nhẹ nhàng với chính mình.

THỰC HÀNH

Mức 1:

Ngồi thẳng, hai chân duỗi thẳng về phía trước.

Gập đầu gối phải và đặt lòng bàn chân phải vào mặt trong của đùi trái.

Tay từ từ di chuyển đến đầu gối trái với tư thế gập về phía trước một cách chậm rãi.

Hít một hơi thật sâu và khi thở ra, gập về phía trước từ hông, nhằm mục đích kéo dài cột sống và đưa cánh tay về phía trước.

Giữ tư thế trong 30 giây đến 1 phút hoặc miễn là bạn cảm thấy thoải mái.

Lặp lại ở phía bên kia.

Lời khuyên:

Nếu hông hoặc lưng dưới của bạn cảm thấy căng, hãy đặt một tấm chăn hoặc đệm gấp dưới đầu gối mở rộng của bạn để được hỗ trợ.

Giữ chuyển động của bạn chậm và có kiểm soát, đồng thời tránh đẩy bản thân quá sâu vào trạng thái căng.

Tập trung vào việc kéo dài cột sống của bạn sau mỗi lần hít vào và kéo giãn sâu hơn sau mỗi lần thở ra.

Hãy luôn nhớ lắng nghe cơ thể mình và chỉ đi xa khi bạn cảm thấy thoải mái và an toàn. Tăng dần cường độ và tính linh hoạt theo thời gian thông qua thực hành nhất quán.

THÁCH THỨC VÀ KHÓ KHĂN TIỀM ẨN

Tư thế Đầu đầu gối (Janu Sirsasana) là một tư thế ngồi với một chân duỗi thẳng và chân kia gập lại, lòng bàn chân đặt sát vào đùi bên đối diện. Người tập gập người về phía chân duỗi trong khi kéo dài cột sống.

Tư thế này đòi hỏi độ linh hoạt tốt ở cơ gân khoeo, hông và vùng thắt lưng. Việc thiếu mềm dẻo sẽ hạn chế khả năng thể hiện trọn vẹn tư thế.

Sức mạnh vùng cơ trung tâm là điều thiết yếu để gập người mà không làm cong lưng; các nhóm cơ sâu giúp nâng đỡ cột sống và ngăn ngừa sự sụp đổ.

Nhiều người gặp khó khăn khi cố giữ cột sống thẳng trong lúc gập, đặc biệt khi cơ gân khoeo căng cứng hoặc khớp hông kém linh hoạt. Việc giữ ổn định phần xương ngồi (ischions) tiếp đất vững vàng cũng là một thách thức phổ biến.

Thực hành đều đặn, chú ý đến căn chỉnh, hít thở nhịp nhàng và duy trì sự nhận biết cơ thể là những yếu tố then chốt giúp tiến bộ trong tư thế.

Với sự kiên trì và nhẫn nại, độ linh hoạt, sức mạnh và sự thư giãn trong Janu Sirsasana sẽ được cải thiện dần dần.

Những dụng cụ hỗ trợ như dây đai hoặc gối kê dưới hông có thể rất hữu ích, giúp người tập đi vào tư thế mà không cần gắng sức.

Vượt lên yếu tố thể chất, tư thế này mời gọi một trạng thái lắng nghe bên trong, sự hiện diện tĩnh lặng và tôn trọng giới hạn của bản thân trong hiện tại.

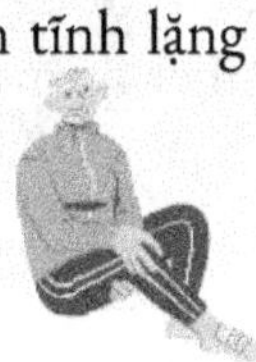

जानु शीर्षासन — Jānu Śīrṣāsana

JANU SIRSASANA (jaa-nu shir-shaa-sa-na)

Head to Knee Pose 2

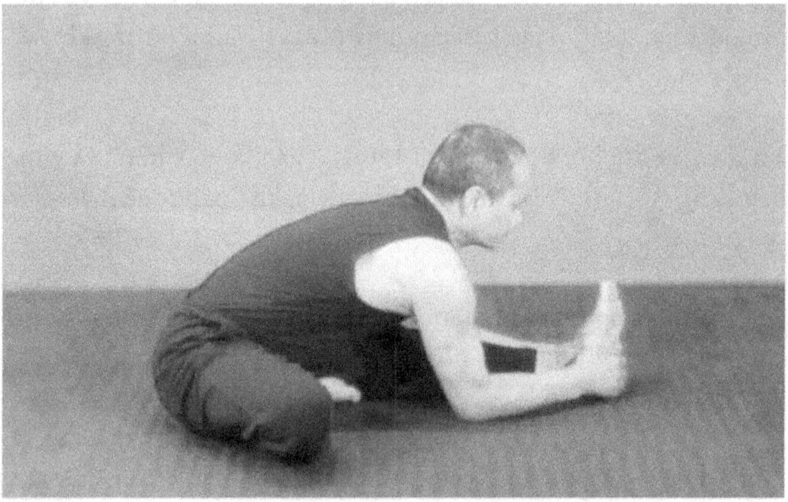

Tư thế Đầu đầu gối 2

THỰC HÀNH

Mức 2:

Bắt đầu như ở mức trước.

Thực hiện các bước tương tự như mức 1, nhưng tiếp tục cúi người về phía trước cho đến khi bạn có thể tựa khuỷu tay xuống sàn.

Giữ nguyên tư thế và thở đều.

Lặp lại ở phía bên kia.

Hãy luôn nhớ lắng nghe cơ thể mình và chỉ đi xa khi bạn cảm thấy thoải mái và an toàn. Tăng dần cường độ và tính linh hoạt theo thời gian thông qua thực hành nhất quán.

जानु शीर्षासन — jānu śīrṣāsana

JANU SIRSASANA (jaa-nu shir-shaa-sa-na)

Head to Knee Pose 3

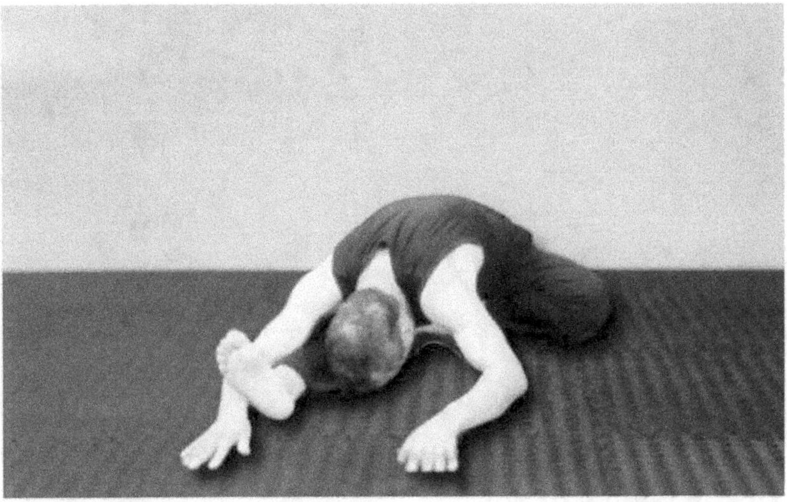

Tư thế Đầu đầu gối 3

THỰC HÀNH

Mức 3:

Bắt đầu như ở các mức trước.

Thực hiện các bước tương tự như mức 2, nhưng tiếp tục từ từ cúi người về phía trước cho đến khi bạn có thể đặt trán xuống sàn cạnh xương chày trái.

Giữ nguyên tư thế và thở đều, cảm nhận sự căng dọc theo cột sống và chân.

Lặp lại ở phía bên kia.

Hãy luôn nhớ lắng nghe cơ thể mình và chỉ đi xa khi bạn cảm thấy thoải mái và an toàn. Tăng dần cường độ và tính linh hoạt theo thời gian thông qua thực hành nhất quán.

पश्चिमोत्तानासन — Paścimottānāsana

PASCHIMOTTANASANA (pa-shchi-mo-ttaa-naa-sa-na)

Seated Forward Bend Pose

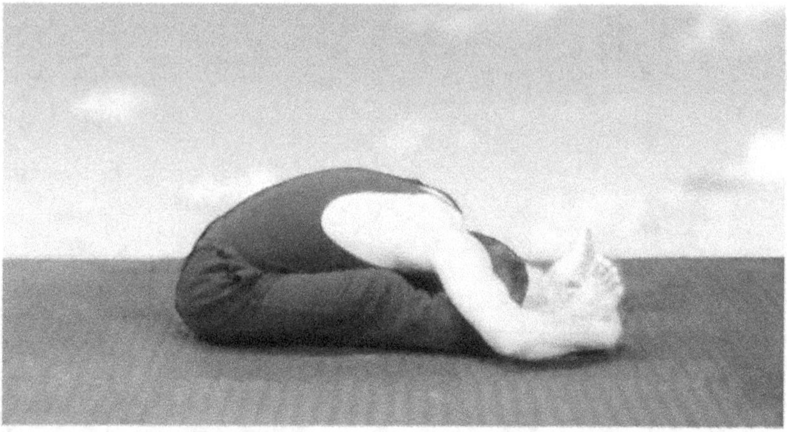

Tư thế Ngồi gập sâu

Trong tiếng Phạn, "Paschimottanasana" (पश्चिमोत्तानासन) là một tư thế yoga được gọi là "Seated Forward Bend" hoặc "Intense Dorsal Stretch Pose" trong tiếng Anh.

"Paschima" (पश्चिमि) có nghĩa là "phía tây" hoặc "phía sau" (ám chỉ mặt sau của cơ thể); "Uttana" (उत्तान) có nghĩa "căng thẳng dữ dội"; "Asana" (आसन) có nghĩa là "tư thế" hoặc "chỗ ngồi".

Vì vậy, "Paschimottanasana" được dịch là "Tư thế Ngồi gập sâu" trong tiếng Việt.

Phiên âm & Phát âm

Tiếng Phạn: पश्चिमोत्तानासन
IAST: paścimottānāsana
Âm tiết: pa-ści-mot-tā-nā-sa-na
Phát âm: pa-shchi-mot-taa-naa-sa-na

LỢI ÍCH VÀ TÁC DỤNG TRỊ BỆNH

Tư thế Ngồi gập sâu (Paschimottanasana) kéo giãn sâu cột sống và cơ gân khoeo, giúp tăng độ dẻo dai và giải tỏa những căng thẳng tích tụ.

Động tác gập người về phía trước làm dịu tâm trí, giúp giảm stress và lo âu.

Tư thế này kích thích tiêu hóa bằng cách mát-xa nhẹ nhàng các cơ quan vùng bụng.

Nó có thể làm dịu các cơn đau thần kinh tọa thông qua việc kéo giãn cơ hình lê và giảm áp lực lên dây thần kinh.

Paschimottanasana hỗ trợ căn chỉnh cột sống đúng cách, phòng tránh đau thắt lưng và duy trì tư thế cơ thể khỏe mạnh.

Tư thế giúp giảm mệt mỏi, thư giãn sâu và làm dịu hệ thần kinh.

Nó cũng có thể giúp xoa dịu cơn khó chịu trong kỳ kinh nguyệt bằng cách thư giãn vùng chậu.

Sự tập trung cần thiết khi giữ tư thế giúp cải thiện sự minh mẫn, trí nhớ và khả năng chú ý.

Paschimottanasana giúp giải phóng những căng thẳng cảm xúc, mang lại sự cân bằng nội tâm và cảm giác an yên trong tâm.

Tư thế nuôi dưỡng khả năng buông xả, giúp thả lỏng cả thể chất lẫn tinh thần để quay về trạng thái thư thái.

Khi được thực hành với sự tỉnh thức, nó trở thành một khoảnh khắc chiêm nghiệm lặng lẽ, đưa người tập trở về kết nối với chính mình một cách dịu dàng.

Paschimottanasana là lời mời sống chậm lại, thở sâu hơn, và hiện diện trọn vẹn trong khoảnh khắc hiện tại.

THỰC HÀNH

Ngồi trên thảm yoga, chân duỗi thẳng trước mặt.

Dựng thẳng cột sống, siết cơ bụng.

Gập bàn chân, gót chạm thảm, mũi chân hướng lên trên.

Hít sâu, đưa tay lên trên đầu, duỗi thẳng các ngón tay.

Thở ra, gập người về phía trước từ hông, ngực mở rộng.

Chạm tay tới chân, mắt cá hoặc cẳng chân mà không gắng sức.

Giữ lưng thẳng, tránh cong cột sống.

Thả lỏng cổ, nhìn về phía chân hoặc đầu mũi.

Thở chậm, cảm nhận căng cơ đùi sau và lưng dưới.

Giữ tư thế 30 giây đến 1 phút, hít thở đều và sâu.

Khi thoát thế, hít vào và ngồi dậy từ từ, dùng tay chống xuống sàn để hỗ trợ nâng người và bảo vệ cột sống.

Thở ra, thả lỏng tay.

Lời khuyên:

Nếu cơ đùi sau căng, có thể gập nhẹ đầu gối hoặc dùng dây hỗ trợ.

Kéo dài cột sống khi hít vào, sâu thêm khi thở ra.

Di chuyển chậm, nhẹ nhàng, tránh gắng sức.

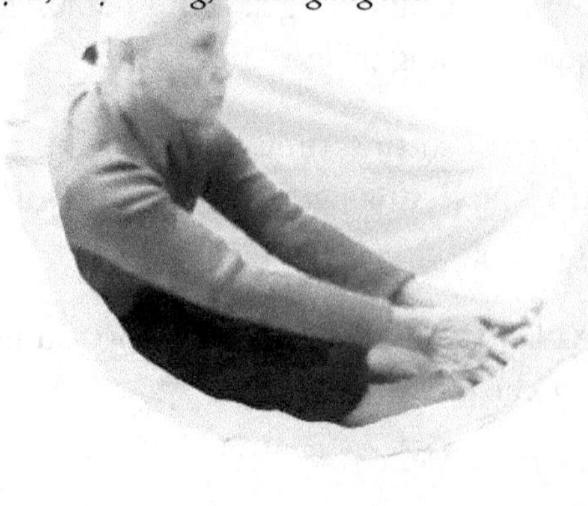

THÁCH THỨC VÀ KHÓ KHĂN TIỀM ẨN

Việc thực hiện thành công tư thế Ngồi gập sâu đòi hỏi sự linh hoạt của gân kheo và hông.

Sự căng cứng ở những khu vực này có thể hạn chế khả năng gập người về phía trước hoàn toàn và có thể dẫn đến cong cột sống.

Sự linh hoạt vừa phải ở lưng dưới cũng rất cần thiết cho tư thế Ngồi gập sâu. Nếu không có điều này, người tập có thể cảm thấy khó chịu hoặc căng thẳng ở cột sống thắt lưng khi cố gắng gập người về phía trước.

Vận động các cơ cốt lõi giúp hỗ trợ cột sống và duy trì độ dài của thân trong khi gập người về phía trước. Điều này rất quan trọng để ngăn ngừa tình trạng lưng bị cong và duy trì sự liên kết thích hợp.

Thực hành thở chánh niệm trong suốt tư thế Ngồi gập sâu có thể giúp giải phóng căng thẳng và kéo giãn sâu hơn. Nó cũng thúc đẩy sự thư giãn và cho phép người tập tiến sâu hơn vào tư thế sau mỗi lần thở ra.

Vượt qua thử thách của tư thế Ngồi gập sâu đòi hỏi sự kiên nhẫn và luyện tập nhất quán. Người tập nên tiếp cận tư thế này dần dần, tôn trọng giới hạn của cơ thể đồng thời hướng tới sự linh hoạt và độ sâu cao hơn khi gập người về phía trước.

Ngoài ra, rất cần việc rèn luyện một tâm trí bình tĩnh và tập trung, vì sự thư giãn về tinh thần sẽ mở ra sự cởi mở về thể chất, cho phép tư thế phát triển tự nhiên theo thời gian.

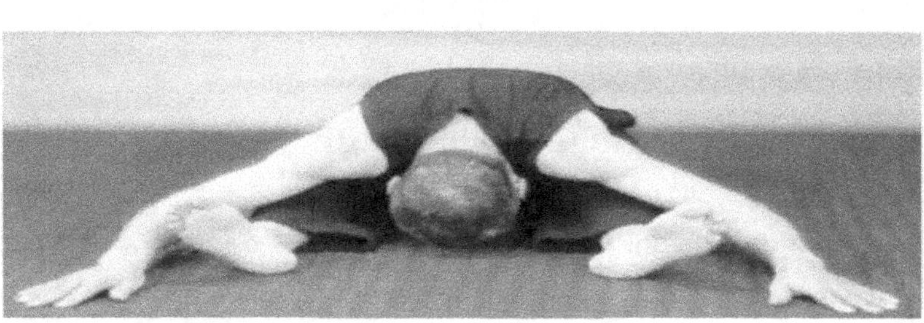

अर्ध बद्ध पद्म पश्चिमोत्तानासन — Ardha Baddha Padma Paścimottānāsana

ARDHA BADDHA PADMA PASCHIMOTTANASANA

(ar-dha bad-dha pad-ma pa-schi-mot-taa-naa-sa-na)

Half Bound Lotus Seated Forward Bend Pose

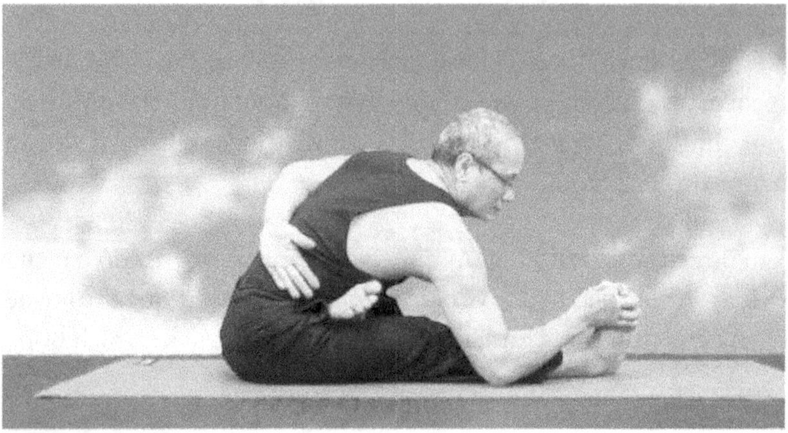

Tư thế Nửa sen cúi gập

Ardha Baddha Padma Paschimottanasana trong tiếng Phạn viết là अर्ध बद्ध पद्म पश्चिमोत्तानासन, có tên tiếng Anh là "Half Bound Lotus Seated Forward Bend Pose".

Ardha = một nửa; Baddha = ràng buộc, Padma = hoa sen; Paschimottana = kéo giãn phía sau; Asana = tư thế; Paschimottanasana = Tư thế Cúi.

Vậy, "Ardha Baddha Padma Paschimottanasana" được dịch sang tiếng Việt là "Tư thế Nửa sen cúi gập"

Phiên âm & Phát âm

Tiếng Phạn: अर्ध बद्ध पद्म पश्चिमोत्तानासन

IAST: ardha baddha padma paścimottānāsana

Âm tiết: ar-dha bad-dha pad-ma pa-ści-mot-tā-nā-sa-na

Phát âm: ar-dha bad-dha pad-ma pa-shchi-mot-taa-naa-sa-na

LỢI ÍCH VÀ TÁC DỤNG TRỊ BỆNH

Tư thế Nửa sen cúi gập (Ardha Baddha Padma Paschimottanasana) giúp kéo giãn sâu vùng hông, đặc biệt là các cơ xoay ngoài và cơ dạng hông, từ từ tăng sự linh hoạt và giảm căng thẳng ở vùng này.

Khi gập người về phía trước, tư thế này cũng kéo giãn cơ đùi sau và bắp chân chân duỗi, cải thiện độ linh hoạt cho các hoạt động gập người và nâng vật.

Việc gập về phía trước giúp kéo dài cột sống, giảm áp lực lên các đốt sống, giảm căng cơ lưng và cải thiện tư thế.

Bàn tay nắm phía sau lưng mở rộng vai và ngực, cân bằng sự gập người và ngồi lâu, giúp tăng khả năng vận động của vai.

Tư thế này còn giúp thư giãn tâm trí và hệ thần kinh thông qua áp lực nhẹ vùng bụng và việc hít thở chánh niệm, giúp giảm căng thẳng.

Theo triết lý yoga, tư thế cân bằng dòng năng lượng vùng chậu và bụng dưới, hài hòa các luân xa, tăng cường sức khỏe và sinh lực.

Tư thế yêu cầu sự tập trung và nhận thức hơi thở, giúp tăng chánh niệm và cải thiện sự minh mẫn.

Tóm lại, Ardha Baddha Padma Paschimottanasana kéo giãn toàn diện vùng hông, chân và cột sống, đồng thời thúc đẩy sự thư giãn, giảm stress và tăng cảm giác an lạc tổng thể.

THỰC HÀNH

Bắt đầu với tư thế Gậy (Dandasana), ngồi thẳng lưng, hai chân duỗi thẳng, bàn chân gập, cơ bụng siết chặt.

Gập đầu gối phải, đặt lòng bàn chân phải lên phía trong đùi trái, gót chân gần háng (tránh đặt lên đầu gối).

Đặt cổ chân phải lên nếp gấp hông trái, đầu gối phải hướng xuống sàn (tư thế bán hoa sen).

Đưa tay phải ra sau lưng, nắm lấy mép trong bàn chân phải hoặc dùng dây đeo hỗ trợ kết nối bàn chân phải.

Hít vào, kéo dài cột sống, thở ra, từ từ gập người về phía trước từ hông, giữ lưng thẳng.

Tay phải giữ bàn chân phải hoặc dây kết nối bàn chân phải, tay trái giữ cổ chân hoặc ngón chân trái.

Mỗi khi hít vào, kéo dài cột sống; mỗi khi thở ra, gập người sâu hơn.

Thả lỏng vai, giữ cơ bụng siết chặt để bảo vệ vùng lưng dưới.

Hít thở sâu, giữ tư thế từ 30 giây đến 1 phút.

Khi thoát thế, thả lỏng chân, dùng tay chống sàn để ngồi thẳng, duỗi chân ra và lắc nhẹ.

Lặp lại bên kia, sau đó nghỉ ngơi trong tư thế Savasana.

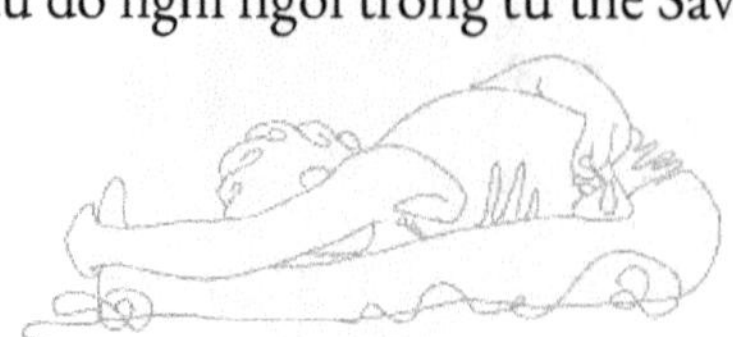

THÁCH THỨC VÀ KHÓ KHĂN TIỀM ẨN

Đạt được tư thế Nửa sen đòi hỏi sự linh hoạt đáng kể ở hông và đầu gối. Việc đặt một bàn chân lên đùi đối diện trong khi duỗi thẳng chân kia có thể là một thử thách.

Những người có đầu gối nhạy cảm có thể thấy khó chịu; điều quan trọng là lắng nghe cơ thể và tránh ép gây đau.

Đưa tay vòng ra sau lưng để nắm bàn chân cũng cần vai linh hoạt. Một số người cần dùng dây hỗ trợ nếu không thể nắm trực tiếp.

Gập người về phía trước trong tư thế Nửa sen yêu cầu cột sống dẻo và khả năng gập từ hông, đồng thời giữ lưng thẳng.

Giữ cho hông cân bằng và cột sống dài là điều thiết yếu để tránh đau thắt lưng.

Hít thở sâu và đều giúp thư giãn và đi sâu hơn vào tư thế, dù điều này có thể khó khi gập sâu.

Tư thế này đòi hỏi sự kiên nhẫn và luyện tập thường xuyên để tăng độ dẻo, sức mạnh và sự thăng bằng. Hãy tiếp cận nó với tâm thế khám phá và tiến bộ từ từ.

Đây là tư thế khơi gợi sự chú tâm sâu sắc bên trong, giúp người tập tinh tế hơn trong việc cảm nhận cơ thể và hơi thở qua từng chuyển động nhỏ.

Khi kết hợp đầy đủ các yếu tố thể chất, hô hấp và tinh thần, tư thế trở thành một thực hành toàn diện, hài hòa giữa thân và tâm.

एकपाद पवनमुक्तासन — Ekapāda Pavanamuktāsana

EKAPADA PAVANAMUKTASANA
(e-ka paa-da pa-va-na-muk-taa-sa-na)

One-Legged Wind-Relieving Pose

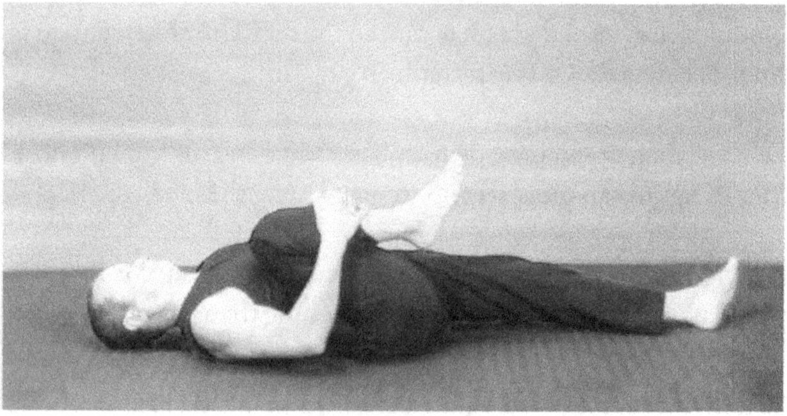

Tư thế Giảm gió một chân

Trong tiếng Phạn, "Ekapada Pavanamuktasana" (एकपाद पवनमुक्तासन) là một tư thế yoga, có cái tên tiếng Anh là "One-Legged Wind-Relieving Pose".

"Ekapada" (एकपाद) = "một chân"; "Pavanamuktasana" (पवनमुक्तासन) = ("Pavana" (पवन) = "gió" + "Mukta" (मुक्त) = "giải phóng"); "Asana" (आसन) = "tư thế".

Vì vậy, "Ekapada Pavanamuktasana" được dịch là "Tư thế Giảm gió một chân" trong tiếng Việt.

Phiên âm & Phát âm

Tiếng Phạn: एकपाद पवनमुक्तासन
IAST: ekapāda pavanamuktāsana
Âm tiết: e-ka-pā-da pa-va-na-muk-tā-sa-na
Phát âm: e-ka paa-da pa-va-na-muk-taa-sa-na

LỢI ÍCH VÀ TÁC DỤNG TRỊ BỆNH

Tư thế Giảm gió một chân (Ekapada Pavanamuktasana) giúp xoa bóp các cơ quan bụng, thúc đẩy quá trình tiêu hóa và giảm bớt chướng bụng và đầy hơi.

Tư thế này kéo giãn các cơ ở lưng dưới, giúp giảm căng thẳng và khó chịu.

Tư thế Giảm gió một chân mở hông và kéo căng các cơ gấp hông, thúc đẩy tính linh hoạt và khả năng vận động ở khớp hông.

Giữ chân trong tư thế này sẽ tác động đến các cơ cốt lõi, tăng cường sức mạnh và sự ổn định ở vùng bụng.

Tập tư thế Giảm gió một chân giúp tăng cường lưu thông máu ở vùng bụng và vùng xương chậu, tăng cường sức khỏe và sức sống tổng thể.

Tư thế này giúp giải phóng căng thẳng ở chân, đặc biệt là đùi và gân kheo.

Tư thế Giảm gió một chân cho phép hít thở sâu và thư giãn, giúp làm dịu hệ thần kinh và tạo cảm giác bình tĩnh.

Tư thế này có thể giúp kích thích dòng năng lượng (prana) khắp cơ thể, thúc đẩy sức khỏe và sức sống tổng thể.

Tư thế Giảm gió một chân kích thích hệ tiêu hóa, thúc đẩy quá trình tiêu hóa và đào thải lành mạnh.

Thực hành tư thế Giảm gió một chân khuyến khích người tập tập trung vào hơi thở và nhận thức về cơ thể, thúc đẩy chánh niệm và thư giãn.

THỰC HÀNH

Nằm ngửa trên thảm, chân duỗi thẳng, tay đặt dọc thân, lòng bàn tay úp xuống.

Hít vào sâu.

Thở ra, co gối phải và kéo nhẹ về ngực.

Đan tay dưới đầu gối hoặc sau đùi, nếu bạn thấy thoải mái.

Chân trái giữ duỗi thẳng hoặc hơi cong đầu gối và bàn chân đặt trên sàn nếu thấy dễ chịu hơn.

Thả lỏng vai và cổ, kéo gối phải gần ngực hơn.

Gập - duỗi bàn chân phải để kích hoạt cơ chân.

Giữ tư thế 15–30 giây, hít thở đều.

Thả chân phải xuống sàn.

Lặp lại với chân trái.

Lời khuyên:

Giữ phần lưng dưới (thắt lưng) áp nhẹ xuống sàn.

Có thể dùng dây hoặc khăn nếu không với tới chân.

Thả lỏng vai, cổ và mặt.

Tránh tập nếu bị chấn thương đầu gối hoặc hông.

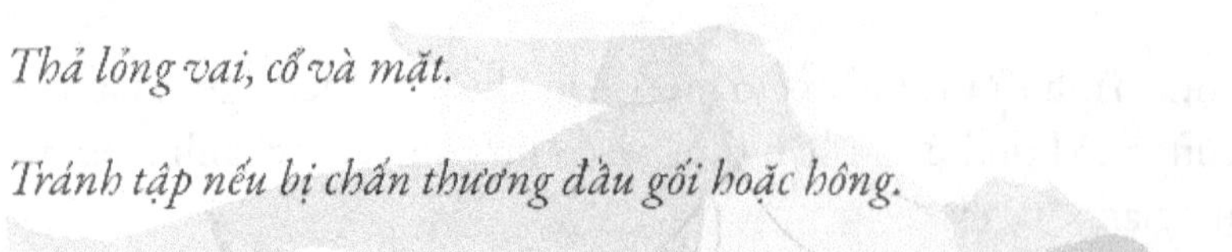

THÁCH THỨC VÀ KHÓ KHĂN TIỀM ẨN

Tư thế Giảm gió một chân (Ekapada Pavanamuktasana) đòi hỏi sự linh hoạt ở hông để đưa đầu gối sát vào ngực. Nếu hông căng cứng, việc đạt đến biên độ đầy đủ sẽ gặp khó khăn.

Giữ thăng bằng trong tư thế cần có sự tham gia của cơ trung tâm để ổn định thân trên. Nếu cơ lõi yếu, người tập dễ mất cân bằng.

Khớp gối cũng cần linh hoạt để gập thoải mái. Gối căng hoặc đau có thể gây khó khăn khi kéo đầu gối lại gần ngực.

Trong biến thể duỗi chân đối diện, vai cần đủ mềm dẻo để giữ phần thân trên thư giãn và cột sống thẳng hàng.

Hơi thở chậm và sâu là yếu tố then chốt: hít sâu vào bụng, mở rộng lồng ngực, thở ra hết để giải phóng căng thẳng và đi sâu hơn vào tư thế.

Cần duy trì lưng thẳng, vai thả lỏng, ngực mở – đó là nền tảng để thực hành an toàn và hiệu quả.

Việc làm chủ Ekapada Pavanamuktasana đòi hỏi sự kiên nhẫn và luyện tập đều đặn. Hãy lắng nghe cơ thể, tiến dần từng bước với sự nhẹ nhàng và tôn trọng giới hạn của bản thân.

दविपाद पवनमुक्तासन — Dvipāda Pavanamuktāsana

DVIPADA PAVANAMUKTASANA
(dvi-paa-da pa-va-na-muk-taa-sa-na)

Two-Legged Wind-Relieving Pose

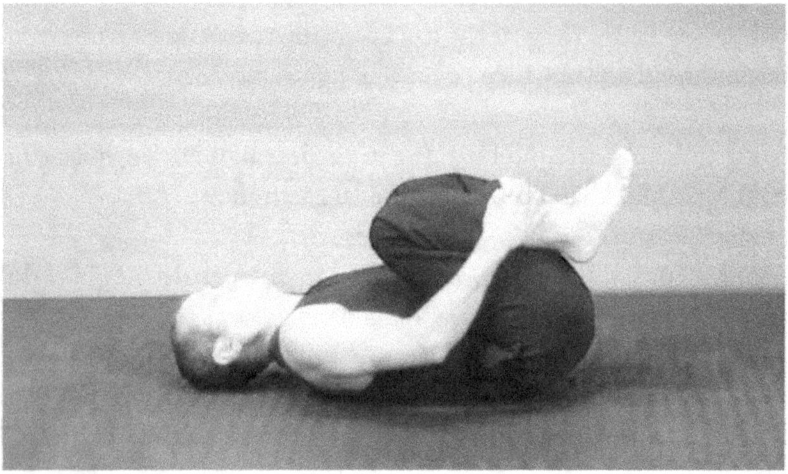

Tư thế Giảm gió

Trong tiếng Phạn, "Dvipada Pavanamuktasana" (दविपाद पवनमुक्तासन) = "Two-Legged Wind-Relieving Pose" trong tiếng Anh.

"Dvipada" (दविपाद) = "hai chân"; "Pavanamuktasana" (पवनमुक्तासन) = ("Pavana" (पवन) = "gió" + "Mukta" (मुक्त) = "giải phóng"; "Asana" (आसन) = "tư thế" hoặc "chỗ ngồi".

Vậy, "Dvipada Pavanamuktasana" = "Tư thế Giảm gió hai chân" hoặc "Tư thế Giảm gió" trong tiếng Việt.

Phiên âm & Phát âm

Tiếng Phạn: दविपाद पवनमुक्तासन
IAST: dvipāda pavanamuktāsana
Âm tiết: dvi-pā-da pa-va-na-muk-tā-sa-na
Phát âm: dvi-paa-da pa-va-na-muk-taa-sa-na

LỢI ÍCH VÀ TÁC DỤNG TRỊ BỆNH

Tư thế Giảm gió (Dvipada Pavanamuktasana) giúp xoa bóp các cơ quan bụng, thúc đẩy quá trình tiêu hóa và giảm bớt chướng bụng và đầy hơi.

Tư thế này kéo giãn các cơ ở lưng dưới, giúp giảm căng thẳng và khó chịu.

Tư thế Giảm gió mở hông và kéo căng các cơ gấp hông, thúc đẩy tính linh hoạt và khả năng vận động ở khớp hông.

Giữ cả hai chân trong tư thế này sẽ tác động đến các cơ cốt lõi, tăng cường sức mạnh và sự ổn định ở vùng bụng.

Luyện tập tư thế Giảm gió giúp tăng cường lưu thông máu ở vùng bụng và vùng xương chậu, tăng cường sức khỏe và sức sống tổng thể.

Tư thế này giúp giải phóng căng thẳng ở chân, đùi và gân kheo.

Tư thế Giảm gió cho phép hít thở sâu và thư giãn, giúp làm dịu hệ thần kinh và tạo cảm giác bình tĩnh.

Tư thế này có thể giúp kích thích dòng năng lượng (prana) khắp cơ thể, thúc đẩy sức khỏe và sức sống tổng thể.

Tư thế Giảm gió kích thích hệ thống tiêu hóa, thúc đẩy quá trình tiêu hóa và đào thải lành mạnh.

Thực hành tư thế Giảm gió khuyến khích người tập tập trung vào hơi thở và nhận thức về cơ thể, thúc đẩy chánh niệm và thư giãn.

THỰC HÀNH

Nằm ngửa trên thảm, hai chân duỗi thẳng, tay đặt dọc theo thân, lòng bàn tay úp.

Hít sâu.

Thở ra, gập cả hai gối, kéo nhẹ về phía ngực.

Đan tay ôm dưới gối, quanh ống chân, mắt cá hoặc đùi – tùy theo khả năng.

Giữ vai và cổ thư giãn, kéo gối sát ngực một cách nhẹ nhàng.

Gập bàn chân để kích hoạt cơ chân.

Nếu thấy thoải mái, có thể đung đưa nhẹ sang hai bên để massage lưng dưới.

Giữ tư thế 15–30 giây hoặc lâu hơn, hít thở sâu và đều.

Thả tay và nhẹ nhàng đặt chân trở lại thảm.

Lời khuyên:

Giữ lưng dưới áp nhẹ xuống thảm để bảo vệ cột sống.

Có thể dùng dây hoặc khăn nếu không ôm được chân.

Thả lỏng vai, cổ và mặt khi giữ tư thế.

Tránh thực hiện nếu bị chấn thương gối hoặc hông.

THÁCH THỨC VÀ KHÓ KHĂN TIỀM ẨN

Tư thế Giảm gió (Dvipada Pavanamuktasana) đòi hỏi sự linh hoạt ở hông để đưa cả hai đầu gối cùng lúc về phía ngực. Hông cứng có thể hạn chế biên độ chuyển động.

Giữ vững tư thế này cần có sự tham gia tích cực của các cơ trung tâm để ổn định phần thân trên. Nếu cơ trung tâm yếu, việc giữ thăng bằng sẽ khó khăn.

Việc gập hai chân về ngực cũng cần sự dẻo dai ở lưng dưới. Nếu lưng dưới bị căng, có thể gây khó chịu khi thực hiện.

Tư thế này cũng cần sự linh hoạt của khớp gối. Nếu gối kém linh hoạt, bạn có thể thấy khó khăn khi kéo hai đầu gối lại gần mà không thấy căng.

Thực hành hơi thở sâu và ý thức giúp thư giãn và tăng hiệu quả kéo giãn. Hít vào sâu, mở rộng lồng ngực; và, thở ra để thả lỏng cơ thể.

Căn chỉnh đúng rất quan trọng: giữ cột sống thẳng, vai thả lỏng, ngực mở để tránh căng thẳng không cần thiết.

Chinh phục Dvipada Pavanamuktasana đòi hỏi sự kiên nhẫn và luyện tập đều đặn. Hãy tiếp cận tư thế bằng lòng từ bi với chính mình, tôn trọng giới hạn cơ thể và tiến bộ từng bước.

पण्डिासन — Piṇḍāsana

PINDASANA (pin-daa-sa-na)

Embryo Pose

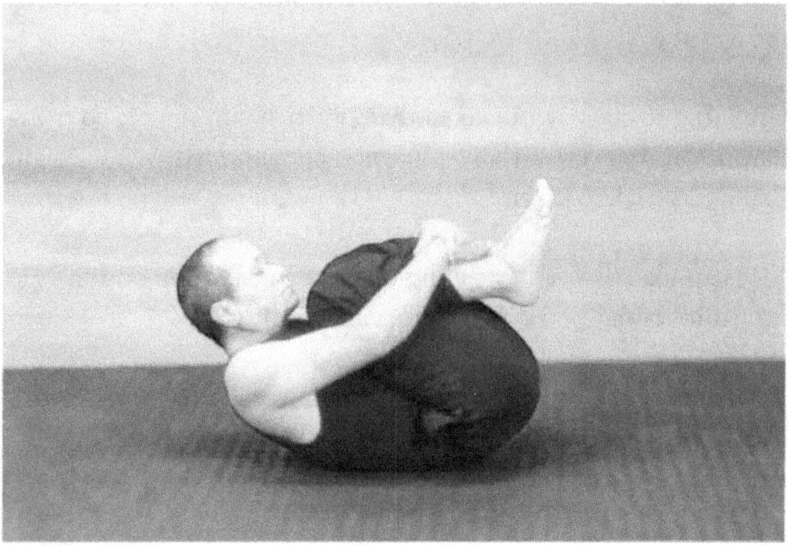

Tư thế Bào thai

Trong tiếng Phạn, "Pindasana" (पण्डिासन) là một tư thế yoga được gọi là "Embryo Pose" trong tiếng Anh.

"Pinda" (पण्डि) có nghĩa là "bào thai" hoặc "bó"; "Asana" (आसन) có nghĩa là "tư thế" hoặc "chỗ ngồi".

Vì vậy, "Pindasana" dịch sang "Tư thế Bào thai" trong tiếng Việt.

Phiên âm & Phát âm

Tiếng Phạn: पण्डिासन
IAST: piṇḍāsana
Âm tiết: piṇ-ḍā-sa-na
Phát âm: pin-daa-sa-na

LỢI ÍCH VÀ TÁC DỤNG TRỊ BỆNH

Tư thế Bào thai (Pindasana) nhẹ nhàng kéo dài toàn bộ chiều dài của cột sống, thúc đẩy sự linh hoạt và giảm căng thẳng ở cơ lưng.

Tư thế này giúp giải phóng căng thẳng ở cổ và vai, giảm cứng khớp và khó chịu.

Việc nén bụng trong tư thế Bào thai xoa bóp các cơ quan bụng, thúc đẩy quá trình tiêu hóa và giảm bớt sự khó chịu về tiêu hóa.

Pindasana kích thích hệ thần kinh, thúc đẩy thư giãn và giảm căng thẳng, lo lắng.

Thực hành tư thế Bào thai giúp tăng cường lưu thông máu khắp cơ thể, tăng cường sức khỏe và sức sống tổng thể.

Pindasana đòi hỏi sự tập trung, giúp làm dịu tâm trí và thúc đẩy chánh niệm.

Tư thế này có thể giúp giảm bớt sự khó chịu trong kỳ kinh nguyệt bằng cách nhẹ nhàng kéo giãn và giải phóng căng thẳng ở vùng xương chậu.

Tư thế Bào thai là một tư thế thư giãn có thể giúp tạo ra trạng thái thư giãn sâu, có lợi cho việc giảm căng thẳng và thúc đẩy giấc ngủ.

Việc nén nhẹ bụng trong tư thế Bào thai sẽ kích thích tiêu hóa và có thể giúp giảm bớt các vấn đề về tiêu hóa như đầy hơi và táo bón.

Thực hành tư thế Bào thai có thể giúp kích thích dòng năng lượng (prana) khắp cơ thể, thúc đẩy sức khỏe và sức sống tổng thể.

THỰC HÀNH

Bắt đầu bằng cách nằm ngửa trên thảm tập yoga.

Co đầu gối của bạn và ôm chúng về phía ngực, vòng tay quanh chân bạn.

Chắp tay trên cẳng chân hoặc đan xen các ngón tay ngay dưới đầu gối.

Giữ đầu gối của bạn gần nhau, cho phép cột sống của bạn tròn nhẹ nhàng.

Thư giãn cổ và vai, đồng thời để trán hướng về phía đầu gối.

Hít thở chậm và sâu, cho phép cơ thể thư giãn và làm dịu tư thế.

Giữ tư thế trong 30 giây đến 1 phút, hít thở sâu và đều.

Để thoát thế, hãy nhẹ nhàng thả tay ra và duỗi chân dọc theo tấm thảm.

Lời khuyên:

Bạn có thể đu đưa nhẹ nhàng sang hai bên để xoa bóp lưng trong khi thực hiện tư thế.

Hãy lắng nghe cơ thể bạn và điều chỉnh tư thế khi cần thiết để đảm bảo sự thoải mái và dễ chịu.

Tư thế này có thể được thực hành như một động tác giãn cơ nhẹ nhàng bất cứ lúc nào trong quá trình tập yoga hoặc như một tư thế thư giãn khi kết thúc buổi tập.

Tận hưởng cảm giác an ủi và an ủi của tư thế Bào thai khi bạn nuôi dưỡng cơ thể và tâm trí của mình.

THÁCH THỨC VÀ KHÓ KHĂN TIỀM ẨN

Tư thế Bào thai (Pindasana) liên quan đến việc cuộn cơ thể thành một quả bóng nhỏ gọn, đòi hỏi sự linh hoạt ở hông và lưng dưới. Sự căng cứng ở những khu vực này có thể khiến việc uốn cong hoàn toàn cột sống và đưa đầu gối gần ngực trở nên khó khăn.

Ở tư thế Bào thai, cằm được ấn về phía ngực, điều này đòi hỏi sự linh hoạt ở cổ. Những người bị cứng cổ hoặc khó chịu có thể gặp khó khăn khi duy trì tư thế này một cách thoải mái.

Tính chất nhỏ gọn của tư thế Bào thai sẽ nén bụng, điều này có thể gây khó chịu, đặc biệt đối với những người có vấn đề về tiêu hóa hoặc khó chịu ở vùng bụng.

Việc duy trì nhận thức về hơi thở có thể là một thách thức trong tư thế Bào thai do cơ thể bị nén ở vị trí. Người tập nên tập trung hít thở sâu vào bụng và mở rộng lồng ngực, ngay cả trong không gian hạn chế của tư thế.

Tư thế Bào thai là một tư thế thư giãn sâu, nhưng có thể mất thời gian để một số cá nhân hoàn toàn đầu hàng vào tư thế này. Kỹ thuật kiên nhẫn và thư giãn có thể giúp người tập tìm thấy sự thoải mái và dễ chịu ở tư thế Bào thai theo thời gian.

Người tập cũng có thể gặp khó khăn trong việc duy trì sự tập trung tinh thần khi giữ tư thế Pindasana. Tư thế này có thể tạo ra cảm giác bị gò bó, gây ra sự bồn chồn hoặc mất tập trung. Việc rèn luyện chánh niệm và sự tập trung nhẹ nhàng là điều cần thiết để trải nghiệm trọn vẹn những lợi ích thư giãn và phục hồi của tư thế này.

Tư thế Bào thai vs. tư thế Giảm gió

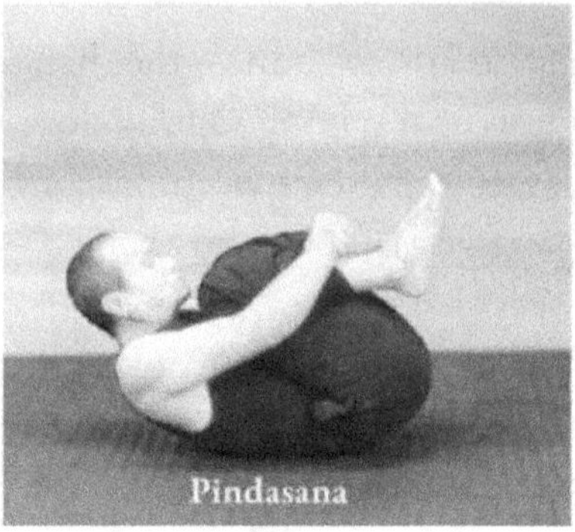
Pindasana

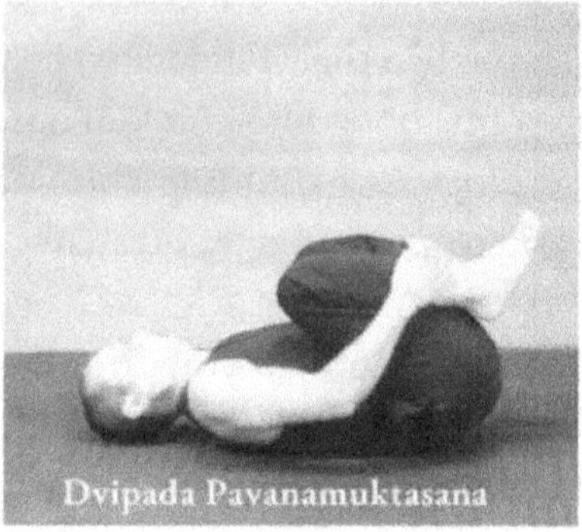
Dvipada Pavanamuktasana

Tư thế Bào thai

Tư thế Bào thai (Pindasana) bắt đầu từ tư thế Xác chết (Shavasana), nằm ngửa trên thảm.

Thở ra, kéo hai đầu gối về ngực và vòng tay ôm lấy chân.

Gập người về phía trước, đưa trán chạm vào đầu gối hoặc ống chân, cuộn người thành một khối nhỏ gọn.

Tư thế này tạo áp lực nhẹ lên vùng bụng, giúp massage các cơ quan tiêu hóa và hỗ trợ tiêu hóa.

Đồng thời, nó kéo giãn cột sống và giải tỏa căng thẳng ở lưng và vai.

Tư thế Giảm gió

Trong tư thế Giảm gió (Dvipada Pavanamuktasana), người tập nằm ngửa, chân duỗi thẳng.

Thở ra, kéo hai đầu gối về phía ngực và ôm bằng hai tay.

Nhẹ nhàng ép đùi sát bụng mà không gắng sức.

Tư thế này giúp giảm chướng bụng, đầy hơi và massage các cơ quan tiêu hóa.

Nó cũng kéo giãn lưng dưới và giải tỏa căng thẳng ở cơ gập hông.

SO SÁNH

Cả hai tư thế đều liên quan đến việc đưa đầu gối về phía ngực để nén bụng và xoa bóp các cơ quan nội tạng.

Tư thế Giảm gió tập trung nhiều hơn vào việc ôm đầu gối về phía ngực, trong khi tư thế Bào thai liên quan đến việc cuộn toàn bộ cơ thể thành một quả bóng nhỏ gọn.

Tư thế Bào thai tạo lực ép sâu hơn vào vùng bụng và kéo giãn cột sống và vai mạnh hơn so với Tư thế Giảm gió.

Trong khi Tư thế Giảm gió chủ yếu tập trung vào việc làm giảm khí và đầy hơi, thì tư thế Bào thai giúp giải phóng căng thẳng toàn diện hơn trên toàn bộ cơ thể.

Tóm lại, Tư thế Giảm gió và tư thế Bào thai đều có lợi cho việc xoa bóp các cơ quan bụng và giải phóng căng thẳng trong cơ thể, nhưng chúng khác nhau về cường độ và mức độ căng mà chúng mang lại.

Người tập có thể chọn tư thế phù hợp nhất với nhu cầu và mức độ linh hoạt của mình để tận hưởng những lợi ích trị liệu của những asana này.

सुप्त द्वि हस्त पादासन — Supta Dvi Hasta Pādāsana

SUPTA DWI HASTA PADASANA
(su-pta dvi has-ta paa-daa-sa-na)

Reclining Hands-to-Feet Pose

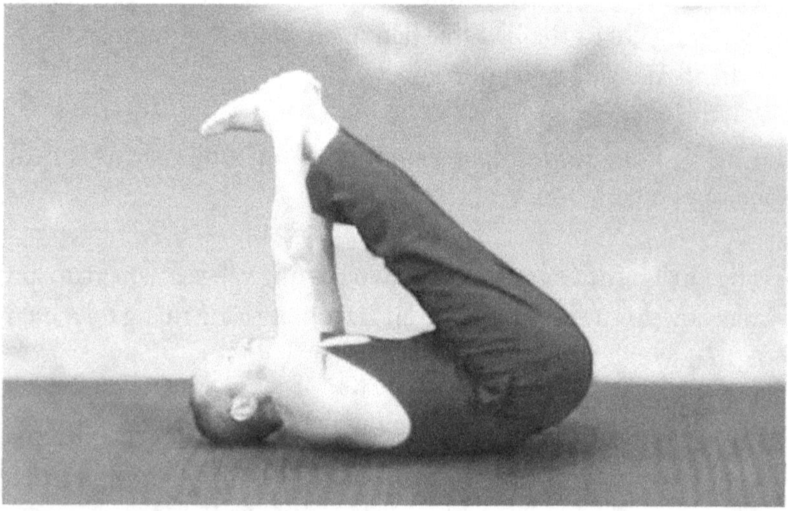

Tư thế Nằm ngửa kéo chân

"Supta Dwi Hasta Padasana" (सुप्त द्वि हस्त पादासन) được gọi là "Reclining Hands-to-Feet Pose" trong tiếng Anh.

"Supta" (सुप्त) = "ngả" hoặc "nằm"; "Dwi" (द्वि) = "hai" hoặc "cả hai"; "Hasta" (हस्त) = "bàn tay", "cánh tay"; "Pada" (पाद) = "chân"; "Asana" (आसन) = "tư thế" hoặc "chỗ ngồi".

Vì vậy, "Supta Dwi Hasta Padasana" dịch là "Tư thế Nằm hai tay kéo hai chân" hay "Tư thế Nằm ngửa kéo chân" trong tiếng Việt.

Phiên âm & Phát âm

Tiếng Phạn: सुप्त द्वि हस्त पादासन
IAST: supta dvi hasta pādāsana
Âm tiết: su-p-ta dvi has-ta pā-dā-sa-na
Phát âm: su-pta dvi has-ta paa-daa-sa-na

LỢI ÍCH VÀ TÁC DỤNG TRỊ BỆNH

Tư thế Nằm ngửa kéo chân (Supta Dwi Hasta Padasana) kéo giãn sâu các cơ gân kheo và bắp chân, thúc đẩy sự linh hoạt và khả năng vận động ở chân.

Tư thế này giúp mở hông và giải phóng căng thẳng ở các cơ gấp hông, tăng cường tính linh hoạt và phạm vi chuyển động.

Giữ hai chân trên không sẽ tác động đến các cơ cốt lõi, tăng cường sức mạnh và sự ổn định ở vùng bụng.

Tư thế Nằm ngửa kéo chân có thể giúp giảm đau lưng dưới bằng cách nhẹ nhàng kéo dài và kéo dài các cơ dọc theo cột sống.

Tư thế này khuyến khích lưu lượng máu đến chân và vùng xương chậu, thúc đẩy lưu thông và cung cấp dinh dưỡng cho các mô.

Tư thế Nằm ngửa kéo chân thúc đẩy thư giãn và giảm căng thẳng bằng cách kích hoạt hệ thống thần kinh đối giao cảm.

Thực hành tư thế này thường xuyên có thể giúp cải thiện tư thế bằng cách tăng cường các cơ hỗ trợ cột sống và xương chậu.

Tập trung vào hơi thở khi ở tư thế Nằm ngửa kéo chân có thể làm sâu sắc thêm phản ứng thư giãn và trau dồi chánh niệm.

Bản chất êm dịu của tư thế này có thể giúp giảm cảm giác lo lắng và thúc đẩy cảm giác yên bình và hạnh phúc.

Tư thế Nằm ngửa kéo chân thường được sử dụng như tư thế chuẩn bị cho các kỹ thuật thư giãn như Yoga Nidra hoặc thiền có hướng dẫn.

THỰC HÀNH

Bắt đầu bằng cách nằm ngửa trên thảm tập yoga, hai chân duỗi thẳng và cánh tay đặt dọc theo cơ thể.

Hít một hơi thật sâu để tập trung và thư giãn cơ thể.

Khi hít vào, uốn cong cả hai đầu gối và kéo chúng về phía ngực.

Đưa cả hai tay về phía bên ngoài bàn chân của bạn và dùng tay nắm lấy các cạnh bên ngoài của bàn chân. Nếu không thể chạm chân một cách thoải mái, bạn có thể sử dụng dây tập yoga hoặc khăn quấn quanh lòng bàn chân.

Co duỗi bàn chân bằng cách hướng các ngón chân về phía cẳng chân và nhẹ nhàng ấn bàn chân vào tay.

Giữ đầu gối của bạn cong và để chúng mở rộng hơn một chút so với chiều rộng của hông. Điều này sẽ giúp giải phóng căng thẳng ở hông và cho phép kéo dài sâu hơn ở đùi trong.

Thư giãn vai và cổ, để phần thân trên của bạn tiếp đất trên thảm.

Với mỗi lần thở ra, nhẹ nhàng kéo bàn chân của bạn lại gần cơ thể hơn, làm căng sâu hơn ở gân kheo và bắp chân.

Giữ tư thế Nằm ngửa kéo chân trong 30 giây hoặc lâu hơn nếu bạn cảm thấy thoải mái và có lợi cho mình.

Để thoát thế, hãy nhẹ nhàng thả chân ra và duỗi chân ra phía sau tấm thảm.

Nằm hít thở một số nhịp chậm và sâu trong tư thế Xác chết (Savasana) để tích hợp các lợi ích của tư thế và cho phép cơ thể bạn thư giãn hoàn toàn.

THÁCH THỨC VÀ KHÓ KHĂN TIỀM ẨN

Cơ đùi sau căng có thể khiến việc duỗi thẳng chân lên trần trong Supta Dwi Hasta Padasana trở nên khó khăn, đồng thời gây khó chịu khi cố với tay chạm vào bàn chân.

Sự linh hoạt ở gập hông là cần thiết để nâng chân mà không làm cong lưng dưới. Hông kém linh hoạt sẽ ảnh hưởng đến việc giữ thẳng trục cột sống.

Cần kích hoạt cơ trung tâm để giữ thân ổn định. Nếu cơ lõi yếu, người tập dễ bị sụp lưng hoặc không giữ được thế vững vàng.

Việc với tay chạm chân còn đòi hỏi độ linh hoạt của vai. Nếu vai cứng, cánh tay khó vươn hết ra sau đầu.

Những ai bị căng vùng cổ hoặc lưng trên có thể thấy tư thế này không thoải mái. Các động tác kéo giãn nhẹ vùng này có thể giúp giảm khó chịu.

Điều hòa hơi thở sâu và đều là chìa khóa để thư giãn và kéo giãn hiệu quả, tuy nhiên có thể khó duy trì khi nâng chân.

Để giữ đúng trục thẳng, người tập cần chú ý kéo dài cột sống và giữ cơ trung tâm luôn hoạt động.

Việc làm chủ tư thế này đòi hỏi sự kiên nhẫn và luyện tập đều đặn, tôn trọng giới hạn cơ thể và tiến bộ từ từ.

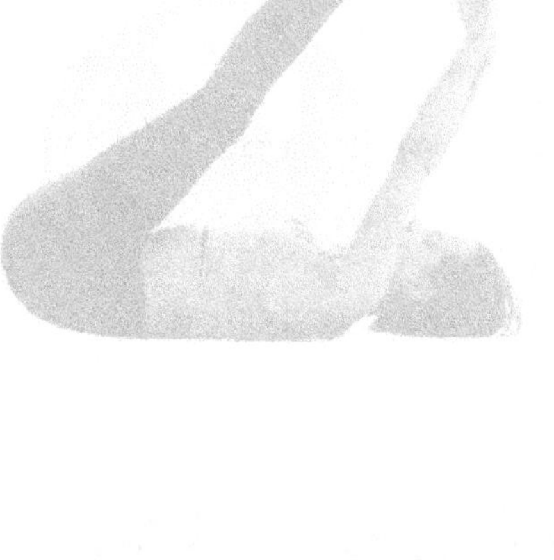

सुप्त पश्चिमोत्तानासन — Supta Paśimottānāsana

SUPTA PASCHIMOTTANASANA
(su-pta pash-chi-mot-taa-naa-sa-na)

Reclining Forward Bend Pose

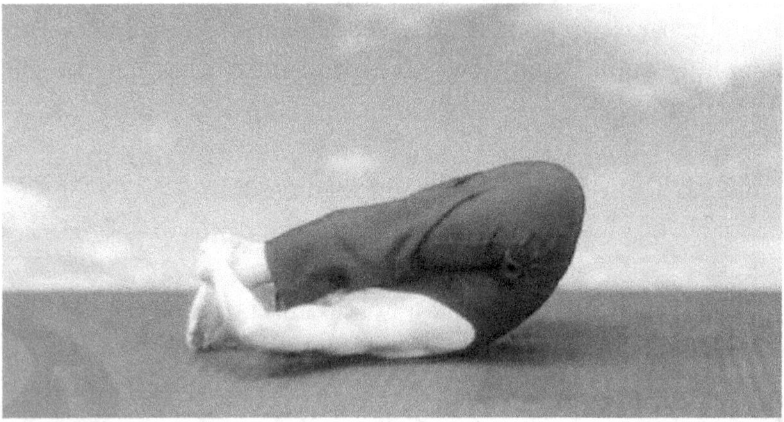

Tư thế Nằm ngửa gập sâu

"Supta Paschimottanasana" (सुप्त पश्चिमोत्तानासन) trong tiếng Phạn là một tư thế yoga, được gọi là "Reclining Forward Bend Pose" trong tiếng Anh.

"Supta" (सुप्त) có nghĩa là "ngả" hoặc "nằm"; "Paschimottana" (पश्चिमोत्तान) có nghĩa là "sự căng thẳng dữ dội của phía tây" và ám chỉ phần sau của cơ thể; "Asana" (आसन) có nghĩa là "tư thế" hoặc "chỗ ngồi".

Vì vậy, "Supta Paschimottanasana" có tên tiếng Việt là "Tư thế Nằm ngửa kéo hai chân sát mặt" hay "Tư thế Nằm ngửa gập sâu".

Phiên âm & Phát âm

Tiếng Phạn: सुप्त पश्चिमोत्तानासन
IAST: supta paścimottānāsana
Âm tiết: su-pta pa-ści-mot-tā-nā-sa-na
Phát âm: su-pta pash-chi-mot-taa-naa-sa-na

LỢI ÍCH VÀ TÁC DỤNG TRỊ BỆNH

Tư thế Nằm ngửa gập sâu (Supta Paschimottanasana) kéo dài sâu toàn bộ chiều dài của cột sống và các cơ của gân kheo, thúc đẩy sự linh hoạt và khả năng vận động.

Tư thế này giúp giải phóng căng thẳng ở lưng dưới và xương cùng, giúp giảm bớt sự khó chịu và cứng khớp.

Tư thế Nằm ngửa gập sâu thúc đẩy thư giãn bằng cách kích hoạt hệ thần kinh phó giao cảm, giảm căng thẳng và lo lắng.

Việc nén nhẹ nhàng vùng bụng trong tư thế Nằm ngửa gập sâu sẽ kích thích các cơ quan tiêu hóa, thúc đẩy quá trình tiêu hóa và đào thải lành mạnh.

Thực hành tư thế này thường xuyên có thể giúp cải thiện tư thế bằng cách kéo dài và kéo dài các cơ dọc theo cột sống và giải phóng căng thẳng ở lưng.

Tập trung vào hơi thở khi ở tư thế Nằm ngửa gập sâu có thể làm sâu sắc thêm phản ứng thư giãn và trau dồi chánh niệm.

Tư thế này có thể giúp giảm bớt cảm giác mệt mỏi và thúc đẩy giấc ngủ ngon hơn bằng cách làm dịu tâm trí và thư giãn cơ thể.

Tư thế Nằm ngửa gập sâu có thể giúp giảm bớt sự khó chịu trong kinh nguyệt bằng cách nhẹ nhàng kéo giãn vùng xương chậu và thúc đẩy sự thư giãn.

Thực hành thường xuyên tư thế này có thể giúp duy trì sức khỏe cột sống bằng cách cải thiện tính linh hoạt, giảm căng thẳng và thúc đẩy sự liên kết phù hợp.

THỰC HÀNH

Nằm ngửa trên thảm yoga.

Mở rộng chân hoàn toàn dọc theo tấm thảm, bàn chân dựng và ngón chân hướng lên trần nhà.

Giữ thẳng cột sống và nhẹ nhàng ấn lưng dưới vào thảm.

Thư giãn vai của bạn xuống khỏi tai, để cánh tay của bạn tựa thoải mái ở hai bên với lòng bàn tay úp xuống.

Khi bạn thở ra, gập cả hai đầu gối và kéo chúng về phía ngực.

Giữ hai đầu gối sát nhau và dùng tay nắm lấy mặt ngoài của bàn chân hoặc mắt cá chân.

Khi thở ra, nhẹ nhàng kéo đầu gối về phía ngực, để lưng hơi tròn.

Cố gắng kéo đầu gối của bạn lại gần ngực và hướng về phía khuôn mặt của bạn, 2 chân duỗi thẳng, tăng cường độ căng dọc theo cột sống của bạn, đặc biệt là ở lưng dưới và hông.

Hít thở chậm và sâu khi bạn giữ tư thế.

Với mỗi lần hít vào, hãy cảm nhận bụng bạn nở ra và với mỗi lần thở ra, hãy thư giãn sâu hơn khi căng ra.

Giữ tư thế trong 30 giây đến một phút hoặc lâu hơn nếu cảm thấy thoải mái, duy trì nhịp thở đều đặn và gập sâu hơn sau mỗi lần thở ra.

Để thoát thế, thả tay nắm ở bàn chân hoặc mắt cá chân và từ từ duỗi chân ra sau dọc theo tấm thảm.

Hãy dành một chút thời gian để thư giãn ở tư thế nằm ngửa trung tính, để cột sống của bạn trở lại độ cong tự nhiên.

THÁCH THỨC VÀ KHÓ KHĂN TIỀM ẨN

Cơ đùi sau căng có thể khiến việc duỗi thẳng chân và chạm tay tới bàn chân trong tư thế Nằm ngửa gập sâu (Supta Paschimottanasana) trở nên khó khăn, gây cảm giác căng phía sau đùi và hạn chế việc hạ thân trên xuống chân.

Những người có vấn đề ở vùng thắt lưng có thể cảm thấy không thoải mái trong tư thế này, đặc biệt nếu cố gắng làm cong lưng quá mức để chạm tới chân, dễ làm tăng áp lực lên lưng dưới.

Sự linh hoạt của các cơ gập hông là yếu tố quan trọng để nghiêng xương chậu và gập thân trên về phía trước.

Nếu hông kém linh hoạt, việc thực hiện đầy đủ tư thế sẽ bị hạn chế.

Việc thả lỏng vai và lưng trên trong khi gập người là một thử thách, nhất là với người đang bị căng cứng.

Các bài giãn cơ vùng này có thể giúp thư giãn dễ hơn trong tư thế.

Hơi thở chậm và có ý thức hỗ trợ việc kéo giãn sâu và thư giãn, dù nhiều người thấy khó duy trì hơi thở đều khi gập sâu về phía trước.

Tư thế yêu cầu người tập chú ý đến sự căn chỉnh cơ thể, cân bằng giữa việc kéo dài cột sống và nghiêng hông về trước.

Việc làm chủ Supta Paschimottanasana cần thời gian và luyện tập đều đặn, cùng với sự kiên nhẫn và tôn trọng giới hạn cơ thể.

Tư thế Nằm ngửa gập sâu vs. tư thế Nằm ngửa kéo chân

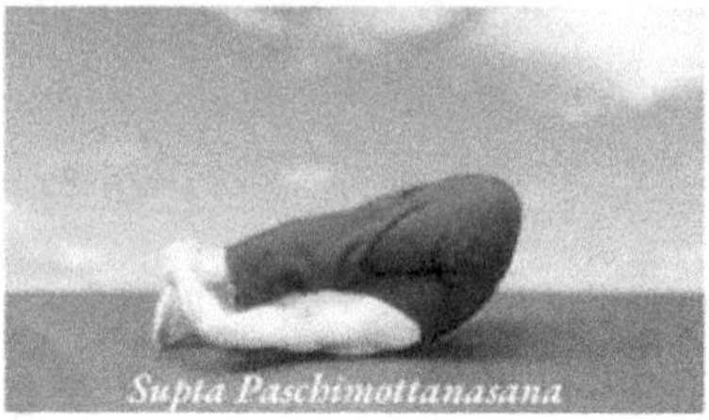

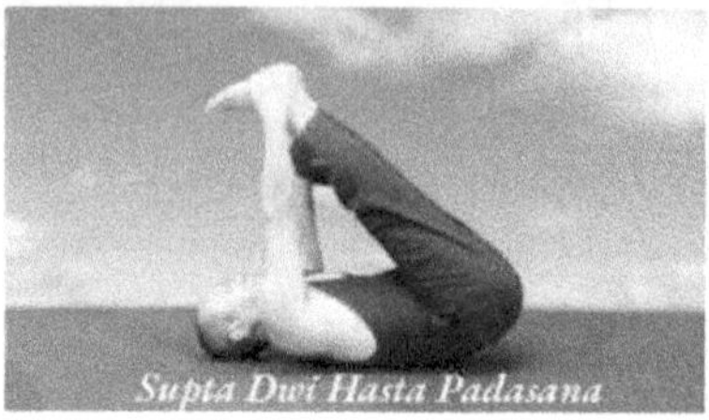

MỤC TIÊU

Nằm ngửa kéo chân:

Ngược lại, mục tiêu chính của tư thế này là giữ chân bằng cả hai tay trong khi duỗi chân về phía trước. Trọng tâm là kéo căng cơ chân và cánh tay thay vì kéo đầu gối sát vào ngực.

Nằm ngửa gập sâu:

Mục tiêu chính của tư thế này là kéo cả hai đầu gối về phía ngực, tạo ra sự kéo dài sâu dọc theo cột sống và phía sau cơ thể. Nó nhấn mạnh đến việc kéo dài cột sống và nhắm vào gân kheo và cơ lưng dưới.

VỊ TRÍ CHÂN

Nằm ngửa kéo chân:

Mặc dù một hoặc cả hai chân có thể được nâng lên và duỗi thẳng trong tư thế này, nhưng chúng không bị kéo sát ngực như ở trong tư thế Supta Paschimottanasana. Nhấn mạnh nhiều hơn vào việc giữ bàn chân bằng cả hai tay và duỗi chân về phía trước.

Nằm ngửa gập sâu:

Trong tư thế này, cả hai chân được đưa sát vào ngực, cho phép nén bụng sâu hơn và kéo dài rõ rệt hơn dọc theo toàn bộ cơ thể phía sau.

SỰ THAM GIA CỦA CÁNH TAY

Nằm ngửa kéo chân

Cánh tay vươn ra chủ động để giữ lấy bàn chân, giúp tăng cường sức mạnh và độ dẻo cho tư thế.

Nằm ngửa gập sâu

Hai tay giữ chân và đưa chân sát về thân, giúp kéo giãn nhẹ nhàng lưng dưới và gân kheo.

CẢM GIÁC VÀ HIỆU QUẢ

Nằm ngửa kéo chân:

Kéo chân về phía ngực.

Kéo giãn chân và tay, không tạo áp lực bụng hay kéo dài cột sống như Supta Paschimottanasana.

Nằm ngửa gập sâu:

Co chân về phía ngực, tạo áp lực lên bụng và kéo dài cột sống. Giúp giảm đau lưng dưới, kéo giãn gân kheo và thư giãn.

TÍCH HỢP VÀO THỰC HÀNH

Nằm ngửa kéo chân:

Có thể được kết hợp thành các chuỗi tập trung vào việc cải thiện tính linh hoạt của chân và sức mạnh của cánh tay hoặc như một phần của thói quen kéo giãn toàn diện.

Nằm ngửa gập sâu:

Thường được đưa vào các chuỗi yoga phục hồi hoặc là một phần của thói quen thư giãn để giúp giải phóng căng thẳng ở lưng và thúc đẩy thư giãn.

TÓM TẮT

Mặc dù cả 2 tư thế trên đều mang lại lợi ích cho việc kéo giãn và thư giãn, nhưng chúng khác nhau về mục tiêu, vị trí chân, tác động của cánh tay, cảm giác và hiệu quả. Người tập có thể lựa chọn giữa hai tư thế dựa trên mục tiêu và sở thích cụ thể trong quá trình tập yoga của mình.

उत्तान पादासन — Uttāna Pādāsana

UTTANA PADASANA (ut-taa-na paa-daa-sa-na)

Raising Legs Pose

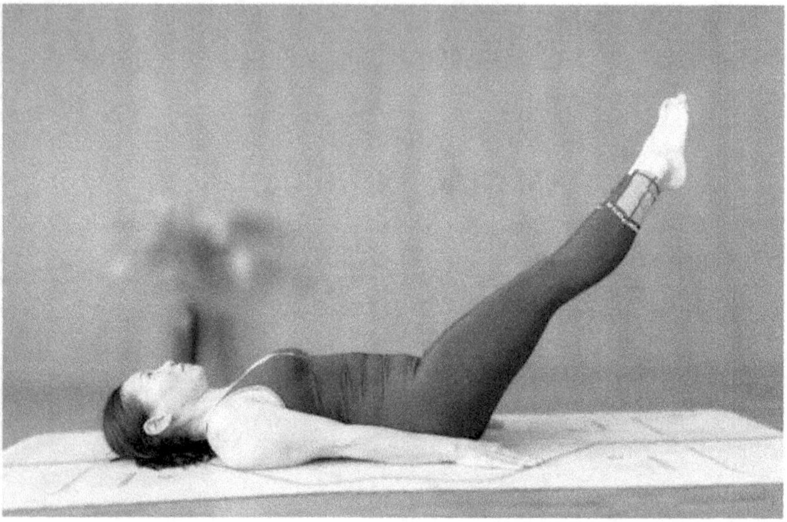

Tư thế Nằm ngửa giương chân

"Trong tiếng Phạn, Uttana Padasana" (उत्तान पादासन) là một tư thế yoga, được dịch là "Raising Legs Pose" sang tiếng Anh.

"Uttana" (उत्तान) có nghĩa là "mở rộng" hoặc "kéo dài ra"; "Pada" (पाद) có nghĩa là "chân", "bàn chân"; "Asana" (आसन) có nghĩa là "tư thế", "chỗ ngồi".

Vì vậy, "Uttana Padasana" dịch là "Tư thế Chân mở rộng", "Tư thế Chân nâng cao", hay chính xác và cô đọng là "Nằm ngửa giương chân" trong tiếng Việt.

Phiên âm & Phát âm

Tiếng Phạn: उत्तान पादासन
IAST: uttāna pādāsana
Âm tiết: ut-tā-na pā-dā-sa-na
Phát âm: ut-taa-na paa-daa-sa-na

LỢI ÍCH VÀ TÁC DỤNG TRỊ BỆNH

Tư thế Nằm ngửa giương chân (Uttana Padasana) tăng cường cơ bụng (cả cơ thẳng và cơ chéo), giúp ổn định vùng lõi và cải thiện tư thế.

Tư thế này làm khỏe cơ chân như cơ đùi trước, cơ đùi sau và cơ gập hông, nâng cao sức mạnh và sức bền phần thân dưới.

Việc tập thường xuyên giúp tăng độ dẻo dai của hông, cơ đùi sau và lưng dưới, hỗ trợ linh hoạt và mở rộng tầm vận động.

Sự ép bụng kích thích tiêu hóa, làm giảm khó chịu và tăng hiệu quả hoạt động của hệ tiêu hóa.

Tư thế này kéo giãn và làm mạnh cơ lưng dưới, giảm đau lưng và giúp cột sống cân chỉnh tốt hơn.

Việc nâng chân giúp lưu thông máu, giảm mỏi và sưng phù ở chân và bàn chân.

Tư thế nửa đảo ngược này giúp thư giãn, làm dịu tâm trí, giảm căng thẳng và lo âu.

Yêu cầu sự tập trung và giữ thăng bằng, tư thế giúp nâng cao sự minh mẫn và khả năng tư duy.

Tư thế hỗ trợ lưu chuyển máu từ chân về tim, phòng ngừa giãn tĩnh mạch và cải thiện tuần hoàn.

Việc chinh phục Uttana Padasana tăng sự tự tin và lòng tự trọng nhờ vào nỗ lực, sức mạnh và sự kiên định.

THỰC HÀNH

Nằm ngửa trên thảm hoặc mặt phẳng thoải mái.

Giữ hai chân duỗi thẳng và sát nhau, tay đặt dọc theo thân người, lòng bàn tay úp.

Kích hoạt cơ bụng bằng cách nhẹ nhàng kéo rốn về phía cột sống.

Hít vào, từ từ nâng hai chân lên (duỗi thẳng) đến khoảng 45 độ.

Giữ các ngón chân duỗi, đùi căng, lưng dưới áp sát sàn.

Nếu thấy thoải mái, có thể nâng nhẹ đầu và vai để tăng tác động lên cơ bụng. Nhìn về ngón chân, tránh căng cổ.

Giữ tư thế vài nhịp thở, tập trung vào sự ổn định và kiểm soát cơ bụng.

Thoát thế bằng cách thở ra và hạ chân xuống từ từ, có kiểm soát.

Lời khuyên:

Có thể hơi gập gối nếu khó giữ chân thẳng.

Tránh nâng chân quá cao gây áp lực lên lưng dưới.

Hít thở sâu, đều để duy trì sự ổn định.

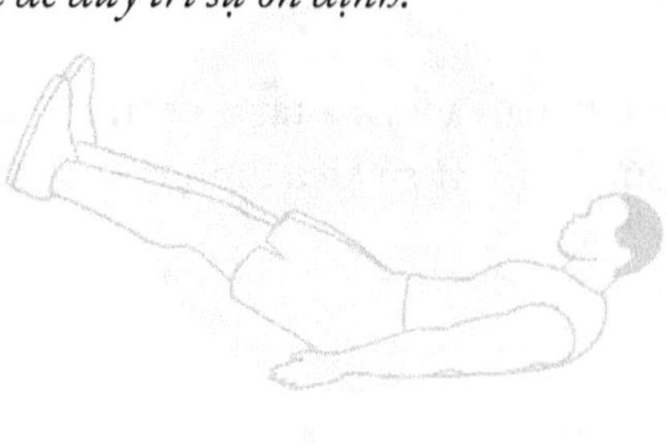

THÁCH THỨC VÀ KHÓ KHĂN TIỀM ẨN

Tư thế Nằm ngửa giương chân (Uttana Padasana) đòi hỏi sự tham gia mạnh mẽ của cơ trung tâm để nâng và giữ chân trên không. Nếu cơ trung tâm yếu, bạn có thể gặp khó khăn trong việc giữ ổn định hoặc dễ cong lưng dưới quá mức.

Tư thế này yêu cầu sự linh hoạt ở gân kheo và cơ gập hông. Nếu hông bị căng, việc nâng chân thẳng và giữ lưng an toàn sẽ trở nên khó khăn.

Người có vấn đề ở lưng dưới có thể thấy tư thế này không thoải mái. Cần duy trì cột sống ở vị trí trung lập và siết cơ bụng để bảo vệ vùng lưng dưới.

Hít thở đều và phối hợp với chuyển động giúp duy trì sự tập trung và điều hòa năng lượng. Tuy nhiên, có thể khó giữ nhịp thở sâu, đều khi giữ tư thế lâu.

Việc nâng đầu và vai có thể gây căng cổ hoặc mỏi vai, nhất là nếu vùng này vốn đã căng. Hãy thả lỏng cổ và giữ vai cách xa tai để tránh mỏi.

Căn chỉnh đúng rất quan trọng: cột sống kéo dài, vai thả lỏng, chân thẳng và cơ hoạt động. Điều này giúp tránh căng cơ hoặc sai tư thế.

Uttana Padasana cần sự kiên nhẫn và luyện tập đều đặn để cải thiện sức mạnh trung tâm, độ linh hoạt hông và khả năng kiểm soát hơi thở. Hãy thực hành với sự nhẹ nhàng, tôn trọng giới hạn cơ thể và tiến bộ từ từ theo thời gian.

वपिरीत करण — Viparīta Karaṇa

VIPARITA KARANI (vi-pa-ree-ta ka-ra-na)

Legs Up the Wall Pose

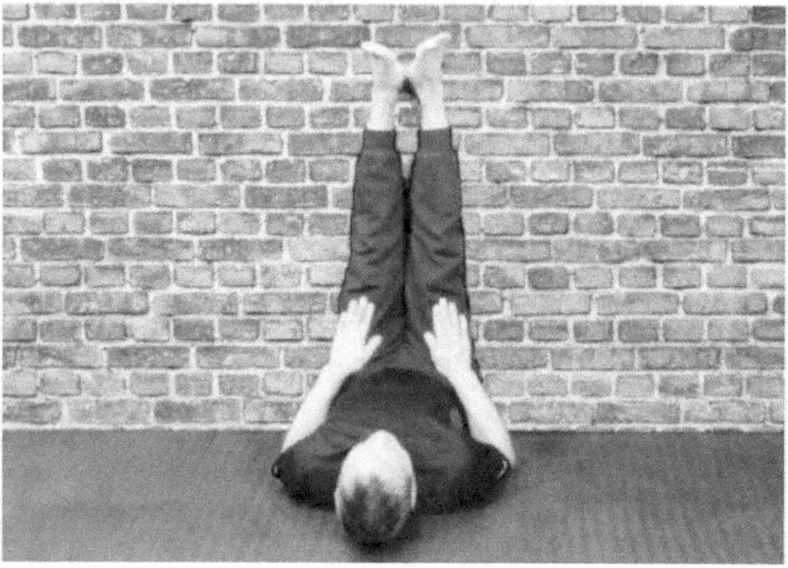

Tư thế Dựa chân vào tường

"Viparita Karani" (वपिरीत करणी) là một tư thế yoga được gọi là "Legs-Up-the-Wall Pose" trong tiếng Anh.

"Viparita" (वपिरीत) có nghĩa là "đảo ngược".

"Karani" (करणी) có nghĩa là "hành động" hoặc "làm".

Vì vậy, "Viparita Karani" thường được dịch là "Tư thế gác chân lên tường" hoặc "Tư thế Dựa chân vào tường" trong tiếng Việt.

Phiên âm & Phát âm

Tiếng Phạn: वपिरीत करण

IAST: viparīta karaṇa

Âm tiết: vi-pa-rī-ta ka-ra-ṇa

Phát âm: vi-pa-ree-ta ka-ra-na

LỢI ÍCH VÀ TÁC DỤNG TRỊ BỆNH

Tư thế Dựa chân vào tường (Viparita Karani) là một tư thế thư giãn sâu giúp làm dịu tâm trí và tạo ra trạng thái thư giãn sâu.

Nâng cao chân trong tư thế này giúp tăng cường lưu thông máu đến phần trên cơ thể và cải thiện sự hồi lưu tĩnh mạch từ chân, tăng cường sức khỏe tim mạch tổng thể.

Tư thế Dựa chân vào tường giúp giảm sưng và mệt mỏi ở chân và bàn chân bằng cách cho phép chất lỏng chảy ra khỏi chi dưới.

Tư thế Dựa chân vào tường có tác dụng làm dịu hệ thần kinh, giúp giảm bớt lo lắng và căng thẳng.

Giữ tư thế Dựa chân vào tường sẽ nhẹ nhàng kéo căng gân kheo, tăng cường tính linh hoạt và giảm căng cứng ở phía sau đùi.

Tư thế Dựa chân vào tường có thể giúp giảm đau lưng nhẹ bằng cách giải nén cột sống và thúc đẩy sự liên kết thích hợp.

Việc nén nhẹ bụng trong tư thế này sẽ kích thích tiêu hóa và có thể giúp giảm bớt sự khó chịu về tiêu hóa.

Thực hành tư thế Dựa chân vào tường trước khi đi ngủ có thể thúc đẩy giấc ngủ ngon hơn bằng cách xoa dịu tâm trí và thư giãn cơ thể.

Mặc dù là tư thế phục hồi nhưng tư thế Dựa chân vào tường cũng có thể giúp trẻ hóa cơ thể và tăng mức năng lượng bằng cách thúc đẩy tuần hoàn và thư giãn.

Tư thế Dựa chân vào tường mang đến cơ hội để xem xét nội tâm và chánh niệm, khiến nó trở thành tư thế chuẩn bị tuyệt vời cho thiền và thực hành pranayama.

THỰC HÀNH

Ngồi nghiêng cạnh tường sao cho hông và vai chạm vào tường.

Nằm ngửa, nhẹ nhàng vung chân về phía tường. Mông nên sát hoặc dựa vào chân tường, hai chân duỗi thẳng lên trên, tựa vào tường.

Điều chỉnh để cột sống thẳng từ xương cụt đến đỉnh đầu.

Đặt tay dọc theo thân, lòng bàn tay hướng lên hoặc trong tư thế thoải mái.

Nhắm mắt, hít thở sâu và thả lỏng toàn bộ cơ thể.

Thư giãn hàm và làm mềm khuôn mặt.

Giữ tư thế từ 5 đến 15 phút hoặc lâu hơn, thở đều và thư giãn.

Để thoát thế, co gối lại, nghiêng người sang bên và ngồi dậy từ từ.

Lời khuyên:

Nếu căng gân kheo hoặc khó chịu ở lưng dưới, có thể kê chăn hoặc gối dưới hông.

Để trọng lực giúp thả lỏng chân, hông và lưng dưới.

Rất thích hợp để thư giãn cuối ngày.

Có thể thay đổi vị trí tay để tăng thoải mái.

Tận hưởng sự nhẹ nhàng và phục hồi mà tư thế mang lại.

THÁCH THỨC VÀ KHÓ KHĂN TIỀM ẨN

Thách thức chính trong việc thực hành tư thế Viparita Karani là tìm được một tư thế vừa thoải mái vừa vững chắc, đồng thời giữ cho hai chân thẳng đứng áp vào tường.

Một trong những khó khăn thường gặp là điều chỉnh khoảng cách giữa cơ thể và tường sao cho đôi chân được nâng đỡ hoàn toàn mà không gây khó chịu ở lưng dưới hoặc vùng gân kheo.

Sự linh hoạt hạn chế ở hông có thể khiến việc đưa xương chậu sát vào tường trong khi vẫn giữ chân thẳng trở nên khó khăn.

Những người có vùng thắt lưng nhạy cảm có thể gặp khó khăn trong việc giữ cột sống ở tư thế trung lập mà không cảm thấy căng hoặc đau.

Căng gân kheo có thể hạn chế khả năng duỗi thẳng hoàn toàn hai chân lên tường, gây khó chịu hoặc khó đạt được tư thế lý tưởng.

Một số người có thể thấy khó giữ yên trong Viparita Karani trong thời gian dài, đặc biệt nếu họ quen với các bài tập yoga năng động hơn.

Để vượt qua những khó khăn này, người tập cần sự kiên nhẫn và sẵn sàng buông lỏng cơ thể vào tư thế. Có thể cần thử các dụng cụ hỗ trợ hoặc điều chỉnh tư thế sao cho phù hợp và thoải mái nhất cho cơ thể.

अर्ध सर्वाङ्गासन — Ardha Sarvāṅgāsana

ARDHA SARVANGASANA (ar-dha sar-va-ang-gaa-sa-na)

Half Shoulderstand Pose

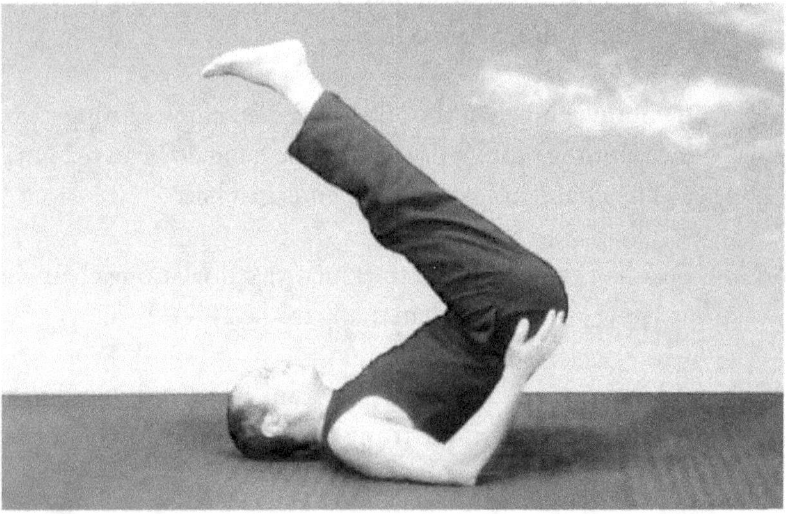

Tư thế Đứng nửa vai

"Ardha Sarvangasana" (अर्ध सर्वाङ्गासन) là một tư thế yoga được gọi là "Half Shoulderstand Pose" trong tiếng Anh.

"Ardha" (अर्ध) = "một nửa"; "Sarvangasana" (सर्वाङ्गासन) = ("Sarva" (सर्व) = "tất cả" hoặc "toàn bộ" + "Anga" (अङ्ग) = "chân tay" hoặc "bộ phận cơ thể"); "Asana" (आसन) = "tư thế" hoặc "chỗ ngồi".

Vì vậy, "Ardha Sarvangasana" dịch sang "Tư thế Đứng nửa vai" (Cũng có thể được gọi là "Tư thế Nửa nến") trong tiếng Việt.

Phiên âm & Phát âm

Tiếng Phạn: अर्ध सर्वाङ्गासन
IAST: ardha sarvāṅgāsana
Âm tiết: ar-dha sar-vāṅ-gā-sa-na
Phát âm: ar-dha sar-va-ang-gaa-sa-na

LỢI ÍCH VÀ TÁC DỤNG TRỊ BỆNH

Tư thế Đứng nửa vai (Ardha Sarvangasana) kích thích tuyến giáp, nơi điều chỉnh sự trao đổi chất và mức năng lượng trong cơ thể.

Nâng cao chân trong tư thế này giúp tăng cường lưu thông máu đến phần trên cơ thể và não, tăng cường sức khỏe tim mạch tổng thể.

Tư thế Đứng nửa vai có tác dụng làm dịu hệ thần kinh, giúp giảm lo lắng và căng thẳng nhẹ.

Tư thế Đứng nửa vai tác động vào các cơ cốt lõi, tăng cường sức mạnh và sự ổn định ở vùng bụng.

Tư thế Đứng nửa vai nhẹ nhàng kéo dài cổ và vai, làm giảm căng thẳng và cứng khớp ở những khu vực này.

Vị trí nâng cao của ngực trong tư thế Đứng nửa vai cho phép thở sâu hơn, cải thiện dung tích phổi và chức năng hô hấp.

Việc nén nhẹ bụng trong tư thế Đứng nửa vai sẽ kích thích tiêu hóa và có thể giúp giảm bớt sự khó chịu về tiêu hóa.

Tư thế Đứng nửa vai có thể giúp giảm đau đầu nhẹ bằng cách thúc đẩy thư giãn và cải thiện lưu lượng máu đến đầu.

Tư thế Đứng nửa vai đòi hỏi sự tập trung, khuyến khích chánh niệm và xem xét nội tâm.

Tư thế Đứng nửa vai đóng vai trò là tư thế chuẩn bị cho tư thế Đứng bằng vai (Sarvangasana), giúp xây dựng sức mạnh và sự linh hoạt ở cổ và vai đồng thời giảm thiểu nguy cơ căng thẳng hoặc chấn thương.

THỰC HÀNH

Bắt đầu nằm ngửa trên thảm yoga, tay đặt dọc thân, lòng bàn tay úp xuống.

Gập đầu gối, kéo chân gần mông, để chân rộng bằng hông.

Hai tay hỗ trợ dưới mông, khuỷu tay sát thân, cẳng tay chạm sàn.

Dùng cơ bụng nâng chân lên, kéo đầu gối về phía ngực.

Tiếp tục nâng chân và hông lên đến khi đùi tạo góc khoảng 45° so với mặt sàn, chỉ còn vai, cổ, đầu, tay và khuỷu tay chạm sàn.

Cơ thể tạo thành hình chữ "L" nằm nghiêng, đầu gối không vượt quá mặt.

Giữ cổ thẳng tự nhiên, tránh gập hoặc căng cổ quá mức.

Giữ tư thế từ 30 giây đến 1 phút, thở sâu và đều.

Để thoát thế, hạ chân và hông nhẹ nhàng xuống sàn, từng đốt sống một.

Lời khuyên:

Không nên gập cổ hoặc căng vai quá mức.

Dùng cơ bụng để hỗ trợ lưng dưới và giữ ổn định.

Ardha Sarvangasana giúp cải thiện tuần hoàn, tiêu hóa và giảm căng thẳng nhẹ.

Tập luyện đều đặn để tăng sức mạnh trung tâm và tiến tới tư thế Sarvangasana đầy đủ.

Tận hưởng lợi ích nhẹ nhàng của tư thế đảo ngược biến thể này.

THÁCH THỨC VÀ KHÓ KHĂN TIỀM ẨN

Thách thức chính trong việc thực hành tư thế Đứng nửa vai, hay Ardha Sarvangasana, là giữ được sự căn chỉnh và thăng bằng thích hợp trong khi nâng đỡ cơ thể trên vai và phần trên lưng.

Một trong những khó khăn lớn là duy trì sự cân bằng và ổn định của tư thế.

Người tập cần phân bổ trọng lượng cơ thể lên vai và phần trên lưng trong khi cổ hơi gập nhẹ.

Sức mạnh và sự linh hoạt đủ của vai rất cần thiết để nâng đỡ cơ thể trong Ardha Sarvangasana.

Người tập có vai yếu hoặc căng có thể gặp khó khăn khi nâng cơ thể hoặc giữ sự ổn định khi ở tư thế.

Một số người có thể cảm thấy khó chịu hoặc căng thẳng ở cổ khi giữ Ardha Sarvangasana.

Việc căn chỉnh đúng và sử dụng cơ vai hiệu quả giúp giảm áp lực lên cổ và hạn chế nguy cơ chấn thương.

Cơ trung tâm phải được kích hoạt để ổn định cơ thể và duy trì thăng bằng trong tư thế.

Cơ trung tâm yếu có thể khiến khó giữ tư thế lâu.

Thở có ý thức giúp thúc đẩy thư giãn và tập trung trong Ardha Sarvangasana.

Hít thở sâu và đều có thể giúp làm dịu hệ thần kinh và giảm căng thẳng hoặc khó chịu trong cơ thể.

सर्वाङ्गासन — Sarvāṅgāsana

SARVANGASANA (sar-va-ang-gaa-sa-na)

Shoulderstand Pose

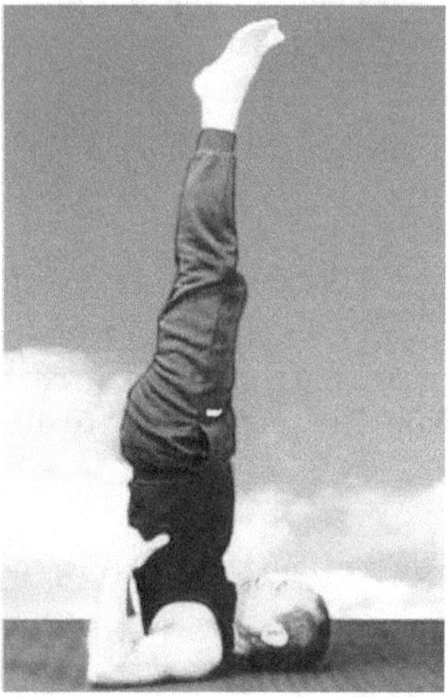

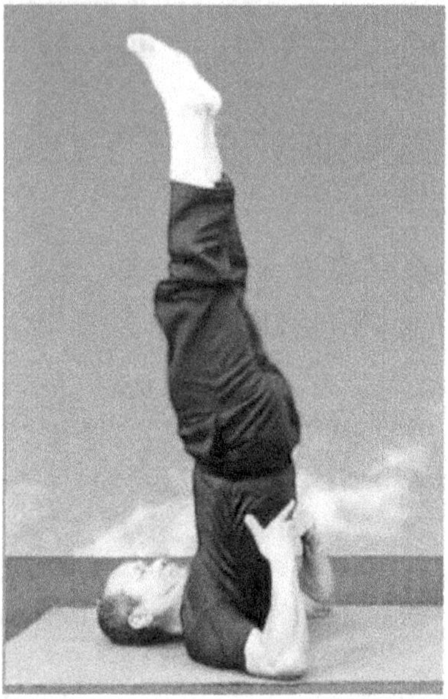

Tư thế Đứng bằng vai

"Sarvangasana" (सर्वाङ्गासन) trong tiếng Phạn là một tư thế yoga, được gọi là "Shoulderstand Pose" trong tiếng Anh.

"Sarva" (सर्व) có nghĩa là "tất cả" hoặc "toàn bộ"; "Anga" (अङ्ग) có nghĩa là "chân tay" hoặc "bộ phận cơ thể"; "Asana" (आसन) có nghĩa là "tư thế" hoặc "chỗ ngồi".

Vì vậy, "Sarvangasana" dịch sang "Tư thế Đứng bằng vai" (cũng còn được gọi là "Tư thế Nến") trong tiếng Việt.

Phiên âm & Phát âm

Tiếng Phạn: सर्वाङ्गासन
IAST: sarvāṅgāsana
Âm tiết: sar-vāṅ-gā-sa-na
Phát âm: sar-va-ang-gaa-sa-na

LỢI ÍCH VÀ TÁC DỤNG TRỊ BỆNH

Tư thế Đứng bằng vai (Sarvangasana) đảo ngược lưu lượng máu trong cơ thể, thúc đẩy lưu thông và oxy hóa đến não và các cơ quan quan trọng.

Tư thế Đứng bằng vai kích thích tuyến giáp, nơi điều chỉnh sự trao đổi chất và mức năng lượng trong cơ thể.

Giữ cơ thể trong tư thế Đứng bằng vai giúp tăng cường cơ bắp ở vai, cánh tay và lưng trên.

Tư thế Đứng bằng vai nhẹ nhàng kéo căng các cơ ở cổ, giảm căng thẳng và cứng khớp.

Vị trí nâng cao của ngực trong tư thế Đứng bằng vai cho phép thở sâu hơn, cải thiện dung tích phổi và chức năng hô hấp.

Tư thế Đứng bằng vai có tác dụng làm dịu hệ thần kinh, giúp giảm lo lắng và căng thẳng nhẹ.

Việc nén nhẹ bụng ở tư thế Đứng bằng vai sẽ kích thích tiêu hóa và có thể giúp giảm bớt sự khó chịu về tiêu hóa.

Tư thế Đứng bằng vai có thể giúp giảm bớt chứng trầm cảm nhẹ bằng cách thúc đẩy sự thư giãn và cải thiện tâm trạng.

Tư thế Đứng bằng vai đòi hỏi sự tập trung, giúp cải thiện tinh thần minh mẫn và tập trung.

Tư thế Đứng bằng vai thường được sử dụng như tư thế chuẩn bị cho các tư thế lộn ngược nâng cao hơn, giúp xây dựng sức mạnh và sự tự tin khi lộn ngược.

THỰC HÀNH

Nằm ngửa trên thảm, hai tay dọc theo thân, lòng bàn tay úp xuống.

Gập gối, đưa hai bàn chân gần mông, rộng bằng hông.

Siết cơ bụng và nâng gối lên ngực.

Hít vào, rồi thở ra và dùng sức cơ bụng cùng cánh tay để nâng hông khỏi mặt thảm.

Tiếp tục nâng chân và hông sao cho đùi vuông góc với sàn, thân người thẳng hàng từ vai đến hông.

Trọng lượng đặt lên vai, tay và khuỷu tay sát thân.

Duỗi mũi chân lên trần, giữ chân căng và vững.

Cổ hơi gập, không căng cứng. Mắt nhìn vào ngực hoặc mũi chân.

Giữ tư thế từ 30 giây đến 1 phút, hít thở sâu và đều.

Thoát thế bằng cách đưa chân về phía mặt, từ từ cuộn lưng và hạ hông xuống thảm, từng đốt sống một.

Lời khuyên:

Không xoay đầu hoặc gập cổ quá mức.

Duy trì cơ bụng siết chặt để giữ thân người ổn định.

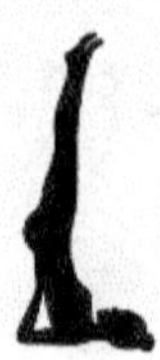

THÁCH THỨC VÀ KHÓ KHĂN TIỀM ẨN

Thử thách lớn nhất của tư thế Đứng bằng vai (Sarvangasana) là duy trì sự cân chỉnh và cân bằng trong khi nâng toàn bộ cơ thể trên vai và lưng trên.

Tư thế này đòi hỏi sức mạnh đáng kể ở vùng cổ và vai. Nếu các cơ ở những khu vực này yếu, việc vào và giữ tư thế sẽ trở nên khó khăn và thiếu ổn định.

Giữ cho cột sống cổ thẳng hàng là rất quan trọng để tránh căng hoặc chấn thương. Người tập cần kích hoạt cơ cổ và tránh dồn áp lực lên các đốt sống cổ.

Việc siết cơ trung tâm là thiết yếu để giữ thân trên vững vàng. Trung tâm yếu có thể gây mất thăng bằng hoặc không thể giữ tư thế lâu.

Hít thở đều và sâu giúp thư giãn, tập trung và cung cấp đủ oxy cho các cơ. Chánh niệm trong hơi thở cũng giúp giữ sự bình tĩnh trong tư thế.

Sarvangasana nổi tiếng với khả năng kích thích tuyến giáp. Tuy nhiên, để an toàn, cần giữ đúng trục và thời gian hợp lý để tránh áp lực lên vùng này.

Những người có vấn đề về cổ, cột sống cổ, huyết áp cao hoặc tăng nhãn áp nên cẩn trọng hoặc tránh tư thế này.

Tốt nhất nên tham khảo ý kiến giáo viên yoga có kinh nghiệm hoặc chuyên gia y tế trước khi luyện tập.

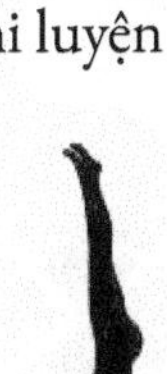

अर्ध हलासन — Ardha Halāsana

ARDHA HALASANA (ar-dha ha-laa-sa-na)

Half Plough Pose / Half Plow Pose

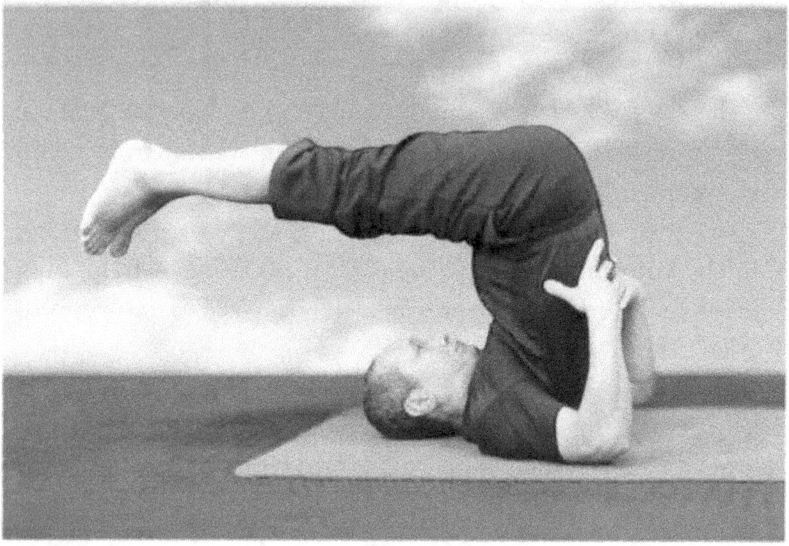

Tư thế Nửa cày

"Ardha Halasana" (अर्ध हलासन) trong tiếng Phạn là một tư thế yoga, được gọi là "Half Plough Pose" hoặc "Half Plow Pose" trong tiếng Anh.

"Ardha" (अर्ध) có nghĩa là "một nửa"; "Hala" (हल) có nghĩa là "cái cày"; "Asana" (आसन) có nghĩa là "tư thế" hoặc "chỗ ngồi".

Vì vậy, "Ardha Halasana"có tên tiếng Việt là "Tư thế Nửa cày".

Phiên âm & Phát âm

Tiếng Phạn: अर्ध हलासन
IAST: ardha halāsana
Âm tiết: ar-dha ha-lā-sa-na
Phát âm: ar-dha ha-laa-sa-na

LỢI ÍCH VÀ TÁC DỤNG TRỊ BỆNH

Tư thế Nửa cày (Ardha Halasana) kéo dài cột sống và gân kheo, thúc đẩy sự linh hoạt và giảm căng thẳng ở những khu vực này.

Tư thế Nửa cày giúp điều chỉnh cột sống đúng cách, giảm nguy cơ đau lưng và thúc đẩy tư thế tốt.

Tư thế Nửa cày tăng cường cơ bụng, thúc đẩy sự ổn định của lõi và hỗ trợ cột sống.

Bằng cách nén bụng, tư thế Nửa cày kích thích tiêu hóa và thúc đẩy hoạt động hiệu quả của cơ quan tiêu hóa.

Động tác gập người về phía trước trong tư thế Nửa cày có thể giúp xoa dịu tâm trí và giảm căng thẳng, lo lắng.

Tư thế Nửa cày cải thiện lưu thông máu đến não, thúc đẩy tinh thần tỉnh táo và minh mẫn.

Luyện tập tư thế Nửa cày có thể giúp giảm mệt mỏi và thúc đẩy thư giãn bằng cách làm dịu hệ thần kinh.

Tư thế Nửa cày có thể giúp giảm đau lưng bằng cách kéo dài và giải phóng căng thẳng ở các cơ dọc theo cột sống.

Tư thế Nửa cày giúp mở rộng ngực, cho phép hít thở sâu hơn và cải thiện dung tích phổi.

Tư thế Nửa cày khuyến khích thư giãn và cảm giác bình tĩnh, giúp giảm căng thẳng và thúc đẩy sức khỏe tổng thể.

THỰC HÀNH

Bắt đầu bằng cách nằm ngửa trên thảm yoga với hai tay ở hai bên, lòng bàn tay úp xuống.

Hít vào và nhấc cả hai chân lên khỏi sàn, giữ chúng thẳng và sát vào nhau.

Thở ra và hạ chân xuống sàn phía sau đầu, cố gắng đưa chúng về một góc 45 độ hoặc thấp nhất có thể mà bạn cảm thấy thoải mái.

Giữ hai chân thẳng và tập trung, với các ngón chân nhọn.

Ấn lòng bàn tay vào thảm để được hỗ trợ hoặc bạn có thể đặt tay dưới hông để được hỗ trợ thêm nếu cần.

Giữ cổ và vai thư giãn, đồng thời nhìn về phía ngón chân.

Giữ tư thế trong vài nhịp thở, thở sâu và đều.

Để thoát thế, hít vào và từ từ nhấc chân lên trần nhà, trở về vị trí bắt đầu.

Thở ra và hạ chân xuống sàn.

Lặp lại tư thế trong vài hiệp, tăng dần thời lượng khi bạn cảm thấy thoải mái hơn với tư thế.

Lời khuyên:

Không hạ chân quá thấp nếu cảm thấy khó chịu ở thắt lưng hoặc cổ.

Siết cơ bụng để hỗ trợ lưng dưới và tránh bị ưỡn.

Nếu có vấn đề ở cổ, hãy lót một chiếc khăn gấp hoặc gối mỏng dưới đầu.

Duy trì hơi thở nhẹ nhàng, đều đặn để giúp làm dịu tâm trí và tăng độ giãn cơ.

THÁCH THỨC VÀ KHÓ KHĂN TIỀM ẨN

Thử thách chính trong tư thế Nửa cày (Ardha Halasana), liên quan đến việc đạt được sự liên kết phù hợp và duy trì sự ổn định trong khi duỗi lưng và chân.

Duy trì sự liên kết và ổn định trong tư thế Nửa cày là rất quan trọng. Người tập cần vận động các cơ cốt lõi và giữ thẳng cột sống trong khi duỗi hai chân qua đầu.

Tư thế Nửa cày yêu cầu sự linh hoạt ở lưng và gân kheo để nâng chân về phía trần nhà trong khi vẫn giữ cho Cột sống vươn dài. Sự linh hoạt hạn chế ở những khu vực này có thể cản trở khả năng thực hiện đầy đủ tư thế.

Dùng tay đỡ lưng dưới trong khi nâng chân qua đầu có thể gây khó khăn cho vai và cổ. Người tập phải đảm bảo có đủ sức mạnh và sự linh hoạt ở những khu vực này để tránh căng thẳng.

Thực hành kiểm soát hơi thở có thể giúp tâm trí bình tĩnh và kéo giãn sâu hơn trong tư thế Nửa cày. Điều cần thiết là duy trì hơi thở đều đặn trong suốt tư thế để thúc đẩy sự thư giãn và tập trung.

Lưu ý & Chống chỉ định:

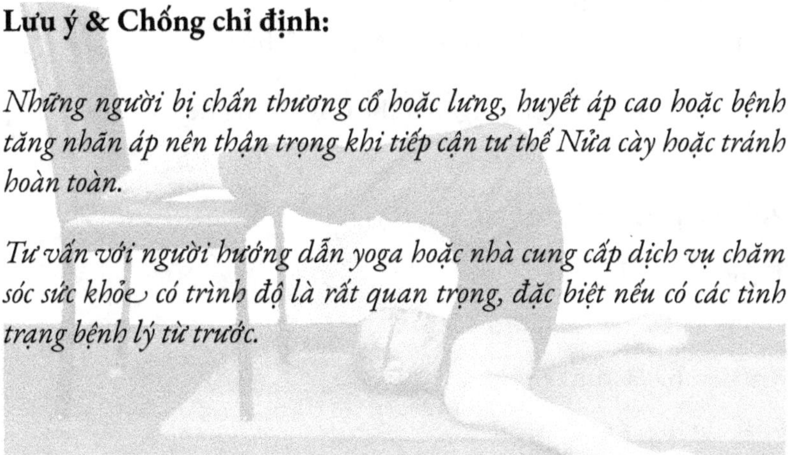

Những người bị chấn thương cổ hoặc lưng, huyết áp cao hoặc bệnh tăng nhãn áp nên thận trọng khi tiếp cận tư thế Nửa cày hoặc tránh hoàn toàn.

Tư vấn với người hướng dẫn yoga hoặc nhà cung cấp dịch vụ chăm sóc sức khỏe có trình độ là rất quan trọng, đặc biệt nếu có các tình trạng bệnh lý từ trước.

हलासन — Halāsana

HALASANA (ha-laa-sa-na)

Plow Pose

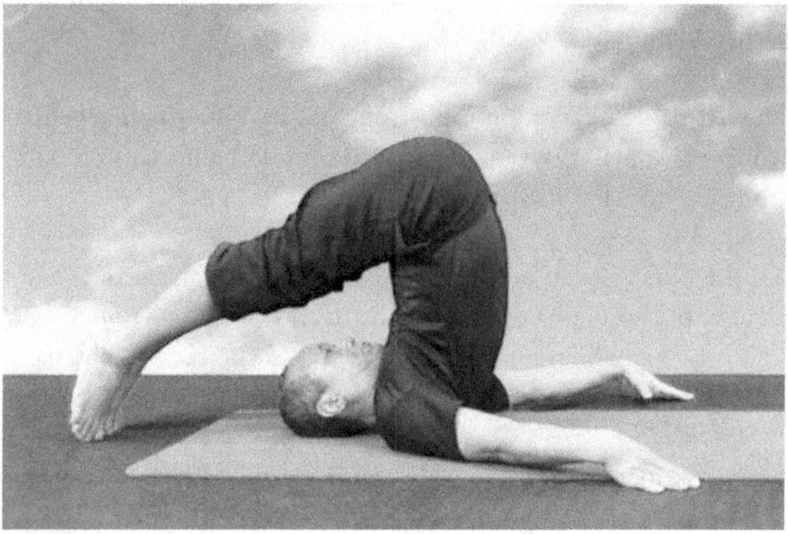

Tư thế Cày

"Halasana" (हलासन) trong tiếng Phạn là một tư thế yoga, được gọi là "Plow Pose" trong tiếng Anh.

"Hala" (हल) có nghĩa là "cái cày".

"Asana" (आसन) có nghĩa là "tư thế" hoặc "chỗ ngồi".

Vì vậy, "Halasana" dịch sang "Tư thế Cày" trong tiếng Việt.

Phiên âm & Phát âm

Tiếng Phạn: हलासन

IAST: halāsana

Âm tiết: ha-lā-sa-na

Phát âm: ha-laa-sa-na

LỢI ÍCH VÀ TÁC DỤNG TRỊ BỆNH

Tư thế Cày (Halasana) kéo dài toàn bộ chiều dài của cột sống và vai, thúc đẩy sự linh hoạt và giảm căng thẳng ở những khu vực này.

Tư thế Cày giúp điều chỉnh cột sống đúng cách, giảm nguy cơ đau lưng và thúc đẩy tư thế tốt.

Tư thế Cày kích thích tuyến giáp, giúp điều hòa quá trình trao đổi chất và thúc đẩy cân bằng nội tiết tố.

Bằng cách đảo ngược lưu lượng máu, tư thế Cày cải thiện lưu thông máu đến não, thúc đẩy tinh thần tỉnh táo và minh mẫn.

Việc nén bụng trong tư thế Cày kích thích tiêu hóa và thúc đẩy hoạt động hiệu quả của các cơ quan tiêu hóa.

Tư thế này thúc đẩy sự thư giãn và làm dịu hệ thần kinh, giúp giảm căng thẳng, lo lắng và mất ngủ.

Thực hành tư thế Cày có thể giúp giảm mệt mỏi và thúc đẩy thư giãn bằng cách làm dịu tâm trí và cơ thể.

Tư thế Cày có thể giúp giảm đau lưng bằng cách kéo dài và giải phóng căng thẳng ở các cơ dọc theo cột sống.

Tư thế Cày mở ngực và phổi, cải thiện chức năng hô hấp và thúc đẩy hơi thở sâu.

Tư thế Cày khuyến khích biết buông bỏ, cho phép người tập giải phóng căng thẳng về thể chất và tinh thần, đồng thời tìm thấy cảm giác thoải mái và thư giãn.

THỰC HÀNH

Nằm ngửa trên thảm, tay dọc theo thân, lòng bàn tay úp xuống.

Hít vài hơi sâu để thư giãn toàn thân.

Hít vào, siết cơ bụng và từ từ nâng hai chân qua đầu, giữ thẳng và khép sát.

Đặt hai tay đỡ lưng dưới, khuỷu tay gần nhau, cánh tay ép xuống thảm.

Thở ra, hạ chân ra sau đầu. Nếu ngón chân chạm sàn, đan tay và ép tay xuống thảm.

Nếu không, giữ chân ở độ cao thoải mái.

Thả lỏng mọi căng thẳng ở cổ trong khi vẫn giữ sự ổn định có kiểm soát, tuyệt đối không di chuyển đầu.

Giữ tư thế 5–10 nhịp thở sâu, mắt nhìn về ngón chân hoặc trần nhà.

Thoát thế, buông tay, từ từ cuộn lưng xuống thảm từng đốt sống, chân giữ thẳng.

Nghỉ ngơi trong tư thế xác chết (Shavasana) để cơ thể hấp thụ lợi ích từ bài tập.

Biến thể:

Đặt khăn hoặc gối dưới vai nếu chân chưa chạm sàn.

Có thể hơi gập gối nếu thấy căng lưng dưới hoặc gân kheo.

THÁCH THỨC VÀ KHÓ KHĂN TIỀM ẨN

Thách thức chính của tư thế Cày (Halasana) là giữ được sự cân chỉnh tốt và sự ổn định trong khi kéo giãn lưng và chân.

Tư thế này đòi hỏi cột sống phải rất linh hoạt để hạ chân xuống sau đầu. Nếu lưng cứng, việc thực hiện đầy đủ tư thế sẽ khó khăn.

Dùng tay đỡ lưng trong tư thế này tạo áp lực lên vai và cổ. Cần có sức mạnh và sự linh hoạt đủ để tránh căng thẳng.

Hít thở chậm và kiểm soát giúp thư giãn, tập trung và làm sâu thêm sự kéo giãn.

Giữ cột sống và chân thẳng là rất quan trọng để tránh chấn thương. Cần siết cơ trung tâm và giữ lưng thẳng khi hạ chân xuống.

Người bị đau hoặc nhạy cảm vùng cổ, cột sống cổ nên thực hiện Halasana thận trọng. Dùng dụng cụ hỗ trợ hoặc điều chỉnh tư thế giúp giảm áp lực và thoải mái hơn.

Chống chỉ định:

Tránh tư thế Cày (Halasana) nếu có chấn thương cổ, vấn đề về cột sống cổ, cao huyết áp hoặc bệnh tăng nhãn áp.

Nên hỏi ý kiến giáo viên yoga có kinh nghiệm hoặc chuyên gia y tế trước khi tập nếu có vấn đề sức khỏe.

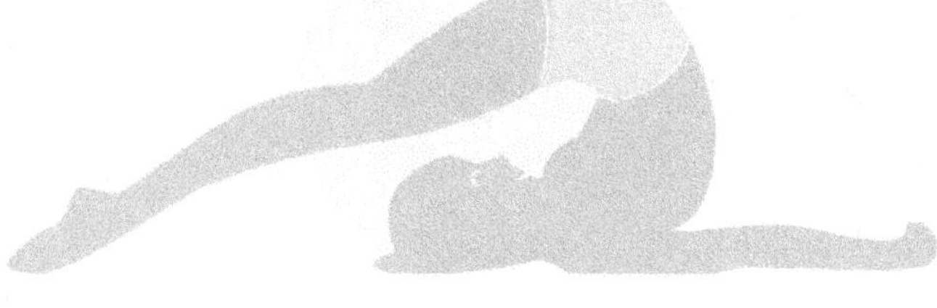

चक्की हलासन — Cakkī Halāsana

CHAKKI HALASANA (chak-kee ha-laa-sa-na)

Dynamic Plow Pose

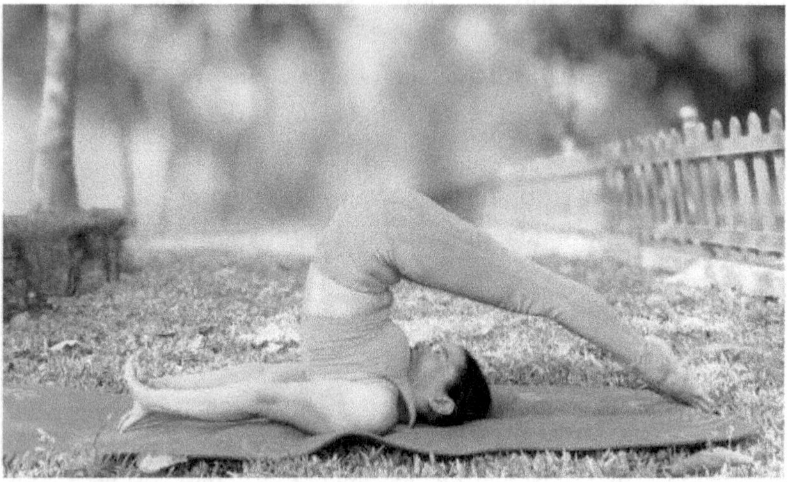

Tư thế Cày quay

"Chakki Halasana" (चक्की हलासन) trong tiếng Phạn là một tư thế yoga, được gọi là "Dynamic Plow Pose" trong tiếng Anh.

"Chakki" (चक्की) có nghĩa là "khuấy" hoặc "cối xay"; "Hala" (हल) có nghĩa là "cái cày"; "Asana" (आसन) có nghĩa là "tư thế" hoặc "chỗ ngồi".

Vì vậy, "Chakki Halasana" dịch sang "Tư thế Cày quay" trong tiếng Việt

Phiên âm & Phát âm

Phạn: चक्की हलासन

IAST: cakkī halāsana

Âm tiết: cak-kī ha-lā-sa-na

Phát âm: chak-kee ha-laa-sa-na

LỢI ÍCH VÀ TÁC DỤNG TRỊ BỆNH

Tư thế Cày quay (Chakki Halasana) kéo dài toàn bộ chiều dài của cột sống và vai, thúc đẩy sự linh hoạt và giảm căng thẳng ở những khu vực này.

Tư thế này giúp cải thiện tính linh hoạt của cột sống bằng cách nhẹ nhàng kéo dài cột sống và giải phóng sự căng cứng ở cơ lưng.

Tư thế Cày quay kích thích tuyến giáp, giúp điều hòa quá trình trao đổi chất và thúc đẩy cân bằng nội tiết tố.

Bằng cách đảo ngược lưu lượng máu, tư thế Cày quay cải thiện lưu thông máu đến não, thúc đẩy tinh thần tỉnh táo và minh mẫn.

Việc nén bụng trong tư thế Cày quay kích thích tiêu hóa và thúc đẩy hoạt động hiệu quả của các cơ quan tiêu hóa.

Tư thế Cày quay thúc đẩy sự thư giãn và làm dịu hệ thần kinh, giúp giảm căng thẳng, lo lắng và mất ngủ.

Tư thế Cày quay có thể giúp giảm mệt mỏi và thúc đẩy thư giãn bằng cách làm dịu tâm trí và cơ thể.

Tập tư thế Cày quay có thể giúp giảm đau lưng bằng cách nhẹ nhàng kéo giãn và giải phóng căng thẳng ở các cơ dọc theo cột sống.

Tư thế Cày quay mở ngực và phổi, cải thiện chức năng hô hấp và thúc đẩy hơi thở sâu.

Tư thế Cày quay khuyến khích biết buông bỏ, cho phép người tập giải phóng căng thẳng về thể chất và tinh thần, đồng thời tìm thấy cảm giác thoải mái và thư giãn.

THỰC HÀNH

Nằm ngửa trên thảm yoga, tay để dọc thân người, lòng bàn tay úp xuống.

Hít sâu, nâng chân thẳng và khép lại khỏi mặt đất.

Thở ra, hạ chân xuống sau đầu, cố gắng gần chạm đất nhất có thể.

Đan ngón tay sau lưng, chống tay xuống thảm để giữ thăng bằng.

Hít vào, siết cơ bụng.

Thở ra, bắt đầu xoay chân thẳng thành vòng tròn như cối xay (chakki) theo chiều kim đồng hồ.

Điều phối nhịp xoay với hơi thở, giữ chuyển động nhẹ nhàng, đều đặn.

Sau vài vòng, đổi chiều xoay ngược lại.

Dùng sức mạnh cơ bụng để kiểm soát chuyển động.

Kết thúc, thả tay và hạ chân chậm rãi xuống thảm.

Nghỉ thư giãn trong tư thế Shavasana để cơ thể hấp thu lợi ích.

Lời khuyên:

Giữ cổ và vai thả lỏng.

Giữ cơ bụng hoạt động để bảo vệ lưng dưới.

Nếu cần, đặt khăn gấp dưới đầu để hỗ trợ.

Thở sâu và đều để giúp duy trì chuyển động.

Chakki Halasana là biến thể động của Halasana, giúp kích thích tiêu hóa, tăng tuần hoàn máu và tiếp thêm sinh lực cho cơ thể và tinh thần.

THÁCH THỨC VÀ KHÓ KHĂN TIỀM ẨN

Thách thức chính của tư thế Cày quay (Chakki Halasana) là phối hợp chuyển động vòng tròn của chân với nhịp thở trong khi giữ được sự cân chỉnh và ổn định cơ thể.

Tư thế động này đòi hỏi sự linh hoạt và sức mạnh của cột sống để hạ chân xuống phía sau đầu, đồng thời liên tục sử dụng cơ lõi và giữ cột sống thẳng.

Hỗ trợ lưng bằng tay khi ngửa người gây áp lực lên vai và cổ, cần có đủ sức mạnh và linh hoạt để tránh căng cơ.

Kiểm soát nhịp thở sâu, đều đặn rất quan trọng để đồng bộ hóa chuyển động với hơi thở, giúp thư giãn và kéo giãn sâu hơn.

Giữ đúng tư thế cột sống và chân trong suốt chuyển động giúp phòng tránh căng cơ và chấn thương.

Người có vấn đề ở cổ hoặc cột sống cổ nên thực hành cẩn trọng, dùng phụ kiện hoặc điều chỉnh tư thế để giảm áp lực.

Chống chỉ định:

Người bị chấn thương cổ, vấn đề cột sống cổ, tăng huyết áp, hoặc glaucome nên tránh hoặc tham khảo ý kiến chuyên gia trước khi tập.

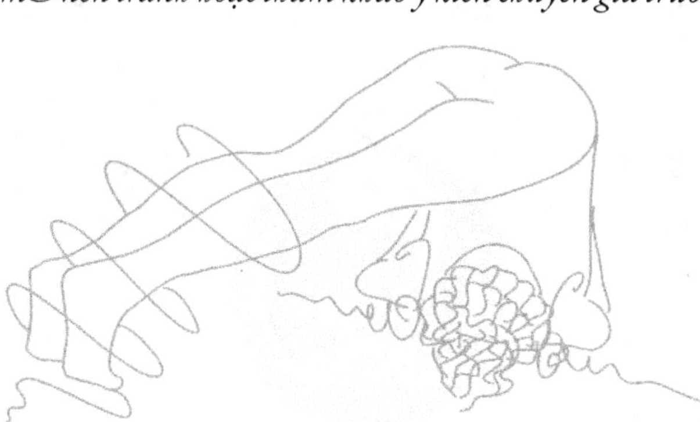

सुप्त कोणासन — Supta Koṇāsana

SUPTA KONASANA (sup-ta ko-naa-sa-na)

Reclining Angle Pose

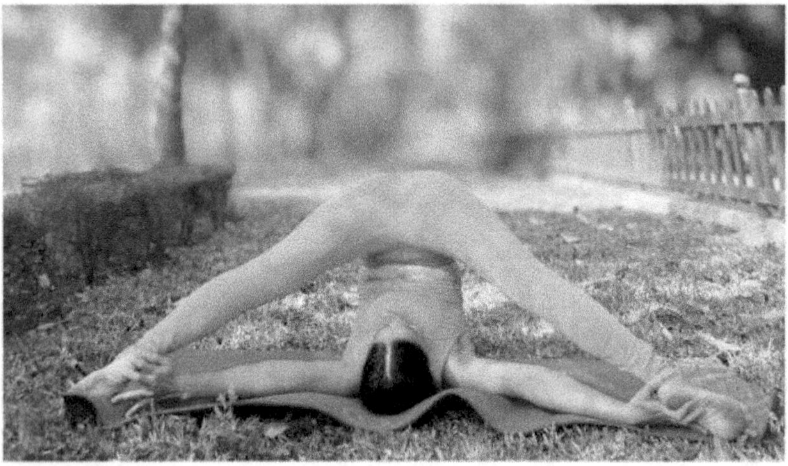

Tư thế Góc nằm

"Supta Konasana" (सुप्त कोणासन) trong tiếng Phạn là một tư thế yoga, được gọi là "Reclining Angle Pose" trong tiếng Anh.

"Supta" (सुप्त) có nghĩa là "nghiêng" hoặc "nằm"; "Kona" (कोण) có nghĩa là "góc"; "Asana" (आसन) có nghĩa là "tư thế" hoặc "chỗ ngồi".

Vì vậy, "Supta Konasana" có thể được dịch là "Tư thế Góc nằm" trong tiếng Việt.

Phiên âm & Phát âm

Phạn: सुप्त कोणासन

IAST: supta koṇāsana

Âm tiết: su-pta ko-ṇā-sa-na

Phát âm: su-pta ko-naa-sa-na

LỢI ÍCH VÀ TÁC DỤNG TRỊ BỆNH

Kéo giãn mạnh cho háng và đùi trong: Tư thế Góc nằm (Supta Konasana) mang lại sự kéo giãn sâu và cho cơ háng và cơ đùi trong, tăng cường đáng kể tính linh hoạt và giải phóng căng thẳng ở những khu vực này.

Mở hông mạnh mẽ: Bằng cách duỗi chân ra ngoài sang hai bên, tư thế Góc nằm mở rộng và thả lỏng các khớp hông một cách sâu sắc, thúc đẩy khả năng vận động và tính linh hoạt tăng lên.

Giảm căng thẳng lưng dưới hiệu quả: Việc đảo ngược và kéo giãn đáng kể trong tư thế Góc nằm có thể làm giảm căng thẳng và khó chịu ở lưng dưới một cách hiệu quả, thúc đẩy sự thư giãn và giảm bớt độ cứng.

Làm dịu tâm trí sâu sắc: Duy trì tư thế trong khi tập trung vào hơi thở sẽ tạo ra cảm giác bình tĩnh và thư giãn sâu sắc, đặc biệt có lợi cho việc giảm căng thẳng, lo lắng và nuôi dưỡng tinh thần minh mẫn.

Tăng cường tuần hoàn: Khía cạnh đảo ngược của tư thế Góc nằm kích thích tuần hoàn và tiếp thêm sinh lực cho toàn bộ cơ thể.

Kích thích tiêu hóa: Việc nén mạnh vùng bụng trong tư thế Góc nằm có thể kích thích đáng kể quá trình tiêu hóa, giảm bớt chứng đầy hơi và khó chịu về tiêu hóa.

Thúc đẩy nghỉ ngơi sâu và thư giãn: Thường được thực hành vào cuối buổi tập yoga hoặc trong chuỗi thư giãn, tư thế Góc nằm tạo điều kiện thư giãn sâu, chuẩn bị cho cơ thể và tâm trí cho giấc ngủ phục hồi.

Tóm lại, tư thế Góc nằm có lợi ích toàn diện cho cả cơ thể và tâm trí nhờ vào các tư thế đảo ngược, động tác kéo giãn và ép bụng.

THỰC HÀNH

Nằm ngửa trên sàn.

Sử dụng cả hai tay để đỡ mông và nâng từng chân lên thành tư thế nằm ngửa trên vai. Tư thế Đứng nửa vai.

Nếu cảm thấy thoải mái, hãy duỗi chân lên trời, giữ tay trên mông để được hỗ trợ (Tư thế Đứng bằng vai).

Dần dần hạ các ngón chân xuống sàn phía sau đầu, vào tư thế Cày.

Từ tư thế Cày, mở hai chân sang hai bên, tạo thành một góc rộng hơn góc vuông.

Mở rộng cánh tay của bạn về phía bàn chân của bạn, vươn tới chạm vào chúng nếu có thể.

Giữ tư thế trong vài giây đến 1 phút hoặc lâu hơn, tùy thuộc vào khả năng và mức độ thoải mái của bạn.

Để thoát thế, hãy quay lại tư thế Cày bằng cách khép hai chân lại, lăn cột sống xuống từng đốt sống và nằm ngửa trên sàn.

Nghỉ ngơi một lát trước khi chuyển sang tư thế tiếp theo.

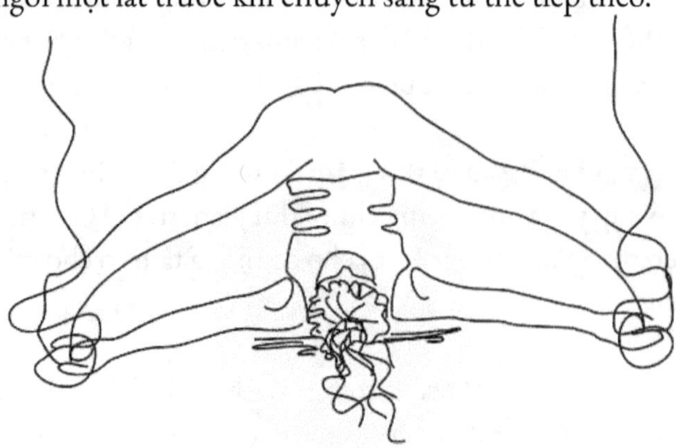

THÁCH THỨC VÀ KHÓ KHĂN TIỀM ẨN

Thử thách chính của tư thế Góc nằm (Supta Konasana) là cân bằng giữa việc kéo giãn sâu vùng háng và đùi trong, đồng thời giữ sự thư giãn và căn chỉnh cơ thể đúng cách.

Việc mở hông và duỗi chân sang hai bên đòi hỏi sức mạnh và độ linh hoạt – điều này có thể gây khó khăn với những người có cơ thể kém dẻo.

Tư thế này giúp giảm căng vùng lưng dưới, nhưng vẫn cần giữ cột sống thẳng và cơ thể thư giãn suốt thời gian giữ thế.

Tác dụng đảo ngược của tư thế thúc đẩy lưu thông máu ở vùng chậu và bụng dưới, có thể gây khó chịu với người gặp vấn đề tuần hoàn hoặc nhạy cảm vùng bụng.

Sự nén nhẹ ở bụng kích thích tiêu hóa, nhưng cũng có thể làm việc hít thở sâu trở nên khó khăn hơn.

Supta Konasana giúp thư giãn đầu óc và hỗ trợ giấc ngủ, tuy nhiên một số người có thể gặp khó khăn trong việc buông lỏng hoàn toàn cơ thể và tâm trí.

Tóm lại, tư thế này đòi hỏi sự kết hợp giữa kéo giãn sâu và thư giãn có kiểm soát để mang lại hiệu quả tối ưu.

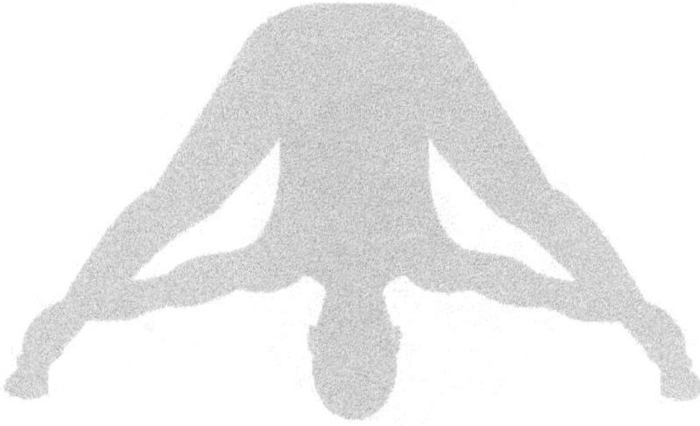

करणपीडासन — Karṇapīḍāsana

KARNAPIDASANA (kar-na-pee-daa-sa-na)

Ear Pressure Pose

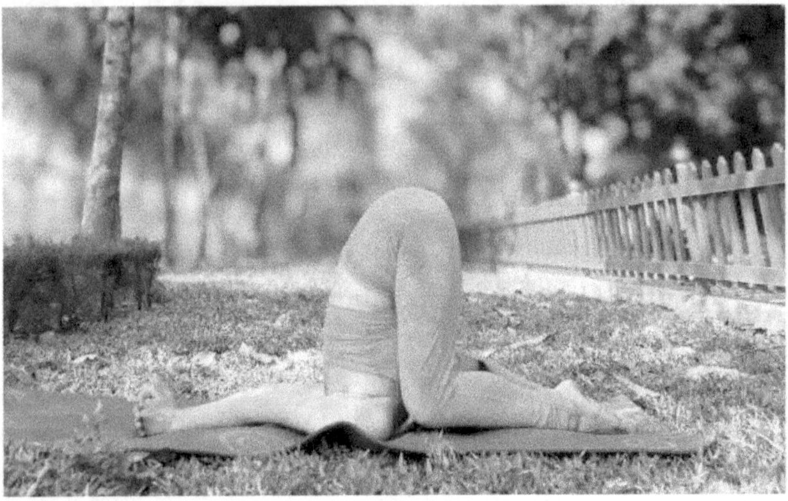

Tư thế Áp lực tai

"Karnapidasana" (करणपीडासन) trong tiếng Phạn là một tư thế yoga, được gọi là "Ear Pressure Pose" trong tiếng Anh.

"Karna" (करण) có nghĩa là "tai"; "Pida" (पीडा) có nghĩa là "áp lực" hoặc "đau đớn"; "Asana" (आसन) có nghĩa là "tư thế" hoặc "chỗ ngồi".

Vì vậy, "Karnapidasana" được dịch là "Tư thế Áp lực tai" trong tiếng Việt

Phiên âm & Phát âm

Tiếng Phạn: करणपीडासन

IAST: karṇapīḍāsana

Âm tiết: kar-ṇa-pī-ḍā-sa-na

Phát âm: kar-na-pee-daa-sa-na

LỢI ÍCH VÀ TÁC DỤNG TRỊ BỆNH

Tư thế Áp lực tai (Karnapidasana) kéo dài cột sống và vai, giảm căng thẳng và cải thiện tính linh hoạt ở những khu vực này.

Tư thế này có thể giúp xoa dịu tâm trí, giảm căng thẳng và lo lắng bằng cách thúc đẩy sự thư giãn và hít thở sâu.

Tư thế Áp lực tai kích thích các cơ quan bụng, thúc đẩy quá trình tiêu hóa khỏe mạnh và giảm bớt sự khó chịu về tiêu hóa.

Bằng cách nén bụng, tư thế Áp lực tai cải thiện lưu thông máu đến các cơ quan tiêu hóa, phát huy chức năng tối ưu của chúng.

Thực hành tư thế Áp lực tai có thể giúp giảm mệt mỏi và thúc đẩy thư giãn bằng cách làm dịu hệ thần kinh.

Tư thế Áp lực tai kéo dài các cơ và dây chằng ở cổ, giảm độ cứng và cải thiện tính linh hoạt của cổ.

Tư thế Áp lực tai có thể cải thiện chức năng hô hấp bằng cách mở rộng lồng ngực và cho phép hít thở sâu hơn.

Bản chất đảo ngược của tư thế Áp lực tai thúc đẩy sự thư giãn và cảm giác bình tĩnh bằng cách đảo ngược lưu lượng máu và làm dịu tâm trí.

Thực hành tư thế Áp lực tai thường xuyên có thể giúp giảm chứng mất ngủ và cải thiện chất lượng giấc ngủ bằng cách làm dịu hệ thần kinh và thúc đẩy thư giãn.

Tư thế Áp lực tai khuyến khích biết buông bỏ, cho phép người tập giải phóng căng thẳng về thể chất và tinh thần, đồng thời tìm thấy cảm giác thoải mái và thư giãn.

THỰC HÀNH

Bắt đầu ở tư thế Cày (Halasana).

Thở ra, gập gối đưa về phía trán, rồi đặt hai tay chống vào lưng dưới để giữ tư thế.

Từ từ hạ đầu gối gập xuống gần tai, đùi ép nhẹ hai bên đầu.

Giữ cổ thư giãn và hít thở sâu.

Giữ tư thế trong giới hạn thoải mái, thả lỏng căng thẳng theo từng hơi thở ra.

Để thoát thế, thả tay và từ từ cuộn cột sống xuống để đưa chân trở lại mặt sàn.

Nằm thư giãn và hít vài hơi sâu để cảm nhận lợi ích của tư thế.

Lặp lại nếu muốn, luôn lắng nghe cảm giác cơ thể.

Lưu ý:

Nếu chân chưa chạm được đầu, có thể dùng dây để hỗ trợ.

Thư giãn cổ và vai, để trọng lực nhẹ nhàng kéo giãn cột sống.

Không ép mạnh chân về phía đầu nếu thấy khó chịu – hãy kiên nhẫn tiến bộ từng bước.

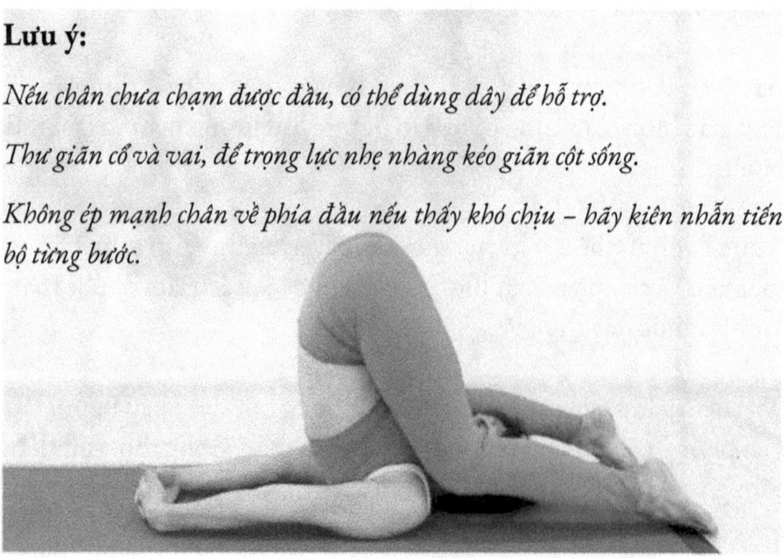

THÁCH THỨC VÀ KHÓ KHĂN TIỀM ẨN

Tư thế Áp lực tai (Karnapidasana) là tư thế gập chân ép vào thân, đưa đầu gối chạm tai, dồn trọng lượng cơ thể lên cổ và vai. Sự nén mạnh này có thể gây khó khăn cho người có độ linh hoạt hạn chế ở cổ và cột sống.

Tư thế đòi hỏi sự mềm dẻo của lưng và vai; nếu những vùng này còn cứng, sẽ khó đạt được tư thế hoàn chỉnh.

Việc hít thở sâu có thể bị cản trở do áp lực lên ngực và bụng, khiến người tập khó thư giãn và duy trì nhịp thở đều.

Áp lực lên cổ và vai có thể gây căng tức, nhất là với người từng chấn thương. Cần điều chỉnh đúng trục cơ thể và tập luyện từ từ.

Giữ thăng bằng trên vai trong khi chân gập sát tai đòi hỏi sức mạnh và sự ổn định, điều này không dễ với người mới bắt đầu.

Dù tư thế này giúp giải tỏa căng thẳng, nhiều người cảm thấy khó buông lỏng hoàn toàn lúc mới tập. Kỹ thuật thư giãn có ý thức sẽ hỗ trợ quá trình này.

Tư thế nên được tiếp cận một cách từ tốn. Việc điều chỉnh - chẳng hạn như sử dụng đạo cụ hoặc điều chỉnh vị trí chân - có thể giúp tư thế dễ tiếp cận hơn.

Tóm lại, thách thức chính của Karnapidasana là tạo ra sự nén sâu ở cổ và tai, đồng thời vẫn giữ đúng trục, hơi thở thông suốt và sự thư giãn toàn diện.

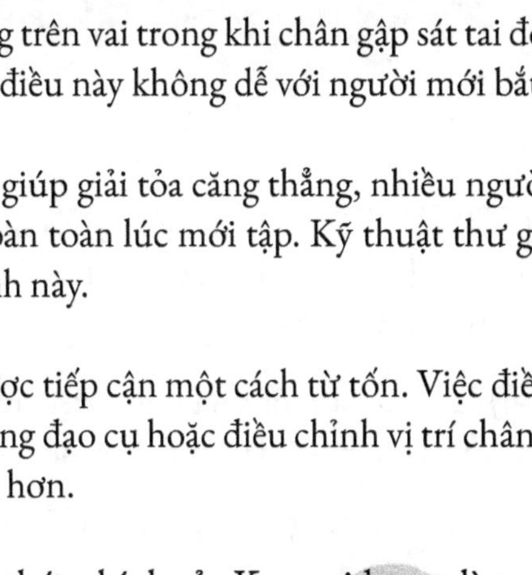

मारच्यिासन — Māricyāsana

MARICHYASANA (maa-ri-chyaa-sa-na)

Marichi's Pose

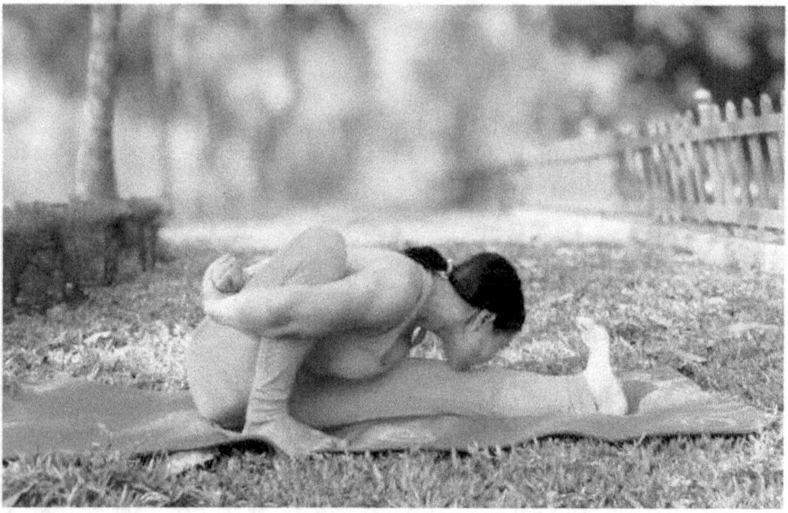

Tư thế Marichi

"Marichyasana" (मारच्यिासन) trong tiếng Phạn là một tư thế yoga, được đặt theo tên của nhà hiền triết Marichi. Nó thường được gọi là "Marichi's Pose" trong tiếng Anh.

"Marichi" (मारचिि) là tên của một nhà hiền triết trong thần thoại Hindu; "Asana" (आसन) có nghĩa là "tư thế" hoặc "chỗ ngồi".

Vì vậy, "Marichyasana" dịch sang "Tư thế Marichi" trong tiếng Việt

Phiên âm & Phát âm

Tiếng Phạn: मारच्यिासन

IAST: māricyāsana

Âm tiết: mā-ri-cyā-sa-na

Phát âm: maa-ri-chyaa-sa-na

LỢI ÍCH VÀ TÁC DỤNG TRỊ BỆNH

Tư thế Marichi (Marichyasana) kéo dài vai và hông, thúc đẩy sự linh hoạt và giảm căng thẳng ở các khu vực này.

Tư thế này giúp kéo giãn vai và hông, tăng cường sự linh hoạt và giảm căng thẳng ở những vùng này.

Chuyển động xoắn trong tư thế Marichi kích thích các cơ quan trong bụng, thúc đẩy quá trình tiêu hóa và giải độc.

Giữ động tác vặn xoắn trong tư thế Marichi tác động đến các cơ cốt lõi, giúp tăng cường sức mạnh và sự ổn định ở vùng bụng.

Tư thế Marichi có thể giúp giảm đau lưng bằng cách kéo dài và giải phóng căng thẳng ở các cơ dọc theo cột sống.

Thực hành tư thế Marichi giúp cải thiện tư thế bằng cách khuyến khích sự liên kết thích hợp của cột sống và vai.

Động tác vặn người trong tư thế Marichi có thể cải thiện lưu thông máu đến vùng bụng, từ đó tăng cường sức khỏe và sự sống tổng thể.

Trong khi vận động các cơ, tư thế Marichi cũng khuyến khích sự thư giãn và cảm giác bình tĩnh, giúp giảm căng thẳng và lo âu.

Các tư thế vặn người như Marichi giúp loại bỏ độc tố khỏi các cơ quan và mô, hỗ trợ quá trình giải độc tự nhiên của cơ thể.

Thực hành tư thế Marichi thường xuyên có thể giúp giữ cột sống linh hoạt, khỏe mạnh và giảm nguy cơ đau nhức.

THỰC HÀNH

Ngồi thẳng, hai chân duỗi ra trước.

Gập gối phải, đưa bàn chân phải sát mông phải, giữ chân áp sát sàn.

Chân trái duỗi thẳng, mũi chân trái hướng lên.

Hít vào, vươn dài cột sống; thở ra, xoay người sang phải.

Đưa khuỷu tay trái ra ngoài đùi phải.

Tay phải vươn ra sau, đặt lên sàn hoặc giữ lấy đùi phải.

Dùng khuỷu tay trái ép nhẹ vào đùi để xoắn sâu hơn, đồng thời giữ lưng vươn cao.

Mở ngực, thả lỏng vai, nhìn qua vai phải hoặc sang bên.

Giữ vài hơi thở, cảm nhận xoắn từ cột sống đến thân.

Để thoát thế, hít vào và nhẹ nhàng xoay người trở lại chính diện.

Duỗi cả hai chân, hít thở sâu, sau đó lặp lại bên trái.

Gập gối trái, xoay người sang trái và giữ thời gian tương đương mỗi bên, duy trì hơi thở nhẹ nhàng.

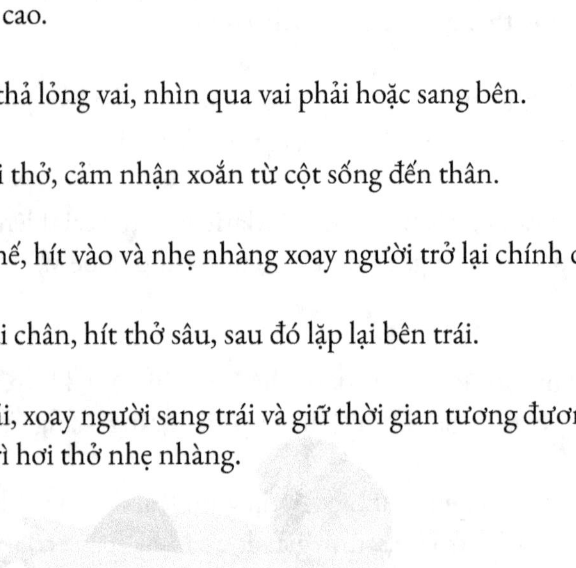

THÁCH THỨC VÀ KHÓ KHĂN TIỀM ẨN

Thách thức chính của tư thế Marichi (Marichyasana) là thực hiện xoay cột sống sâu trong khi giữ được sự cân chỉnh và ổn định liên tục.

Tư thế yêu cầu sự linh hoạt tốt của cột sống. Người bị cứng hoặc ít dẻo ở vùng lưng có thể gặp khó khăn.

Sự mềm dẻo của hông và khung chậu cũng rất quan trọng. Cứng vùng này sẽ giới hạn phạm vi xoay.

Cần mở rộng và xoay vai ra ngoài đúng cách. Vai kém linh hoạt gây khó khăn trong việc quấn tay quanh chân và bắt tay phía sau lưng.

Giữ thăng bằng và ổn định khi xoay người là thử thách, nhất là với người mới. Cần dùng cơ lõi và có thể dùng phụ kiện hỗ trợ lúc đầu.

Hít thở sâu, đều giúp hỗ trợ xoay và thư giãn, nhưng càng xoay sâu càng khó duy trì hơi thở nhẹ nhàng.

Người có căng thẳng hoặc vấn đề cổ có thể thấy khó chịu, nhất là khi quay đầu nhìn qua vai. Phải giữ cổ thẳng với cột sống, tránh cố gắng quá sức.

Marichyasana cần sự kiên nhẫn và tỉnh thức, lắng nghe cơ thể để sâu dần vào tư thế mà không vượt quá giới hạn.

भरद्वाजासन — Bharadvājāsana

BHARADVAJASANA (bha-rad-vaa-jaa-sa-na)

Bharadvaja's Twist Pose

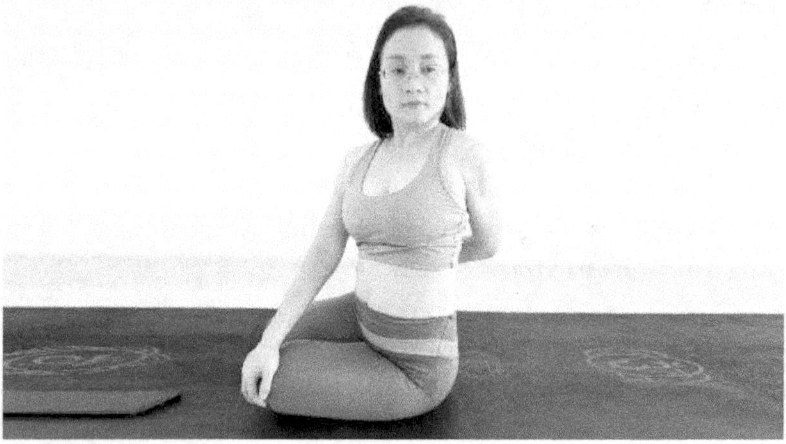

Tư thế Xoắn Bharadvaja

"Bharadvajasana" (भरद्वाजासन) là tư thế vặn xoắn ngồi, đặt theo tên hiền triết Bharadvaja, gọi tiếng Anh là "Bharadvaja's Twist Pose".

Cùng tên Bharadvajasana này còn dùng cho biến thể nâng cao hơn, xoắn sâu hơn và cách đặt tay chân khác, sẽ được giới thiệu trong tư thế kế tiếp với tên "Sage Bharadvaja's Pose".

"Bharadvaja" (भरद्वाज) là tên một hiền nhân trong thần thoại Ấn Độ; "Asana" (आसन) = tư thế hoặc chỗ ngồi.

Vì vậy, "Bharadvajasana" có nghĩa là "Tư thế xoắn Bharadvaja" trong tiếng Việt.

Phiên âm & Phát âm

Tiếng Phạn: भरद्वाजासन
IAST: bharadvājāsana
Âm tiết: bha-ra-dvā-jā-sa-na
Phát âm: bha-rad-vaa-jaa-sa-na

LỢI ÍCH VÀ TÁC DỤNG TRỊ BỆNH

Tư thế Xoắn Bharadvaja (Bharadvajasana) là tư thế vặn nhẹ giúp tăng độ linh hoạt của cột sống, đặc biệt ở vùng lưng giữa và lưng dưới. Tư thế này cũng giúp kéo giãn sâu vùng hông, khung chậu và vai, đồng thời giải tỏa căng thẳng ở lưng, cổ và vai.

Động tác vặn kích thích các cơ quan vùng bụng, hỗ trợ tiêu hóa và thải độc. Nó còn tạo áp lực nhẹ như mát-xa lên gan, thận và ruột, giúp cải thiện chức năng của chúng. Tư thế cũng tăng tuần hoàn máu đến cột sống và các cơ quan, hỗ trợ cung cấp oxy cho mô.

Các tư thế vặn có tác dụng làm dịu hệ thần kinh, giúp giảm stress và lo âu. Đồng thời, chúng góp phần cải thiện tư thế và sự cân chỉnh của cơ thể nhờ giữ lưng thẳng và mở ngực.

Bharadvajasana cũng kích thích hệ bạch huyết, hỗ trợ đào thải độc tố. Việc giữ sự tập trung trong khi tập giúp tăng chánh niệm và sự hiện diện.

Quan trọng là luôn thực hành trong tỉnh thức, lắng nghe cơ thể. Nếu bạn có vấn đề sức khỏe hoặc chấn thương, nên tham khảo giáo viên yoga có kinh nghiệm.

THỰC HÀNH

Ngồi ở tư thế Dandasana, hai chân duỗi thẳng phía trước.

Gập gối, đưa bàn chân trái xuống dưới mông phải, ra phía ngoài hông phải.

Bắt chéo chân phải qua đùi trái, đặt bàn chân phải áp sát sàn bên ngoài đùi trái, đầu gối phải hướng lên trên.

Ngồi đều trên hai xương ngồi, giữ cột sống thẳng và vươn dài.

Hít vào, kéo dài cột sống; thở ra, xoay người sang phải.

Đặt tay trái ở bên ngoài gối phải, tay phải chống ra sau, ngón tay hướng ra xa cơ thể.

Thả lỏng vai, giữ vai xa tai. Nếu cổ cho phép, nhìn qua vai phải.

Giữ tư thế trong vài hơi thở. Mỗi lần hít vào, vươn cao hơn; mỗi lần thở ra, xoắn sâu hơn nếu thoải mái.

Thoát thế bằng cách hít vào và nhẹ nhàng trở lại chính diện.

Lặp lại bên còn lại: đưa chân phải dưới mông trái, bắt chéo chân trái lên trên.

Duy trì nhịp thở đều và lắng nghe cơ thể.

Giữ thời gian bằng nhau cho mỗi bên.

Kết thúc bằng tư thế ngồi trung tính và quan sát cảm giác trong cơ thể.

THÁCH THỨC VÀ KHÓ KHĂN TIỀM ẨN

Tư thế Xoắn Bharadvaja (Bharadvajasana) đòi hỏi sự linh hoạt đáng kể ở hông và cột sống để thực hiện động tác vặn mình một cách thoải mái. Sự linh hoạt hạn chế ở những khu vực này có thể cản trở khả năng xoay thân hoàn toàn, dẫn đến căng thẳng hoặc khó chịu.

Duy trì sự ổn định ở xương chậu là rất quan trọng để ngăn ngừa căng thẳng hoặc khó chịu ở khớp hông. Việc tiếp đất đều các xương ngồi trên sàn và vận động các cơ cốt lõi có thể là một thách thức, đặc biệt đối với những người có sức mạnh cốt lõi yếu hơn.

Để đạt được khả năng xoay cột sống sâu trong khi vẫn giữ cho xương chậu tiếp đất có thể là một thách thức. Người tập có thể gặp khó khăn khi vặn cột sống ngực trong khi vẫn duy trì sự ổn định ở xương chậu, dẫn đến căng thẳng hoặc mất cân bằng.

Động tác vặn mình trong tư thế Xoắn Bharadvaja đòi hỏi sự mở rộng ở vai và ngực. Căng thẳng hoặc cứng ở những khu vực này có thể hạn chế phạm vi chuyển động và cản trở khả năng xoắn sâu một cách thoải mái.

Việc giữ hông nằm đều trên sàn trong khi vặn người có thể khó khăn. Người tập có thể bị nghiêng hoặc lắc lư xương chậu, điều này có thể ảnh hưởng đến sự ổn định và sự liên kết trong tư thế.

Hít thở sâu và đều đặn là rất quan trọng để giải phóng căng thẳng và tạo điều kiện cho động tác vặn xoắn. Tuy nhiên, người tập có thể gặp khó khăn trong việc duy trì nhịp thở đều đặn khi ở tư thế này, đặc biệt là khi họ vặn sâu hơn.

भरद्वाजासन — Bharadvājāsana

BHARADVAJASANA (bha-rad-vaa-jaa-sa-na)

Sage Bharadvaja's Pose Pose

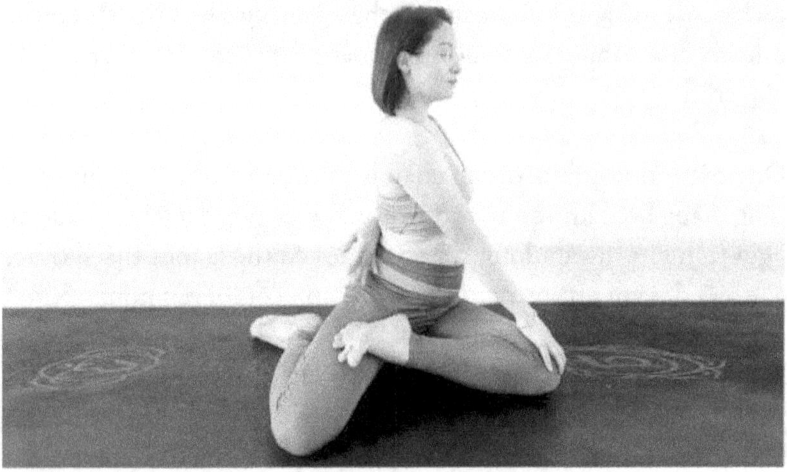

Tư thế Hiền nhân Bharadvaja

Tư thế Xoắn Bharadvaja vs. tư thế Hiền nhân Bharadvaja

Như đã đề cập ở tư thế trước, tư thế Hiền nhân Bharadvaja (Bharadvajasana) là một biến thể nâng cao hơn của dạng vặn xoắn ngồi, cùng được đặt theo tên của hiền giả Bharadvaja. Cả hai tư thế – tư thế Xoắn Bharadvaja và tư thế Hiền nhân Bharadvaja – đều là tư thế ngồi kết hợp chuyển động vặn xoắn.

Tuy nhiên, phiên bản nâng cao này mang lại sự xoắn sâu và toàn diện hơn, tác động lên toàn bộ cột sống từ vùng thắt lưng đến cổ.

Tư thế cũng đòi hỏi sự thay đổi ở vị trí tay và chân, giúp người tập khám phá nhiều cấp độ cường độ, độ mở và sự căn chỉnh khác nhau.

Ngược lại, tư thế Xoắn Bharadvaja tập trung vào xoắn nhẹ nhàng ở vùng giữa lưng, nhờ đó dễ tiếp cận hơn và phù hợp với người tập ở mọi trình độ, kể cả người mới bắt đầu.

THỰC HÀNH

Bắt đầu với tư thế Gậy (Dandasana).

Gập gối, đặt bàn chân trái lên đùi phải, hướng ra ngoài hông phải.

Đặt bàn chân phải ra sau mông phải, đầu gối phải hướng về phía trước.

Xoay người về bên trái.

Đặt tay phải lên đầu gối trái.

Đưa tay trái ra sau lưng để giữ bàn chân trái. Nếu cần, dùng dây hoặc khăn để nối tay với chân.

Hít vào, kéo dài cột sống; thở ra, tăng độ xoay sang trái.

Thả lỏng vai, giữ vai xa tai. Quay đầu về bên trái nếu cảm thấy thoải mái.

Giữ tư thế vài hơi thở, cảm nhận sự xoay của cột sống và sự mở rộng của ngực.

Mỗi lần hít vào, kéo dài cột sống; mỗi lần thở ra, xoay sâu hơn nếu thấy thoải mái.

Để thoát tư thế, hít vào và nhẹ nhàng trở lại vị trí thẳng.

Lặp lại tương tự bên kia.

Giữ nhịp thở đều và lắng nghe cơ thể trong suốt quá trình tập.

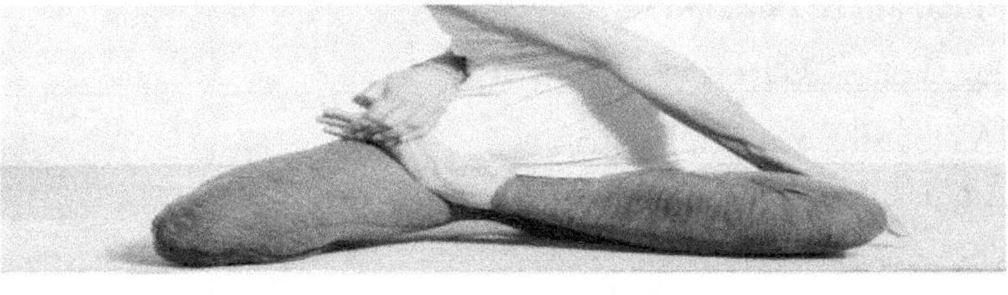

अर्ध मत्स्येन्द्रासन — Ardha Matsyendrāsana

ARDHA MATSYENDRASANA
(ar-dha mat-syen-draa-sa-na)

Half Lord of the Fishes Pose

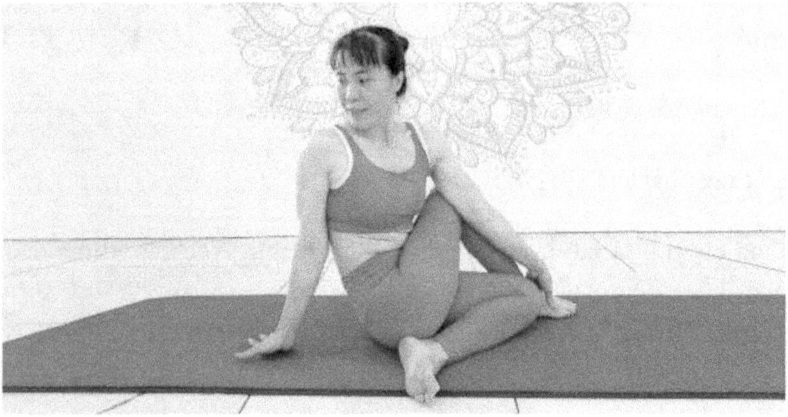

Tư thế Nửa chúa tể cá

Trong tiếng Phạn, "Ardha Matsyendrasana" (अर्ध मत्स्येन्द्रासन) là một tư thế yoga, được đặt theo tên của nhà hiền triết Matsyendra. Nó có tên tiếng Anh là "Half Lord of the Fishes Pose".

"Ardha" (अर्ध) có nghĩa là "một nửa"; "Matsyendra" (मत्स्येन्द्र) là tên của một nhà hiền triết trong thần thoại Hindu, thường được gọi là Matsyendranath; "Asana" (आसन) có nghĩa là "tư thế" hoặc "chỗ ngồi".

Vì vậy, "Ardha Matsyendrasana" dịch sang tiếng Việt là "Tư thế Nửa chúa tể của loài cá", hoặc "Tư thế Nửa chúa tể cá"

Phiên âm & Phát âm

Tiếng Phạn: अर्ध मत्स्येन्द्रासन
IAST: ardha matsyendrāsana
Âm tiết: ar-dha mat-syen-drā-sa-na
Phát âm: ar-dha mat-syen-draa-sa-na

LỢI ÍCH VÀ TÁC DỤNG TRỊ BỆNH

Tư thế Nửa chúa tể cá (Ardha Matsyendrasana) giúp cải thiện độ linh hoạt của cột sống bằng cách nhẹ nhàng xoay cột sống, giảm căng thẳng và cải thiện khả năng vận động.

Tư thế này cũng kéo giãn vai và hông, thúc đẩy sự linh hoạt và giảm cứng khớp ở những vùng này.

Chuyển động xoay này kích thích các cơ quan bụng, hỗ trợ tiêu hóa và giảm khó chịu ở hệ tiêu hóa.

Nó cũng có thể giúp giảm đau lưng bằng cách kéo giãn và thả lỏng các cơ dọc theo cột sống.

Thực hành Ardha Matsyendrasana giúp cải thiện tư thế bằng cách khuyến khích sự căn chỉnh đúng của cột sống và vai.

Các tư thế xoay như thế này giúp loại bỏ độc tố khỏi các cơ quan và mô, hỗ trợ quá trình thải độc tự nhiên của cơ thể.

Giữ tư thế xoay này sẽ kích hoạt các cơ trung tâm, giúp tăng sức mạnh và sự ổn định vùng bụng.

Đồng thời, tư thế cũng khuyến khích sự thư giãn và cảm giác bình yên, giúp giảm căng thẳng và áp lực.

Hơi thở sâu đi kèm với Ardha Matsyendrasana cải thiện chức năng hô hấp và dung tích phổi.

Cuối cùng, sự tập trung cần thiết để giữ tư thế giúp tăng kết nối sâu sắc giữa tâm trí và cơ thể, thúc đẩy sự tỉnh thức trong chuyển động.

THỰC HÀNH

Bắt đầu ngồi trên sàn, chân duỗi thẳng về phía trước. Gập gối và đặt chân xuống sàn.

Trượt bàn chân trái về phía trước hoặc đặt dưới bàn chân phải, bên ngoài hông phải, đầu gối trái hướng về phía trước.

Bắt chéo chân phải lên chân trái, bàn chân phải đặt sát sàn bên cạnh đầu gối trái. Đảm bảo hai xương ngồi bám chắc xuống sàn.

Hít vào, kéo dài cột sống, ngồi thẳng lưng.

Thở ra, xoay người sang phải, đặt khuỷu tay trái bên ngoài đầu gối phải.

Dùng khuỷu tay trái ấn nhẹ để tăng độ xoay.

Đặt tay phải ra phía sau, trên sàn hoặc tựa vào đùi trái.

Ngước nhìn qua vai phải để hoàn thành tư thế xoay.

Giữ tư thế vài nhịp thở, giữ cột sống thẳng và mở ngực.

Để thả lỏng, hít vào và nhẹ nhàng trở về tư thế ngồi thẳng mặt về phía trước.

Duỗi thẳng hai chân ra trước, nghỉ vài nhịp thở.

Lặp lại bên còn lại: chân phải bắt chéo chân trái, xoay người sang trái.

Giữ thời gian và nhịp thở đều nhau ở cả hai bên.

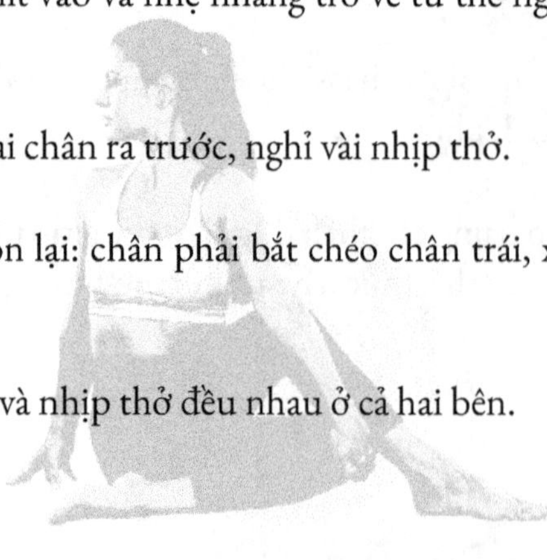

THÁCH THỨC VÀ KHÓ KHĂN TIỀM ẨN

Thử thách chính của việc thực hành tư thế Nửa chúa tể cá (Ardha Matsyendrasana) nằm ở việc thực hiện động tác xoắn cột sống sâu trong khi vẫn duy trì sự liên kết và ổn định thích hợp.

Tư thế Nửa chúa tể cá là một sự vận động ngồi vặn mình nhắm vào cột sống, vai và hông, mang lại sự kéo giãn và thư giãn ở những khu vực này.

Một trong những khó khăn chính mà người tập có thể gặp phải là độ linh hoạt bị hạn chế ở cột sống, hông hoặc vai, điều này có thể gây khó khăn cho việc vặn sâu mà không bị căng hoặc ảnh hưởng đến sự liên kết.

Ngoài ra, việc duy trì sự gắn kết của các cơ cốt lõi và tiếp đất qua xương ngồi là điều cần thiết để hỗ trợ cột sống và ngăn ngừa tình trạng cong lưng.

Việc tìm ra mức cường độ thích hợp trong động tác vặn mình mà không gắng sức quá mức là điều quan trọng để ngăn ngừa chấn thương.

Người tập cũng có thể cần điều chỉnh tư thế dựa trên những khác biệt và hạn chế về mặt giải phẫu của từng cá nhân, chẳng hạn như sử dụng các đạo cụ như khối hoặc dây đai để hỗ trợ.

Với việc thực hành nhất quán, chánh niệm và tiến bộ dần dần, người tập có thể nỗ lực vượt qua những thách thức này và trải nghiệm những lợi ích của tư thế Nửa chúa tể cá, bao gồm cải thiện khả năng vận động của cột sống, tiêu hóa và thư giãn tổng thể.

मत्स्येन्द्रासन — Matsyendrāsana

MATSYENDRASANA (mat-syen-draa-sa-na)

Lord of the Fishes Pose

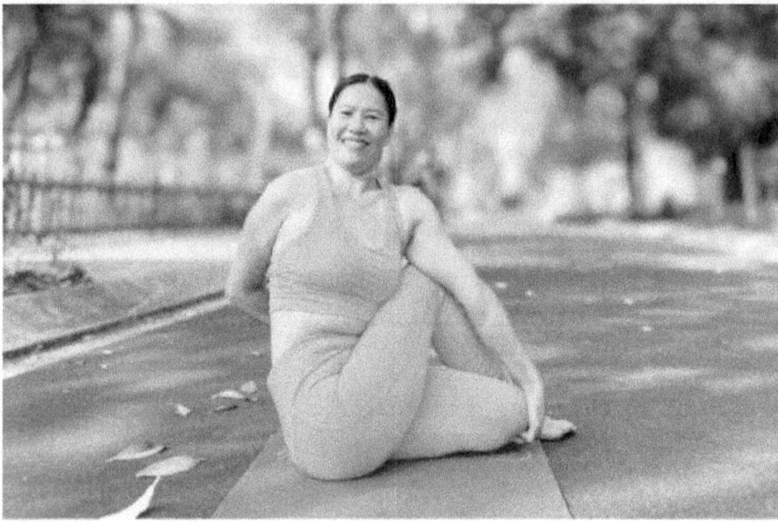

Tư thế Chúa tể cá

"Matsyendrasana" (मत्स्येन्द्रासन) trong tiếng Phạn là một tư thế yoga, được biết đến với tên tiếng Anh là "Lord of the Fishes Pose".

Tư thế này được đặt tên theo nhà hiền triết Matsyendra, còn được gọi bằng danh hiệu tôn kính Matsyendranath trong truyền thống Hatha Yoga.

Từ "Asana" có nghĩa là "tư thế", do đó tên gọi có thể dịch là "Tư thế Chúa tể cá" hoặc "Tư thế vặn xoắn cột sống của hiền triết Matsyendra" trong tiếng Việt.

Phiên âm & Phát âm

Tiếng Phạn: मत्स्येन्द्रासन
IAST: matsyendrāsana
Âm tiết: mat-syen-drā-sa-na
Phát âm: mat-syen-draa-sa-na

LỢI ÍCH VÀ TÁC DỤNG TRỊ BỆNH

Tư thế Chúa tể cá (Matsyendrasana) giúp cải thiện độ linh hoạt của cột sống bằng cách nhẹ nhàng xoay cột sống, từ đó giảm căng thẳng và tăng khả năng di chuyển.

Tư thế này cũng kéo giãn vai và hông, giúp tăng sự mềm dẻo và giảm cứng ở những vùng này.

Chuyển động xoay này kích thích các cơ quan vùng bụng, hỗ trợ tiêu hóa và giảm cảm giác khó chịu về tiêu hóa.

Matsyendrasana cũng có thể giúp giảm đau lưng bằng cách kéo giãn và thả lỏng các cơ dọc theo cột sống.

Thực hành Matsyendrasana giúp cải thiện tư thế bằng cách khuyến khích sự căn chỉnh đúng của cột sống và vai.

Các tư thế xoay như thế này góp phần loại bỏ độc tố khỏi các cơ quan và mô, hỗ trợ quá trình thải độc tự nhiên của cơ thể.

Giữ tư thế xoay này sẽ kích hoạt các cơ trung tâm, giúp tăng sức mạnh và sự ổn định vùng bụng.

Đồng thời, tư thế cũng khuyến khích sự thư giãn và cảm giác bình yên, góp phần giảm căng thẳng và áp lực.

Hơi thở sâu kết hợp với Matsyendrasana cải thiện chức năng hô hấp và dung tích phổi.

Cuối cùng, sự tập trung và chú ý cần thiết để duy trì tư thế thúc đẩy kết nối sâu sắc hơn giữa tâm trí và cơ thể, đồng thời khuyến khích sự tỉnh thức trong từng chuyển động.

THỰC HÀNH

Bắt đầu ngồi trên sàn, chân duỗi thẳng về phía trước. Gập gối và đặt bàn chân xuống sàn.

Trượt bàn chân trái dưới chân phải, về phía ngoài hông phải.

Bắt chéo chân phải lên chân trái, bàn chân phải đặt sát sàn bên cạnh đầu gối trái.

Đảm bảo hai ụ xương ngồi bám chắc xuống sàn. Hít vào, kéo dài cột sống, ngồi thẳng lưng.

Thở ra, xoay người sang phải, đặt khuỷu tay trái bên ngoài đầu gối phải.

Dùng khuỷu tay trái ấn vào đầu gối phải để tăng độ xoay.

Đặt tay phải ra phía sau, trên sàn hoặc tựa vào đùi trái.

Ngước nhìn qua vai phải để hoàn thành tư thế xoay.

Giữ tư thế vài nhịp thở, giữ cột sống thẳng và mở ngực.

Để thả lỏng, hít vào và nhẹ nhàng trở về tư thế ngồi thẳng, mặt hướng về trước.

Duỗi thẳng hai chân ra trước, nghỉ vài nhịp thở.

Lặp lại bên còn lại: chân phải bắt chéo chân trái, xoay người sang trái.

Giữ thời gian và nhịp thở đều nhau ở cả hai bên.

THÁCH THỨC VÀ KHÓ KHĂN TIỀM ẨN

Thử thách chính của việc thực hành tư thế Chúa tể cá, hay Matsyendrasana, nằm ở việc đạt được độ xoắn cột sống sâu trong khi vẫn duy trì sự liên kết và ổn định phù hợp.

Tư thế Chúa tể cá là một sự vận động ngồi vặn mình nhắm vào cột sống, vai và hông, mang lại sự kéo giãn và thư giãn ở những khu vực này.

Một trong những khó khăn chính mà người tập có thể gặp phải là độ linh hoạt bị hạn chế ở cột sống, hông hoặc vai, điều này có thể gây khó khăn cho việc vặn sâu mà không bị căng hoặc ảnh hưởng đến sự liên kết.

Ngoài ra, việc duy trì sự gắn kết của các cơ cốt lõi và tiếp đất qua xương ngồi là điều cần thiết để hỗ trợ cột sống và ngăn ngừa tình trạng cong lưng.

Việc tìm ra mức cường độ thích hợp trong động tác vặn mình mà không gắng sức quá mức là điều quan trọng để ngăn ngừa chấn thương.

Người tập cũng có thể cần điều chỉnh tư thế dựa trên những khác biệt và hạn chế về mặt giải phẫu của từng cá nhân, chẳng hạn như sử dụng các đạo cụ như khối hoặc dây đai để hỗ trợ.

Với việc thực hành nhất quán, chánh niệm và tiến bộ dần dần, người tập có thể nỗ lực vượt qua những thách thức này và trải nghiệm những lợi ích của tư thế Chúa tể cá, bao gồm cải thiện khả năng vận động của cột sống, tiêu hóa và thư giãn tổng thể.

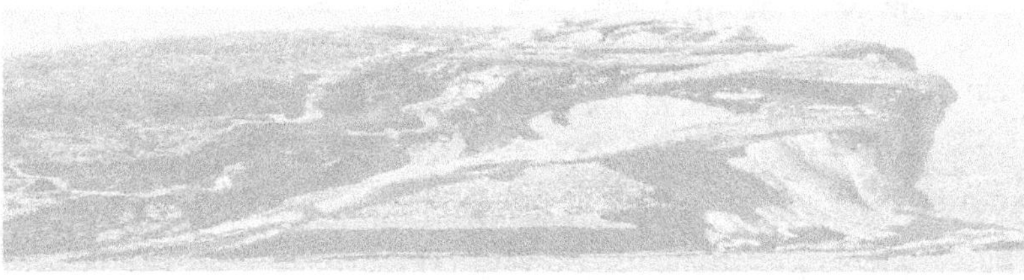

परपूिरण मत्स्येन्द्रासन — Paripūrṇa Matsyendrāsana

PARIPURNA MATSYENDRASANA
(pa-ri-poorn-a mat-syen-draa-sa-na)

Full Lord of the Fishes Pose

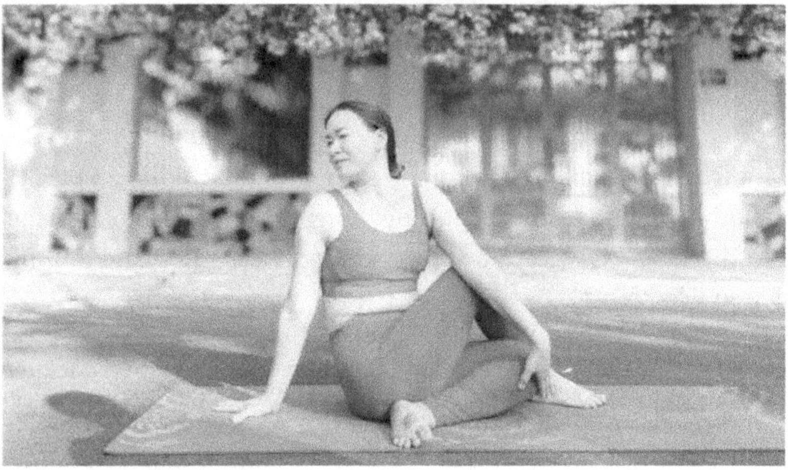

Tư thế Xoắn trọn cột sống

"Paripurna Matsyendrasana" (परपूिरण मत्स्येन्द्रासन) trong tiếng Phạn là một tư thế yoga được đặt theo tên của nhà hiền triết Matsyendra. Nó có tên tiếng Anh là "Full Lord of the Fishes Pose".

"Paripurna" (परपूिरण) = "đầy đủ"; "Asana" (आसन) = "tư thế" hoặc "chỗ ngồi". "Matsyendra" (मत्स्येन्दर) là tên của một nhà hiền triết trong thần thoại Hindu, thường được gọi là Matsyendranath.

Vì vậy, "Paripurna Matsyendrasana" được dịch ngắn gọn là "Tư thế Xoắn trọn cột sống" trong tiếng Việt

Phiên âm & Phát âm

Tiếng Phạn: परपूिरण मत्स्येन्द्रासन
IAST: paripūrṇa matsyendrāsana
Âm tiết: pa-ri-pūr-ṇa mat-syen-drā-sa-na
Phát âm: pa-ri-poorn-a mat-syen-draa-sa-na

LỢI ÍCH VÀ TÁC DỤNG TRỊ BỆNH

Tư thế Xoắn trọn cột sống (Paripurna Matsyendrasana) giúp cải thiện độ linh hoạt của cột sống bằng cách nhẹ nhàng xoay cột sống, từ đó giảm căng thẳng và tăng khả năng vận động.

Tư thế này cũng kéo giãn vai và hông, giúp tăng sự mềm dẻo và giảm cứng ở những vùng này.

Chuyển động xoay trong Paripurna Matsyendrasana kích thích các cơ quan vùng bụng, hỗ trợ tiêu hóa và giảm khó chịu về tiêu hóa.

Tư thế này cũng có thể giúp giảm đau lưng bằng cách kéo giãn và thả lỏng các cơ dọc theo cột sống.

Thực hành Paripurna Matsyendrasana giúp cải thiện tư thế bằng cách khuyến khích sự căn chỉnh đúng của cột sống và vai.

Các tư thế xoay như thế này góp phần loại bỏ độc tố khỏi các cơ quan và mô, hỗ trợ quá trình thải độc tự nhiên của cơ thể.

Giữ tư thế xoay này sẽ kích hoạt các cơ trung tâm, giúp tăng sức mạnh và sự ổn định vùng bụng.

Đồng thời, tư thế cũng khuyến khích sự thư giãn và cảm giác bình yên, góp phần giảm căng thẳng và áp lực.

Hơi thở sâu kết hợp với Paripurna Matsyendrasana cải thiện chức năng hô hấp và dung tích phổi.

Cuối cùng, sự tập trung và chú ý cần thiết để duy trì tư thế thúc đẩy kết nối sâu sắc hơn giữa tâm trí và cơ thể, đồng thời khuyến khích sự tỉnh thức trong từng chuyển động.

THỰC HÀNH

Bắt đầu ngồi trên sàn, chân duỗi thẳng về phía trước. Gập gối và đặt bàn chân xuống sàn.

Trượt bàn chân trái dưới chân phải, về phía ngoài hông phải, đầu gối trái hướng về phía trước.

Bắt chéo chân phải lên chân trái, bàn chân phải đặt sát sàn bên cạnh đầu gối trái.

Đảm bảo hai ụ xương ngồi bám chắc xuống sàn. Hít vào, kéo dài cột sống, ngồi thẳng lưng.

Thở ra, xoay người sang phải, đặt khuỷu tay trái bên ngoài đầu gối phải.

Dùng khuỷu tay trái ấn vào đầu gối phải để tăng độ xoay.

Đặt tay phải ra phía sau, trên sàn hoặc tựa vào đùi trái.

Ngước nhìn qua vai phải để hoàn thành tư thế xoay.

Giữ tư thế vài nhịp thở, giữ cột sống thẳng và mở ngực.

Để thả lỏng, hít vào và nhẹ nhàng trở về tư thế ngồi thẳng, mặt hướng về trước.

Duỗi thẳng hai chân ra trước, nghỉ vài nhịp thở.

Lặp lại bên còn lại: chân trái bắt chéo chân phải, xoay người sang trái.

Giữ thời gian và nhịp thở đều nhau ở cả hai bên.

THÁCH THỨC VÀ KHÓ KHĂN TIỀM ẨN

Thử thách chính của việc thực hành tư thế Xoắn trọn cột sống (Paripurna Matsyendrasana) nằm ở việc đạt được tư thế vặn cột sống sâu trong khi vẫn duy trì sự liên kết và cân bằng thích hợp.

Tư thế Xoắn trọn cột sống là sự vận động ngồi vặn mình nhắm vào cột sống, vai và hông, mang lại sự kéo giãn và thư giãn ở những khu vực này.

Một trong những khó khăn chính mà người tập có thể gặp phải là độ linh hoạt bị hạn chế ở cột sống, hông hoặc vai, điều này có thể gây khó khăn cho việc vặn sâu mà không bị căng hoặc ảnh hưởng đến sự liên kết.

Ngoài ra, việc duy trì sự gắn kết của các cơ cốt lõi và tiếp đất qua xương ngồi là điều cần thiết để hỗ trợ cột sống và ngăn ngừa tình trạng cong lưng.

Việc tìm ra mức cường độ thích hợp trong động tác vặn mình mà không gắng sức quá mức là điều quan trọng để ngăn ngừa chấn thương.

Người tập cũng có thể cần điều chỉnh tư thế dựa trên những khác biệt và hạn chế về mặt giải phẫu của từng cá nhân, chẳng hạn như sử dụng các đạo cụ như khối hoặc dây đai để hỗ trợ.

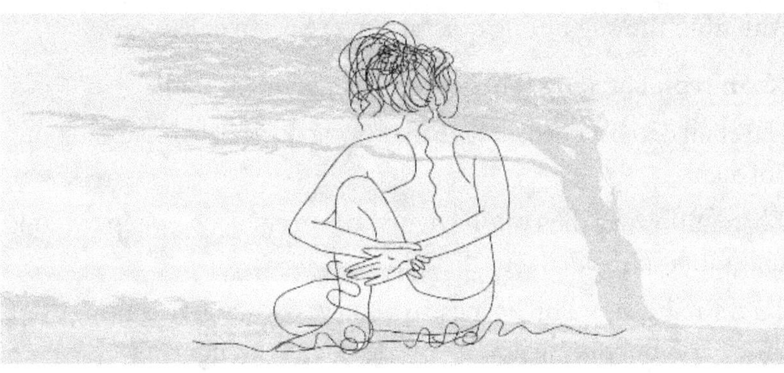

Tư thế Nửa chúa tể cá
vs.tư thế Chúa tể cá
vs. tư thế Xoắn trọn cột sống

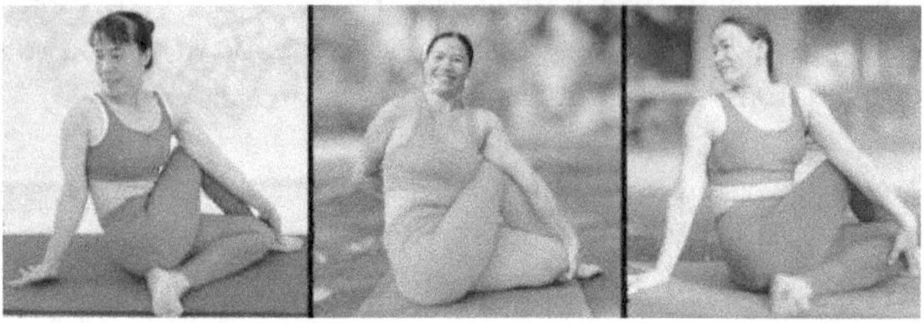

Người tập trong ảnh chỉ mô tả được phần nào tinh thần của từng tư thế. Ảnh chỉ mang tính tham khảo và không phải là hình ảnh tiêu chuẩn học thuật.

Nửa chúa tể cá (Ardha Matsyendrasana)

Một chân bắt chéo lên chân kia, trong khi chân còn lại được duỗi hoặc hơi gập lại.

Phần thân xoay về phía chân bắt chéo, nhưng mức độ xoay thường nhẹ hơn so với tư thế Chúa tể cá (Matsyendrasana).

Thường dễ tiếp cận hơn cho người mới bắt đầu hoặc những người có độ linh hoạt hạn chế ở hông hoặc cột sống.

Chúa tể cá (Matsyendrasana)

Cả hai chân đều được gập lại, với một chân bắt chéo lên chân kia.

Phần thân xoay về phía chân bắt chéo, cho phép cột sống được vặn xoắn sâu.

Cánh tay có thể đặt ở nhiều vị trí khác nhau để tăng độ căng giãn và hỗ trợ xoay người.

Ánh nhìn thường hướng qua vai cùng phía với chiều xoay.

Xoắn trọn cột sống (Paripurna Matsyendrasana)

Hai chân đều bắt chéo, một chân thường được đặt sát sàn gần hông đối diện.

Thân mình xoay theo hướng ngược lại với chân, cho phép cột sống xoay sâu hơn so với hai tư thế trên.

Tư thế này cần sự linh hoạt cao ở hông và cột sống, và thường được thực hành bởi những người tập yoga giàu kinh nghiệm.

Tư thế Nửa chúa tể cá vs.tư thế Chúa tể cá vs. tư thế Xoắn trọn cột sống

Phân biệt 3 tư thế (3 biến thể): Tư thế Nửa chúa tể cá (Ardha Matsyendrasana), tư thế Chúa tể cá (Matsyendrasana) và tư thế Xoắn trọn cột sống (Paripurna Matsyendrasana).

Nhìn chung, mặc dù cả ba tư thế đều liên quan đến việc vặn cột sống khi ngồi và mang lại những lợi ích tương tự như cải thiện tính linh hoạt và khả năng vận động của cột sống, chúng khác nhau về cường độ và khả năng tiếp cận dựa trên vị trí của chân và mức độ xoắn.

Người tập có thể lựa chọn biến thể phù hợp nhất với mức độ linh hoạt và thoải mái của mình.

Trong số ba biến thể, tư thế Xoắn trọn cột sống Paripurna Matsyendrasana thường liên quan đến động tác xoắn cột sống dữ dội nhất.

Trong biến thể này, cả hai chân bắt chéo nhau, cho phép xoắn sâu hơn khỏi hai chân bắt chéo. Vị trí của chân và hướng xoắn tạo ra chuyển động xoay mạnh ở cột sống, dẫn đến cảm giác căng hơn và giãn sâu hơn so với hai biến thể còn lại.

Vì vậy, nếu bạn đang tìm kiếm một tư thế có độ xoắn cột sống mạnh nhất thì Paripurna Matsyendrasana sẽ là lựa chọn phù hợp nhất.

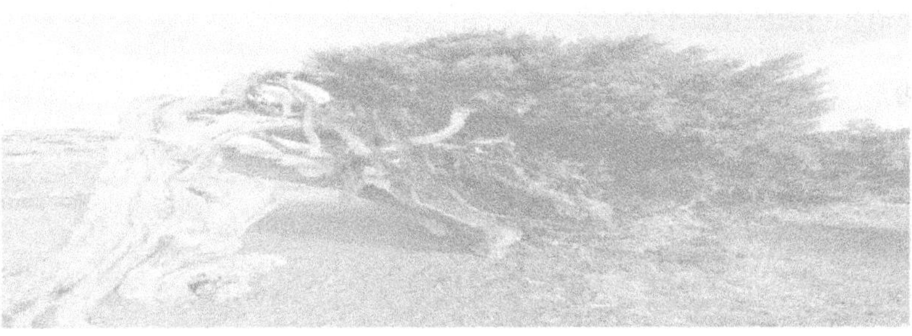

वक्रासन — Vakrāsana

VAKRASANA (vak-raa-sa-na)

Half Spinal Twist Pose

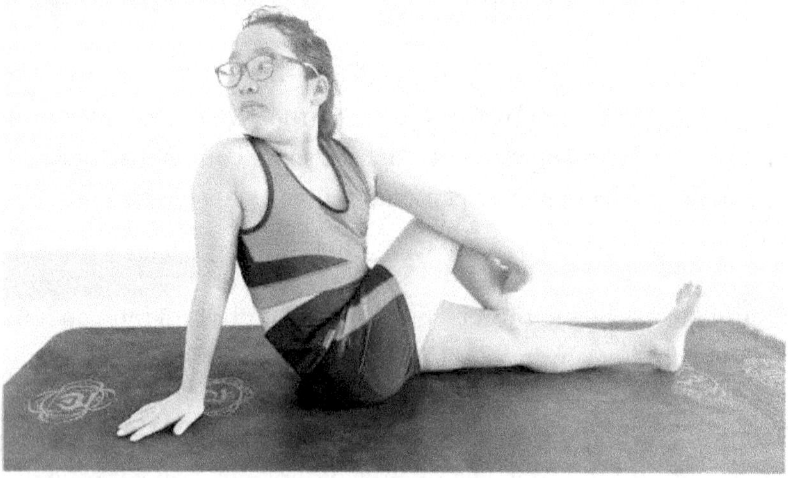

Tư thế Xoắn nửa cột sống

"Vakrasana" (वक्रासन) trong tiếng Phạn là một tư thế yoga, được gọi là "Simple Spinal Twist Pose" hoặc "Half Spinal Twist Pose" trong tiếng Anh.

"Vakra" (वक्र) có nghĩa là "xoắn" hoặc "cong"; "Asana" (आसन) có nghĩa là "tư thế" hoặc "chỗ ngồi".

Vì vậy, "Vakrasana" dịch sang tiếng Việt là "Tư thế Xoắn nhẹ cột sống", hoặc "Tư thế Xoắn nửa cột sống".

Phiên âm & Phát âm

Tiếng Phạn: वक्रासन

IAST: vakrāsana

Âm tiết: vak-rā-sa-na

Phát âm: vak-raa-sa-na

LỢI ÍCH VÀ TÁC DỤNG TRỊ BỆNH

Tư thế Xoắn nửa cột sống (Vakrasana) giúp cải thiện tính linh hoạt của cột sống bằng cách vặn nhẹ cột sống, giảm căng thẳng và cải thiện khả năng vận động.

Tư thế này kéo căng các cơ dọc theo cột sống và lưng, thúc đẩy sự linh hoạt và giảm độ cứng.

Chuyển động xoắn trong tư thế Xoắn nửa cột sống kích thích các cơ quan trong bụng, thúc đẩy quá trình tiêu hóa và giảm bớt cảm giác khó chịu về tiêu hóa.

Tư thế Xoắn nửa cột sống có thể giúp giảm đau lưng bằng cách kéo dài và giải phóng căng thẳng ở các cơ dọc theo cột sống.

Thực hành tư thế Xoắn nửa cột sống có thể giúp cải thiện tư thế bằng cách khuyến khích sự liên kết thích hợp của cột sống và vai.

Vặn xoắn trong tư thế Xoắn nửa cột sống giúp loại bỏ độc tố khỏi các cơ quan và mô, hỗ trợ quá trình giải độc tự nhiên của cơ thể.

Tăng cường cơ bắp cốt lõi: Giữ động tác vặn xoắn sẽ tác động vào các cơ cốt lõi, tăng cường sức mạnh và sự ổn định ở vùng bụng.

Trong khi vận động các cơ, tư thế Xoắn nửa cột sống cũng khuyến khích sự thư giãn và cảm giác bình tĩnh, giúp giảm căng thẳng và áp lực.

Hít thở sâu trong tư thế Xoắn nửa cột sống có thể cải thiện chức năng hô hấp và dung tích phổi.

Vì Vakrasana đòi hỏi sự tập trung, tư thế này thúc đẩy mối liên hệ sâu sắc hơn giữa tâm trí và cơ thể và thúc đẩy chánh niệm trong chuyển động.

THỰC HÀNH

Ngồi trên sàn, chân duỗi thẳng ra trước.

Gập gối phải, đặt bàn chân phải sát đất, gần đùi trái. Giữ chân trái duỗi thẳng, bàn chân gập. Hít vào, ngồi thẳng và kéo dài cột sống.

Thở ra, xoay thân sang phải, đưa khuỷu tay trái ra ngoài đầu gối phải. Đặt tay phải ra sau để làm trụ.

Dùng nhẹ khuỷu tay trái ép vào đầu gối phải để tăng độ xoắn.
Giữ cả hai ụ xương ngồi tiếp xúc đều với mặt sàn.

Nhìn qua vai phải, xoay cổ nhẹ nhàng để hoàn tất tư thế xoắn.

Giữ vài nhịp thở, duy trì cột sống dài và mở ngực.

Để thoát thế, hít vào và xoay người nhẹ nhàng trở lại phía trước.

Duỗi hai chân ra trước và thư giãn trong vài hơi thở.

Tiếp tục với bên còn lại: gập gối trái, đặt bàn chân trái gần đùi phải.

Xoay thân sang trái, đưa khuỷu tay phải ra ngoài đầu gối trái và lặp lại các bước tương tự.

Giữ thời gian bằng nhau ở cả hai bên, với hơi thở đều đặn và nhẹ nhàng.

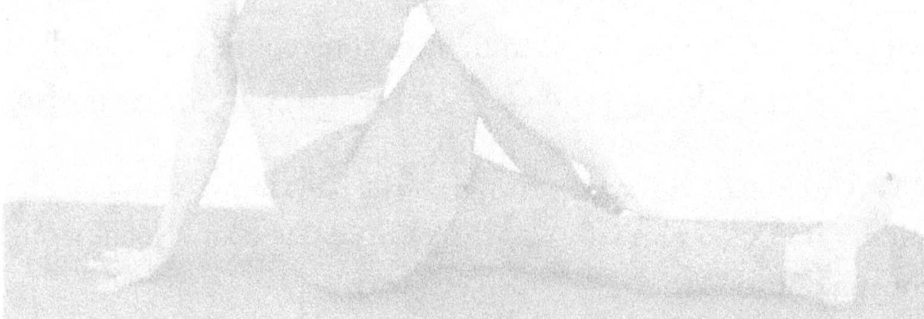

THÁCH THỨC VÀ KHÓ KHĂN TIỀM ẨN

Thách thức chính khi thực hành tư thế Xoắn nửa cột sống Vakrasana là thực hiện xoay sâu cột sống trong khi vẫn giữ được sự căn chỉnh đúng và tránh gây căng thẳng hay khó chịu ở lưng và hông.

Vakrasana yêu cầu xoay phần thân sang một bên trong khi giữ cột sống kéo dài và hông vững chãi trên mặt đất.

Một khó khăn phổ biến là độ linh hoạt hạn chế của cột sống, khiến việc xoay sâu trở nên khó khăn nếu người tập làm tròn lưng (gù xuống) hoặc sụp ngực — điều này có thể gây căng thắt lưng và cản trở việc kích hoạt cơ trung tâm.

Sự căng ở hông và cơ gân kheo cũng có thể hạn chế phạm vi chuyển động, gây khó chịu vùng chậu và đùi.

Ngoài ra, nếu cơ trung tâm yếu, người tập có thể gặp khó khăn trong việc giữ thăng bằng khi xoay.

Việc sử dụng các dụng cụ hỗ trợ như gạch yoga hoặc khăn mền dưới hông, cùng với gập nhẹ đầu gối, có thể giúp giảm khó chịu và làm cho tư thế dễ tiếp cận hơn.

Người tập nên tập trung vào việc kéo dài cột sống khi hít vào và xoay sâu hơn khi thở ra, thực hiện một cách có ý thức và lắng nghe giới hạn của cơ thể.

Với sự luyện tập đều đặn và chú ý đến căn chỉnh, người tập có thể dần cải thiện độ linh hoạt của cột sống và biên độ xoay, từ đó nhận được những lợi ích của Vakrasana như hỗ trợ tiêu hóa, tăng sức khỏe cột sống và thúc đẩy quá trình thải độc nội tạng.

Tư thế Xoắn nửa cột sống (Vakrasana) vs. tư thế Hiền nhân Bharadvaja (Bharadvajasana)

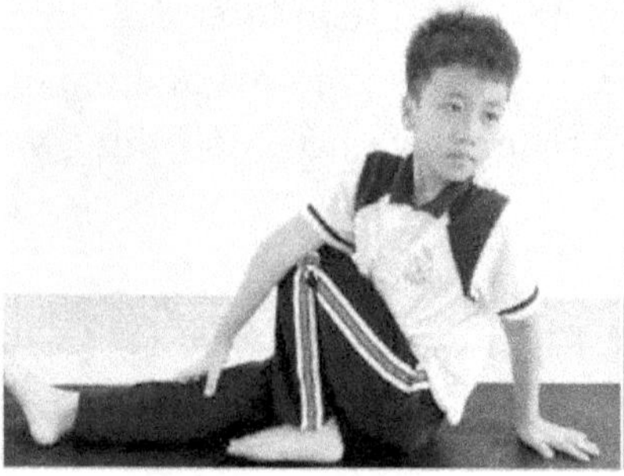
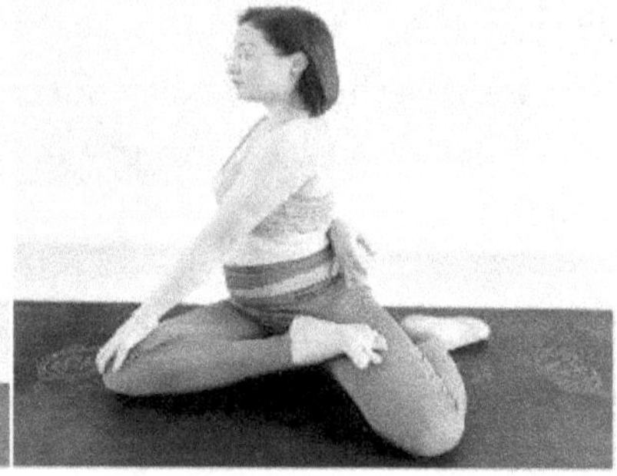

Tư thế Hiền nhân Bharadvaja	Tư thế Xoắn nửa cột sống
Một tư thế ngồi với động tác xoắn cột sống, áp dụng kỹ thuật hơi khác biệt.	Một tư thế ngồi với động tác xoắn cột sống.
Ngồi trên sàn, duỗi thẳng hai chân. Gập gối và đưa cả hai chân sang bên trái sao cho bàn chân nằm gần hông trái.	Ngồi trên sàn với hai chân duỗi thẳng. Gập chân phải và đặt bàn chân phải gần đầu gối trái.
Xoay thân sang phải, đặt tay trái lên đầu gối phải và tay phải chống ra sau trên sàn hoặc vòng qua thắt lưng tìm nắm bàn chân phải.	Đưa khuỷu tay trái ra ngoài đầu gối phải và xoay thân sang phải, mắt nhìn qua vai phải.
Giữ tư thế trong vài hơi thở, sau đó lặp lại với bên còn lại.	Giữ tư thế trong vài hơi thở, sau đó lặp lại với bên còn lại.
Kéo giãn cột sống, vai và hông, đồng thời xoa bóp các cơ quan vùng bụng.	Cải thiện tiêu hóa, tăng độ dẻo dai của cột sống và giúp giảm đau lưng.
Tư thế này hỗ trợ tiêu hóa, giảm đau lưng và tăng độ linh hoạt của cột sống.	Tư thế này có tác dụng kích thích các cơ quan vùng bụng và hỗ trợ quá trình thải độc.

TRỌNG TÂM XOẮN

Ở Bharadvajasana, động tác xoắn kéo dài hơn đến cột sống dưới và hông.

Ở Vakrasana, động tác xoắn tập trung nhiều hơn vào cột sống trên và thân mình.

VỊ TRÍ TAY

Ở Bharadvajasana, một tay đặt lên đầu gối của chân cong, trong khi tay kia đặt trên sàn phía sau cơ thể để hỗ trợ.

Ở Vakrasana, tay thường được đặt trên đầu gối hoặc đùi của chân cong.

VỊ TRÍ CHÂN

Bharadvajasana liên quan đến việc uốn cong cả hai đầu gối và chuyển chúng sang một bên.

Vakrasana thường bao gồm việc uốn cong một chân và giữ chân kia duỗi thẳng.

CƯỜNG ĐỘ XOẮN

Cả hai tư thế đều mang lại nhiều lợi ích cho cơ thể và tâm trí, bao gồm cải thiện tính linh hoạt, tiêu hóa và giảm đau lưng. Chúng có thể được kết hợp vào một bài tập yoga để tăng cường sức khỏe và sức sống tổng thể.

Bharadvajasana có thể tạo ra một vòng xoắn sâu hơn do vị trí của chân và tay, có thể tăng cường độ căng ở cột sống và hông.

मृगासन — Mṛgāsana

MRIGASANA (mri-gaa-sa-na)

Deer Pose

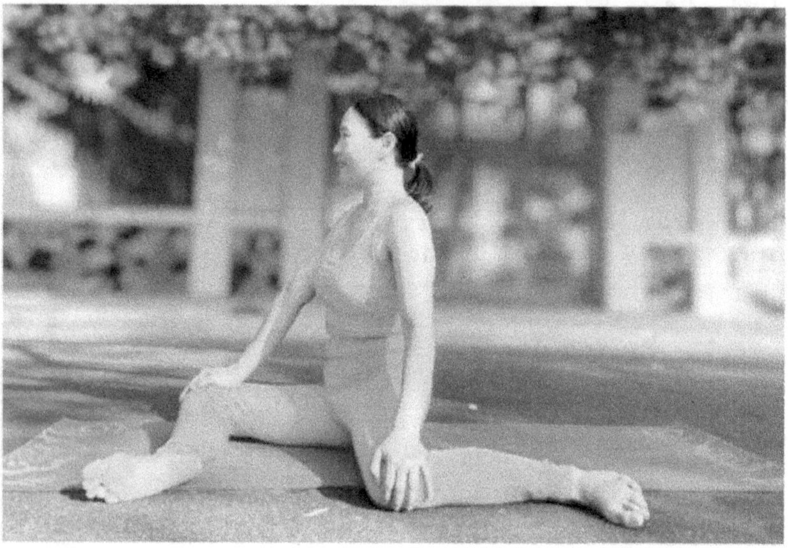

Tư thế Nai

"Mrigasana" (मृगासन) trong tiếng Phạn, là một tư thế yoga được gọi là "Deer Pose" trong tiếng Anh.

"Mriga" (मृग) có nghĩa là "con nai".

"Asana" (आसन) có nghĩa là "tư thế" hoặc "chỗ ngồi".

Vì vậy, "Mrigasana" dịch sang "Tư thế Nai" trong tiếng Việt.

Phiên âm & Phát âm

Tiếng Phạn: मृगासन

IAST: mṛgāsana

Âm tiết: mṛ-gā-sa-na

Phát âm: mri-gaa-sa-na

LỢI ÍCH VÀ TÁC DỤNG TRỊ BỆNH

Mở hông: Kéo giãn sâu vùng hông, cơ khép và vùng bẹn, giúp cải thiện sự dẻo dai và độ linh hoạt của khớp hông.

Tăng cường khớp hông: Việc duỗi chân sau giúp kích hoạt các cơ ổn định, tăng sức mạnh và sự vững chắc cho khớp hông.

Sức khỏe vùng chậu: Hỗ trợ nhận thức và thư giãn sàn chậu, mang lại lợi ích cho sự ổn định của vùng core và cân bằng nội tại.

Linh hoạt cột sống: Xoắn nhẹ kết hợp với duỗi giúp cột sống linh hoạt hơn và hỗ trợ cải thiện tư thế.

Cân bằng năng lượng: Tư thế bất đối xứng kích hoạt cả hai bên cơ thể, hỗ trợ điều hòa dòng năng lượng và nâng cao nhận thức cơ thể.

Tăng sự tập trung: Tư thế khuyến khích sự chú ý vào hơi thở và cảm nhận, giúp phát triển chánh niệm và sự tập trung.

Giảm căng thẳng: Giúp giải phóng căng cơ và áp lực tâm trí, mang lại sự thư giãn và làm dịu hệ thần kinh.

Lưu thông và thải độc: Kích thích tuần hoàn máu và bạch huyết, cải thiện quá trình oxy hóa và hỗ trợ đào thải độc tố.

Cải thiện tư thế: Việc duy trì căn chỉnh đúng trong tư thế góp phần nâng cao tư thế chung và sức khỏe cột sống.

Dễ điều chỉnh: Phù hợp với mọi trình độ, tư thế có thể được điều chỉnh với dụng cụ hỗ trợ hoặc theo khả năng của từng người.

THỰC HÀNH

Bắt đầu bằng tư thế con bướm (Baddha Konasana) – ngồi trên sàn, đầu gối gập, hai gót chân chạm nhau trước cơ thể.

Giữ nguyên một chân ở phía trước, và đưa chân còn lại ra phía sau, sao cho đầu gối sau tạo một góc vuông tại kheo chân. Hông phía sau có thể mở ra tự nhiên, không gò ép.

Nếu cần, có thể dùng gối hoặc khăn đặt dưới mông hoặc đùi phía sau để hỗ trợ.

Giữ lưng thẳng, vai thư giãn. Ánh mắt có thể hướng nhẹ xuống hoặc nhìn thẳng.

Hít thở sâu và đều, cảm nhận sự thả lỏng dần ở vùng hông, thắt lưng và đùi.

Duy trì tư thế từ vài chục giây đến vài phút, tùy vào khả năng và cảm nhận cá nhân.

Để thoát thế, trở lại vị trí ban đầu một cách chậm rãi. Lặp lại với chân còn lại, giữ thời gian tương đương.

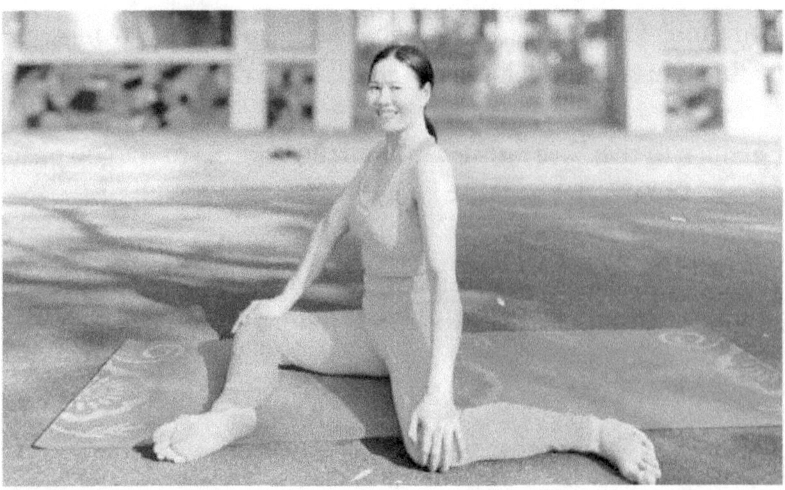

THÁCH THỨC VÀ KHÓ KHĂN TIỀM ẨN

Duỗi một chân ra sau trong khi giữ chân kia ở tư thế con bướm đòi hỏi hông phải rất linh hoạt.

Với những người có khớp hông cứng, việc đạt và giữ được tư thế này có thể khó khăn và cần tiến triển dần theo thời gian.

Giữ thăng bằng trong tư thế bất đối xứng này cũng là một thử thách, đặc biệt nếu bạn thiếu ổn định hoặc yếu ở vùng trung tâm.

Cần kích hoạt cơ trung tâm và sử dụng chân trụ để tạo sự vững chắc.

Duy trì sự căn chỉnh đúng của cột sống trong lúc vào và giữ tư thế đòi hỏi sự chú ý.

Việc vừa duỗi chân vừa xoay cột sống có thể gây căng thẳng nếu không giữ đúng trục và hướng.

Phát triển sự nhận biết cơ thể là điều thiết yếu nhưng có thể khó khăn với người mới bắt đầu.

Lắng nghe cảm giác và giới hạn cơ thể đòi hỏi thời gian, sự kiên nhẫn và luyện tập đều đặn.

Điều chỉnh tư thế cho phù hợp với cơ thể đôi khi cần đến các hỗ trợ như gối, khối hoặc chăn. Tìm được biến thể phù hợp giúp bạn nhận được lợi ích của tư thế mà vẫn tôn trọng giới hạn bản thân.

Giống như bất kỳ tư thế nâng cao nào, biến thể này đòi hỏi sự kiên trì và tâm thế cởi mở. Sự tiến bộ đến từ từ, và từng bước trên hành trình đều là một phần quý giá của thực hành.

Thách thức thực sự là cân bằng giữa nỗ lực và buông lỏng: lắng nghe cơ thể, tôn trọng giới hạn, đồng thời sẵn sàng vươn lên và phát triển.

परवृित्त मृगासन — Parivṛtta Mṛgāsana

PARIVRITTA MRIGASANA (pa-ri-vrit-ta mri-gaa-sa-na)

Revolved Deer Pose

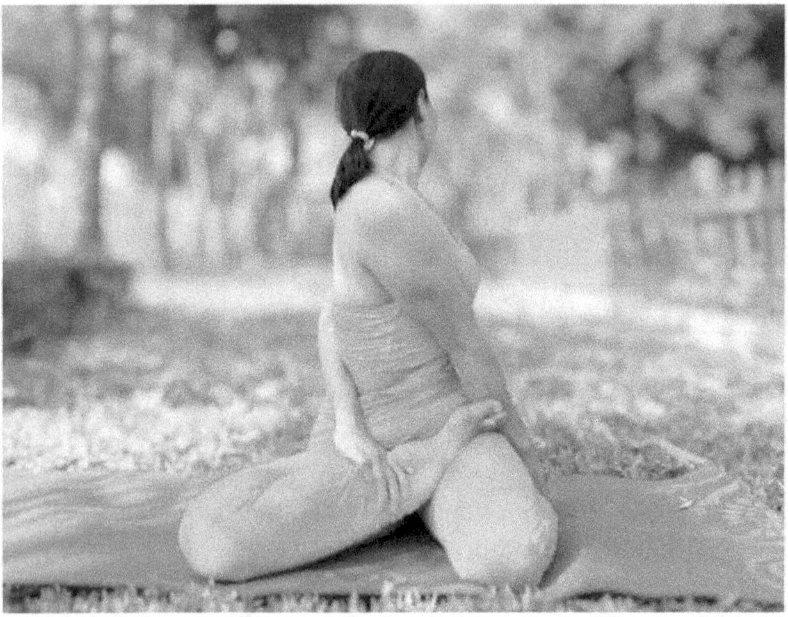

Tư thế Nai xoay

"Parivritta Mrigasana" (परवृित्त मृगासन) trong tiếng Phạn là một tư thế yoga, được gọi là "Revolved Deer Pose" trong tiếng Anh.

"Parivritta" (परवृित्त) = "xoay" hoặc "xoắn"; "Mrigasana" (मृगासन) = "Tư thế Nai".

Vì vậy, "Parivritta Mrigasana" dịch sang "Tư thế Nai xoay" trong tiếng Việt.

Phiên âm & Phát âm

Tiếng Phạn: परवृित्त मृगासन

IAST: parivṛtta mṛgāsana

Âm tiết: pa-ri-vṛt-ta mṛ-gā-sa-na

Phát âm: pa-ri-vrit-ta mri-gaa-sa-na

LỢI ÍCH VÀ TÁC DỤNG TRỊ BỆNH

Tư thế Nai xoay (Parivritta Mrigasana) giúp cải thiện tính linh hoạt của cột sống bằng cách vặn cột sống, giảm căng thẳng và cải thiện khả năng vận động.

Tư thế Nai xoay kéo dài cơ gấp hông, giúp cải thiện tính linh hoạt và giảm độ căng ở hông.

Chuyển động vặn người trong tư thế Nai xoay mở ngực và vai, thúc đẩy tư thế tốt hơn và giảm căng thẳng ở những khu vực này.

Chuyển động xoắn trong tư thế Nai xoay kích thích các cơ quan trong bụng, thúc đẩy tiêu hóa và giảm bớt sự khó chịu về tiêu hóa.

Xoắn trong tư thế Nai xoay tác động lên cơ lưng và cơ lõi, tăng cường sức mạnh và sự ổn định ở những khu vực này.

Tư thế Nai xoay thách thức sự cân bằng và đòi hỏi sự tập trung, giúp cải thiện sự tập trung và tinh thần minh mẫn.

Tư thế Nai xoay giúp giảm đau thần kinh tọa bằng cách kéo giãn và giải phóng căng thẳng ở các cơ xung quanh dây thần kinh tọa.

Tư thế Nai xoay là một tư thế thư giãn có thể giúp làm dịu tâm trí và giảm căng thẳng và lo lắng.

Tư thế Nai xoay mang lại cảm giác tiếp đất và ổn định, giúp người tập cảm thấy vững vàng và tập trung.

Lồng ngực mở trong tư thế Nai xoay cho phép thở sâu hơn, có thể cải thiện dung tích phổi và chức năng hô hấp.

THỰC HÀNH

Để thực hành tư thế Nai xoay (Parivritta Mrigasana), hãy bắt đầu ở tư thế Nai (Mrigasana). Ví dụ như chân phải ở phía trước, chân trái ở phía sau.

Bàn chân phải đặt trên đùi trái, sát háng.

Bàn chân trái co sát vào hông trái.

Xoay sang trái.

Đồng thời, tay phải bám vào hông trái, tay trái đưa ra sau lưng và bám vào cổ chân phải.

Sử dụng sức mạnh của toàn bộ cơ thể với các cơ cốt lõi và sự hỗ trợ của bàn tay:

Hít vào, xoay người sang trái, kéo dài cột sống và từ từ vặn người sang trái.

Nén hơi trọng bụng, tiếp tục xoay sang trái.

Thở ra và tiếp tục xoay sang trái. Xoay nhẹ nhàng, chậm rãi nhưng chắc chắn từng chút một.

Giữ nguyên tư thế vặn này sang trái trong vài nhịp thở như thế này trước khi hít vào và thoát khỏi tư thế bằng cách vặn người sang phải và quay về phía trước.

Duỗi cả hai chân ra trước mặt và thư giãn vài hơi trước khi lặp lại tư thế cho bên kia.

Thực hành đều cho cả hai bên cơ thể.

THÁCH THỨC VÀ KHÓ KHĂN TIỀM ẨN

Tư thế Nai xoay (Parivritta Mrigasana) đòi hỏi sự linh hoạt đáng kể ở cột sống, hông và vai. Việc duy trì một sự xoay sâu trong khi giữ đúng tư thế và ổn định có thể là thử thách. Thực hành đều đặn sẽ cải thiện dần sự linh hoạt và sức mạnh ở những khu vực này.

Khuyến nghị khởi động cột sống, hông và vai bằng các bài tập chuẩn bị trước khi thực hiện Parivritta Mrigasana. Những động tác xoay nhẹ, mở hông và giãn vai có thể giảm nguy cơ căng cơ và giúp tư thế dễ tiếp cận hơn.

Các tư thế xoay thường yêu cầu khả năng cân bằng tốt. Tìm sự ổn định trong tư thế xoay, đặc biệt với người mới, cần cố định qua bàn chân hoặc xương ngồi và kéo dài cột sống.

Tư thế này kết hợp xoay cột sống sâu với mở hông và vai. Sự căng cứng ở những khu vực này có thể hạn chế khả năng tiếp cận tư thế thoải mái. Sử dụng dụng cụ hỗ trợ như gạch hoặc dây đai có thể giúp tiến bộ từ từ.

Hơi thở có thể bị hạn chế do sự nén của thân mình trong tư thế xoay. Việc duy trì hơi thở đều, nhẹ nhàng rất quan trọng, dùng hơi thở để đi sâu vào tư thế mà không tạo căng thẳng.

Căn chỉnh đúng tư thế là điều cần thiết để tránh căng cơ: gối, hông và vai cần được định hướng tốt, cột sống dài và ngực mở.

Giống như bất kỳ tư thế khó nào, Parivritta Mrigasana đòi hỏi sự kiên trì và lòng kiên nhẫn. Quan trọng là tôn trọng giới hạn cơ thể và luyện tập tiến bộ dần dần.

बालासन — Bālāsana

BALASANA (baa-laa-sa-na)

Child's Pose

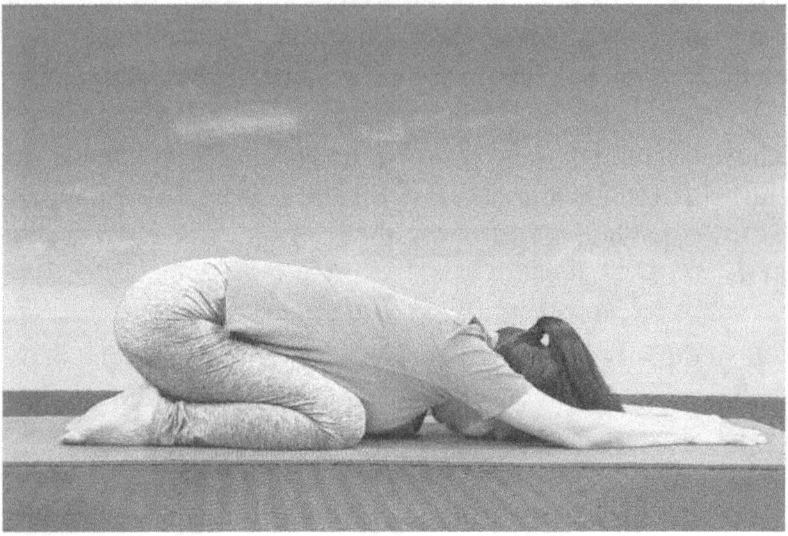

Tư thế Em bé

"Balasana" (बालासन) trong tiếng Phạn là một tư thế yoga, được gọi là "Child's Pose" trong tiếng Anh.

"Bala" (बाल) có nghĩa là "đứa trẻ"; "Asana" (आसन) có nghĩa là "tư thế" hoặc "chỗ ngồi".

Vì vậy, "Balasana" dịch sang tiếng Việt là "Tư thế Đứa trẻ", hoặc "Tư thế Em bé".

Phiên âm & Phát âm

Tiếng Phạn: बालासन

IAST: bālāsana

Âm tiết: bā-lā-sa-na

Phát âm: baa-laa-sa-na

LỢI ÍCH VÀ TÁC DỤNG TRỊ BỆNH

Tư thế Em bé (Balasana) nhẹ nhàng kéo giãn cột sống, giảm căng thẳng ở cơ lưng và thúc đẩy thư giãn.

Tư thế Em bé kéo giãn hông và đùi, giúp giải phóng độ căng và cải thiện tính linh hoạt ở những khu vực này.

Áp lực nhẹ nhàng của trán lên tấm thảm và tư thế thư giãn của cơ thể trong tư thế Em bé có thể giúp làm dịu tâm trí và giảm căng thẳng, lo lắng.

Tư thế Em bé thúc đẩy hít thở sâu, giúp làm dịu hệ thần kinh, giảm căng thẳng và tạo cảm giác thư giãn. Động tác ấn bụng nhẹ nhàng có thể kích thích tiêu hóa và làm dịu chứng khó tiêu.

Đặt cánh tay dọc theo cơ thể trong tư thế Em bé giúp cổ và vai thư giãn, giúp giải phóng căng thẳng ở những khu vực này.

Tư thế Em bé khuyến khích cảm giác buông bỏ không cố chấp, cho phép người tập giải phóng căng thẳng về thể chất và tinh thần, đồng thời tìm thấy cảm giác thoải mái và thư giãn.

Tư thế Em bé là một tư thế thư giãn có thể giúp giảm mệt mỏi và phục hồi mức năng lượng, đặc biệt là khi tập thở sâu và chánh niệm.

Tư thế Em bé có thể giúp cải thiện lưu thông khắp cơ thể, tăng cường sức khỏe và sức sống tổng thể.

Tư thế Em bé mang lại cảm giác tiếp đất và tập trung, giúp người tập cảm thấy gắn bó và kết nối với trái đất.

THỰC HÀNH

Bắt đầu bằng cách quỳ trên sàn với đầu gối hơi tách ra và ngón chân cái chạm vào nhau phía sau bạn.

Ngồi trên gót chân, rồi thở ra khi bạn hạ thân mình về phía trước, tựa trán xuống sàn.

Mở rộng cánh tay của bạn về phía trước với lòng bàn tay hướng xuống hoặc dọc theo cơ thể với lòng bàn tay hướng lên.

Để ngực nằm giữa đùi và cánh tay duỗi thẳng, vươn về phía trước.

Nếu cảm thấy thoải mái, bạn có thể mở rộng đầu gối để tạo thêm không gian cho thân mình chìm sâu hơn vào tư thế.

Nhắm mắt lại và thư giãn trán để giải phóng căng thẳng.

Hít thở sâu vào bụng, cảm nhận nó giãn ra theo mỗi lần hít vào và co lại theo mỗi lần thở ra.

Giữ tư thế này cho đến khi bạn cảm thấy thoải mái, cho phép bản thân thư giãn và giãn cơ nhẹ nhàng.

Để giải phóng tư thế, nhẹ nhàng đưa tay về phía cơ thể, nâng thân mình thẳng đứng.

Ngồi trong tư thế Kim cương và dành một chút thời gian để nhận biết bạn cảm thấy thế nào sau khi thực hành tư thế Em bé.

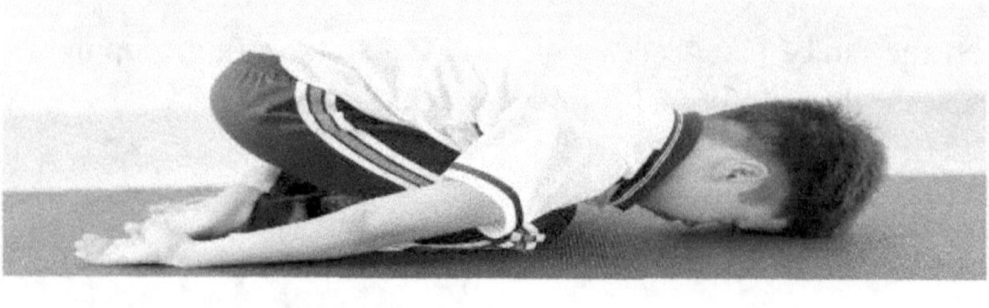

THÁCH THỨC VÀ KHÓ KHĂN TIỀM ẨN

Thử thách chính của việc thực hành tư thế Em bé hay Balasana nằm ở việc tìm kiếm sự thoải mái và thư giãn trong khi duy trì sự liên kết phù hợp và tránh căng thẳng hoặc khó chịu ở cổ, vai và hông.

Tư thế Em bé liên quan đến việc quỳ trên sàn và gập thân về phía trước, tựa trán xuống đất và duỗi hai tay dọc theo cơ thể hoặc đưa chúng về phía trước.

Một trong những khó khăn chính mà người tập có thể gặp phải là căng cứng hoặc khó chịu ở hông, đùi và mắt cá chân, điều này có thể khiến việc thư giãn hoàn toàn trong tư thế trở nên khó khăn.

Sự bó chặt này có thể làm giảm khả năng ngồi trên gót chân hoặc tựa trán xuống đất một cách thoải mái.

Ngoài ra, những người có cột sống bị hạn chế về độ linh hoạt có thể gặp khó khăn khi gập thân về phía trước trong khi vẫn cần phải giữ lưng trải dài và ngực mở.

Điều này có thể dẫn đến cột sống bị khó chịu, có thể làm tăng sức căng ở cổ và vai và làm giảm sự thư giãn tổng thể của tư thế.

Tìm những sửa đổi phù hợp, chẳng hạn như đặt một chiếc đệm hoặc miếng đệm giữa hông và gót chân để hỗ trợ, hoặc tựa trán lên một khối hoặc chăn, có thể giúp giảm bớt sự khó chịu và giúp tư thế dễ tiếp cận hơn.

Người tập cũng nên tập trung vào việc hít thở sâu vào phần thân sau và loại bỏ mọi căng thẳng hoặc căng cứng sau mỗi lần thở ra.

अधो मुख वीरासन — Adho Mukha Vīrāsana

ADHO MUKHA VIRASANA (ad-ho mu-kha vee-raa-sa-na)

Downward-Facing Hero Pose

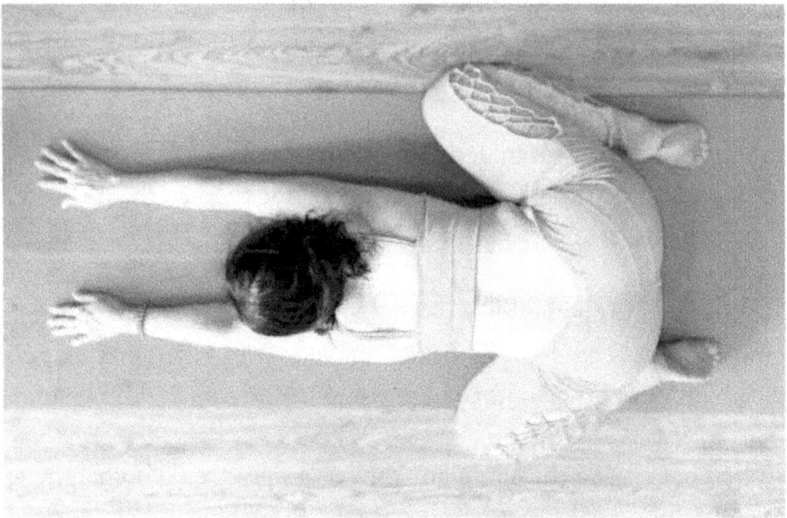

Tư thế Anh hùng úp mặt

"Adho Mukha Virasana" (अधो मुख वीरासन) trong tiếng Phạn là một tư thế yoga, được gọi là "Downward-Facing Hero Pose" trong tiếng Anh.

"Adho" (अधो) có nghĩa là "đi xuống"; "Mukha" (मुख) có nghĩa là "đối mặt"; "Vira" (वीर) có nghĩa là "anh hùng"; "Asana" (आसन) có nghĩa là "tư thế" hoặc "chỗ ngồi".

Vì vậy, "Adho Mukha Virasana" được dịch là "Tư thế Anh hùng úp mặt" trong tiếng Việt.

Phiên âm & Phát âm

Tiếng Phạn: अधो मुख वीरासन

IAST: adho mukha vīrāsana

Âm tiết: ad-ho mu-kha vī-rā-sa-na

Phát âm: ad-ho mu-kha vee-raa-sa-na

LỢI ÍCH VÀ TÁC DỤNG TRỊ BỆNH

Tư thế Anh hùng úp mặt (Adho Mukha Virasana) kéo dài đùi, đầu gối và mắt cá chân, thúc đẩy sự linh hoạt và giảm căng cứng ở những khu vực này.

Tư thế này nhẹ nhàng kéo giãn phần lưng dưới, giúp giảm căng thẳng và khó chịu ở vùng thắt lưng.

Việc gập người về phía trước ở đây giúp làm dịu tâm trí và giảm căng thẳng, lo lắng.

Việc nén bụng trong tư thế Anh hùng úp mặt sẽ kích thích các cơ quan tiêu hóa, thúc đẩy quá trình tiêu hóa khỏe mạnh và giảm bớt sự khó chịu về tiêu hóa.

Tư thế Anh hùng úp mặt là tư thế thư giãn có thể giúp giảm mệt mỏi và phục hồi mức năng lượng, đặc biệt là khi tập thở sâu và chánh niệm.

Tư thế Anh hùng úp mặt có thể giúp giảm bớt sự khó chịu trong kỳ kinh nguyệt bằng cách nhẹ nhàng kéo giãn và giải phóng căng thẳng ở vùng xương chậu.

Tư thế Anh hùng úp mặt kích thích hệ thần kinh phó giao cảm, thúc đẩy thư giãn và giảm phản ứng chiến đấu hoặc bỏ chạy.

Tư thế Anh hùng úp mặt mang lại cảm giác tiếp đất và ổn định, giúp người tập cảm thấy vững vàng và tập trung.

Thực hành tư thế Anh hùng úp mặt có thể giúp cải thiện tư thế bằng cách khuyến khích sự liên kết thích hợp của cột sống và vai.

Bản chất nội tâm của tư thế Anh hùng úp mặt khuyến khích người tập hướng sự tập trung vào bên trong, thúc đẩy sự tự nhận thức và chánh niệm.

THỰC HÀNH

Bắt đầu bằng việc quỳ gối, đầu gối mở rộng bằng hông, đùi vuông góc với sàn.

Ngồi lên gót chân, để hai ngón chân cái chạm vào nhau hoặc tách ra nếu thấy thoải mái.

Đặt hai tay lên sàn phía trước, rộng bằng vai, các ngón tay xòe ra.

Hít sâu. Khi thở ra, từ từ trườn hai tay về phía trước, hạ ngực xuống sàn.

Giữ tay duỗi thẳng, khuỷu tay nâng lên. Trán có thể chạm sàn hoặc không, tùy vào độ linh hoạt.

Ấn lòng bàn tay xuống thảm và nhẹ nhàng kích hoạt cơ bụng để kéo dài cột sống.

Thả lỏng cổ và để đầu buông lơi. Hít thở sâu và đều.

Cảm nhận sự mở rộng vùng hông và lưng dưới qua từng nhịp thở.

Giữ tư thế từ 30 giây đến 1 phút, hoặc lâu hơn nếu thoải mái.

Để thoát thế, từ từ kéo tay về gần thân, nâng ngực và ngồi lại trên gót chân.

Hai cách đặt ngón chân cái:

Ngón chân cái chạm nhau: giúp giữ tư thế ổn định.

Ngón chân cái tách xa nhau: tạo không gian cho hông, giảm áp lực lên đầu gối.

Chọn cách phù hợp nhất với cơ thể và cảm giác ổn định của bạn.

THÁCH THỨC VÀ KHÓ KHĂN TIỀM ẨN

Tính linh hoạt của đầu gối, cổ chân và hông:

Ngồi lên gót chân đòi hỏi các khớp này phải đủ mềm dẻo. Nếu cứng hoặc kém linh hoạt, có thể gây khó chịu và làm mất ổn định khi ngồi. Có thể sử dụng gối lót giữa đùi và bắp chân để hỗ trợ.

Giữ cột sống thẳng dài:

Tư thế hướng đến việc kéo dài cột sống mà không gây nén vùng lưng dưới. Tuy nhiên, các căng cơ ở lưng hoặc gân kheo có thể làm cột sống bị cong và giảm hiệu quả. Cố gắng siết nhẹ các cơ sâu để duy trì cân chỉnh mà vẫn thư giãn.

Ý thức về hơi thở:

Hơi thở chậm và đều giúp thư giãn hơn. Ở tư thế co người này, việc thở sâu có thể bị hạn chế, nhất là khi bụng bị ép. Học cách thở vào vùng lưng có thể làm tăng hiệu quả luyện tập.

Chú ý áp lực lên đầu gối:

Gập sâu đầu gối trong Adho Mukha Virasana có thể tạo áp lực lớn lên khớp, đặc biệt với người có khớp yếu hoặc từng bị chấn thương. Cần tôn trọng giới hạn cơ thể, tránh đau nhức, và điều chỉnh tư thế bằng các dụng cụ hỗ trợ hoặc biến thể để bảo vệ đầu gối.

Sự ổn định nội tâm và kiên nhẫn:

Dù nhìn có vẻ đơn giản, tư thế đòi hỏi sự bình tĩnh, tập trung và lắng nghe cơ thể. Người mới tập có thể khó giữ yên. Thực hành đều đặn, từ bi với bản thân và tôn trọng giới hạn cơ thể là yếu tố cần thiết để tiến bộ.

Tư thế Anh hùng úp mặt vs. tư thế Em bé

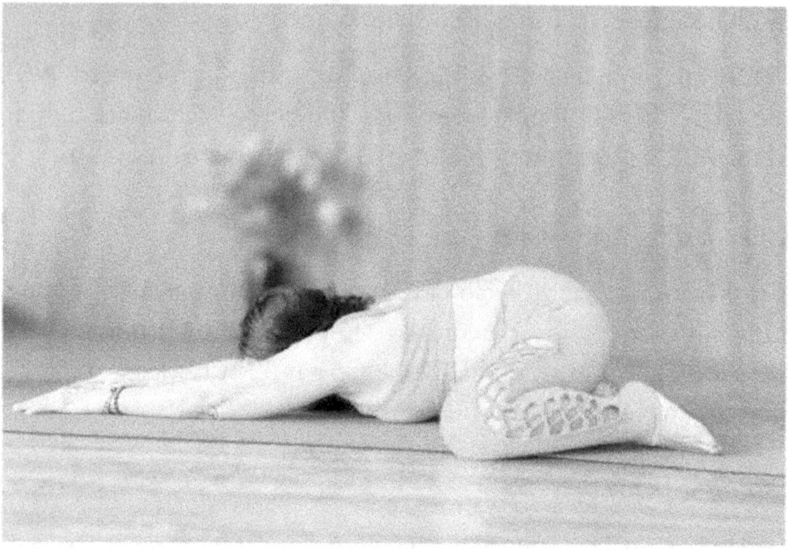

Tư thế Anh hùng úp mặt (Adho Mukha Virasana)

Trong tư thế Anh hùng úp mặt, người tập có thể ngồi trên gót chân hoặc không, với đầu gối và đùi mở rộng sang hai bên trên thảm, cơ thể gập về phía trước giữa hai đùi với cột sống thẳng.

Tư thế Anh hùng úp mặt nhấn mạnh việc kéo dài cơ thể, mở hông và kéo dài lưng dưới.

Người tập có thể cảm thấy một cảm giác căng từ lưng qua đùi đến gót chân.

Tư thế Anh hùng úp mặt vs. tư thế Em bé

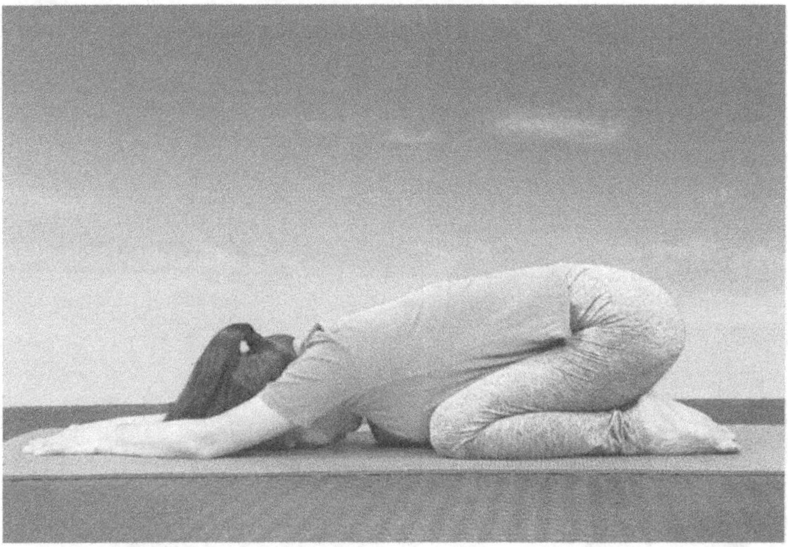

Tư thế Em bé (Balasana)

Trong tư thế Em bé, người tập ngồi trên gót chân với thân mình nằm trên hoặc giữa hai đùi và hông chạm vào gót chân.

Tư thế Em bé nhấn mạnh sự thư giãn, giảm căng thẳng và giải phóng căng thẳng ở lưng, cổ và vai.

Người tập có thể cảm thấy bình tĩnh và thư giãn trong tư thế này.

Tư thế Anh hùng úp mặt (Adho Mukha Virasana) tập trung vào việc kéo dài và mở rộng cơ thể, trong khi tư thế Em bé (Balasana) tập trung vào việc nghỉ ngơi và thư giãn.

Mỗi tư thế đều có những lợi ích riêng và có thể được sử dụng trong các phần khác nhau của quá trình tập yoga tùy thuộc vào mục tiêu của bạn.

सुप्त वज्रासन — Supta Vajrāsana

SUPTA VAJRASANA (su-pta vaj-raa-sa-na)

Reclining Thunderbolt Pose

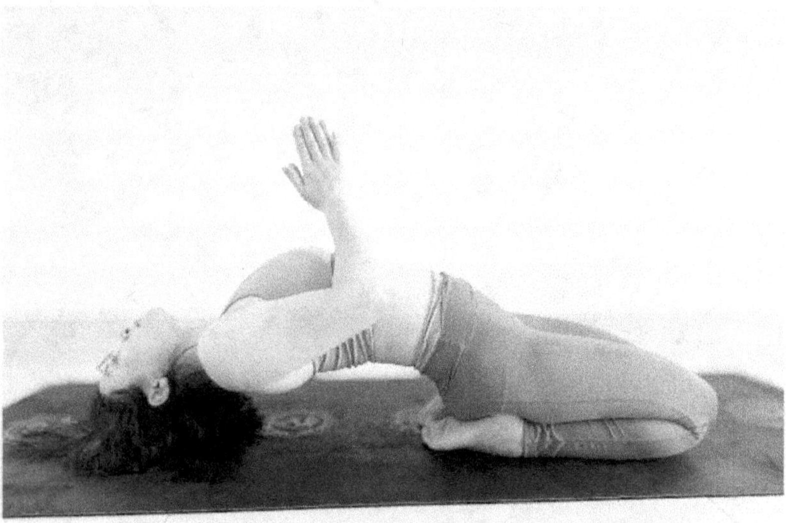

Tư thế Kim cương nằm

"Supta Vajrasana" (सुप्त वज्रासन) trong tiếng Phạn là một tư thế yoga, được gọi là "Reclining Thunderbolt Pose" trong tiếng Anh. "Supta" (सुप्त) = "nghiêng" hoặc "nằm"; "Vajra" (वज्र) = "sấm sét" hoặc "kim cương"; "Asana" (आसन) = "tư thế" hoặc "chỗ ngồi".

Vì vậy, "Supta Vajrasana" được dịch là "Tư thế Nằm nghiêng" hoặc "Tư thế Kim cương nằm " trong tiếng Việt.

Phiên âm & Phát âm

Tiếng Phạn: सुप्त वज्रासन

IAST: supta vajrāsana

Âm tiết: su-pta vaj-rā-sa-na

Phát âm: su-pta vaj-raa-sa-na

LỢI ÍCH VÀ TÁC DỤNG TRỊ BỆNH

Tư thế Kim cương nằm (Supta Vajrasana) kéo dài cơ tứ đầu và cơ gấp hông, giúp giảm căng thẳng và cải thiện tính linh hoạt ở những khu vực này.

Tư thế Kim cương nằm có thể hỗ trợ tiêu hóa bằng cách nén nhẹ các cơ quan bụng và kích thích hệ tiêu hóa.

Tư thế Kim cương nằm có thể giúp giảm đau lưng dưới bằng cách nhẹ nhàng kéo giãn và giải phóng căng thẳng ở các cơ dọc theo cột sống.

Tư thế Kim cương nằm có thể kích thích dây thần kinh phế vị, thúc đẩy sự thư giãn và giảm mức độ căng thẳng.

Tư thế nghiêng của tư thế Kim cương nằm khuyến khích sự thư giãn và có thể giúp làm dịu tâm trí và giảm lo lắng.

Tư thế Kim cương nằm tăng cường lưu thông máu đến phần dưới cơ thể, tăng cường sức khỏe và sức sống tổng thể.

Tư thế Kim cương nằm có thể giúp giảm đau thần kinh tọa bằng cách kéo dài và giải phóng căng thẳng ở các cơ và dây thần kinh ở lưng dưới và chân.

Thực hành tư thế Kim cương nằm có thể giúp giảm mệt mỏi và thúc đẩy thư giãn bằng cách làm dịu hệ thần kinh.

Động tác uốn cong về phía sau nhẹ nhàng trong tư thế Kim cương nằm giúp kéo giãn cột sống, giảm cứng khớp và cải thiện tính linh hoạt của cột sống.

Lồng ngực mở và lồng ngực mở rộng trong tư thế Kim cương nằm có thể cải thiện dung tích phổi và chức năng hô hấp.

THỰC HÀNH

Bắt đầu bằng cách ngồi trên gót chân trong tư thế Kim cương (Vajrasana), hai đầu gối khép vào nhau và mông ngồi trên gót chân.

Đặt tay lên đùi và hít thở sâu vài lần để tập trung vào bản thân.

Từ từ dựa lưng vào tay và hạ khuỷu tay xuống sàn, lần lượt từng khuỷu tay, phía sau cơ thể.

Dần dần hạ lưng xuống sàn, sử dụng khuỷu tay và cẳng tay để hỗ trợ.

Khi lưng chạm sàn, mở rộng cánh tay dọc theo cơ thể, lòng bàn tay hướng lên.

Cho phép vai và ngực của bạn mở ra khi bạn thư giãn trong tư thế.

Nếu cảm thấy thoải mái, hãy thả lỏng đầu xuống sàn, kéo dài cổ.

Nhắm mắt, hít thở sâu, cơ thể thư giãn và mềm mại theo từng hơi thở.

Giữ tư thế trong 1 đến 5 phút hoặc miễn là bạn cảm thấy thoải mái.

Để thoát thế, hãy nghiêng người sang một bên, duỗi thẳng chân và ngồi dậy trong tư thế nghiêng để bảo vệ cột sống, với sự trợ giúp của hai tay đặt trên sàn.

Hãy dành một chút thời gian để ngồi yên lặng và quan sát tác động của tư thế này đối với cơ thể và tâm trí của bạn.

THÁCH THỨC VÀ KHÓ KHĂN TIỀM ẨN

Thách thức chính khi thực hành tư thế Kim cương nằm, hay Supta Vajrasana, là tìm sự thoải mái và dễ chịu khi ngả lưng từ tư thế quỳ Kim cương (Vajrasana).

Supta Vajrasana là một biến thể nằm ngửa của Vajrasana trong đó người thực hành hạ thân trên về phía sau, thả lưng xuống sàn trong khi giữ chân cong và bàn chân duỗi.

Một trong những khó khăn chính mà người tập có thể gặp phải là cảm giác căng cứng hoặc khó chịu ở đùi, đầu gối hoặc mắt cá chân, điều này có thể khiến việc ngả lưng hoàn toàn trở nên khó khăn trong khi vẫn duy trì được tư thế cân chỉnh thích hợp.

Sự căng cứng này cũng có thể dẫn đến căng thẳng hoặc khó chịu ở lưng dưới nếu không được giải quyết thích hợp.

Ngoài ra, một số cá nhân có thể gặp khó khăn trong việc giải phóng căng thẳng ở cơ gấp hông và cơ tứ đầu, những cơ quan hoạt động tích cực trong tư thế.

Sự bó chặt ở những khu vực này có thể hạn chế khả năng ngả lưng thoải mái và duỗi thẳng hoàn toàn cánh tay trên đầu.

Tìm những sửa đổi phù hợp, chẳng hạn như đặt đệm hoặc đệm sau lưng để hỗ trợ, có thể giúp giảm bớt sự khó chịu và giúp tư thế dễ tiếp cận hơn.

Người tập cũng nên tập trung hít thở sâu và thư giãn các cơ một cách có ý thức để dần dần vào tư thế.

अर्ध सुप्त वीरासन — Ardha Supta Vīrāsana

ARDHA SUPTA VIRASANA (ar-dha su-pta vee-raa-sa-na)

One-Legged Reclining Hero Pose

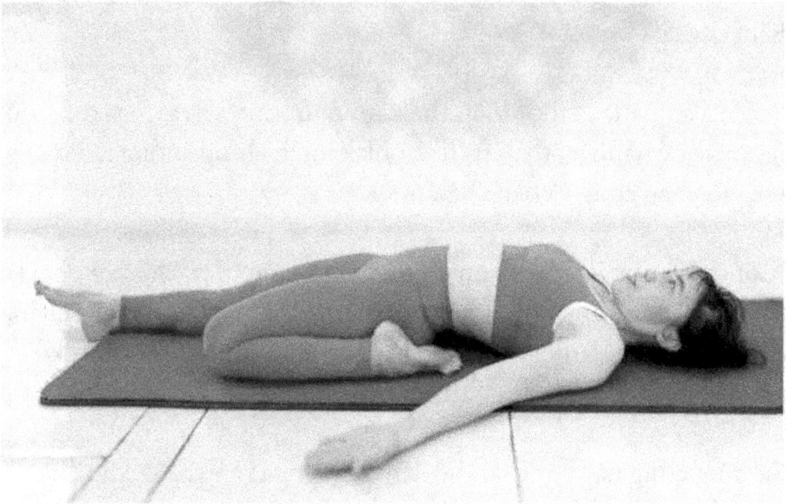

Tư thế Nửa anh hùng nằm

"Ardha Supta Virasana" (अर्ध सुप्त वीरासन) trong tiếng Phạn là một tư thế yoga, có tên tiếng Anh là "One-Legged Reclining Hero Pose".

"Ardha" (अर्ध) = "một nửa"; "Supta" (सुप्त) = "ngả" hoặc "nằm"; "Virasana" (वीरासन) = "Tư thế Anh hùng";

Vì vậy, "Ardha Supta Virasana" dịch sang "Tư thế Nửa anh hùng nằm" trong tiếng Việt.

Phiên âm & Phát âm

Tiếng Phạn: अर्ध सुप्त वीरासन

IAST: ardha supta vīrāsana

Âm tiết: ar-dha su-pta vī-rā-sa-na

Phát âm: ar-dha su-pta vee-raa-sa-na

LỢI ÍCH VÀ TÁC DỤNG TRỊ BỆNH

Tư thế Nửa anh hùng nằm (Ardha Supta Virasana) kéo dài đùi và cơ tứ đầu của chân duỗi, thúc đẩy tính linh hoạt và giảm căng cứng ở những khu vực này.

Tư thế Nửa anh hùng nằm làm tăng tính linh hoạt ở hông, đặc biệt là các cơ gấp hông của chân duỗi.

Tư thế Nửa anh hùng nằm nhẹ nhàng kéo căng phần lưng dưới, giúp giảm căng thẳng và khó chịu ở vùng này.

Việc nén nhẹ bụng trong tư thế Nửa anh hùng nằm sẽ kích thích các cơ quan tiêu hóa, thúc đẩy quá trình tiêu hóa khỏe mạnh và giảm bớt sự khó chịu về tiêu hóa.

Tư thế Nửa anh hùng nằm có thể giúp giảm đau thần kinh tọa bằng cách kéo dài và giải phóng căng thẳng ở các cơ xung quanh dây thần kinh tọa.

Tư thế Nửa anh hùng nằm có tác dụng làm dịu tâm trí, thúc đẩy thư giãn và giảm căng thẳng và lo lắng.

Tư thế Nửa anh hùng nằm giúp tăng cường lưu thông máu đến phần dưới cơ thể, tăng cường sức khỏe và sức sống tổng thể.

Tư thế Nửa anh hùng nằm có thể giúp giảm bớt sự khó chịu trong kỳ kinh nguyệt bằng cách nhẹ nhàng kéo giãn và giải phóng căng thẳng ở vùng xương chậu.

Tư thế Nửa anh hùng nằm mang lại cảm giác vững chắc và ổn định, giúp người tập cảm thấy có nền tảng và tập trung.

Bản chất thiền định của tư thế Nửa anh hùng nằm khuyến khích hướng nội, thúc đẩy sự tự nhận thức và chánh niệm.

THỰC HÀNH

Bắt đầu bằng cách quỳ trên thảm yoga, hai gối chụm lại (Virasana). Hơi dồn trọng lượng sang một bên và duỗi thẳng chân bên kia về phía trước.

Từ từ hạ thấp người ra phía sau, dùng tay để đỡ phía sau lưng. Tiếp tục nằm ngả lưng xuống thảm.

Duỗi hai tay sang hai bên, lòng bàn tay hướng lên trên, hoặc bạn có thể đặt tay lên bụng hoặc đùi để giữ thăng bằng.

Giữ chân duỗi thẳng hoạt động và căng cơ, bàn chân gập lại.

Thả lỏng vai và để toàn bộ cơ thể thư giãn trong tư thế. Nhắm mắt hoặc mở mắt nhẹ nhàng, tập trung vào hơi thở.

Giữ tư thế từ 30 giây đến 1 phút hoặc lâu hơn tùy theo cảm giác của bạn.

Để thoát thế, duỗi thẳng chân gập với việc từ từ nghiêng người sang bên đối diện. Dùng tay hỗ trợ để ngồi dậy nhẹ nhàng, bảo vệ cột sống.

Đổi bên và lặp lại với chân còn lại duỗi thẳng.

Lời khuyên:

Nếu cảm thấy khó chịu ở đầu gối hoặc cổ chân, bạn có thể đặt khăn hoặc chăn gấp dưới đầu gối để tăng sự hỗ trợ.

Hãy lắng nghe cơ thể và chỉ nghiêng người trong giới hạn thoải mái. Tránh ép buộc kéo giãn quá mức.

THÁCH THỨC VÀ KHÓ KHĂN TIỀM ẨN

Thách thức chính của tư thế Nửa anh hùng nằm (Ardha Supta Virasana) là kéo giãn sâu cơ tứ đầu đùi và cơ gập hông, đồng thời giữ được tư thế thẳng và thoải mái trong suốt quá trình tập.

Tư thế này kéo giãn mạnh cơ tứ đầu của chân duỗi, điều này có thể gây khó khăn cho những người bị căng cứng ở nhóm cơ này.

Cần có sự linh hoạt ở cơ gập hông để hạ chân sau xuống sàn một cách thoải mái. Căng cơ vùng này sẽ hạn chế tầm vận động và làm khó đạt được biểu hiện đầy đủ của tư thế.

Người có vấn đề hoặc nhạy cảm ở đầu gối có thể thấy khó chịu, đặc biệt khi hạ chân sau xuống sàn. Cần lắng nghe cơ thể và tránh ép đầu gối quá mức.

Để giữ tư thế đúng, cũng cần sự linh hoạt của mắt cá để gập mu bàn chân chân duỗi. Mắt cá cứng sẽ làm khó giữ chân thẳng hàng và ổn định tư thế.

Cân bằng trọng lượng trên một đầu gối và một bàn chân, trong khi duỗi chân kia, đòi hỏi sức mạnh và sự ổn định vùng lõi (trung tâm). Có thể cần dùng dụng cụ hỗ trợ và kích hoạt cơ bắp để giữ tư thế thoải mái.

Hít thở sâu và đều giúp thư giãn cơ thể và hỗ trợ kéo giãn.

Cần tập trung thở vào những vùng căng để giải phóng căng thẳng và làm sâu thêm tư thế.

सुप्त वीरासन — Supta Vīrāsana

SUPTA VIRASANA (su-pta vee-raa-sa-na)

Reclining Hero Pose

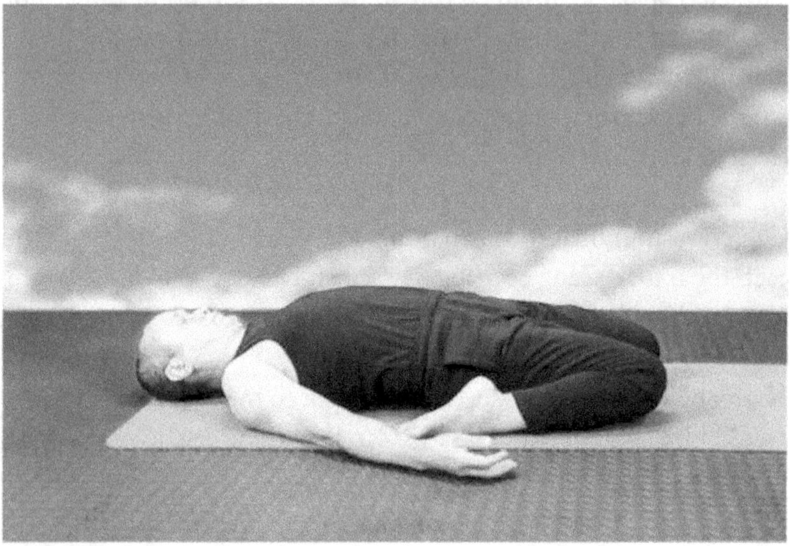

Tư thế Anh hùng nằm

"Supta Virasana" (सुप्त वीरासन) là một tư thế yoga được gọi là "Reclining Hero Pose" trong tiếng Anh.

"Supta" (सुप्त) = "ngả" hoặc "nằm"; "Virasana" (वीरासन)= "Tư thế Anh hùng".

Vì vậy, "Supta Virasana" dịch sang "Tư thế Anh hùng nằm" trong tiếng Việt.

Phiên âm & Phát âm

Tiếng Phạn: सुप्त वीरासन

IAST: supta vīrāsana

Âm tiết: su-pta vī-rā-sa-na

Phát âm: su-pta vee-raa-sa-na

LỢI ÍCH VÀ TÁC DỤNG TRỊ BỆNH

Tư thế Anh hùng nằm (Supta Virasana) kéo dài đùi và cơ tứ đầu, thúc đẩy sự linh hoạt và giảm căng cứng ở những khu vực này.

Tư thế Anh hùng nằm làm tăng tính linh hoạt ở hông, đặc biệt là các cơ gấp hông.

Tư thế Anh hùng nằm nhẹ nhàng kéo giãn phần lưng dưới, giúp giảm căng thẳng và khó chịu ở vùng này.

Việc nén nhẹ bụng trong tư thế Anh hùng nằm sẽ kích thích các cơ quan tiêu hóa, thúc đẩy quá trình tiêu hóa khỏe mạnh và giảm bớt sự khó chịu về tiêu hóa.

Tư thế Anh hùng nằm có thể giúp giảm đau thần kinh tọa bằng cách kéo dài và giải phóng căng thẳng ở các cơ xung quanh dây thần kinh tọa.

Tư thế Anh hùng nằm có tác dụng làm dịu tâm trí, thúc đẩy thư giãn và giảm căng thẳng và lo lắng.

Thực hành tư thế Anh hùng nằm giúp tăng cường lưu thông máu đến phần dưới cơ thể, tăng cường sức khỏe và sức sống tổng thể.

Tư thế Anh hùng nằm có thể giúp giảm bớt sự khó chịu trong kỳ kinh nguyệt bằng cách nhẹ nhàng kéo giãn và giải phóng căng thẳng ở vùng xương chậu.

Tư thế Anh hùng nằm mang lại cảm giác vững vàng và ổn định, giúp người tập cảm thấy vững vàng và tập trung.

Bản chất thiền định của Tư thế Anh hùng nằm khuyến khích người tập hướng sự tập trung vào bên trong, thúc đẩy sự tự nhận thức và chánh niệm.

THỰC HÀNH

Bắt đầu quỳ trên thảm yoga, hai đầu gối chạm nhau.

Ngồi lên gót chân, đảm bảo bàn chân hướng thẳng về phía sau, mu bàn chân chạm thảm.

Mở rộng chân hơi rộng hơn vai để tạo khoảng trống cho hông giữa hai gót chân.

Từ từ hạ người về phía sau, dùng tay làm điểm tựa cho đến khi lưng chạm thảm.

Nếu mông không chạm thảm thoải mái, bạn có thể đặt tấm chăn gấp hoặc gối dưới mông để hỗ trợ.

Thả lỏng hai tay đặt thoải mái bên hông, lòng bàn tay hướng lên trên hoặc đặt tay lên bụng để tạo cảm giác vững chãi.

Thư giãn hoàn toàn vùng đùi, đầu gối và cổ chân, nhắm mắt và tập trung vào hơi thở sâu, đều đặn.

Giữ tư thế từ 1 đến 5 phút hoặc lâu hơn nếu thấy thoải mái.

Khi muốn thoát tư thế, nghiêng người để thả từng chân sát mông và ngồi dậy ở tư thế nghiêng.

Duỗi thẳng và lắc nhẹ chân để giải phóng căng thẳng.

Lời khuyên:

Nếu cảm thấy khó chịu ở đầu gối hoặc cổ chân, bạn có thể đặt tấm chăn hoặc gối gấp dưới đùi để hỗ trợ thêm.

Lắng nghe cơ thể, chỉ nghiêng người trong phạm vi thoải mái, tránh cố gắng quá sức.

THÁCH THỨC VÀ KHÓ KHĂN TIỀM ẨN

Tư thế Anh hùng nằm (Supta Virasana) liên quan đến việc kéo căng sâu ở cơ tứ đầu và cơ gấp hông của đùi, điều này có thể là thách thức đối với những người bị căng cứng ở các nhóm cơ này trong khi vẫn duy trì sự cân chỉnh và thoải mái trong suốt tư thế.

Sự căn chỉnh phù hợp trong tư thế Anh hùng nằm đòi hỏi sự linh hoạt ở mắt cá chân để gập mu bàn chân.
Khả năng di chuyển của mắt cá chân bị hạn chế có thể khiến việc ngồi trên gót chân trở nên khó khăn và duy trì sự ổn định trong tư thế.

Những người có vấn đề hoặc nhạy cảm với đầu gối có thể cảm thấy khó chịu khi tập tư thế Anh hùng nằm, đặc biệt là khi ngồi trên gót chân.
Người tập nên sử dụng đạo cụ hoặc sửa đổi tư thế khi cần thiết để bảo vệ đầu gối và tránh căng thẳng.

Người tập có thể cảm thấy khó chịu hoặc căng thẳng ở lưng dưới khi ngả lưng trong tư thế tư thế Anh hùng nằm.
Sự hỗ trợ thích hợp với các đạo cụ và sự tiến triển dần dần có thể giúp giảm bớt áp lực lên cột sống thắt lưng và giúp tư thế dễ tiếp cận hơn.

Hít thở sâu và đều đặn là điều cần thiết trong tư thế Anh hùng nằm để thư giãn cơ thể và thúc đẩy sự thoải mái khi căng cơ.
Người tập nên tập trung hít thở vào bất kỳ vùng nào căng thẳng hoặc khó chịu để giải phóng căng thẳng và kéo giãn sâu hơn.

Tư thế Anh hùng nằm đòi hỏi sự kiên nhẫn và chánh niệm để khám phá các cảm giác trong cơ thể và dần dần đi sâu vào động tác căng cơ mà không vượt quá giới hạn của mình.
Người tập nên tiếp cận tư thế với lòng trắc ẩn và nhận thức, lắng nghe cơ thể và tôn trọng sự linh hoạt của chính cơ thể mình.

आनंद बालासन — Ānanda Bālāsana

ANANDA BALASANA (aa-nan-da baa-laa-sa-na)

Happy Baby Pose

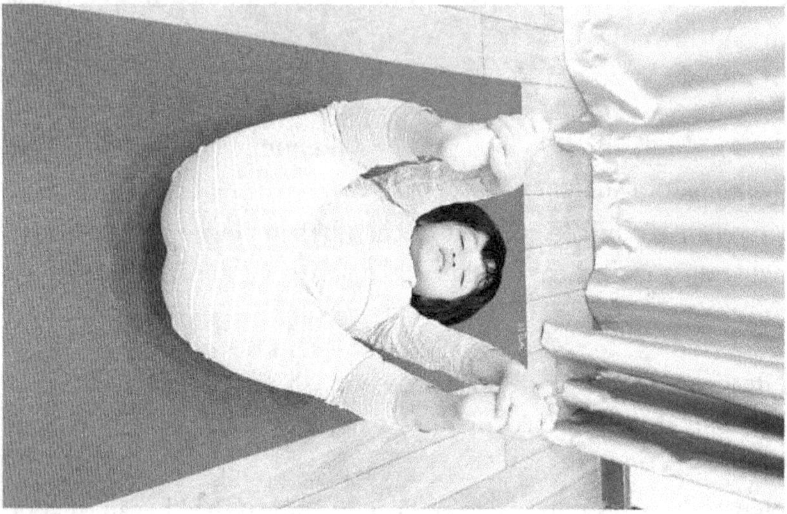

Tư thế Em bé hạnh phúc

Trong tiếng Phạn, "Ananda Balasana" (आनंद बालासन) là một tư thế yoga, dịch là "Happy Baby Pose" trong tiếng Anh.

"Ananda" (आनंद) = "hạnh phúc" hay "niềm vui"; "Bala" (बाला) = "đứa trẻ"; "Asana" (आसन) "tư thế" hoặc "chỗ ngồi".

"Ananda Balasana" thể hiện bản chất vui tươi và vui tươi của một em bé, vì tư thế này mô phỏng tư thế một em bé hạnh phúc nằm ngửa và nắm lấy chân nó. Do đó, nó được dịch sang tiếng Việt là "Tư thế Em bé hạnh phúc".

Phiên âm & Phát âm

Tiếng Phạn: आनंद बालासन
IAST: ānanda bālāsana
Âm tiết: ā-nan-da bā-lā-sa-na
Phát âm: aa-nan-da baa-laa-sa-na

LỢI ÍCH VÀ TÁC DỤNG TRỊ BỆNH

Tư thế Em bé hạnh phúc (Ananda Balasana) giúp kéo giãn sâu ở đùi trong, háng và hông, giúp tăng tính linh hoạt và khả năng vận động ở những khu vực này.

Bằng cách nhẹ nhàng kéo giãn lưng dưới và cột sống, tư thế này có thể giúp giảm bớt căng thẳng và khó chịu ở vùng thắt lưng.

Tư thế Em bé hạnh phúc kéo giãn gân kheo và bắp chân, thúc đẩy sự linh hoạt ở phía sau chân.

Tư thế Em bé hạnh phúc có thể tạo ra cảm giác thư giãn và bình tĩnh trong cơ thể, giúp giảm căng thẳng và lo lắng.

Việc nén nhẹ bụng trong tư thế Em bé hạnh phúc có thể kích thích tiêu hóa và hỗ trợ giảm bớt sự khó chịu về tiêu hóa.

Tư thế Em bé hạnh phúc có thể có tác dụng làm dịu hệ thần kinh, thúc đẩy thư giãn và giảm căng thẳng.

Thực hành tư thế Em bé hạnh phúc trước khi đi ngủ có thể giúp xoa dịu tâm trí và thư giãn cơ thể, thúc đẩy chất lượng giấc ngủ tốt hơn.

Bằng cách kéo căng các cơ xung quanh xương chậu và lưng dưới, tư thế Em bé hạnh phúc có thể giúp giảm bớt các triệu chứng đau thần kinh tọa.

Giữ tư thế Em bé hạnh phúc đòi hỏi sự tập trung và nhận thức về hơi thở và cơ thể, thúc đẩy chánh niệm và nhận thức về thời điểm hiện tại.

Tư thế này có thể giúp giải phóng căng thẳng và áp lực cảm xúc được lưu trữ, thúc đẩy sự cân bằng và hạnh phúc về cảm xúc.

THỰC HÀNH

Vị trí bắt đầu: Bắt đầu bằng cách nằm ngửa trên thảm yoga.

Cong đầu gối: Thở ra và uốn cong đầu gối của bạn vào bụng.

Nắm bàn chân: Hít vào và đưa tay vào vòm bên trong của bàn chân. Nếu có thể tiếp cận được, hãy dùng tay nắm lấy mép ngoài của bàn chân hoặc nắm lấy các ngón chân.

Mở đầu gối: Mở đầu gối rộng hơn thân mình và đưa chúng về phía nách.

Co duỗi bàn chân: Co duỗi bàn chân, ấn gót chân lên phía trần nhà.

Kéo dài xương cụt: Kéo dài xương cụt xuống sàn, tiếp đất cho lưng dưới.

Thư giãn vai: Giữ vai và gáy thư giãn trên sàn.

Lắc: Nếu cảm thấy thoải mái, hãy lắc nhẹ từ bên này sang bên kia để xoa bóp cột sống của bạn.

Giữ và thở: Giữ tư thế trong 30 giây đến một phút, hít thở sâu và thư giãn khi căng cơ.

Thoát thế: Để giải phóng tư thế, thở ra khi thả chân ra và hạ chân xuống thảm.

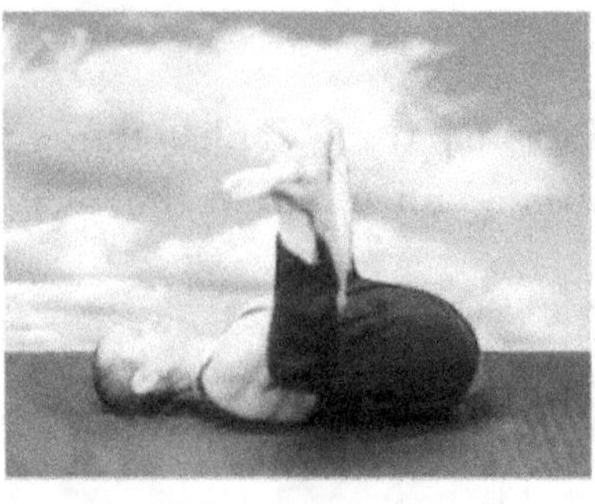

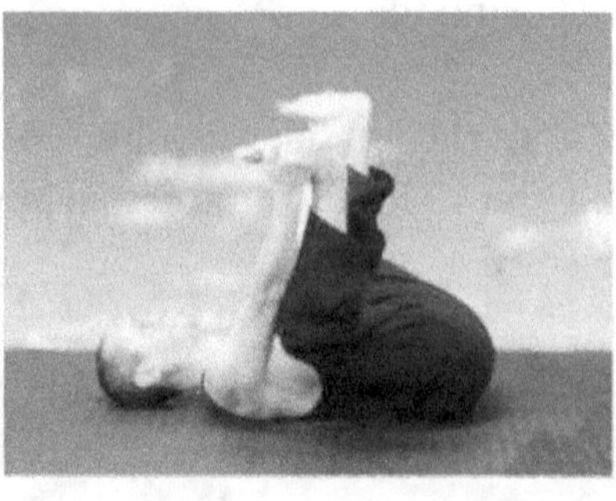

THÁCH THỨC VÀ KHÓ KHĂN TIỀM ẨN

Thử thách chính trong tư thế Em bé hạnh phúc (Ananda Balasana) là đạt được độ giãn và độ mở mong muốn ở hông và lưng dưới.

Cơ gấp hông quá chặt hoặc độ linh hoạt hạn chế ở những khu vực này có thể gây khó khăn cho việc kéo đầu gối về phía nách một cách thoải mái.

Trong khi giữ bàn chân hoặc mắt cá chân ở tư thế Em bé hạnh phúc, điều cần thiết là duy trì sự ổn định và thoải mái. Điều này có thể khó khăn, đặc biệt nếu hông hoặc lưng dưới cảm thấy căng hoặc nếu có cảm giác khó chịu ở cổ hoặc vai.

Giữ lưng dưới phẳng trên thảm trong khi kéo đầu gối về phía nách đòi hỏi phải vận động các cơ cốt lõi. Điều này giúp hỗ trợ cột sống và ngăn ngừa tình trạng bao trùm hoặc khó chịu ở lưng dưới.

Thực hành hơi thở chánh niệm là điều quan trọng trong thế Em bé hạnh phúc để giải phóng căng thẳng và kéo giãn dần dần.

Tập trung vào hơi thở cũng có thể giúp cơ thể thư giãn và mang lại cảm giác bình tĩnh.

Người tập có thể cảm thấy khó chịu hoặc căng thẳng ở cổ hoặc vai nếu họ không thể thư giãn hoàn toàn những vùng này.

Tìm cách giải phóng căng thẳng ở phần thân trên trong khi giữ tư thế có thể nâng cao sự thoải mái và thư giãn.

Để thành thạo tư thế Em bé hạnh phúc đòi hỏi sự kiên nhẫn và thực hành nhất quán.

Điều cần thiết là phải lắng nghe cơ thể và nỗ lực dần dần để kéo dài độ giãn theo thời gian.

उपविष्ट पवनमुक्तासन — Upaviṣṭa Pavanamuktāsana

UPAVISHTA PAVANAMUKTASANA
(u-pa-vish-ta pa-va-na-muk-taa-sa-na)

Seated Wind-Relieving Pose 1

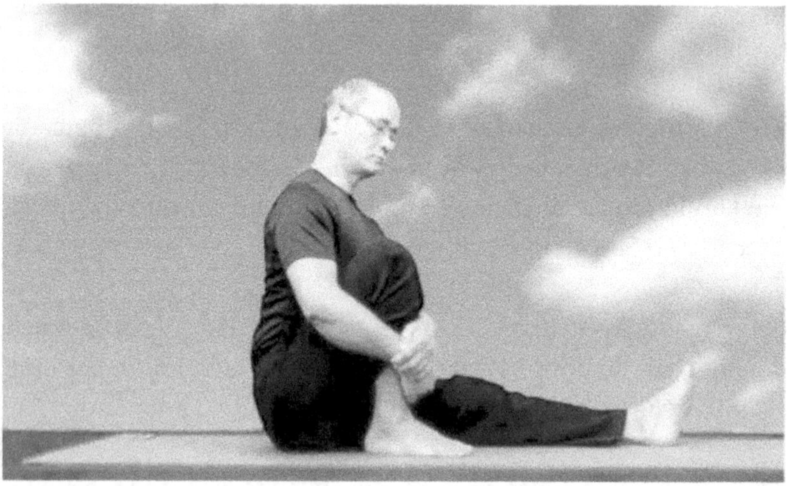

Tư thế Ngồi giảm gió 1

"Upavishta Pavanamuktasana" (उपविष्ट पवनमुक्तासन) trong tiếng Phạn là một tư thế yoga, được gọi là "Seated Wind-Relieving Pose" trong tiếng Anh.

"Upavishta" (उपविष्ट) = "ngồi; "Asana" (आसन) = "tư thế" hoặc "chỗ ngồi"; "Pavanamuktasana" (पवनमुक्तासन) bao gồm hai phần: "Pavana" (पवन) = "gió" và "Mukta" (मुक्त) = "giải phóng".

Vì vậy, "Upavishta Pavanamuktasana" dịch sang tiếng Việt là "Tư thế Ngồi giảm gió".

Phiên âm & Phát âm

Tiếng Phạn: उपविष्ट पवनमुक्तासन
IAST: upaviṣṭa pavanamuktāsana
Âm tiết: u-pa-viṣ-ṭa pa-va-na-muk-tā-sa-na
Phát âm: u-pa-vish-ta pa-va-na-muk-taa-sa-na

LỢI ÍCH VÀ TÁC DỤNG TRỊ BỆNH

Tư thế Ngồi giảm gió (Upavishta Pavanamuktasana) giúp xoa bóp các cơ quan bụng, thúc đẩy quá trình tiêu hóa và giảm bớt chướng bụng và đầy hơi.

Tư thế Ngồi giảm gió kéo giãn các cơ ở lưng dưới, giúp giảm căng thẳng và khó chịu.

Tư thế Ngồi giảm gió mở hông và kéo căng cơ gấp hông, thúc đẩy tính linh hoạt và khả năng vận động ở khớp hông.

Giữ cơ thể ở tư thế Ngồi giảm gió sẽ tác động đến các cơ cốt lõi, tăng cường sức mạnh và sự ổn định ở vùng bụng.

Thực hành tư thế Ngồi giảm gió giúp tăng cường lưu thông máu ở vùng bụng và vùng xương chậu, tăng cường sức khỏe và sức sống tổng thể.

Tư thế Ngồi giảm gió giúp giải phóng căng thẳng ở chân, đùi và gân kheo.

Tư thế Ngồi giảm gió cho phép hít thở sâu và thư giãn, giúp làm dịu hệ thần kinh và tạo cảm giác bình tĩnh.

Tư thế Ngồi giảm gió có thể giúp kích thích dòng năng lượng (prana) khắp cơ thể, thúc đẩy sức khỏe và sức sống tổng thể.

Tư thế Ngồi giảm gió kích thích hệ tiêu hóa, thúc đẩy quá trình tiêu hóa và đào thải lành mạnh.

Thực hành tư thế Ngồi giảm gió khuyến khích người tập tập trung vào hơi thở và nhận thức về cơ thể, thúc đẩy chánh niệm và thư giãn.

THỰC HÀNH

Bắt đầu bằng cách ngồi trên thảm yoga với hai chân duỗi thẳng trước mặt.

Ngồi thẳng lưng, kéo dài cột sống và nhẹ nhàng siết cơ bụng.

Hít sâu vào. Sau đó, thở ra, từ từ gập gối phải và kéo gối về phía ngực.

Đan các ngón tay quanh cẳng chân hoặc đầu gối phải, hoặc đặt tay phía sau đùi tùy theo độ linh hoạt của bạn.

Giữ chân trái duỗi thẳng trước mặt, bàn chân gập.

Thư giãn vai và giữ cột sống thẳng khi bạn nhẹ nhàng kéo gối phải về phía ngực.

Đồng thời, gập bàn chân phải để kích hoạt các cơ chân.

Giữ tư thế này từ 15 đến 30 giây hoặc lâu hơn, hít thở sâu và đều.

Khi thoát thế, thả lỏng tay và đặt chân phải trở lại thảm.

Lặp lại các bước tương tự với chân trái.

Lời khuyên:

Giữ cột sống thẳng và vai thư giãn suốt quá trình tập.

Nếu bạn không thể ôm quanh đầu gối, hãy dùng dây yoga hoặc khăn quấn quanh đùi để hỗ trợ.

Tập trung vào hơi thở sâu ở vùng bụng, để hơi thở giúp giải tỏa căng thẳng ở lưng dưới và hông.

Tránh tập tư thế này nếu bạn bị thương đầu gối hoặc hông.

THÁCH THỨC VÀ KHÓ KHĂN TIỀM ẨN

Tư thế Ngồi giảm gió (Upavishta Pavanamuktasana) đòi hỏi sự linh hoạt tốt ở hông để đưa đầu gối sát về ngực khi ngồi.

Sự căng cứng ở vùng này có thể hạn chế biên độ chuyển động.

Việc kích hoạt cơ trung tâm là điều thiết yếu để nâng chân và giữ thăng bằng. Nếu cơ lõi yếu, người tập có thể khó duy trì tư thế ổn định.

Co gối về phía ngực cũng yêu cầu sự linh hoạt ở lưng dưới. Độ cứng vùng thắt lưng có thể gây căng hoặc khó chịu khi thực hiện.

Khớp gối cũng cần linh hoạt. Nếu hạn chế chuyển động ở đây, tư thế có thể gây khó chịu hoặc căng thẳng không mong muốn.

Hơi thở sâu và đều giúp thư giãn và giải phóng căng thẳng.

Việc hít vào sâu xuống bụng, mở rộng lồng ngực và thở ra nhẹ nhàng hỗ trợ việc giãn cơ hiệu quả hơn.

Căn chỉnh đúng – giữ lưng thẳng, vai thả lỏng, ngực mở – là yếu tố quan trọng để tránh căng thẳng và nhận được lợi ích tối đa từ tư thế.

Việc làm chủ tư thế này đòi hỏi sự kiên nhẫn và lòng từ bi với bản thân. Người tập cần tôn trọng giới hạn cơ thể và tiến bộ một cách nhẹ nhàng, đều đặn.

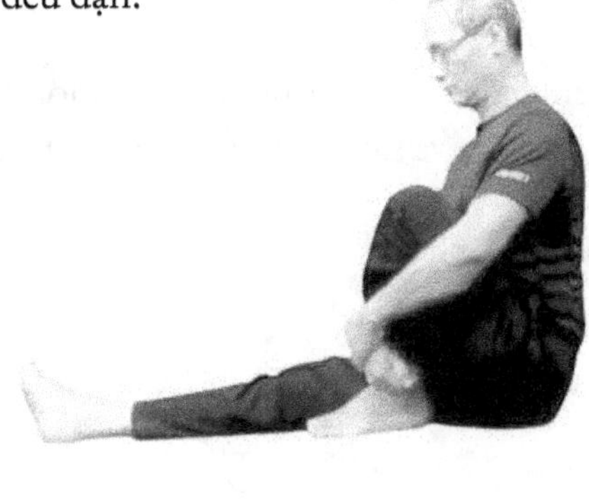

उपविष्ट पवनमुक्तासन — Upaviṣṭa Pavanamuktāsana

UPAVISHTA PAVANAMUKTASANA
(u-pa-vish-ta pa-va-na-muk-taa-sa-na)

Seated Wind-Relieving Pose 2

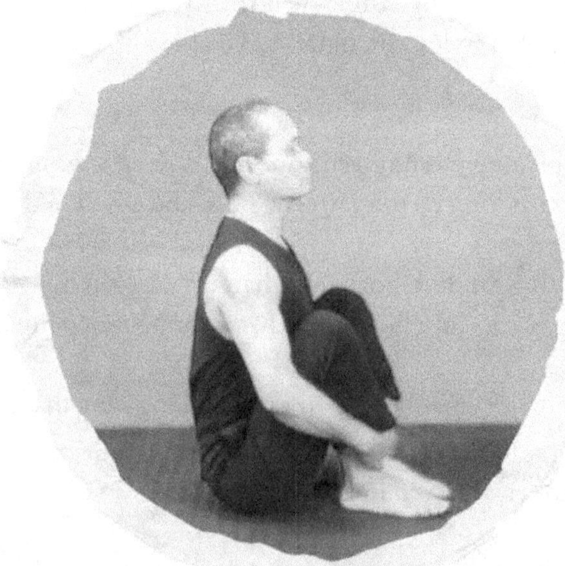

Tư thế Ngồi giảm gió 2

Sự khác biệt đáng kể với Tư thế Ngồi giảm gió 1:

Không giống như chỉ gập và nén từng đầu gối một, tư thế Ngồi giảm gió 2 bao gồm việc ôm và siết chặt cả hai đầu gối cùng một lúc.

THỰC HÀNH

Ngồi trên thảm yoga, duỗi thẳng hai chân ra trước, giữ lưng thẳng và nhẹ nhàng siết cơ bụng.

Hít vào sâu, rồi khi thở ra, gập đồng thời hai đầu gối và kéo sát về ngực.

Đan tay ôm lấy cẳng chân, đầu gối hoặc sau đùi – tùy theo độ dẻo. Giữ cột sống thẳng, vai thả lỏng và hai bàn chân gập lại.

Giữ tư thế từ 15–30 giây hoặc lâu hơn, thở sâu và đều.

Thả tay, nhẹ nhàng duỗi chân trở lại ra phía trước.

Lời khuyên:

Luôn giữ lưng thẳng và vai thư giãn trong suốt tư thế.

Nếu không thể vòng tay ôm chân, có thể dùng dây yoga hoặc khăn quấn quanh đùi để hỗ trợ.

Tập trung thở sâu vào bụng dưới để giải phóng căng thẳng ở thắt lưng và hông.

Tư thế này giúp giãn cơ lưng dưới, hông và đùi, đồng thời hỗ trợ tiêu hóa.

Tránh thực hiện nếu bị chấn thương đầu gối hoặc hông. Nếu thấy khó chịu, hãy điều chỉnh hoặc bỏ qua

मत्स्यासन — Matsyāsana

MATSYASANA (mat-syaa-sa-na)

Fish Pose

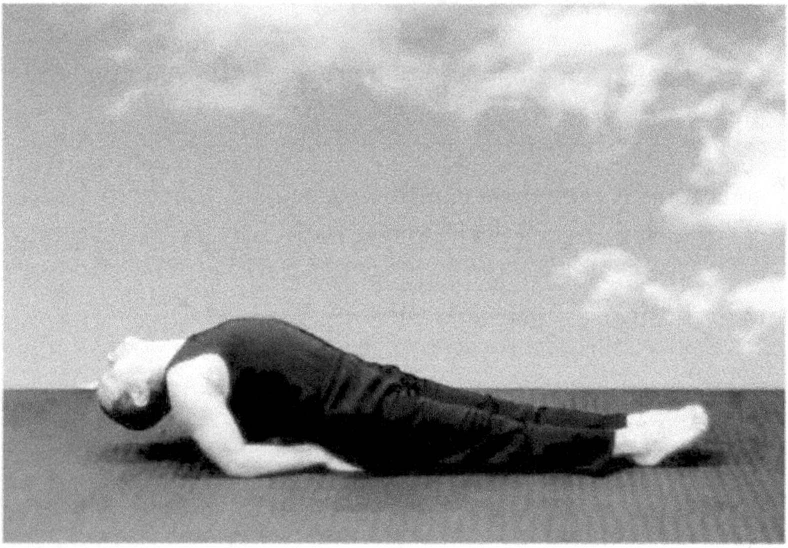

Tư thế Cá

"Matsyasana" (मत्स्यासन) trong tiếng Phạn là một tư thế yoga, được gọi là "Fish Pose" trong tiếng Anh.

"Matsya" (मत्स्य) có nghĩa là "cá"; "Asana" (आसन) có nghĩa là "tư thế" hoặc "chỗ ngồi".

Vì vậy, "Matsyasana" dịch sang "Tư thế Cá" trong tiếng Việt.

Phiên âm & Phát âm

Tiếng Phạn: मत्स्यासन

IAST: matsyāsana

Âm tiết: mat-syā-sa-na

Phát âm: mat-syaa-sa-na

LỢI ÍCH VÀ TÁC DỤNG TRỊ BỆNH

Tư thế Cá (Matsyasana) mở rộng ngực và cổ họng, kéo căng các cơ và thúc đẩy hơi thở tốt hơn.

Tư thế Cá giúp tăng cường cơ bắp ở lưng trên và cổ, cải thiện tư thế và giảm căng thẳng.

Tư thế Cá nhẹ nhàng kéo căng các cơ dọc theo cột sống, giúp cải thiện tính linh hoạt và giảm bớt độ cứng.

Việc nén nhẹ cổ họng trong tư thế Cá sẽ kích thích tuyến giáp, nơi điều chỉnh quá trình trao đổi chất và mức năng lượng trong cơ thể.

Tư thế Cá giúp giải phóng căng thẳng ở vai, giảm cứng khớp và khó chịu.

Giữ tư thế Cá cho phép hít thở sâu và thư giãn, giúp làm dịu hệ thần kinh và tạo cảm giác bình tĩnh.

Vị trí nâng cao của ngực trong tư thế Cá cho phép thở sâu hơn, cải thiện dung tích phổi và chức năng hô hấp.

Tư thế Cá kích thích tiêu hóa và có thể giúp giảm bớt sự khó chịu về tiêu hóa bằng cách ấn nhẹ vào bụng.

Tư thế Cá có thể giúp đầu óc minh mẫn và cải thiện tinh thần minh mẫn, giúp giảm căng thẳng và lo lắng.

Tư thế Cá khuyến khích người tập hướng sự tập trung vào bên trong, thúc đẩy sự tự nhận thức và chánh niệm

THỰC HÀNH

Nằm ngửa trên thảm, hai chân duỗi thẳng, tay đặt dọc theo thân, lòng bàn tay úp xuống.

Đưa hai tay luồn dưới hông, lòng bàn tay hướng xuống, khuỷu tay sát thân.

Dùng sức ở cẳng tay và khuỷu tay để nâng ngực và phần lưng trên lên khỏi thảm.

Cong nhẹ cột sống, mở ngực hướng lên trần nhà.

Thả đầu ra sau và để đỉnh đầu chạm nhẹ sàn, tránh dồn áp lực vào cổ.

Giữ chân chủ động, gót chân ấn xuống sàn.

Duy trì tư thế từ 15 đến 30 giây hoặc lâu hơn, hít thở sâu và đều.

Khi thoát thế, nâng đầu lên nhẹ nhàng, hạ ngực xuống, rồi nằm thẳng ra.

Lời khuyên:

Tránh dồn lực vào cổ.

Có thể đặt khăn hoặc chăn dưới đầu nếu cần.

Tập trung mở rộng vùng ngực và duy trì hơi thở êm dịu.

Không nên tập nếu đang bị chấn thương ở cổ hoặc cảm thấy khó chịu rõ rệt.

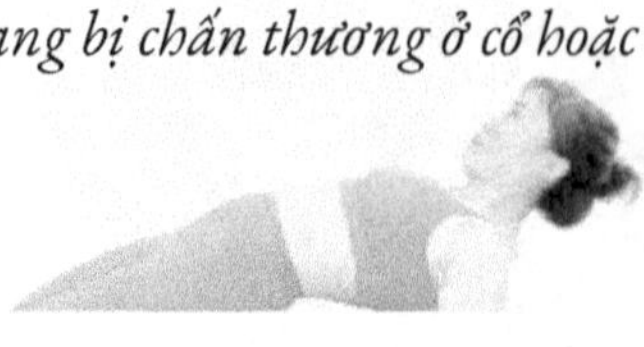

THÁCH THỨC VÀ KHÓ KHĂN TIỀM ẨN

Tư thế Cá (Matsyasana) liên quan đến việc uốn cong cột sống và nâng ngực, đòi hỏi sự linh hoạt ở cổ.

Những người bị hạn chế về độ linh hoạt của cổ có thể gặp khó khăn khi nghiêng đầu ra sau một cách thoải mái và duy trì tư thế.

Tư thế Cá yêu cầu mở ngực và vai để nâng trái tim hướng lên trời.

Sự căng cứng ở vai hoặc ngực có thể hạn chế phạm vi chuyển động trong tư thế và gây khó khăn cho việc duỗi thẳng hoàn toàn cánh tay.

Mặc dù tư thế Cá chủ yếu tác động vào ngực và vai, Matsyasana cũng tác động đến các cơ cốt lõi để ổn định cơ thể và hỗ trợ độ cong của lưng.

Những người tập có cơ cốt lõi yếu có thể gặp khó khăn trong việc giữ ngực nhô lên và tránh bị chảy xệ ở lưng dưới.

Tư thế Cá liên quan đến việc ấn chặt chân và đùi xuống đất để nâng ngực lên cao hơn. Điều này đòi hỏi sự linh hoạt ở hông và đùi để tiếp đất cho chân trong khi vẫn duy trì sự ổn định trong tư thế.

Duy trì hơi thở nhịp nhàng và có kiểm soát là điều quan trọng trong tư thế Cá để làm sâu tư thế nằm ngửa và thúc đẩy thư giãn.

Người tập nên tập trung hít thở sâu vào lồng ngực và giãn nở lồng ngực theo mỗi lần hít vào, sau đó thở ra hết sức để giải tỏa căng thẳng.

Giữ thăng bằng trên xương ngồi trong khi uốn cong cột sống và duỗi cánh tay có thể là một thách thức, đặc biệt đối với những người mới bắt đầu.

Người tập cần vận động các cơ cốt lõi và tiếp đất vững chắc qua hông để duy trì sự ổn định trong tư thế.

मत्स्य-पद्मासन — Matsya-Padmāsana

MATSYA-PADMASANA (mat-sya pad-maa-sa-na)

Lotus Fish Pose 1

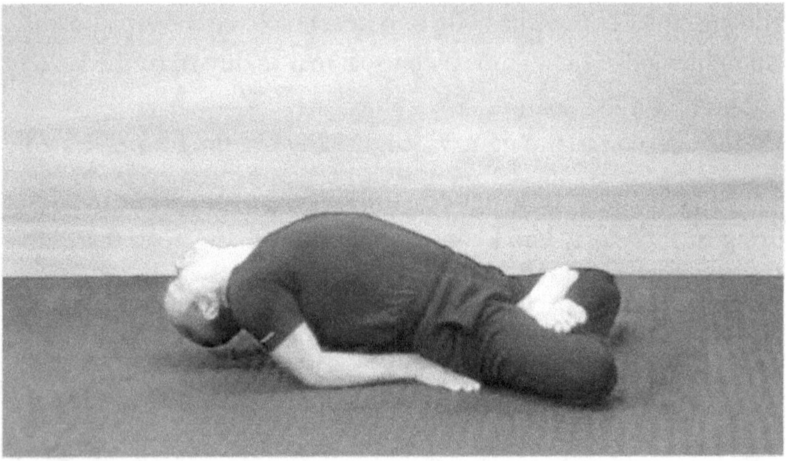

Tư thế Sen cá 1

"Matsya-Padmasana" (मत्स्य-पद्मासन) trong tiếng Phạn là một tư thế yoga, được gọi là "Lotus Fish Pose" trong tiếng Anh.

"Matsya" (मत्स्य) = "cá"; "Padma" (पद्म) = "hoa sen"; "Asana" (आसन) = "tư thế" hoặc "chỗ ngồi".

Vì vậy, "Matsya-Padmasana" dịch sang "Tư thế Sen cá" trong tiếng Việt.

Phiên âm & Phát âm

Tiếng Phạn: मत्स्य-पद्मासन

IAST: matsya-padmāsana

Âm tiết: mat-sya pad-mā-sa-na

Phát âm: mat-sya pad-maa-sa-na

LỢI ÍCH VÀ TÁC DỤNG TRỊ BỆNH

Tư thế Sen cá (Matsya-Padmasana) mở ngực và vai, kéo căng cơ và thúc đẩy tư thế tốt hơn.

Tư thế Sen cá kéo giãn cơ gấp hông, đặc biệt là cơ ở chân trước trong tư thế Sen, thúc đẩy tính linh hoạt và khả năng vận động ở hông.

Duy trì tư thế Sen cá tác động đến các cơ cốt lõi, tăng cường sức mạnh và sự ổn định ở vùng bụng.

Tư thế Sen cá nhẹ nhàng kéo căng các cơ dọc theo cột sống, giúp giảm căng thẳng và khó chịu ở lưng.

Việc nén nhẹ bụng trong tư thế Sen cá sẽ kích thích tiêu hóa và có thể giúp giảm bớt sự khó chịu về tiêu hóa.

Vị trí nâng cao của ngực trong tư thế Sen cá cho phép thở sâu hơn, cải thiện dung tích phổi và chức năng hô hấp.

Giữ tư thế Sen cá cho phép hít thở sâu và thư giãn, giúp làm dịu hệ thần kinh và tạo cảm giác bình tĩnh.

Tư thế Sen cá khuyến khích người tập hướng sự tập trung vào bên trong, thúc đẩy sự tự nhận thức và chánh niệm.

Thực hành tư thế Sen cá giúp tăng cường lưu thông máu khắp cơ thể, tăng cường sức khỏe và sức sống tổng thể.

Tư thế Sen cá có thể giúp kích thích dòng năng lượng (prana) khắp cơ thể, thúc đẩy sức khỏe và sức sống tổng thể.

THỰC HÀNH

Bắt đầu bằng cách ngồi trong tư thế Sen (Padmasana), bắt chéo chân và đặt mỗi bàn chân lên đùi đối diện.

Đặt hai tay xuống sàn cạnh hông, các ngón tay hướng về phía bàn chân.

Từ từ hạ phần thân trên của bạn về phía sau bằng cách hạ từng khuỷu tay xuống sàn, đầu tiếp xúc với sàn để được hỗ trợ.

Hai tay tiếp tục bám chặt vào bàn chân. Nhấn cẳng tay và khuỷu tay của bạn cùng lúc với phần sau đầu xuống sàn để nâng ngực lên, cong lưng.

Giữ ánh mắt hướng lên trên hoặc về phía trước, cong cổ.

Giữ tư thế trong 30 giây đến 1 phút, hít thở sâu và đều.

Để thoát thế, hãy nhẹ nhàng và cẩn thận tách hai chân ra khỏi tư thế Sen, hạ ngực và đầu xuống sàn và nằm thư giãn trên sàn.

Lời khuyên:

Đảm bảo cổ của bạn thoải mái ở tư thế đó và tránh bất kỳ căng thẳng nào.

Sử dụng sức mạnh của cánh tay để nâng ngực, thay vì chỉ dựa vào sự linh hoạt của lưng.

Nếu tư thế Sen khó, bạn có thể điều chỉnh bằng cách thực hành Ardha Padmasana hoặc chỉ cần ngồi xếp bằng.

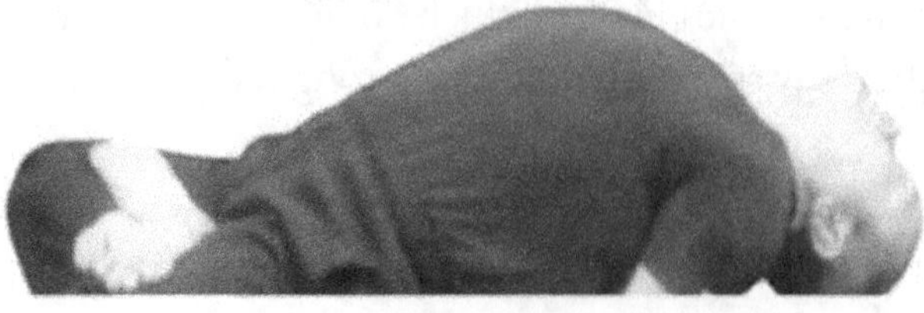

THÁCH THỨC VÀ KHÓ KHĂN TIỀM ẨN

Tư thế Sen cá (Matsya-Padmasana) kết hợp lợi ích mở hông của tư thế Sen (Padmasana) với sự uốn cong lưng của tư thế Cá (Matsyasana).

Tư thế này đòi hỏi sự mềm dẻo đáng kể ở hông và háng để đưa chân vào thế Sen trong khi uốn cong cột sống ra sau.

Giữ thăng bằng trong tư thế này có thể khó khăn, đặc biệt khi mở ngực và uốn lưng.

Người tập cần kích hoạt cơ trung tâm và tì vững chắc lên xương ngồi để giữ ổn định.

Tư thế Cá vốn yêu cầu mở rộng ngực và vai; kết hợp với tư thế Sen sẽ làm căng thêm ở những vùng này.

Người có vai cứng hoặc lồng ngực kém linh hoạt có thể gặp khó khăn khi duỗi tay hoặc nâng ngực hoàn toàn.

Cổ ở vị trí dễ bị tổn thương do uốn cong sâu ra sau.

Người tập cần có độ linh hoạt phù hợp để ngửa đầu thoải mái,.

Đồng thời người tập cũng phải hỗ trợ cổ và đầu đúng cách để tránh căng thẳng.

Duy trì hơi thở đều, sâu rất quan trọng để làm mềm lưng và hỗ trợ thư giãn.

Hơi thở nên tập trung vào vùng ngực, mở rộng lồng ngực khi hít vào và buông lỏng khi thở ra.

Chinh phục tư thế Matsya-Padmasana cần kiên nhẫn và nỗ lực, vì nó kết hợp hai tư thế yoga nâng cao. Quan trọng là lắng nghe cơ thể, giữ sự từ tốn và kiên trì tiến bộ từng bước với lòng trắc ẩn đối với chính mình.

मत्स्य-पद्मासन — Matsya-Padmāsana

MATSYA-PADMASANA (mat-sya pad-maa-sa-na)

Lotus Fish Pose 2

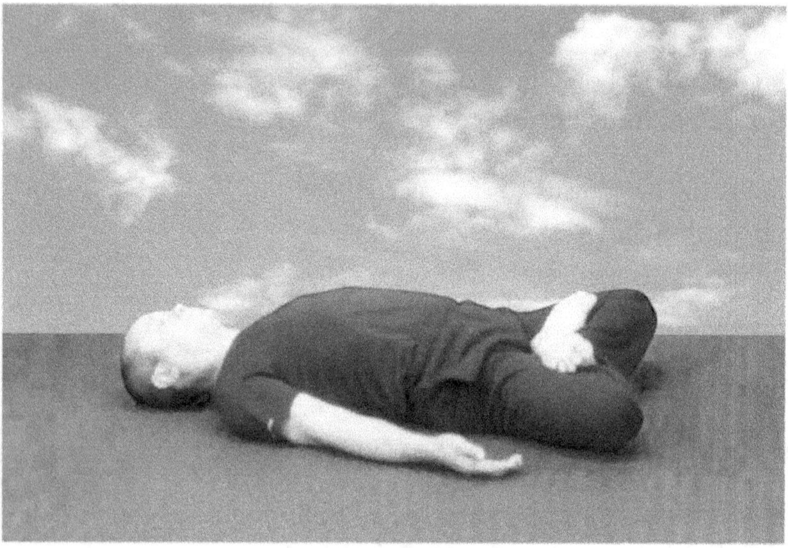

Tư thế Sen cá 2

Sự khác biệt quan trọng so với tư thế Sen cá 1

Điểm khác biệt chính giữa Sen cá 1 _ Matsya-Padmasana 1 và Sen cá 2 _ Matsya-Padmasana 2 là lưng dán hoàn toàn xuống sàn, nằm hoàn toàn thư giãn trên sàn một cách thoải mái.

THỰC HÀNH

Ngồi ở tư thế Sen (Padmasana): hai chân bắt chéo, mỗi bàn chân đặt lên đùi đối diện.

Đặt hai tay xuống sàn bên cạnh hông, các ngón tay hướng về phía trước. Nhấn nhẹ để nâng thẳng cột sống.

Hít vào thật sâu. Khi thở ra, nhẹ nhàng ngả phần thân trên về phía sau, chống bằng khuỷu tay để hỗ trợ. Giữ nguyên tư thế bắt chéo chân.

Từ từ đặt đầu xuống sàn, sau đó hạ dần toàn bộ lưng, hông, cổ và đầu để cơ thể nằm thoải mái trên thảm.

Dùng tay nắm lấy mỗi bàn chân tương ứng và kéo nhẹ về phía mình để giữ chắc tư thế Sen.

Giữ ngực mở rộng, trái tim nâng lên hướng về bầu trời. Nhắm mắt lại và thở sâu vào vùng lồng ngực, cảm nhận sự giãn nở khi hít vào và sự thả lỏng khi thở ra.

Giữ tư thế trong 30 giây hoặc lâu hơn, duy trì nhịp thở đều và sâu, hướng sự chú ý vào cảm giác thư giãn bên trong.

Để thoát thế, thả lỏng tay, nhẹ nhàng gỡ chân ra khỏi tư thế Sen, sau đó nghiêng người sang một bên để ngồi dậy an toàn.

Lời khuyên:

Để hơi thở dẫn dắt bạn đi sâu hơn vào sự giãn mở và thư giãn, không nên gượng ép.

Nếu không thể thực hiện tư thế Sen, bạn có thể thay thế bằng nửa Sen hoặc tư thế ngồi bắt chéo chân đơn giản.

सुप्त कपोतासन — Supta Kapotāsana

SUPTA KAPOTASANA (su-pta ka-po-taa-sa-na)

Reclining Pigeon Pose

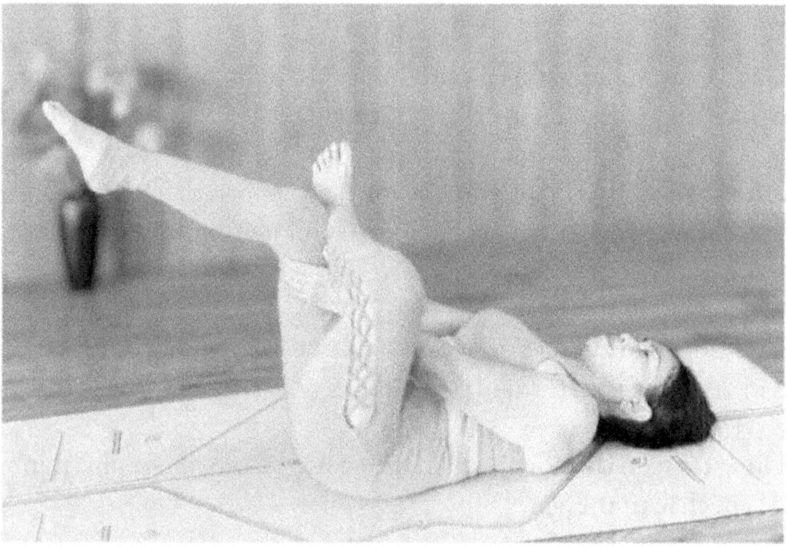

Tư thế Bồ câu nằm ngửa

"Supta Kapotasana" (सुप्त कपोतासन) trong tiếng Phạn, là một tư thế yoga được gọi là "Reclining Pigeon Pose" trong tiếng Anh.

"Supta" (सुप्त) = "ngả" hoặc "nằm"; "Kapota" (कपोत) = "Bồ câu"; "Asana" (आसन) = "tư thế" hoặc "chỗ ngồi".

Vì vậy, "Supta Kapotasana" dịch sang "Tư thế Bồ câu nằm ngửa" trong tiếng Việt.

Phiên âm & Phát âm

Tiếng Phạn: सुप्त कपोतासन

IAST: supta kapotāsana

Âm tiết: su-pta ka-po-tā-sa-na

Phát âm: su-pta ka-po-taa-sa-na

LỢI ÍCH VÀ TÁC DỤNG TRỊ BỆNH

Tư thế Bồ câu nằm ngửa (Supta Kapotasana) giúp kéo giãn sâu các cơ gấp hông, cơ hình lê và cơ mông, từ đó tăng độ mềm dẻo và tầm vận động của hông.

Tư thế này có thể giải tỏa căng thẳng vùng thắt lưng bằng cách giãn các cơ quanh xương chậu và xương cùng, giúp giảm đau và khó chịu.

Supta Kapotasana mang lại hiệu ứng thư giãn sâu, kích hoạt hệ thần kinh phó giao cảm, giúp cơ thể bước vào trạng thái nghỉ ngơi và hồi phục.

Tư thế cũng giúp mở rộng ngực và vai, cải thiện tư thế và trung hòa ảnh hưởng tiêu cực của việc ngồi lâu hoặc tư thế xấu.

Lực nén nhẹ lên vùng hông và chậu giúp tăng tuần hoàn máu đến phần thân dưới, nâng cao khả năng cung cấp oxy cho các mô.

Tư thế này có thể kích thích cơ quan tiêu hóa, hỗ trợ tiêu hóa tốt hơn và làm dịu cảm giác khó chịu ở bụng.

Bản chất thụ động của Supta Kapotasana giúp giảm căng thẳng, lo âu, đồng thời mang lại cảm giác an yên.

Tư thế cũng có thể giảm triệu chứng đau thần kinh tọa bằng cách giãn cơ hình lê, vốn đôi khi chèn ép dây thần kinh tọa.

Giống như nhiều tư thế yoga phục hồi khác, Supta Kapotasana giúp giải phóng cảm xúc bị tích tụ, mang lại cảm giác cân bằng và dễ chịu.

Cuối cùng, tư thế này rất thích hợp để chuẩn bị cho thiền định, giúp tĩnh tâm và nuôi dưỡng sự bình an nội tại.

THỰC HÀNH

Bắt đầu bằng cách nằm ngửa trên thảm yoga.

Duỗi thẳng chân dọc theo tấm thảm, bàn chân gập lại và ngón chân hướng lên trần nhà.

Co đầu gối và đặt bàn chân phẳng trên thảm, rộng bằng hông. Giữ cánh tay của bạn ở hai bên, lòng bàn tay hướng xuống.

Nâng chân phải lên và đặt mắt cá chân phải lên trên đầu gối trái, hai chân tạo thành hình số 4.
Co duỗi bàn chân phải của bạn để bảo vệ đầu gối.

Đưa tay phải qua khoảng trống giữa hai chân và bắt hai tay ra sau đùi trái.

Nếu đây là một thử thách, bạn cũng có thể giữ phía sau đùi trái bằng cả hai tay.

Nhẹ nhàng kéo đùi trái về phía ngực trong khi ấn đầu gối phải ra khỏi cơ thể.
Giữ đầu, cổ và vai thư giãn trên thảm.

Bạn sẽ cảm thấy căng sâu ở vùng hông và cơ mông bên phải.
Cho phép hơi thở kéo dài sâu hơn sau mỗi lần thở ra.

Giữ tư thế trong 30 giây đến một phút, thở sâu và đều.
Tập trung vào việc thư giãn mọi căng thẳng ở hông và lưng dưới.

Thả chân phải ra và đưa trở lại thảm. Lặp lại tư thế ở phía bên kia bằng cách bắt chéo mắt cá chân trái qua đầu gối phải và luồn kim bằng tay trái.

THÁCH THỨC VÀ KHÓ KHĂN TIỀM ẨN

Tư thế Bồ câu nằm ngửa (Supta Kapotasana) đòi hỏi độ linh hoạt cao ở hông để đưa chân vào tư thế chim bồ câu khi nằm ngửa.

Nếu hông cứng, sẽ khó xoay ngoài và kéo đầu gối về ngực.

Người có căng thẳng vùng thắt lưng có thể gặp khó khăn khi giữ đúng trục cơ thể, vì tư thế có thể gây áp lực lên lưng dưới nếu hông không cân bằng.

Căn chỉnh đầu gối gập rất quan trọng để tránh căng khớp. Nếu hông không linh hoạt, sẽ khó giữ cho đầu gối và mắt cá nằm trên một đường thẳng.

Giữ cho hai bên hông đều áp sát sàn đôi khi rất khó, đặc biệt khi xương chậu dễ nghiêng lệch, gây mất cân bằng trong tư thế.

Hít thở sâu giúp thư giãn hông và lưng dưới, nhưng có thể khó duy trì nếu cảm thấy khó chịu hoặc bị đè ép vùng bụng.

Tư thế yêu cầu sự kiên nhẫn và thả lỏng, cho phép cơ thể mở dần. Một số người có thể khó buông lỏng hoàn toàn.

Dụng cụ hỗ trợ như gối bolster hoặc khối yoga rất cần thiết nếu bạn bị hạn chế linh hoạt hoặc đang phục hồi sau chấn thương.

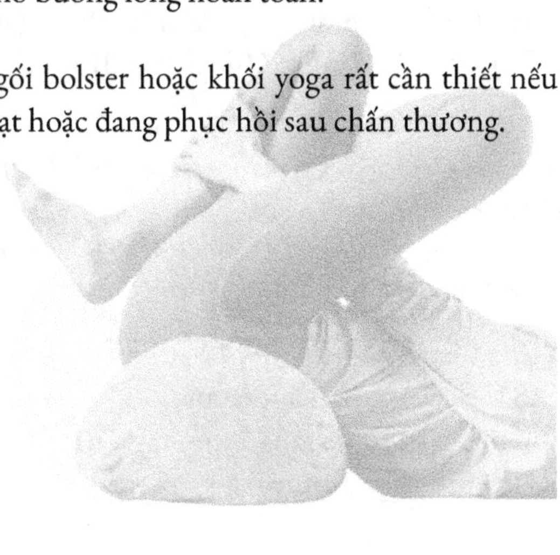

एक पाद राजकपोतासन — Eka Pāda Rājakapotāsana

EKA PADA RAJAKAPOTASANA
(e-ka paa-da raa-ja-ka-po-taa-sa-na)

One Legged King Pigeon Pose

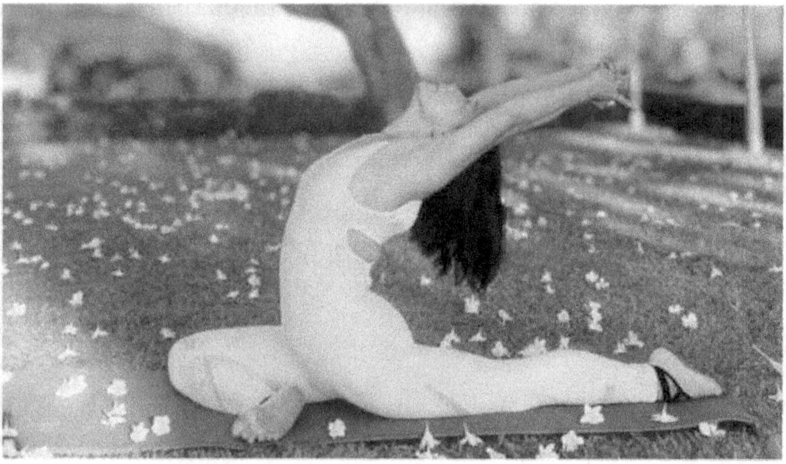

Tư thế Bồ câu vua một chân

"Eka Pada Rajakapotasana" (एक पाद राजकपोतासन) trong tiếng Phạn, là một tư thế yoga được gọi là "One-Legged King Pigeon Pose" trong tiếng Anh.

"Eka" (एक) = "một" hoặc "đơn"; "Pada" (पाद) = "chân" ; "Raja" (राज) = "vua"; "Kapota" (कपोत) = "Bồ câu"; "Asana" (आसन) = "tư thế" hoặc "chỗ ngồi".

Vì vậy, "Eka Pada Rajakapotasana" dịch là "Tư thế Bồ câu vua một chân" trong tiếng Việt.

Phiên âm & Phát âm

Tiếng Phạn: एक पाद राजकपोतासन
IAST: eka pāda rājakapotāsana
Âm tiết: e-ka pā-da rā-ja-ka-po-tā-sa-na
Phát âm: e-ka paa-da raa-ja-ka-po-taa-sa-na

LỢI ÍCH VÀ TÁC DỤNG TRỊ BỆNH

Tư thế Bồ câu vua một chân kéo giãn sâu các cơ gập hông, bẹn và cơ đùi trước, giúp tăng độ linh hoạt và phạm vi chuyển động của hông.

Mở rộng lồng ngực và nâng đỡ trái tim, giúp giải phóng căng thẳng ở vai, ngực và lưng trên, trung hòa tác hại của việc ngồi cong lưng lâu.

Kích thích nhẹ phần lưng dưới và lưng giữa, cải thiện độ mềm dẻo của cột sống.

Việc giữ thăng bằng trên một chân kích hoạt cơ trung tâm, tăng cường sự ổn định và khả năng tập trung.

Kích thích các cơ quan vùng bụng, hỗ trợ tiêu hóa và quá trình giải độc tự nhiên.

Hơi thở sâu trong tư thế giúp làm dịu hệ thần kinh, giảm căng thẳng và lo âu.

Tư thế mở hông sâu này có thể giải phóng cảm xúc bị dồn nén, giúp cân bằng cảm xúc và nuôi dưỡng sự thư giãn bên trong.

Tăng lưu thông máu toàn thân, tiếp thêm sinh lực và năng lượng cho cơ thể và tâm trí.

Tăng cường sự nhận biết cơ thể và hơi thở, nuôi dưỡng chánh niệm cả trên thảm và trong đời sống hằng ngày.

Sự mở rộng của lồng ngực và trái tim trong tư thế khơi dậy lòng biết ơn, lòng trắc ẩn và tình yêu bản thân.

THỰC HÀNH

Bắt đầu ở tư thế Bàn (Bharmanasana), hai tay dưới vai, hai gối dưới hông.

Trượt gối phải về phía trước, hướng đến cổ tay phải. Đặt bàn chân phải hướng về cổ tay trái, để ống chân phải chéo trên thảm.

Duỗi chân trái thẳng ra sau, mu bàn chân úp xuống thảm. Kiểm tra và cân bằng hông sao cho không nghiêng lệch – hông hướng thẳng về trước.

Hai tay đặt bên hông hoặc chống lên khối gạch nếu cần. Hít sâu, nâng ngực và thân trên lên, đồng thời kéo hai bả vai về sau để mở rộng lồng ngực.

Thở ra, nhẹ nhàng cong lưng, đẩy ngực về phía trước và lên trên.

Giữ tư thế trong 20–30 giây hoặc lâu hơn, hít thở sâu và đều. Cảm nhận sự mở rộng ở đùi trước, hông, ngực và cổ.

Để thoát thế, dùng lực nhẹ từ hai tay để đẩy thân trên lên nếu cần, rồi từ từ đưa chân trái về phía trước, trở về tư thế Bàn (Bharmanasana).

Lặp lại các bước với bên trái.

Lời khuyên:

Nếu đầu gối trước căng, hãy kê gối dưới hông để giảm áp lực.
Luôn giữ hơi thở sâu và ổn định khi thực hiện tư thế này.

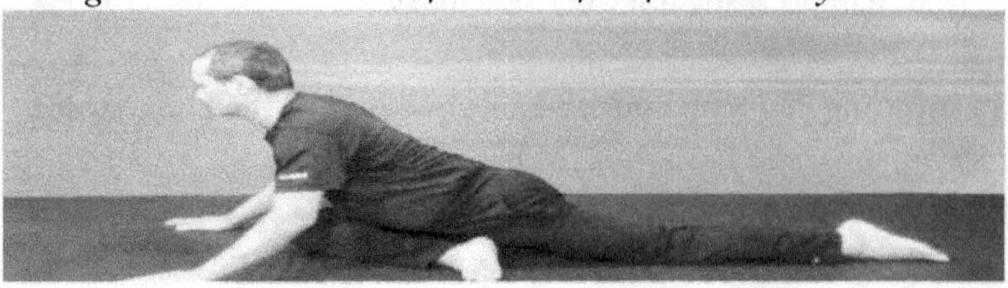

THÁCH THỨC VÀ KHÓ KHĂN TIỀM ẨN

Tư thế Bồ câu vua một chân (Eka Pada Rajakapotasana) có nhiều thách thức liên quan đến sự cân chỉnh, độ linh hoạt và sự ổn định.

Cân bằng hông: Giữ hông thẳng hàng hướng về phía trước thảm có thể khó khăn, nhất là khi một bên hông bị căng hoặc kém linh hoạt.

Việc không cân bằng có thể gây ra căng thẳng hoặc mất ổn định trong tư thế.

Độ linh hoạt của cơ gập hông và cơ tứ đầu: Duỗi chân sau cần có độ linh hoạt tốt ở cơ gập hông và cơ tứ đầu.

Nếu linh hoạt hạn chế sẽ làm giảm khả năng mở hông và gây căng thẳng ở vùng lưng dưới.

Mở ngực và uốn cong lưng: Uốn nhẹ về phía sau để mở ngực đòi hỏi cột sống ngực linh hoạt và khả năng sử dụng cơ lưng.

Sự cứng hoặc yếu ở những vùng này có thể khiến động tác uốn khó hoặc gây khó chịu.

Ổn định và thăng bằng: Giữ cơ sở vững chắc trên đầu gối trước và mu bàn chân sau trong khi uốn cong lưng có thể khó, nhất là với người mới hoặc những người thiếu sức mạnh cơ trung tâm.

Nhạy cảm đầu gối trước: Áp lực lên đầu gối trước có thể gây khó chịu hoặc đau, đặc biệt khi đầu gối nhạy cảm hoặc bị thương.

Nên sử dụng gối hoặc khối yoga để hỗ trợ.

Kiểm soát hơi thở: Việc duy trì hơi thở sâu và đều có thể gặp khó khăn, nhất là khi tư thế còn mới hoặc gây căng thẳng.

द्वि पिद राजकपोतासन — Dvi Pāda Rājakapotāsana

DWI PADA RAJAKAPOTASANA
(dvi paa-da raa-ja-ka-po-taa-sa-na)

King Pigeon Pose

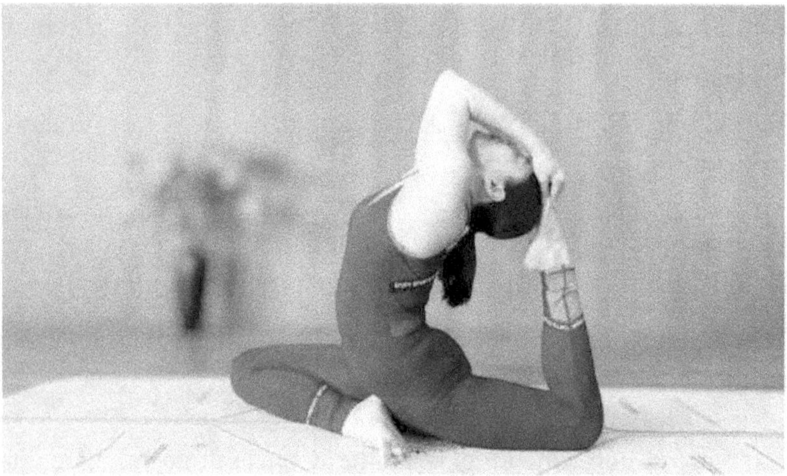

Tư thế Bồ câu vua

"Dwi Pada Rajakapotasana" (द्वि पिद राजकपोतासन) trong tiếng Phạn là một tư thế yoga, có tên tiếng Anh là "King Pigeon Pose".

"Dwi" (द्वि) = "hai" hoặc "gấp đôi"; "Pada" (पद) = "chân" ; "Raja" (राज) = "vua"; "Kapota" (कपोत) = "Bồ câu"; "Asana" (आसन) = "tư thế" hoặc "chỗ ngồi".

Vì vậy, "Dwi Pada Rajakapotasana" dịch là "Tư thế Bồ câu vua hai chân", hoặc "Tư thế Bồ câu vua" trong tiếng Việt.

Phiên âm & Phát âm

Tiếng Phạn: द्वपिद राजकपोतासन
IAST: dvi pāda rājakapotāsana
Âm tiết: dvi pā-da rā-ja-ka-po-tā-sa-na
Phát âm: dvi paa-da raa-ja-ka-po-taa-sa-na

LỢI ÍCH VÀ TÁC DỤNG TRỊ BỆNH

Tư thế Bồ câu vua (Dwi Pada Rajakapotasana) kéo giãn sâu các cơ gấp hông, cơ tứ đầu đùi và vùng bẹn, giúp tăng tính linh hoạt và biên độ vận động của khớp hông.

Tư thế mở ngực, vai và phần trên lưng, cải thiện tư thế và trung hòa tác động của tư thế xấu.

Giúp tăng tính linh hoạt cột sống, đặc biệt vùng ngực và thắt lưng, giảm cứng và cải thiện khả năng di động.

Giữ thăng bằng trong tư thế này đòi hỏi sức mạnh và ổn định cơ thân, giúp tăng cường sự phối hợp và cân bằng.

Sự uốn cong sâu kích thích các cơ quan vùng bụng, hỗ trợ tiêu hóa và chức năng các cơ quan.

Dwi Pada Rajakapotasana thúc đẩy hít thở sâu và thư giãn, giúp làm dịu tâm trí, giảm căng thẳng và lo âu.

Như các tư thế uốn cong sâu khác, tư thế này giúp giải phóng căng thẳng cảm xúc, góp phần cân bằng cảm xúc và sức khỏe tinh thần.

Tư thế này chống lại hiện tượng gù lưng bằng cách mở rộng ngực và vai.

Mang lại năng lượng và sức sống cho cơ thể, giúp giảm mệt mỏi và uể oải.

Thực hành tư thế nâng cao này cần sự tập trung và tỉnh thức, giúp tăng cường sự hiện diện và nhận thức về bản thân.

THỰC HÀNH

Bắt đầu với tư thế Bàn. Trượt gối phải về phía cổ tay phải, để xương ống chân song song với mép đầu thảm. Duỗi chân trái ra sau, đặt mu bàn chân lên thảm.

Nếu cần, đưa gót chân phải gần về phía hông trái để phù hợp với độ linh hoạt của bạn. Giữ hai hông cân bằng và hướng thẳng về phía trước.

Siết nhẹ hai đùi vào nhau và ấn chặt ống chân phải xuống thảm để ổn định hông.

Duỗi tay phải ra sau, chạm vào bàn chân trái và nắm lấy cạnh ngoài bằng tay phải (kiểu cầm flip grip).

Đưa tay trái vòng ra ngoài chân trái, khuỷu tay hướng xuống sàn để giữ thăng bằng.

Hướng mắt nhìn về phía trước, nâng khuỷu tay phải qua đầu. Nếu bạn vững vàng, hãy giơ tay trái lên trần.

Gập khuỷu tay trái và với tay ra sau để nắm lấy bàn chân trái. Nâng bụng và ngực lên, đồng thời nhẹ nhàng kéo bàn chân về sau, hướng mặt lên trần.

Giữ tư thế trong vài hơi thở sâu, cảm nhận sự căng giãn sâu ở đùi trái và các cơ gập hông.

Nhẹ nhàng thả tay khỏi bàn chân, rồi từ từ trở về tư thế ban đầu. Thực hiện tương tự với bên còn lại.

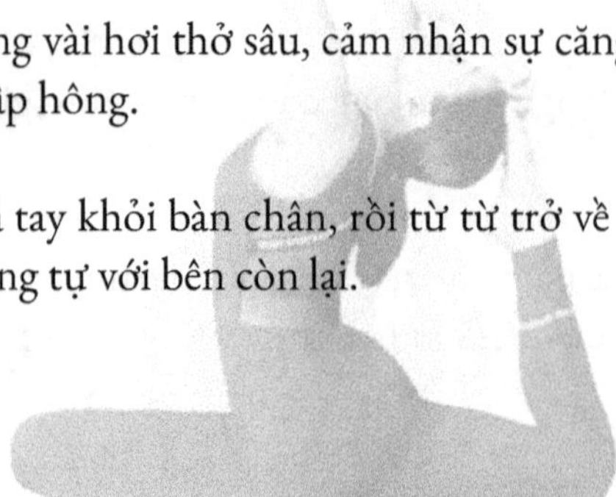

THÁCH THỨC VÀ KHÓ KHĂN TIỀM ẨN

Tư thế Bồ câu vua (Dwi Pada Rajakapotasana) là một tư thế nâng cao, đòi hỏi sự linh hoạt và ổn định lớn, gây ra nhiều thách thức liên quan đến hông, đầu gối và sự cân bằng cơ thể.

Hông chưa đủ linh hoạt :

Tư thế yêu cầu độ mở lớn ở hông. Nếu hông còn cứng, bạn sẽ khó đặt được ống chân song song mép thảm hoặc giữ cho hông cân bằng và hướng thẳng về trước.

Căng hoặc đau ở đầu gối trước :

Nếu dồn lực sai hoặc thiếu hỗ trợ, đầu gối gập có thể bị đau. Bạn nên kê gối hoặc gạch dưới hông để giảm áp lực nếu cần.

Căng cơ đùi và cơ gập hông ở chân sau :

Duỗi chân sau thoải mái đòi hỏi sự linh hoạt ở đùi và cơ psoas (cơ thắt lưng). Nếu các cơ này căng, việc giữ thế sẽ khó và dễ tạo áp lực không mong muốn.

Mất ổn định phần thân trên :

Khi nâng thân và ngửa ra sau, nếu cơ trung tâm yếu hoặc hông không vững, sẽ dễ mất cân bằng.

Căng thắt lưng :

Nếu không giữ cột sống đúng cách hoặc ưỡn quá mức, bạn có thể bị đau vùng thắt lưng.

Khó duy trì hơi thở sâu :

Dù tư thế mở ngực, nếu căng cơ hoặc thiếu thư giãn, bạn có thể gặp khó khăn khi hít thở sâu. Hơi thở ổn định là điều cần thiết để giữ thư giãn trong tư thế này.

ऊर्ध्व मुख श्वानासन — Ūrdhva Mukha Śvānāsana

URDHVA MUKHA SVANASANA
(oordh-va mu-kha shvaa-naa-sa-na)

Upward-Facing Dog Pose

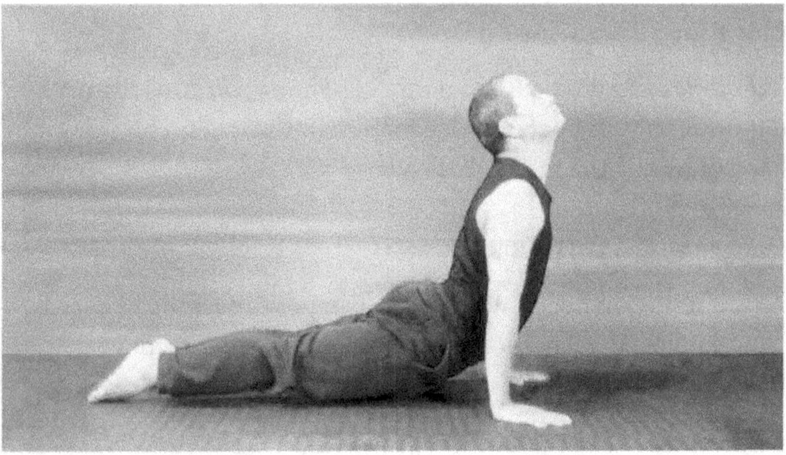

Tư thế Chó ngửa mặt

"Urdhva Mukha Svanasana" (ऊर्ध्व मुख श्वानासन) trong tiếng Phạn là một tư thế yoga, được gọi là "Upward-Facing Dog Pose" trong tiếng Anh.

"Urdhva" (ऊर्ध्व) = "hướng lên" hoặc "nâng lên"; "Mukha" (मुख) = "mặt" hoặc "mặt trước"; "Svanasana" (श्वानासन) = "tư thế con chó".

Vì vậy, "Urdhva Mukha Svanasana" được dịch là "Tư thế Chó ngửa mặt" trong tiếng Việt.

Phiên âm & Phát âm

Tiếng Phạn: ऊर्ध्व मुख श्वानासन
IAST: ūrdhva mukha śvānāsana
Âm tiết: ūrdh-va mu-kha śvā-nā-sa-na
Phát âm: oordh-va mu-kha shvaa-naa-sa-na

LỢI ÍCH VÀ TÁC DỤNG TRỊ BỆNH

Tư thế Chó ngửa mặt (Urdhva Mukha Svanasana) tăng cường sức mạnh cho cánh tay, vai, ngực và cơ lưng trên, phát huy sức mạnh và sự ổn định của phần thân trên.

Tư thế này giúp kéo dài và kéo dài cột sống, cải thiện tư thế và giảm căng thẳng ở lưng.

Tư thế Chó ngửa mặt kéo căng các cơ bụng, thúc đẩy sự linh hoạt và giảm căng cứng.

Tư thế này mở ngực và phía trước cơ thể, chống lại tác động của việc khom lưng và thúc đẩy hơi thở tốt hơn.

Tư thế Chó ngửa mặt khuyến khích hít thở sâu, mở rộng lồng ngực và phổi để cải thiện dung tích phổi và chức năng hô hấp.

Thực hành tư thế Chó ngửa mặt giúp tăng cường lưu thông máu khắp cơ thể, tăng cường sức khỏe và sức sống tổng thể.

Tư thế Chó ngửa mặt có thể giúp giảm bớt trầm cảm nhẹ bằng cách thúc đẩy cảm giác cởi mở và tích cực.

Tăng cường cơ bắp ở phần trên cơ thể và kéo dài cột sống trong tư thế Chó ngửa mặt có thể giúp cải thiện tư thế và sự liên kết.

Việc uốn cong và mở ngực trong tư thế này có thể giúp nâng cao tâm trạng và mức năng lượng.

Tư thế Chó ngửa mặt đòi hỏi sự tập trung, giúp làm dịu tâm trí và thúc đẩy chánh niệm.

THỰC HÀNH

Nằm sấp, duỗi thẳng hai chân ra sau, mu bàn chân đặt trên thảm.

Đặt hai tay bên cạnh lồng ngực, lòng bàn tay dưới vai, các ngón tay tách rộng hướng về phía trước.

Hít vào, ấn hai tay xuống và duỗi thẳng cánh tay để nâng ngực lên. Giữ khuỷu tay hơi cong.

Cuộn vai ra sau và xuống dưới, mở ngực và khép hai xương bả vai lại.

Ấn mu bàn chân xuống sàn để nâng đùi khỏi thảm. Giữ hai chân chủ động và căng nhẹ.

Hướng mắt nhìn lên mà không siết cổ. Kéo dài cổ và giữ thẳng hàng với cột sống.

Siết cơ bụng, kéo rốn hướng về cột sống để nâng đỡ vùng thắt lưng.

Giữ tư thế trong vài nhịp thở sâu.

Thở ra và hạ ngực, trán trở lại thảm để thoát thế.

Lời khuyên:

Siết đùi và hông để bảo vệ thắt lưng.

Dồn lực vào lòng bàn tay để mở rộng lồng ngực.

Khép xương bả vai và hạ vai xuống để không gù lưng.

Nếu cổ tay bị đau, hãy dùng gạch hoặc khăn cuộn để hỗ trợ.

Tư thế này tăng cường sức mạnh cho phần trên cơ thể và kéo giãn cơ bụng, cơ gập hông

THÁCH THỨC VÀ KHÓ KHĂN TIỀM ẨN

Tư thế Chó ngửa mặt (Urdhva Mukha Svanasana) đòi hỏi vai linh hoạt để nâng ngực và xoay vai ra sau.

Căng cứng ở vai có thể gây khó khăn và cảm giác khó chịu.

Cần kích hoạt mạnh cơ trung tâm để giữ ổn định cột sống và tránh lưng dưới bị võng.

Cơ bụng yếu dễ gây áp lực lên vùng thắt lưng.

Cánh tay – đặc biệt là cơ tam đầu và vai – cần đủ mạnh để nâng phần trên cơ thể và giữ thăng bằng.

Tư thế gây áp lực lên cổ tay, đòi hỏi sức mạnh và độ linh hoạt ở khu vực này.

Nếu cổ tay yếu hoặc đau, việc giữ tư thế sẽ khó khăn.

Đây là một tư thế uốn lưng ra sau, yêu cầu sự linh hoạt ở cột sống, đặc biệt là vùng thắt lưng.

Cần kéo dài cột sống và tránh ép lưng dưới quá mức.

Hít thở sâu và đều giúp cơ thể thư giãn và đi sâu hơn vào tư thế, đồng thời giải tỏa căng thẳng.

Căn chỉnh đúng rất quan trọng: cổ tay dưới vai, khuỷu tay sát thân, ngực mở, mu bàn chân và đùi ấn xuống thảm.

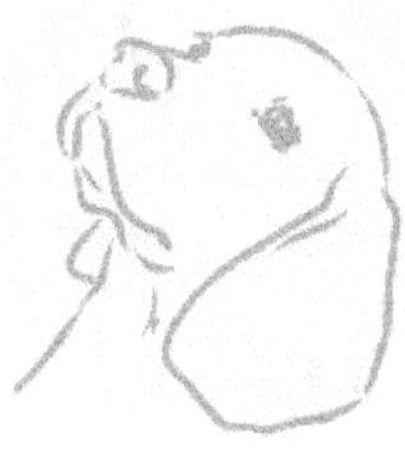

भुजङ्गासन — Bhujāṅgāsana

BHUJANGASANA (bhu-jaa-ngaa-sa-na)

Cobra Pose

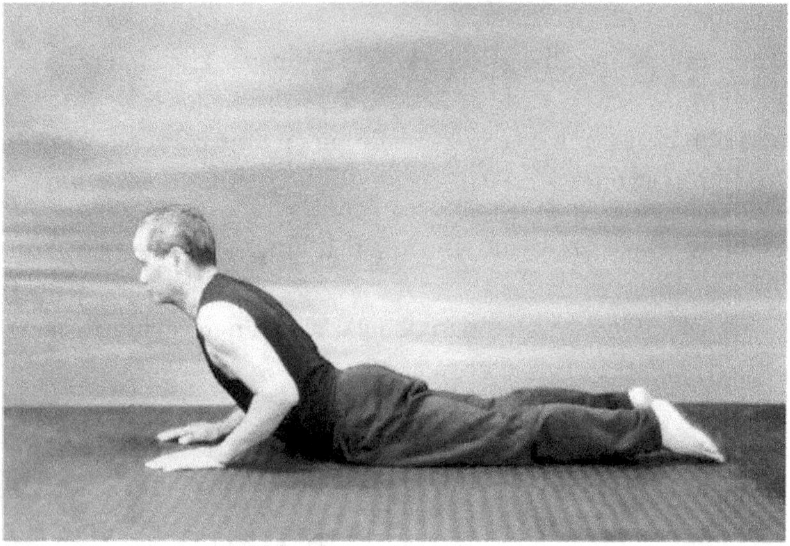

Tư thế Rắn hổ mang

"Bhujangasana" (भुजङ्गासन) trong tiếng Phạn là một tư thế yoga, được gọi là "Cobra Pose" trong tiếng Anh.

"Bhujanga" (भुजङ्ग) = "rắn" hoặc "rắn hổ mang"; "Asana" (आसन) = "tư thế" hoặc "chỗ ngồi".

Vậy, "Bhujangasana" dịch sang "Tư thế Rắn hổ mang" trong tiếng Việt.

Phiên âm & Phát âm

Tiếng Phạn: भुजङ्गासन
IAST: bhujāṅgāsana
Âm tiết: bhu-jāṅ-gā-sa-na
Phát âm: bhu-jaa-ngaa-sa-na

LỢI ÍCH VÀ TÁC DỤNG TRỊ BỆNH

Tư thế Rắn hổ mang (Bhujangasana) tăng cường sức mạnh cho các cơ ở lưng, bao gồm cả cơ dựng cứng cột sống, tăng cường sức khỏe cột sống và giảm nguy cơ đau lưng.

Tư thế này nhẹ nhàng kéo giãn cột sống, thúc đẩy tính linh hoạt và giảm cứng khớp ở lưng.

Tư thế Rắn hổ mang mở ngực và kéo căng các cơ ở vai, chống lại tác động của việc khom lưng và thúc đẩy tư thế tốt hơn.

Việc ép bụng trong tư thế Rắn hổ mang kích thích các cơ quan trong bụng, thúc đẩy quá trình tiêu hóa và giải độc.

Thực hành tư thế Rắn hổ mang khuyến khích hít thở sâu, mở rộng lồng ngực và phổi để cải thiện dung tích phổi và chức năng hô hấp.

Tư thế này có thể giúp giảm căng thẳng và mệt mỏi bằng cách kéo giãn và mở phần trước cơ thể, thúc đẩy sự thư giãn.

Tư thế Rắn hổ mang có thể giúp nâng cao tâm trạng và mức năng lượng, thúc đẩy cảm giác tràn đầy sức sống và hạnh phúc.

Tư thế Rắn hổ mang giúp tăng cường lưu thông máu khắp cơ thể, tăng cường sức khỏe và sức sống tổng thể.

Tư thế này kích thích hệ thần kinh, thúc đẩy sự tỉnh táo và tinh thần minh mẫn.

Tư thế Rắn hổ mang đòi hỏi sự tập trung, giúp làm dịu tâm trí và thúc đẩy chánh niệm.

THỰC HÀNH

Nằm sấp, duỗi thẳng chân ra sau, mu bàn chân áp sát thảm.

Đặt hai lòng bàn tay cạnh xương sườn, các ngón tay mở rộng hướng về phía trước, khuỷu tay gần sát thân.

Kích hoạt cơ trung tâm bằng cách kéo rốn về phía cột sống và ấn xương mu xuống thảm.

Sử dụng chủ yếu sức mạnh của lưng để kéo dài cột sống và nâng ngực; cánh tay chỉ hỗ trợ nhẹ.

Cuộn vai ra sau và hạ xuống, khép hai xương bả vai lại và mở rộng lồng ngực.

Giữ cổ dài, tránh gập hoặc nén vào cổ hoặc đầu.

Nếu ổn định, bạn có thể thử nhấc nhẹ tay khỏi thảm để kiểm tra sức mạnh của phần thân trên.

Hít thở sâu và đều trong vài nhịp thở.

Để thoát thế, thở ra và từ từ hạ ngực và trán xuống thảm.

Lời khuyên:

Kích hoạt cơ trung tâm để nâng ngực, không phụ thuộc hoàn toàn vào lực tay.

Giữ khuỷu tay gần thân để bảo vệ vai.

Ấn đều mu bàn chân xuống và kích hoạt chân để hỗ trợ phần dưới cơ thể.

Nâng ngực hướng về phía trước và lên trên, kéo dài cột sống.

Bhujangasana giúp tăng cường cột sống, săn chắc cơ trung tâm và mở rộng ngực, vai.

THÁCH THỨC VÀ KHÓ KHĂN TIỀM ẨN

Tư thế Rắn hổ mang (Bhujangasana) đòi hỏi độ linh hoạt tốt của cột sống, đặc biệt ở vùng ngực và thắt lưng.

Nếu cột sống còn cứng, việc nâng ngực mà vẫn giữ hông chạm sàn sẽ gặp khó khăn.

Việc siết cơ trung tâm là cần thiết để bảo vệ cột sống và tránh chèn ép lưng dưới.

Nếu cơ trung tâm yếu, có thể gây căng tức hoặc không giữ được tư thế ổn định.

Tư thế cũng yêu cầu vai và ngực đủ mềm dẻo để duỗi thẳng tay và nâng ngực.

Nếu những vùng này bị cứng, sẽ hạn chế khả năng mở rộng.

Giữ thân trên cần lực và sự linh hoạt ở cổ tay. Người có vấn đề về cổ tay có thể khó chịu khi dồn trọng lượng lên tay.

Cần giữ cổ dài và ở tư thế trung lập. Ngửa cổ quá mức hoặc ép sát có thể gây căng.

Hãy kéo nhẹ đỉnh đầu về phía trước để tránh áp lực.

Hít thở sâu hỗ trợ mở ngực, giải phóng căng thẳng. Hít vào làm giãn lồng ngực, thở ra giúp thả lỏng toàn thân.

Căn chỉnh đúng rất quan trọng: khuỷu tay gần thân, vai thả lỏng, ngực mở, mu bàn chân và đùi áp xuống thảm.

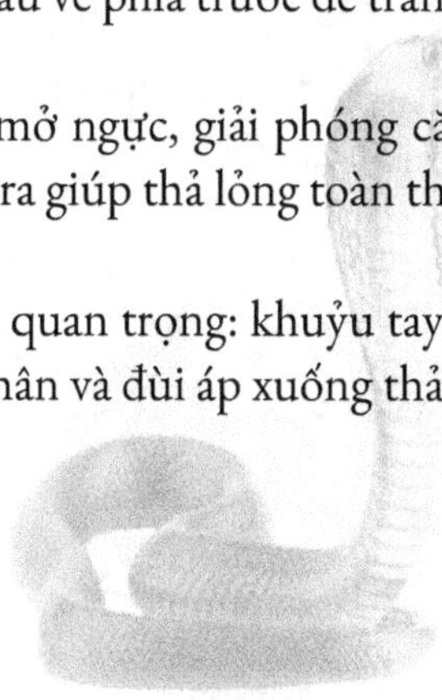

एकपाद सलभासन — Ekapāda Salabhāsana

EKAPADA SALABHASANA (e-ka-paa-da sa-la-bhaa-sa-na)

One Legged Locust Pose

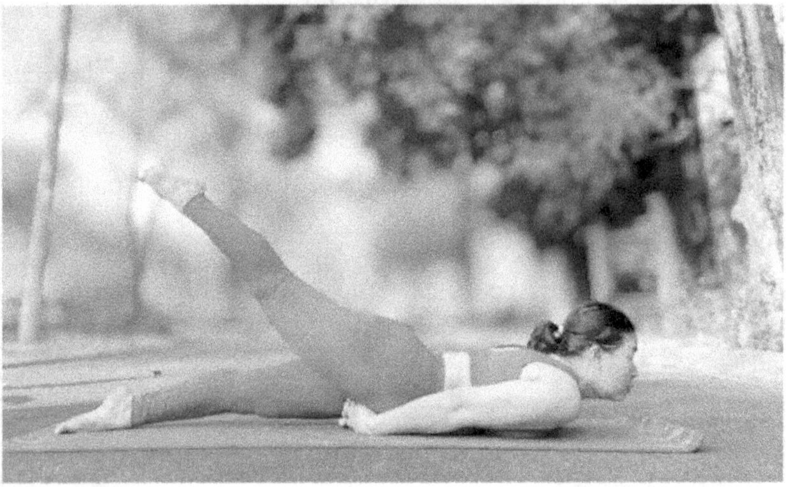

Tư thế Châu chấu một chân

"Ekapada Salabhasana" (एकपाद सलभासन) trong tiếng Phạn là một tư thế yoga, được gọi là "One-Legged Locust Pose" trong tiếng Anh.

"Ekapada" (एकपाद) = "một chân"; "Salabha" (सलभ) = "châu chấu"; "Asana" (आसन) = "tư thế" hoặc "chỗ ngồi".

Vì vậy, "Ekapada Salabhasana" được dịch là "Tư thế Nửa châu chấu", "Tư thế Châu chấu một chân" trong tiếng Việt.

Phiên âm & Phát âm

Tiếng Phạn: एकपाद सलभासन

IAST: ekapāda salabhāsana

Âm tiết: e-ka-pā-da sa-la-bhā-sa-na

Phát âm: e-ka-paa-da sa-la-bhaa-sa-na

LỢI ÍCH VÀ TÁC DỤNG TRỊ BỆNH

Tư thế Châu chấu một chân (Ekapada Salabhasana) tăng cường sức mạnh cho các cơ ở lưng, bao gồm cả cơ dựng cột sống, tăng cường sức khỏe cột sống và giảm nguy cơ đau lưng.

Tư thế này nhẹ nhàng kéo dài và kéo dài cột sống, thúc đẩy tính linh hoạt và giảm bớt độ cứng ở lưng.

Giơ một chân lên trong tư thế Châu chấu một chân giúp tăng cường sức mạnh cho các cơ ở chân, bao gồm cả cơ tứ đầu và gân kheo.

Tư thế này kéo dài cơ gấp hông của chân giơ lên, thúc đẩy tính linh hoạt và khả năng vận động ở khớp hông.

Giữ thăng bằng trên một chân trong tư thế Châu chấu một chân giúp cải thiện sự cân bằng, phối hợp và khả năng nhận biết quyền sở hữu.

Sự tham gia của các cơ bụng trong tư thế này sẽ kích thích các cơ quan trong bụng, thúc đẩy quá trình tiêu hóa và giải độc.

Tư thế Châu chấu một chân khuyến khích hít thở sâu, mở rộng lồng ngực và phổi để cải thiện dung tích phổi và chức năng hô hấp.

Tư thế này có thể giúp giảm căng thẳng và mệt mỏi bằng cách kích hoạt các cơ ở lưng và chân, thúc đẩy sự thư giãn và trẻ hóa.

Tư thế Châu chấu một chân giúp tăng cường lưu thông máu khắp cơ thể, tăng cường sức khỏe và sức sống tổng thể.

Tư thế Châu chấu một chân đòi hỏi sự tập trung, giúp làm dịu tâm trí và thúc đẩy chánh niệm.

THỰC HÀNH

Nằm sấp trên thảm, hai tay dọc thân, trán đặt xuống sàn.

Siết cơ bụng và ấn xương mu xuống thảm để bảo vệ lưng dưới.

Duỗi tay ra sau, lòng bàn tay úp xuống.

Hít vào, nâng đầu, ngực và thân trên khỏi thảm, giữ tay duỗi thẳng và song song mặt sàn. Dùng lực cơ lưng để nâng.

Sau đó, nâng một chân lên khỏi thảm, chân duỗi thẳng, mũi chân hướng ra sau. Không nâng quá 45°.

Nhìn hơi về phía trước để cổ được thư giãn và giữ cột sống dài.

Giữ tư thế trong vài nhịp thở, giữ cơ bụng và lưng luôn hoạt động.

Thở ra, hạ nhẹ nhàng đầu, ngực và chân xuống sàn.

Lặp lại với bên còn lại.

Lời khuyên:

Kéo dài toàn thân từ đầu đến chân.

Thả lỏng vai, tránh nhún lên tai.

Kích hoạt mông và gân kheo để nâng chân.

Tránh võng lưng, siết cơ bụng để hỗ trợ.

Chỉ nâng chân đến mức thoải mái, không vượt quá 45°, giữ cơ thể ổn định.

Tư thế giúp tăng cường lưng, mông, chân sau, cải thiện tư thế và tăng độ dẻo cột sống. Hãy tập luyện có ý thức và lắng nghe cơ thể.

THÁCH THỨC VÀ KHÓ KHĂN TIỀM ẨN

Sự tham gia của sức mạnh lõi:

Cần sự kích hoạt mạnh mẽ cơ trung tâm để giữ thân trên và chân nâng lên khỏi mặt đất. Yếu cơ trung tâm sẽ làm khó duy trì tư thế và ổn định.

Bảo vệ lưng dưới:

Bảo vệ vùng lưng dưới bằng cách siết cơ bụng, ấn xương mu xuống thảm để tránh cong quá mức hoặc gây áp lực.

Nâng chân không quá 45°:

Chỉ nâng chân lên đến khoảng 45° để duy trì sự cân chỉnh và tránh căng cơ.

Cơ gân kheo và cơ mông cần đủ lực để kiểm soát động tác này.

Kéo dài cột sống:

Duy trì cột sống dài khi nâng đầu, ngực và chân có thể khó với người ít linh hoạt vùng lưng trên.

Tư thế đầu và ánh mắt:

Hướng mắt nhìn nhẹ về phía trước giúp giữ cổ dài mà không bị căng hoặc chèn ép.

Thư giãn vai:

Giữ vai cách xa tai trong khi vẫn giữ tư thế có thể là một thách thức, đặc biệt là khi cơ bị căng hoặc mệt mỏi.

Duy trì sự liên kết và ổn định:

Duy trì sự phối hợp và cân bằng cơ lưng, mông, gân kheo và cơ trung tâm để tránh sai lệch tư thế và mất ổn định.

Kiểm soát hơi thở:

Hít thở đều và sâu giúp giảm căng thẳng, hỗ trợ sự ổn định nhưng có thể khó thực hiện khi cơ thể gắng sức.

सलभासन — Salabhāsana

SALABHASANA (sa-la-bhaa-sa-na)

Locust Pose

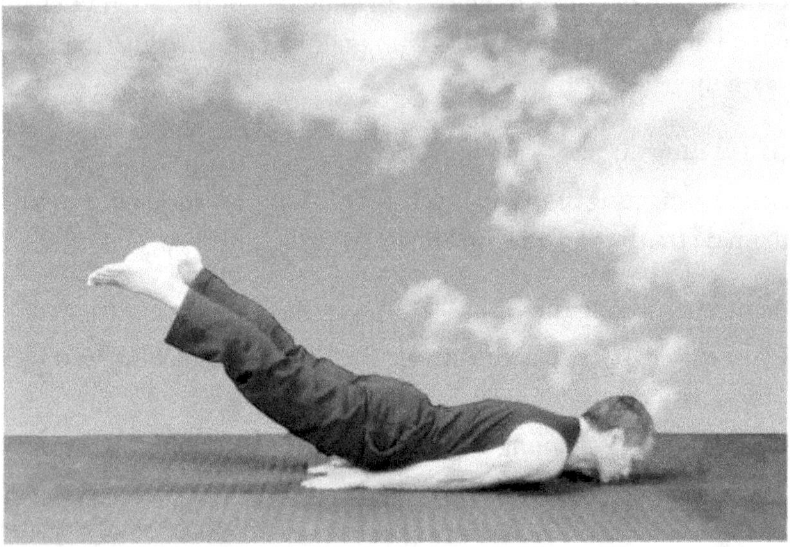

Tư thế Châu chấu

"Salabhasana" (सलभासन) trong tiếng Phạn là một tư thế yoga, được gọi là "Locust Pose" trong tiếng Anh.

"Salabha" (सलभ) = "châu chấu"; "Asana" (आसन) = "tư thế" hoặc "chỗ ngồi".

Vì vậy, "Salabhasana" dịch sang "Tư thế Châu chấu" trong tiếng Việt.

Phiên âm & Phát âm

Tiếng Phạn: सलभासन
IAST: salabhāsana
Âm tiết: sa-la-bhā-sa-na
Phát âm: sa-la-bhaa-sa-na

LỢI ÍCH VÀ TÁC DỤNG TRỊ BỆNH

Tư thế Châu chấu (Salabhasana) tăng cường sức mạnh cơ bắp ở lưng, bao gồm cả cơ dựng sống, tăng cường sức khỏe cột sống và giảm nguy cơ đau lưng.

Tư thế này giúp điều chỉnh tư thế bằng cách tăng cường các cơ dọc theo cột sống và thúc đẩy sự liên kết thích hợp.

Tư thế Châu chấu mở ngực và kéo căng các cơ ở vai, chống lại tác động của việc khom lưng và thúc đẩy tư thế tốt hơn.

Tập tư thế Châu chấu khuyến khích hít thở sâu, mở rộng lồng ngực và phổi để cải thiện dung tích phổi và chức năng hô hấp.

Sự tham gia của các cơ bụng trong tư thế Châu chấu sẽ kích thích các cơ quan vùng bụng, thúc đẩy quá trình tiêu hóa và giải độc.

Nâng chân trong tư thế Châu chấu giúp tăng cường cơ bắp ở chân, bao gồm cả cơ tứ đầu và gân kheo.

Giữ tư thế Châu chấu giúp tăng cường lưu thông máu khắp cơ thể, tăng cường sức khỏe và sức sống tổng thể.

Tư thế này có thể giúp giảm căng thẳng và mệt mỏi bằng cách kích hoạt các cơ ở lưng và chân, thúc đẩy sự thư giãn và trẻ hóa.

Tư thế Châu chấu đòi hỏi sự tập trung, giúp làm dịu tâm trí và thúc đẩy tinh thần minh mẫn.

Thực hành tư thế Châu chấu khuyến khích người tập tập trung vào hơi thở và nhận thức về cơ thể, thúc đẩy chánh niệm và thư giãn.

THỰC HÀNH

Bắt đầu nằm sấp trên thảm, tay để dọc thân, trán chạm thảm.

Siết cơ bụng và ấn xương mu xuống thảm để bảo vệ vùng lưng dưới.

Duỗi thẳng tay ra phía sau, lòng bàn tay úp xuống.

Hít vào, nâng đầu, ngực và phần trên thân người lên, tay duỗi thẳng song song với mặt sàn, dùng lực cơ lưng để nâng.

Đồng thời, nâng hai chân thẳng và siết chặt, mũi chân hướng ra sau.

Nâng chân lên đến khoảng 45°, giữ cột sống dài và siết chặt cơ lưng.

Nhìn nhẹ về phía trước để tránh mỏi cổ.

Giữ tư thế vài hơi thở sâu và đều đặn.

Thở ra, từ từ hạ chân và thân người xuống thảm.

Nghỉ ngơi nằm thẳng thư giãn, thả lỏng cơ thể.

Lời khuyên:

Duỗi thẳng toàn thân từ đầu đến chân.

Thả lỏng vai, kéo xa khỏi tai.

Kích hoạt mông, cơ đùi sau và cơ lưng để nâng chân và ngực.

Siết cơ trung tâm để bảo vệ lưng dưới.

Nâng chân lên không vượt quá 45°, để đảm bảo kích hoạt đúng các cơ mục tiêu đồng thời giữ được sự ổn định và cân chỉnh đúng tư thế.

THÁCH THỨC VÀ KHÓ KHĂN TIỀM ẨN

Yêu cầu sự giữ chặt cơ bắp:

Tư thế Châu chấu (Salabhasana) đòi hỏi cơ trung tâm (cơ bụng và lưng dưới) phải rất khỏe để bảo vệ vùng thắt lưng. Nếu cơ yếu, dễ gây đau hoặc khó giữ tư thế.

Cần sức mạnh và sự linh hoạt của lưng:

Nâng ngực và chân cần cơ lưng khỏe và linh hoạt. Lưng yếu hoặc cứng sẽ dễ bị căng thẳng hoặc khó chịu.

Bảo vệ vùng cổ:

Giữ đầu và cổ nâng cao có thể làm mỏi cổ nếu không giữ đúng tư thế, tránh ướn quá hoặc gập cổ.

Kiểm soát nâng chân:

Nâng chân thẳng và gồng chặt đến khoảng 45 độ đòi hỏi phối hợp cơ tốt. Nâng quá cao hoặc lỏng cơ dễ mất thăng bằng.

Tránh ướn lưng dưới quá mức:

Nếu không giữ cơ trung tâm, dễ làm cong quá mức vùng lưng dưới, gây đau.

Giữ thở đều:

Việc duy trì hơi thở sâu và đều đặn có thể khó khăn trong khi cơ bắp co thắt mạnh. Nín thở có thể làm tăng căng thẳng trong cơ thể.

Vai và cánh tay hoạt động nhưng thư giãn:

Giữ cánh tay duỗi thẳng và vai thấp đòi hỏi sức mạnh và nhận thức về cơ thể để tránh siết chặt vai hoặc tạo ra căng thẳng không cần thiết.

धनुरासन — Dhanurāsana

DHANURASANA (dha-nu-raa-sa-na)

Bow Pose

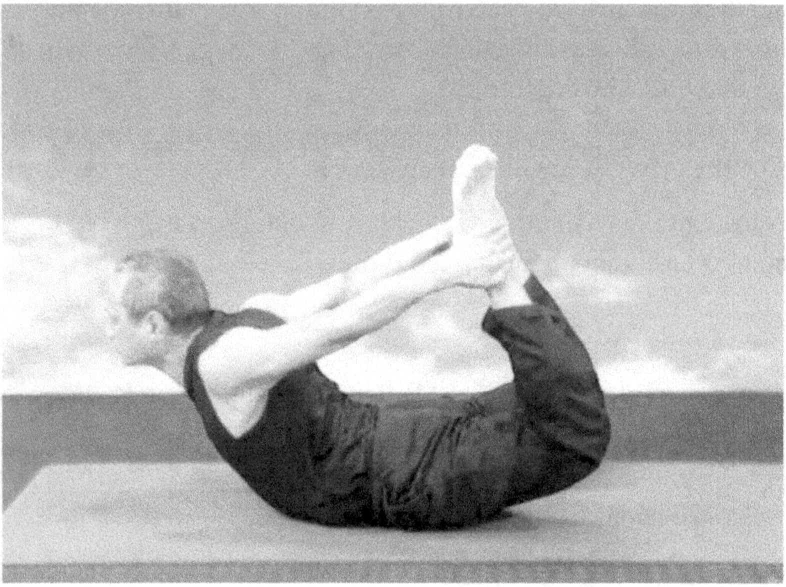

Tư thế Cánh cung

"Dhanurasana" (धनुरासन) trong tiếng Phạn là một tư thế yoga, được gọi là "Bow Pose" trong tiếng Anh.

"Dhanura" (धनुर) = "cung" (như trong cung tên); "Asana" (आसन) = "tư thế" hoặc "chỗ ngồi".

Vì vậy, "Dhanurasana" dịch sang "Tư thế Cánh cung" trong tiếng Việt.

Phiên âm & Phát âm

Tiếng Phạn: धनुरासन
IAST: dhanurāsana
Âm tiết: dha-nu-rā-sa-na
Phát âm: dha-nu-raa-sa-na

LỢI ÍCH VÀ TÁC DỤNG TRỊ BỆNH

Tư thế Cánh cung (Dhanurasana) tăng cường sức mạnh cho các cơ ở lưng, bao gồm cả cơ dựng cứng cột sống, tăng cường sức khỏe cột sống và giảm nguy cơ đau lưng.

Tư thế này giúp điều chỉnh tư thế bằng cách tăng cường các cơ dọc theo cột sống và thúc đẩy sự liên kết thích hợp.

Tư thế Cánh cung mở ngực và kéo căng các cơ ở vai, chống lại tác động của việc khom lưng và thúc đẩy tư thế tốt hơn.

Thực hành tư thế Cánh cung khuyến khích hít thở sâu, mở rộng lồng ngực và phổi để cải thiện dung tích phổi và chức năng hô hấp.

Việc nén bụng trong tư thế Cánh cung kích thích các cơ quan bụng, thúc đẩy quá trình tiêu hóa và giải độc.

Tư thế này kéo dài cơ gấp hông, thúc đẩy tính linh hoạt và khả năng vận động ở khớp hông.

Nâng chân và giữ cổ chân trong tư thế Cánh cung giúp tăng cường sức mạnh cơ bắp của chân, bao gồm cả cơ tứ đầu và gân kheo.

Giữ tư thế Cánh cung giúp tăng cường lưu thông máu khắp cơ thể, tăng cường sức khỏe và sức sống tổng thể.

Tư thế này có thể giúp giảm căng thẳng và mệt mỏi bằng cách kích hoạt các cơ ở lưng và chân, thúc đẩy sự thư giãn và trẻ hóa.

Tư thế Cánh cung đòi hỏi sự tập trung, giúp làm dịu tâm trí và thúc đẩy tinh thần minh mẫn.

THỰC HÀNH

Bắt đầu nằm sấp trên thảm, tay duỗi thẳng dọc thân, trán chạm thảm.

Gập gối và giữ mắt cá chân. Nếu khó với tay, có thể dùng dây yoga quấn quanh mắt cá để hỗ trợ.

Hít vào, siết cơ bụng và ấn xương mu xuống thảm.

Thở ra, nâng ngực và đùi lên, kéo chân về phía tay tạo thành hình vòng cung.

Nhìn thẳng phía trước, hơi ngước lên trên, không căng cổ.

Giữ tư thế vài nhịp thở sâu và đều.

Cố gắng nâng ngực và đùi cao nhất có thể, giữ thăng bằng và ổn định.

Thở ra, từ từ hạ ngực và đùi xuống thảm.

Thả tay khỏi mắt cá, duỗi thẳng chân, đặt trán xuống thảm, thư giãn vài nhịp thở.

Lời khuyên:

Tập trung mở rộng phần trước cơ thể gồm ngực, vai và đùi.

Thả lỏng vai, giữ vai xa khỏi tai, kéo hai xương bả vai vào nhau.

Siết cơ mông và lưng để hỗ trợ nâng đùi.

Giữ hơi thở đều giúp tập trung và thư giãn.

Nếu đau lưng dưới, thoát tư thế và điều chỉnh: chỉ nâng ngực hoặc đùi, không nâng cùng lúc, có thể dùng dây hỗ trợ.

THÁCH THỨC VÀ KHÓ KHĂN TIỀM ẨN

Tư thế Cánh cung (Dhanurasana) đòi hỏi sự mềm dẻo tốt của cột sống, đặc biệt là vùng lưng dưới và lưng giữa. Người có cột sống cứng có thể gặp khó khăn khi nâng ngực và đùi lên cao.

Cần mở vai để nắm lấy mắt cá chân ở phía sau lưng. Khả năng vận động vai kém hoặc căng cơ có thể hạn chế khả năng nắm và gây khó khăn cho việc giữ tư thế.

Cơ trung tâm (cơ bụng và lưng dưới) phải được siết chặt để ổn định cột sống và bảo vệ vùng lưng dưới. Yếu cơ trung tâm có thể gây đau hoặc căng vùng thắt lưng.

Sự linh hoạt ở cơ tứ đầu đùi và cơ gấp hông rất quan trọng để nâng đùi lên trong khi vẫn giữ chân thẳng.
Sự căng cứng ở những vùng này có thể hạn chế phạm vi chuyển động.

Giữ thăng bằng và ổn định khi nâng đồng thời ngực và chân đòi hỏi sự phối hợp tốt và sức mạnh cơ bắp đủ.

Những người bị đau lưng dưới hoặc đau nhức nên tập luyện thận trọng và có thể cần điều chỉnh tư thế, chẳng hạn như chỉ nâng ngực hoặc đùi.

Hít thở sâu và đều đặn rất quan trọng để thư giãn cơ, thúc đẩy sự cởi mở và tránh căng thẳng quá mức.

Điều quan trọng là phải tránh căng thẳng ở cổ bằng cách giữ đầu thẳng hàng và nhìn về phía trước hoặc hơi hướng lên trên.

धनुर्वक्रासन — Dhanurvakrāsana

DHANURVAKRASANA (dha-nur-vak-raa-sa-na)

Twisted Bow Pose

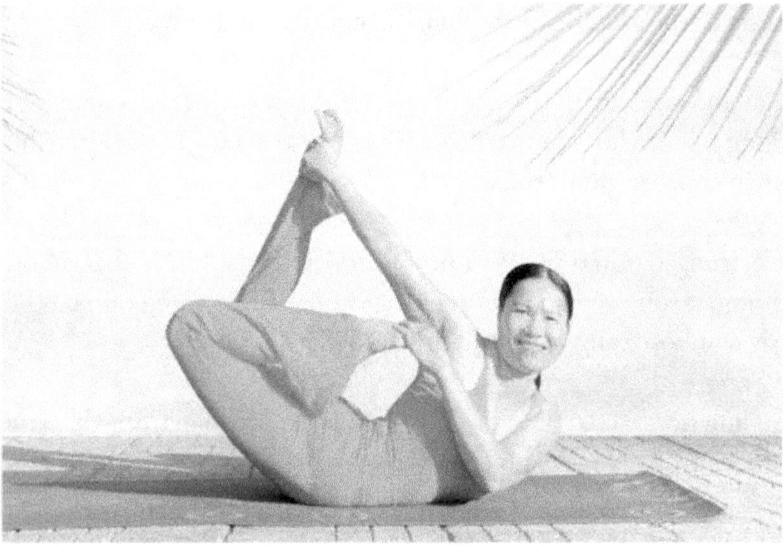

Tư thế Cánh cung xoắn

"Dhanurvakrasana" (धनुर्वक्रासन) trong tiếng Phạn là một tư thế yoga, được gọi là "Twisted Bow Pose" trong tiếng Anh.

"Dhanur" (धनुर) = "cung" (như trong cung tên); "Vakra" (वक्र) = "xoắn" hoặc "cong"; "Asana" (आसन) = "tư thế" hoặc "chỗ ngồi".

Vì vậy, "Dhanurvakrasana" được dịch là "Tư thế Cánh cung xoắn" trong tiếng Việt.

Phiên âm & Phát âm

Tiếng Phạn: धनुर्वक्रासन
IAST: dhanurvakrāsana
Âm tiết: dha-nur-va-krā-sa-na
Phát âm: dha-nur-vak-raa-sa-na

LỢI ÍCH VÀ TÁC DỤNG TRỊ BỆNH

Tư thế Cánh cung xoắn (Dhanurvakrasana) tác động đến các cơ cốt lõi, bao gồm cả cơ xiên và cơ bụng ngang, thúc đẩy sức mạnh cốt lõi và sự ổn định.

Tư thế này nhẹ nhàng xoắn cột sống, thúc đẩy sự linh hoạt và khả năng vận động ở lưng.

Tư thế Cánh cung xoắn mở ngực và kéo căng các cơ ở vai, chống lại tác động của việc khom lưng và thúc đẩy tư thế tốt hơn.

Thực hành tư thế Cánh cung xoắn khuyến khích hít thở sâu, mở rộng lồng ngực và phổi để cải thiện dung tích phổi và chức năng hô hấp.

Động tác vặn mình của tư thế Cánh cung xoắn kích thích các cơ quan trong bụng, thúc đẩy quá trình tiêu hóa và giải độc.

Tư thế này kéo dài cơ gấp hông, thúc đẩy tính linh hoạt và khả năng vận động ở khớp hông.

Giữ thăng bằng trong tư thế Cánh cung xoắn đòi hỏi sự tập trung, cải thiện sự cân bằng và phối hợp.

Tư thế này giúp giảm căng thẳng và khó chịu ở lưng, đặc biệt là ở lưng dưới.

Giữ tư thế Cánh cung xoắn giúp tăng cường lưu thông máu khắp cơ thể, tăng cường sức khỏe và sức sống tổng thể.

Tư thế Cánh cung xoắn đòi hỏi chánh niệm và sự tập trung, giúp làm dịu tâm trí và thúc đẩy tinh thần minh mẫn.

THỰC HÀNH

Bắt đầu nằm úp trên thảm yoga, tay duỗi dọc theo thân, trán chạm thảm.

Gập đầu gối, tay phải nắm cổ chân trái, tay trái nắm bàn chân phải.

Hít vào, siết cơ trung tâm, ấn xương mu xuống thảm.

Thở ra, nâng ngực và đùi lên khỏi thảm, đồng thời kéo tay và chân tạo thành vòng cung xoắn người.

Giữ ánh mắt hướng về phía trước, hơi ngẩng lên, tránh căng cổ.

Giữ tư thế vài nhịp thở sâu và đều.

Thở ra, từ từ hạ người xuống, thả lỏng cổ chân, duỗi thẳng chân, đặt trán xuống thảm.

Thở vài nhịp để thư giãn.

Lặp lại với bên kia.

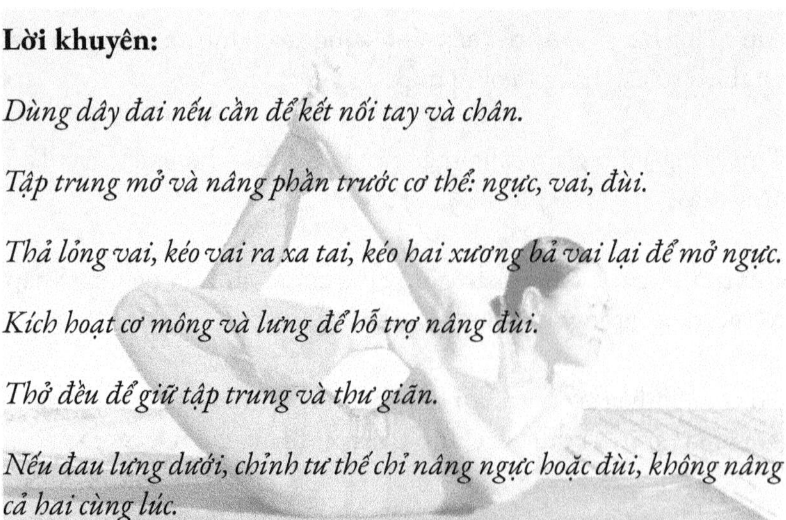

Lời khuyên:

Dùng dây đai nếu cần để kết nối tay và chân.

Tập trung mở và nâng phần trước cơ thể: ngực, vai, đùi.

Thả lỏng vai, kéo vai ra xa tai, kéo hai xương bả vai lại để mở ngực.

Kích hoạt cơ mông và lưng để hỗ trợ nâng đùi.

Thở đều để giữ tập trung và thư giãn.

Nếu đau lưng dưới, chỉnh tư thế chỉ nâng ngực hoặc đùi, không nâng cả hai cùng lúc.

THÁCH THỨC VÀ KHÓ KHĂN TIỀM ẨN

Sự linh hoạt của vai và cánh tay:
Việc vòng tay ra sau để nắm lấy mắt cá chân đòi hỏi vai và cánh tay rất linh hoạt. Người tập có vai cứng hoặc giới hạn vận động có thể gặp khó khăn trong việc giữ chặt mắt cá hoặc duy trì tư thế.

Sức mạnh và sự kiểm soát của cơ trung tâm:
Việc nâng đồng thời ngực và đùi trong khi kéo chân về phía tay cần cơ bụng và lưng mạnh mẽ. Cơ trung tâm yếu sẽ gây khó khăn khi giữ tư thế hoặc dẫn đến căng thẳng vùng lưng dưới.

Sự mềm dẻo của lưng và mở rộng lồng ngực:
Tư thế uốn cong lưng mạnh, đặc biệt ở vùng lưng trên và dưới. Người tập có lưng cứng có thể bị căng cứng hoặc khó chịu nếu không kiểm soát tốt tư thế.

Sự ổn định và cân bằng:
Giữ thăng bằng trong tư thế này đòi hỏi sự tập trung cao và ổn định để tránh ngã về phía trước hoặc sau.

Bảo vệ vùng cổ:
Giữ đầu nhìn về phía trước và cổ thẳng để tránh căng cơ vùng cổ.

Sử dụng dây hỗ trợ khi cần thiết:
Một số người tập cần dùng dây yoga để giữ chân, nhưng phải điều chỉnh dây đúng cách để không mất ổn định.

Nhạy cảm vùng lưng dưới:
Nếu có đau hay khó chịu vùng thắt lưng, nên giảm mức độ nâng, chỉ nâng ngực hoặc đùi, tránh kéo căng quá mức.

Hơi thở điều hòa:
Hít thở sâu và đều giúp giảm căng thẳng và giữ tư thế lâu hơn. Căng thẳng có thể tăng lên nếu hơi thở trở nên nông hoặc không đều.

पद्म ऊर्ध्व मुख श्वानासन — Padma Ūrdhva Mukha Śvānāsana

PADMA URDHVA MUKHA SVANASANA
(pad-ma oordh-va mu-kha shvaa-naa-sa-na)

Lotus Upward Facing Dog Pose

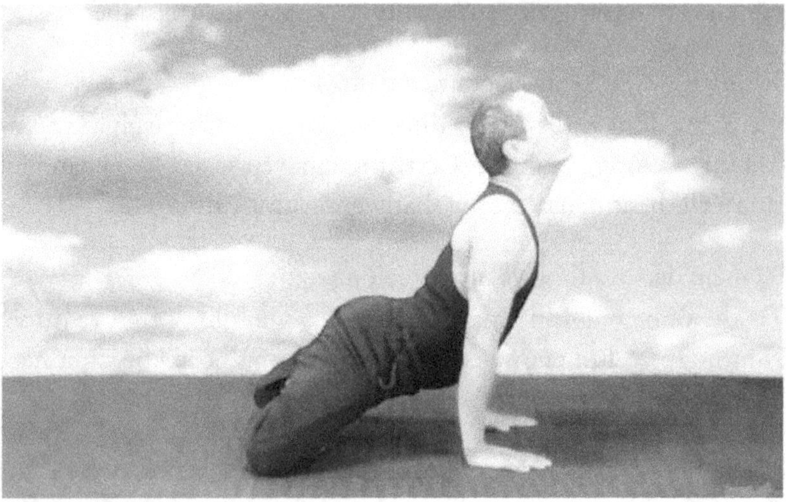

Tư thế Sen chó ngửa mặt

"Padma Urdhva Mukha Svanasana" (पद्म ऊर्ध्व मुख श्वानासन) trong tiếng Phạn là một tư thế yoga, được gọi là "Lotus Upward-Facing Dog Pose" trong tiếng Anh.

"Padma" (पद्म) = "hoa sen"; "Urdhva" (ऊर्ध्व) = "hướng lên"; "Mukha" (मुख) = "mặt" hoặc "mặt trước"; "Svanasana" (श्वानासन) = "tư thế con chó".

Vì vậy, "Padma Urdhva Mukha Svanasana" dịch là "Tư thế Sen chó ngửa mặt" trong tiếng Việt.

Phiên âm & Phát âm

Tiếng Phạn: पद्म ऊर्ध्व मुख श्वानासन
IAST: padma ūrdhva mukha śvānāsana
Âm tiết: pad-ma ūrdh-va mu-kha śvā-nā-sa-na
Phát âm: pad-ma oordh-va mu-kha shvaa-naa-sa-na

LỢI ÍCH VÀ TÁC DỤNG TRỊ BỆNH

Tư thế Sen chó ngửa mặt (Padma Urdhva Mukha Svanasana) kéo giãn sâu các cơ ngực và mở rộng vùng trung tâm tim, tạo cảm giác mở lòng và giúp giải tỏa áp lực, căng thẳng cảm xúc tích tụ.

Tư thế này tăng cường sức mạnh cho các cơ lưng, đặc biệt nhóm cơ dọc sống, đồng thời làm khỏe tay và vai, góp phần cải thiện sức khỏe và ổn định cột sống.

Nó kéo dài và làm mềm mại cột sống, nâng cao khả năng linh hoạt và sự vận động của cột sống trong các hoạt động hàng ngày.

Tư thế Sen ở đây kéo giãn cơ gấp hông sâu, giúp cải thiện độ linh hoạt và tính động của hông, rất có lợi cho người ít vận động.

Khi giữ tư thế, tập trung thở sâu giúp mở rộng lồng ngực và phổi, cải thiện khả năng hô hấp và tăng dung tích phổi.

Tư thế thúc đẩy tuần hoàn máu khắp cơ thể, tăng cường sức khỏe tổng thể và tạo cảm giác tràn đầy năng lượng, sức sống.

Kích hoạt hệ thần kinh đối giao cảm giúp thư giãn sâu, giảm bớt căng thẳng, lo âu, đồng thời giúp tâm trí bình tĩnh và sáng suốt hơn.

Tư thế này củng cố nhóm cơ nâng đỡ cột sống, duy trì tư thế thẳng, cân bằng và hạn chế các vấn đề về dáng đi hay đau lưng.

Tập trung vào hơi thở và giữ cân bằng trong tư thế cũng cải thiện khả năng tập trung tinh thần, giúp người tập ý thức và hiện diện hơn trong từng khoảnh khắc.

Sự ép nhẹ vùng bụng trong tư thế kích thích các cơ quan tiêu hóa hoạt động hiệu quả hơn, hỗ trợ tiêu hóa và loại bỏ độc tố khỏi cơ thể.

THỰC HÀNH

Bắt đầu bằng cách ngồi trên sàn trong tư thế Sen (Padmasana), bắt chéo chân và đặt mỗi bàn chân lên đùi đối diện.

Dùng cả hai tay để nâng mông lên khỏi sàn, giữ tư thế Sen nhưng chỉ có đầu gối nằm trên sàn.

Cúi người về phía trước, đặt hai tay xuống sàn trước mặt càng xa càng tốt, các đầu ngón tay hướng về phía trước.

Hít vào và ấn vào tay, nghiêng người về phía trước, từ từ hạ thấp hông.

Duỗi thẳng cánh tay vuông góc với sàn, nâng ngực và nghiêng về phía trước, kéo vai ra sau và ra khỏi tai.

Giữ khuỷu tay của bạn gần với cơ thể và sử dụng các cơ cốt lõi để hỗ trợ lưng dưới của bạn.

Lúc này chỉ còn hai bàn tay và hai đầu gối đặt trên sàn.

Nhẹ nhàng ngửa đầu ra sau và nhìn lên, kéo dài cổ.

Thư giãn và ấn lưng dưới của bạn xuống sàn bằng việc điều khiển lõi.

Giữ nguyên tư thế trong 15 đến 30 giây hoặc lâu hơn nếu có thể, hít thở sâu và kết hợp thở với các động tác thư giãn hoặc nhấn vào eo.

Để thoát thế, thở ra và từ từ hạ hông xuống sàn trở lại tư thế Sen.

THÁCH THỨC VÀ KHÓ KHĂN TIỀM ẨN

Tư thế Sen chó ngửa mặt (Padma Urdhva Mukha Svanasana) kết hợp tư thế Sen với tư thế Chó ngẩng đầu, tạo nên một thử thách độc đáo.

Khó khăn chính là vào thế Sen trong khi vẫn giữ ngực nâng cao và tay duỗi thẳng. Điều này đòi hỏi hông và đầu gối linh hoạt để tránh gây áp lực lên khớp.

Giữ uốn lưng trong tư thế Sen cần sự dẻo dai của cột sống, nhất là vùng ngực và thắt lưng. Cột sống cứng sẽ hạn chế khả năng nâng ngực và mở lưng.

Chống trọng lượng cơ thể lên cánh tay yêu cầu lực mạnh ở vai, cánh tay và lưng trên – điều này dễ gây mỏi nếu không đủ sức mạnh.

Giữ thăng bằng trong khi chân bắt chéo và ngực nâng cao cần sự ổn định từ cơ trung tâm và sự kết nối vững vàng với sàn.

Áp lực lên cổ tay có thể gây khó chịu, đặc biệt với người có vấn đề về cổ tay hoặc ít kinh nghiệm.

Cuối cùng, điều hòa hơi thở với chuyển động là yếu tố then chốt để mở sâu tư thế và giữ sự bình tĩnh trong một tư thế đầy thử thách.

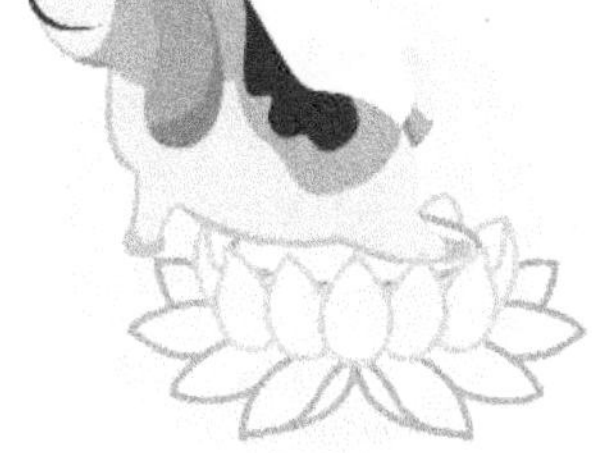

पद्म भुजंगासन — Padma Bhujāṅgāsana

PADMA BHUJANGASANA (pad-ma bhu-jaa-ngaa-sa-na)

Lotus Cobra Pose

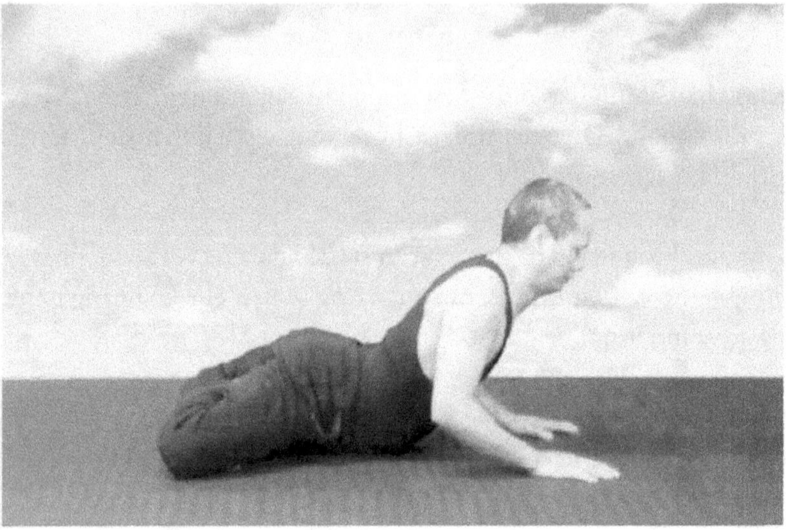

Tư thế Sen rắn hổ mang

"Padma Bhujangasana" (पद्म भुजंगासन) trong tiếng Phạn là một tư thế yoga, được gọi là "Lotus Cobra Pose" trong tiếng Anh.

"Padma" (पद्म) = "hoa sen"; "Bhujangasana" (भुजंगासन) = "tư thế rắn hổ mang".

Vì vậy, "Padma Bhujangasana" dịch sang "Tư thế Sen rắn hổ mang" trong tiếng Việt.

Phiên âm & Phát âm

Tiếng Phạn: पद्म भुजंगासन

IAST: padma bhujāṅgāsana

Âm tiết: pad-ma bhu-jāṅ-gā-sa-na

Phát âm: pad-ma bhu-jaa-ngaa-sa-na

LỢI ÍCH VÀ TÁC DỤNG TRỊ BỆNH

Tư thế Sen rắn hổ mang (Padma Bhujangasana) kéo giãn sâu các cơ ngực và khai mở trung tâm tim, thúc đẩy cảm giác cởi mở và giải tỏa cảm xúc.

Tư thế này giúp tăng cường sức mạnh cơ bắp ở lưng, bao gồm cả cơ dựng cột sống, cũng như cánh tay và vai, thúc đẩy sức khỏe và sự ổn định của cột sống.

Tư thế Sen rắn hổ mang nhẹ nhàng kéo dài và kéo dài cột sống, cải thiện tính linh hoạt và khả năng vận động.

Tư thế Sen trong tư thế Sen rắn hổ mang kéo dài cơ gấp hông, thúc đẩy sự linh hoạt và khả năng vận động ở hông.

Tư thế Sen rắn hổ mang khuyến khích hít thở sâu, mở rộng lồng ngực và phổi để cải thiện dung tích phổi và chức năng hô hấp.

Tư thế này khuyến khích lưu thông máu khắp cơ thể, tăng cường sức khỏe và sức sống tổng thể.

Tư thế Sen rắn hổ mang thúc đẩy thư giãn bằng cách kích hoạt hệ thần kinh phó giao cảm, giảm căng thẳng và lo lắng.

Thực hành tư thế này thường xuyên có thể giúp cải thiện tư thế bằng cách tăng cường các cơ hỗ trợ cột sống và thúc đẩy sự liên kết thích hợp.

Tập trung vào hơi thở và duy trì sự cân bằng trong tư thế Sen rắn hổ mang có thể giúp cải thiện sự tập trung tinh thần.

Việc nén nhẹ bụng trong thế Sen rắn hổ mang này sẽ kích thích các cơ quan tiêu hóa, thúc đẩy quá trình tiêu hóa và đào thải lành mạnh.

THỰC HÀNH

Bắt đầu bằng cách ngồi trên sàn trong tư thế Sen (Padmasana), bắt chéo chân và đặt mỗi bàn chân lên đùi đối diện.

Sử dụng cả hai tay để nâng mông lên khỏi sàn và chuyển sang tư thế nằm sấp trên sàn, giữ hai chân trong tư thế Sen.

Đặt hai tay xuống sàn, rộng bằng vai.

Nhấn toàn bộ phần thân dưới xuống sàn, dùng sức mạnh cốt lõi để từ từ nâng phần thân trên lên.

Bàn tay hỗ trợ nâng các cơ cốt lõi. Cho đến khi cơ cốt lõi của bạn không thể nâng ngực của bạn lên cao hơn, tay bạn có thể tiếp tục nâng ngực lên cao hơn một chút miễn là bạn cảm thấy thoải mái.

Giữ nguyên tư thế trong vài nhịp thở, kết hợp tốt các giai đoạn thở với động tác nâng ngực.

Sau vài chục giây đến vài phút tùy theo khả năng của bạn, hạ ngực xuống và nằm úp mặt xuống sàn, vẫn giữ nguyên tư thế Sen, nghỉ ngơi một lúc trước khi lặp lại động tác thêm vài lần nữa.

Để thoát thế, thở ra và thả từng chân ra khỏi tư thế Sen. Nghỉ ngơi trong tư thế Em bé.

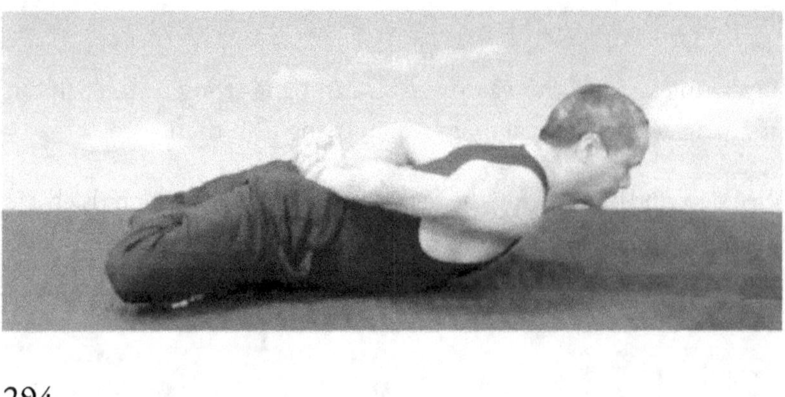

THÁCH THỨC VÀ KHÓ KHĂN TIỀM ẨN

Tư thế Sen rắn hổ mang (Padma Bhujangasana) kết hợp tư thế Sen (Padmasana) với tư thế Rắn hổ mang (Bhujangasana), tạo nên một thử thách đặc biệt.

Việc đặt chân ở tư thế Sen trong khi uốn lưng về phía sau đòi hỏi sự linh hoạt cao ở hông và đầu gối. Việc thiếu linh hoạt có thể khiến sự kết hợp này trở nên khó chịu hoặc căng, nguy hiểm cho các khớp.

Gập lưng khi đang ngồi tư thế Sen cần cột sống dẻo, nhất là vùng lưng giữa và lưng dưới. Nếu lưng còn cứng, việc nâng ngực sẽ bị hạn chế.

Chống đỡ phần thân trên bằng hai tay duỗi thẳng đòi hỏi lực ở vai, tay và lưng trên. Người tập có thể khó duy trì sức mạnh này khi chân đang vắt chéo.

Cân bằng trên tay với chân đan chéo không dễ. Cần siết cơ trung tâm và trụ vững bằng tay và phần dưới cơ thể để giữ thăng bằng.

Việc dồn lực lên cổ tay có thể gây khó chịu, nhất là với người có tiền sử đau cổ tay hoặc chưa quen chống tay lâu.

Tư thế chân vắt chéo có thể làm hạn chế hơi thở. Thở sâu và đều sẽ giúp thư giãn và giữ sự ổn định.

Đây là một tư thế nâng cao, đòi hỏi thời gian và sự kiên nhẫn. Hãy lắng nghe cơ thể và tiến bộ từng bước.

अनाहतासन — Anāhatāsana

ANAHATASANA (a-naa-haa-taa-sa-na)

Melting Heart Pose

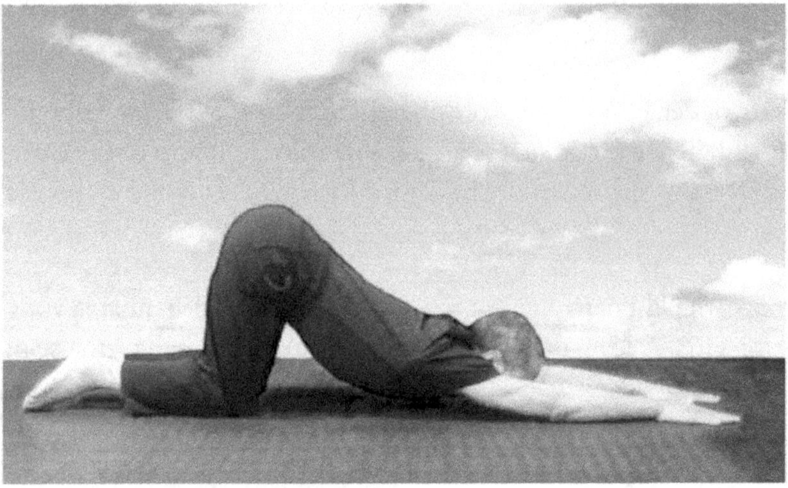

Tư thế Trái tim tan chảy

"Anahatasana" (अनाहतासन) trong tiếng Phạn là một tư thế yoga, được gọi là "Melting heart pose" trong tiếng Anh.

"Anahata" (अनाहत) đề cập đến "luân xa trái tim" trong triết lý yoga, đại diện cho tình yêu, lòng trắc ẩn và sự cân bằng cảm xúc.

"Asana" (आसन) có nghĩa là "tư thế" hoặc "chỗ ngồi".

Vì vậy, "Anahatasana" được dịch là "Tư thế Luân xa trái tim" hoặc "Tư thế Trái tim tan chảy" trong tiếng Việt.

Phiên âm & Phát âm

Tiếng Phạn: अनाहतासन

IAST: anāhatāsana

Âm tiết: a-nā-ha-tā-sa-na

Phát âm: a-naa-haa-taa-sa-na

LỢI ÍCH VÀ TÁC DỤNG TRỊ BỆNH

Tư thế Trái tim tan chảy (Anahatasana) kéo giãn sâu các cơ ở ngực, vai và lưng trên, thúc đẩy sự linh hoạt và khả năng vận động ở những khu vực này.

Tư thế này giúp mở trung tâm trái tim, giải phóng căng thẳng và thúc đẩy cảm xúc hạnh phúc.

Tư thế Trái tim tan chảy giúp giải phóng căng thẳng ở lưng trên và xương bả vai, giúp giảm cứng khớp và khó chịu.

Tư thế này nhẹ nhàng kéo giãn cột sống, thúc đẩy sự linh hoạt và giảm căng thẳng dọc theo toàn bộ chiều dài của lưng.

Tư thế Trái tim tan chảy khuyến khích thư giãn và giảm căng thẳng bằng cách làm dịu tâm trí và tạo cảm giác bình yên nội tâm.

Thực hành thường xuyên tư thế này có thể giúp cải thiện tư thế bằng cách kéo căng và kéo dài các cơ dọc theo cột sống và mở ngực.

Tư thế Trái tim tan chảy kích thích tuyến ức, tuyến này có vai trò trong chức năng miễn dịch và sức khỏe tổng thể.

Tập trung vào hơi thở khi ở tư thế Trái tim tan chảy có thể làm sâu sắc thêm phản ứng thư giãn và trau dồi chánh niệm.

Việc nén nhẹ bụng trong tư thế này sẽ kích thích các cơ quan tiêu hóa, thúc đẩy quá trình tiêu hóa và đào thải lành mạnh.

Tư thế Trái tim tan chảy thường được sử dụng như một tư thế chuẩn bị cho thiền định, giúp làm dịu tâm trí và nuôi dưỡng cảm giác tĩnh lặng bên trong và nội tâm.

THỰC HÀNH

Bắt đầu ở tư thế Bàn (Bharmanasana), hai bàn tay đặt thẳng dưới vai, đầu gối dưới hông. Ngón chân có thể duỗi ra phía sau hoặc gập lại, tùy theo sự thoải mái của bạn.

Từ từ trườn hai tay về phía trước đồng thời hạ thấp ngực xuống thảm. Giữ hông xếp ngay trên đầu gối, không để trượt về phía trước.

Duỗi thẳng hai cánh tay, úp lòng bàn tay áp sát mặt thảm, và đặt nhẹ trán hoặc cằm xuống thảm. Nếu cần, bạn có thể kê một khối gạch dưới trán hoặc ngực để tăng sự thoải mái.

Thả lỏng vùng tim về phía sàn, cảm nhận sự kéo giãn sâu ở ngực, nách và vai. Cánh tay nên duy trì sự chủ động nhưng vẫn thư giãn.

Đảm bảo cột sống được kéo dài, tránh dồn ép vào lưng dưới. Hông nên hơi nâng để tạo điều kiện cho cột sống được mở rộng tự nhiên.

Hít thở chậm và sâu, tập trung vào việc mở rộng lồng ngực khi hít vào và thư giãn khi thở ra.

Giữ tư thế từ 30 giây đến 1 phút, hoặc lâu hơn nếu thấy thoải mái, luôn lắng nghe cảm giác trong cơ thể.

Để thoát thế, ấn nhẹ lòng bàn tay xuống sàn và từ từ đưa tay về gần người, trở về tư thế Bàn (Bharmanasana).

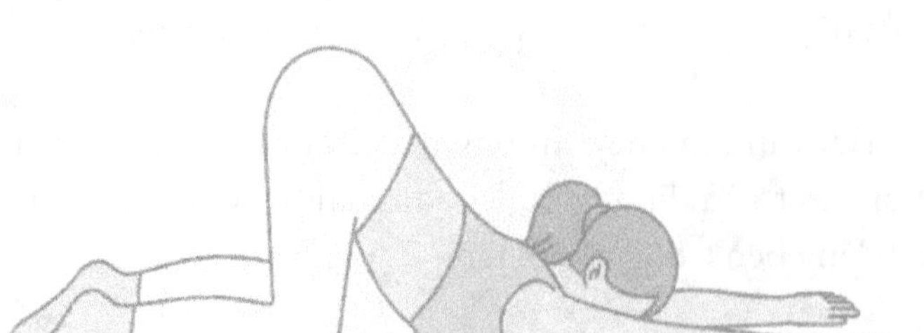

THÁCH THỨC VÀ KHÓ KHĂN TIỀM ẨN

Tư thế Trái tim tan chảy (Anahatasana) đòi hỏi sự linh hoạt đáng kể ở vai và ngực để hạ thấp ngực xuống sàn trong khi vẫn giữ hông trên đầu gối.

Căng cứng ở những vùng này có thể hạn chế độ sâu của sự kéo giãn và gây khó khăn trong việc thư giãn hoàn toàn.

Việc chống đỡ phần thân trên bằng hai tay duỗi thẳng về phía trước có thể tạo áp lực lên cổ tay, nhất là nếu tay đặt quá xa.

Người tập có thể cần điều chỉnh vị trí tay hoặc dùng dụng cụ hỗ trợ để giảm cảm giác khó chịu.

Giữ đúng căn chỉnh trong tư thế cũng cần độ linh hoạt ở hông để tránh hông bị trượt ra sau hoặc lệch sang hai bên.

Hông kém linh hoạt có thể làm giảm độ ổn định và cản trở khả năng mở rộng thân trên.

Việc giữ hơi thở đều đặn khi kéo giãn sâu có thể là một thách thức.

Người tập nên chú ý mở rộng ngực khi hít vào và thả lỏng khi thở ra để giúp cơ thể thư giãn sâu hơn trong tư thế.

Tư thế này thường mở trung tâm tim, có thể làm khơi gợi cảm xúc hoặc cảm giác dễ bị tổn thương.

Thực hành với sự nhận biết và lòng từ bi sẽ giúp bạn tiếp cận những cảm xúc đó một cách nhẹ nhàng và ý thức.

Việc làm chủ Anahatasana cần thời gian và luyện tập đều đặn.

Hãy tiếp cận tư thế này với sự kiên nhẫn, tôn trọng giới hạn cơ thể và từ từ khám phá chiều sâu trong sự thoải mái.

पद्म अनाहतासन — Padma Anāhatāsana

PADMA ANAHATASANA (pad-ma a-naa-ha-taa-sa-na)

Lotus Melting Heart Pose

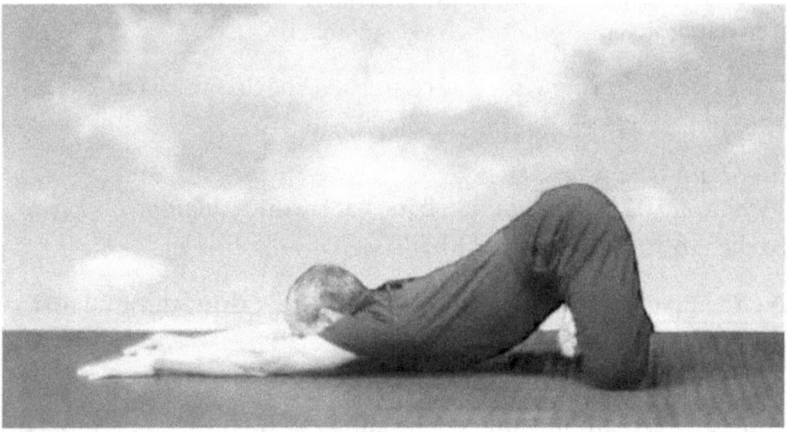

Tư thế Sen trái tim tan chảy

"Padma Anahatasana" (पद्म अनाहतासन) trong tiếng Phạn là một tư thế yoga, kết hợp các khía cạnh của cả Padmasana (Tư thế Sen) và Anahatasana (Tư thế Luân xa trái tim, Trái tim tan chảy), có cái tên tiếng Anh là "Lotus Melting Heart Pose".

"Padma Anahatasana" liên quan đến việc ngồi trong tư thế Padmasana trong khi nghiêng người về phía trước với hai tay dang rộng, lòng bàn tay vươn về phía trước và ngực mở, gợi nhớ đến khía cạnh mở rộng, "tan chảy" trái tim của Anahatasana.

Tên tiếng Việt: "Tư thế Sen trái tim tan chảy".

Phiên âm & Phát âm

Tiếng Phạn: पद्म अनाहतासन

IAST: padma anāhatāsana

Âm tiết: pad-ma a-nā-ha-tā-sa-na

Phát âm: pad-ma a-naa-ha-taa-sa-na

LỢI ÍCH VÀ TÁC DỤNG TRỊ BỆNH

Tư thế Sen trái tim tan chảy (Padma Anahatasana) kéo giãn sâu các cơ ở ngực, vai và lưng trên, thúc đẩy sự linh hoạt và khả năng vận động ở những khu vực này.

Tư thế này giúp mở trung tâm trái tim, giải phóng căng thẳng và thúc đẩy cảm xúc hạnh phúc.

Tư thế Sen trái tim tan chảy giúp giải phóng căng thẳng ở lưng trên và xương bả vai, giúp giảm cứng khớp và khó chịu.

Tư thế này nhẹ nhàng kéo giãn cột sống, thúc đẩy sự linh hoạt và giảm căng thẳng dọc theo toàn bộ chiều dài của lưng.

Tư thế Sen trái tim tan chảy khuyến khích thư giãn và giảm căng thẳng bằng cách làm dịu tâm trí và tạo cảm giác bình yên nội tâm.

Thực hành thường xuyên tư thế này có thể giúp cải thiện tư thế bằng cách kéo căng và kéo dài các cơ dọc theo cột sống và mở ngực.

Tư thế Sen trái tim tan chảy kích thích tuyến ức, tuyến này có vai trò trong chức năng miễn dịch và sức khỏe tổng thể.

Tập trung vào hơi thở khi ở tư thế Sen trái tim tan chảy có thể làm sâu sắc thêm phản ứng thư giãn và trau dồi chánh niệm.

Việc nén nhẹ bụng trong tư thế này sẽ kích thích các cơ quan tiêu hóa, thúc đẩy quá trình tiêu hóa và đào thải lành mạnh.

Tư thế Sen trái tim tan chảy thường được sử dụng như một tư thế chuẩn bị cho thiền định, giúp làm dịu tâm trí và nuôi dưỡng cảm giác tĩnh lặng bên trong và nội tâm.

THỰC HÀNH

Bắt đầu bằng cách ngồi trên sàn trong tư thế Sen (Padmasana), bắt chéo chân và đặt mỗi bàn chân lên đùi đối diện.

Dùng cả hai tay nâng mông lên khỏi sàn, giữ tư thế Sen nhưng chỉ có đầu gối chạm sàn.

Cúi người về phía trước, đặt hai tay xuống sàn trước mặt càng xa càng tốt, các đầu ngón tay hướng về phía trước.

Duy trì một góc vuông với sàn của mặt phẳng được tạo ra bằng cách đan hai chân của bạn vào tư thế Sen. Hai tay liên tục di chuyển về phía trước từng chút một, đồng thời từ từ hạ ngực xuống sàn.

Lần lượt ngực chạm sàn và cằm chạm sàn. Ngực và cằm mỗi lần ấn sâu xuống sàn đồng thời di chuyển về phía trước từng chút một. Cổ họng ngày càng dài ra. Trái tim tan chảy vào lòng đất.

Nhấn xuống, di chuyển về phía trước, kéo dài và tan chảy từng chút một.

Hít thở chậm và sâu, kết hợp với các động tác trên.

Thời gian kéo dài từ vài chục giây đến vài phút tùy theo khả năng của bạn.

Để thoát thế, hãy sử dụng các cơ cốt lõi của bạn với sức mạnh phần dưới cơ thể cùng với bàn tay của bạn để đưa cơ thể trở lại tư thế Sen nghiêng, sau đó là tư thế Sen bình thường và cuối cùng thoát khỏi tư thế Sen theo cách thông thường.

THÁCH THỨC VÀ KHÓ KHĂN TIỀM ẨN

Tư thế Sen trái tim tan chảy (Padma Anahatasana), kết hợp các yếu tố của Padmasana và Anahatasana, mang đến những thách thức đặc biệt cho người tập:

Đặt chân vào tư thế Sen trong khi thực hành tư thế trái tim tan chảy đòi hỏi sự linh hoạt cao ở hông và đầu gối.

Sự cứng ở những vùng này có thể làm khó việc đặt chân ở tư thế Sen một cách an toàn và thoải mái mà không gây mỏi khớp.

Hạ ngực xuống sàn khi giữ chân ở tư thế Sen cần sự mở rộng tốt của vai và ngực.

Sự hạn chế về linh hoạt có thể giới hạn độ sâu của sự kéo giãn và ngăn cản sự thư giãn hoàn toàn trong tư thế.

Dùng tay duỗi thẳng nâng đỡ phần trên cơ thể có thể tạo áp lực lên cổ tay, nhất là khi tay đặt quá xa về phía trước.

Người tập có cổ tay nhạy cảm có thể cần điều chỉnh vị trí tay hoặc sử dụng dụng cụ hỗ trợ để giảm khó chịu.

Kéo giãn sâu trong khi giữ hơi thở đều và kiểm soát có thể khó trong Padma Anahatasana.

Cần tập trung vào việc mở rộng ngực khi hít vào và thả lỏng sâu hơn trong tư thế khi thở ra để thúc đẩy thư giãn và giải phóng căng thẳng.

Tư thế này, khi mở trung tâm tim, có thể khơi dậy cảm giác mong manh hoặc sự giải tỏa cảm xúc.

Người tập nên tiếp cận nó với sự tỉnh thức và lòng bao dung, cho phép những cảm xúc xuất hiện được đón nhận và hòa nhập trọn vẹn trong sự hiện diện.

नावासन — Nāvāsana

NAVASANA (naa-vaa-sa-na)

Boat Pose

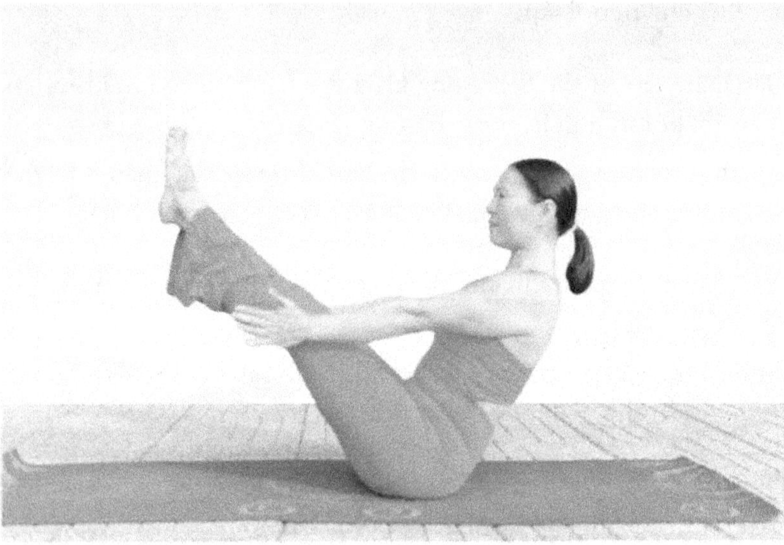

Tư thế Thuyền

"Navasana" (नावासन) trong tiếng Phạn là một tư thế yoga, được gọi là "Boat Pose" trong tiếng Anh.

"Nava" (नाव) = "thuyền"; "Asana" (आसन) = "tư thế" hoặc "chỗ ngồi".

Do đó, "Navasana" được dịch là "Tư thế Thuyền" trong tiếng Việt.

Phiên âm & Phát âm

Tiếng Phạn: नावासन
IAST: nāvāsana
Âm tiết: nā-vā-sa-na
Phát âm: naa-vaa-sa-na

LỢI ÍCH VÀ TÁC DỤNG TRỊ BỆNH

Tư thế Thuyền (Navasana) tham gia và tăng cường các cơ của lõi, bao gồm cơ bụng, cơ xiên và cơ lưng dưới, thúc đẩy sự ổn định và sức mạnh của cốt lõi.

Giữ thăng bằng trên xương ngồi trong tư thế Thuyền thách thức sự cân bằng và ổn định, cải thiện khả năng nhận thức và phối hợp.

Việc nén bụng trong tư thế Thuyền kích thích các cơ quan trong bụng, thúc đẩy quá trình tiêu hóa và hỗ trợ đào thải độc tố.

Giữ hai chân trong tư thế Thuyền giúp tăng cường cơ gấp hông, cải thiện tính linh hoạt và khả năng vận động ở khớp hông.

Tư thế Thuyền giúp tăng cường các cơ dọc theo cột sống, thúc đẩy tư thế và sự liên kết cột sống tốt hơn.

Thực hành tư thế Thuyền khuyến khích hít thở sâu, mở rộng lồng ngực và phổi để cải thiện dung tích phổi và chức năng hô hấp.

Tư thế Thuyền có thể giúp giảm căng thẳng và mệt mỏi bằng cách cung cấp năng lượng cho cơ thể và thúc đẩy thư giãn.

Tư thế Thuyền đòi hỏi sự tập trung, giúp làm dịu tâm trí và thúc đẩy tinh thần minh mẫn.

Giữ thăng bằng trên xương ngồi và nâng chân trong tư thế Thuyền làm săn chắc cơ đùi và bắp chân.

Việc nén bụng ở tư thế Thuyền có thể giúp kích thích quá trình giải độc bằng cách hỗ trợ loại bỏ chất thải và độc tố khỏi cơ thể.

THỰC HÀNH

Bắt đầu bằng cách ngồi trên thảm, hai chân duỗi thẳng về phía trước và hai tay đặt trên sàn cạnh hông.

Vận động cơ bụng và kéo dài cột sống, ngồi thẳng lưng.

Hít vào, nhấc hai chân ra khỏi thảm, giữ chúng lại với nhau và thẳng. Cơ thể bạn sẽ tạo thành hình chữ V, giữ thăng bằng trên xương ngồi.

Mở rộng cánh tay về phía trước dọc theo chân, song song với sàn, lòng bàn tay hướng vào nhau. Giữ vai thư giãn cách xa tai của bạn.

Giữ thăng bằng trên xương ngồi và giữ cột sống thẳng, tránh cong hoặc cong lưng.

Nâng ngực lên một chút và nhìn về phía trước, tìm tiêu điểm giúp bạn giữ thăng bằng.

Giữ tư thế trong vài nhịp thở, thở sâu và đều.

Để thoát thế, thở ra khi hạ chân xuống thảm, trở về vị trí bắt đầu.

Nghỉ ngơi một lúc trước khi lặp lại tư thế cho hiệp khác.

Lời khuyên:

Tập trung vào cơ lõi để nâng và giữ chân cùng thân trên.

Giữ nhịp thở đều và chú ý đến sự cân chỉnh của cơ thể.

Nếu khó giữ thăng bằng, có thể hơi co đầu gối hoặc đặt tay dưới hông để hỗ trợ.

Giữ cổ và vai thư giãn, tránh mỏi.

Khi đã quen, bạn có thể thẳng chân và duỗi tay về phía trước để tăng thử thách.

THÁCH THỨC VÀ KHÓ KHĂN TIỀM ẨN

Tư thế Thuyền (Navasana) đòi hỏi cơ vùng lõi phải hoạt động mạnh để nâng chân và thân trên lên đồng thời giữ thăng bằng.

Cơ lõi yếu sẽ gây khó khăn trong việc nâng chân hoặc giữ tư thế.

Giữ chân trong Navasana cần sự linh hoạt ở các cơ gập hông.

Căng cứng ở nhóm cơ này làm khó duy trì chân nâng mà không bị đau hay mỏi.

Giữ thân trên nâng cao đòi hỏi sức mạnh ở cơ lưng dưới, đặc biệt là cơ dựng cột sống.

Một chút linh hoạt ở vùng lưng dưới giúp tránh việc lưng bị cong và duy trì tư thế đúng.

Cân bằng trên xương ngồi khi nâng chân và thân trên cần sự ổn định và tập trung.

Cơ vùng lõi phải được kích hoạt và dựa chắc vào vùng chậu để giữ thăng bằng.

Dạng tay song song với mặt đất đòi hỏi sự ổn định và nhận thức về vai.

Người có vấn đề về vai có thể khó giữ tay nâng mà không cảm thấy khó chịu.

Thở điều hòa giúp tăng cường kích hoạt cơ lõi và tạo sự thư giãn.

Nên tập trung thở sâu vào bụng, mở rộng lồng ngực khi hít vào và thở ra hết để giải phóng căng thẳng.

Giữ thẳng cột sống, ngực mở và chân hoạt động khi nâng lên là điều quan trọng để tránh căng cơ hay chấn thương trong Navasana.

उष्ट्रासन — Uṣṭrāsana

USHTRASANA (ush-traa-sa-na)

Camel Pose

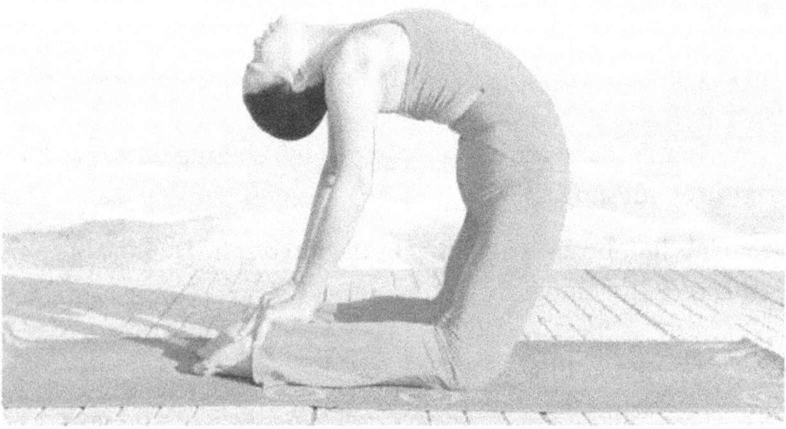

Tư thế Lạc đà

"Ushtrasana" (उष्ट्रासन) trong tiếng Phạn là một tư thế yoga, được gọi là "Camel Pose" trong tiếng Anh.

"Ushtra" (उष्ट्र) = "lạc đà"; "Asana" (आसन) = "tư thế" hoặc "chỗ ngồi".

Vì vậy, "Ushtrasana" dịch sang "Tư thế Lạc đà" trong tiếng Việt.

Phiên âm & Phát âm

Tiếng Phạn: उष्ट्रासन
IAST: uṣṭrāsana
Âm tiết: uṣ-ṭrā-sa-na
Phát âm: ush-traa-sa-na

LỢI ÍCH VÀ TÁC DỤNG TRỊ BỆNH

Tư thế Lạc đà (Ushtrasana) kéo dài sâu phần trước của cơ thể, bao gồm ngực, bụng và cơ tứ đầu, thúc đẩy sự linh hoạt và khả năng vận động.

Tư thế này giúp mở ngực và vai, chống lại tác động của việc khom lưng và thúc đẩy tư thế tốt hơn.

Tư thế Lạc đà tăng cường sức mạnh cho các cơ dọc theo cột sống, bao gồm cả cơ dựng cứng cột sống, tăng cường sức khỏe cột sống và giảm nguy cơ đau lưng.

Giữ tư thế gập lưng trong tư thế Lạc đà nhẹ nhàng kéo dài và kéo dài cột sống, cải thiện tính linh hoạt và khả năng vận động.

Việc ép bụng trong tư thế Lạc đà kích thích các cơ quan trong bụng, thúc đẩy quá trình tiêu hóa và giải độc.

Tập tư thế Lạc đà khuyến khích hít thở sâu, mở rộng lồng ngực và phổi để cải thiện dung tích phổi và chức năng hô hấp.

Tư thế Lạc đà giúp điều chỉnh tư thế bằng cách tăng cường các cơ dọc theo cột sống và thúc đẩy sự liên kết thích hợp.

Tư thế này có thể giúp giảm căng thẳng và mệt mỏi bằng cách kéo giãn và mở phần trước cơ thể, thúc đẩy thư giãn và trẻ hóa.

Tư thế Lạc đà đòi hỏi sự tập trung, giúp làm dịu tâm trí và thúc đẩy tinh thần minh mẫn.

Người tập có thể trải nghiệm sự giải phóng cảm xúc hoặc phấn chấn khi thực hành tư thế Lạc đà, vì nó có thể giúp giải phóng căng thẳng và cảm xúc tích trữ trong cơ thể.

THỰC HÀNH

Quỳ trên thảm, hai gối rộng bằng hông, đùi vuông góc với mặt sàn.

Đặt hai tay lên phần lưng dưới, các ngón tay hướng xuống, chạm lên xương cùng cụt.

Hít sâu và siết cơ trung tâm để kéo dài cột sống.

Thở ra, ngả người về phía sau, đẩy hông về trước và uốn cong lưng.

Duỗi tay từng tay một để nắm gót chân; nếu khó quá, giữ tay ở lưng dưới để hỗ trợ.

Khi đã nắm chắc gót chân, nâng ngực lên trần, để đầu nhẹ nhàng ngả ra sau.

Giữ đùi thẳng đứng, ấn mạnh ống chân và mu bàn chân xuống thảm.

Kéo hai xương bả vai lại gần nhau để mở ngực, đồng thời kéo dài hướng lên đỉnh đầu.

Giữ tư thế trong vài nhịp thở sâu và đều.

Để thoát thế, từ từ hạ tay xuống lưng dưới, rồi ngồi lên gót chân để nghỉ ngơi.

Lời khuyên:

Tránh ép phần lưng dưới khi siết cơ trung tâm và nâng ngực lên.

Giữ cổ dài và thư giãn, không căng cứng.

Nếu không với tới gót chân, có thể đặt khối yoga bên cạnh chân để chống tay.

Mở phần trước cơ thể đồng thời giữ chân và hông vững chắc.

Lắng nghe cơ thể và chỉ vào tư thế khi bạn cảm thấy thoải mái.

THÁCH THỨC VÀ KHÓ KHĂN TIỀM ẨN

Tư thế Lạc đà (Ushtrasana) đòi hỏi độ linh hoạt cao của cột sống, đặc biệt ở vùng ngực và thắt lưng. Người có cột sống kém linh hoạt có thể gặp khó khăn khi uốn sâu ra sau và chạm gót chân mà vẫn giữ được thăng bằng.

Quỳ ngửa ra sau và chạm tay vào gót chân trong Ushtrasana cần sự mềm dẻo ở cơ đùi trước và cơ gập hông. Căng cứng ở những vùng này có thể gây khó chịu ở đầu gối hoặc làm mất ổn định tư thế.

Việc với tay chạm gót chân cũng yêu cầu mở vai và ngực. Người có vai cứng hoặc hạn chế biên độ vận động vùng ngực sẽ khó duỗi tay hoàn toàn.

Cơ trung tâm cần được kích hoạt để nâng đỡ cột sống và giữ ổn định khi uốn cong lưng. Nếu cơ trung tâm yếu, người tập dễ gặp khó khăn hoặc bị căng đau vùng lưng dưới.

Cần chú ý đến cổ, không nên ngửa quá mức hoặc làm gãy gập cổ. Giữ cổ ở tư thế trung tính, kéo dài đến đỉnh đầu giúp giảm áp lực cổ.

Việc giữ thăng bằng trên hai gối khi uốn lưng ra sau đòi hỏi sự ổn định và tập trung. Người tập cần siết cơ trung tâm và ấn chắc đầu gối, ống chân xuống thảm.

Hơi thở chủ động giúp kéo giãn tốt hơn và tạo cảm giác thư giãn. Nên thở sâu vào bụng, mở rộng lồng ngực khi hít vào và thở ra hoàn toàn để giải phóng căng thẳng.

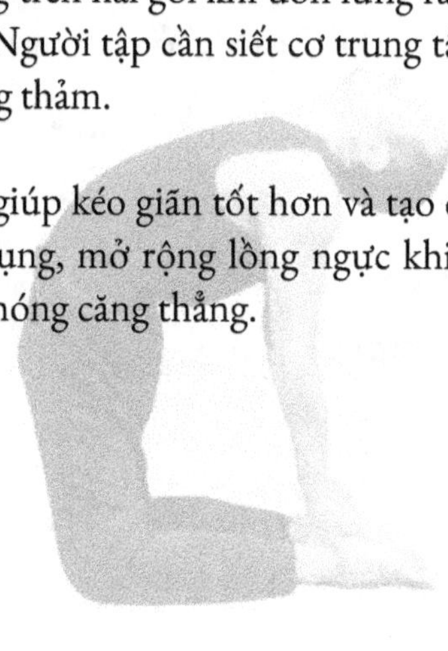

सेतु बंधासन — Setu Bandhāsana

SETU BANDHASANA (se-tu ban-dhaa-sa-na)

Bridge Pose

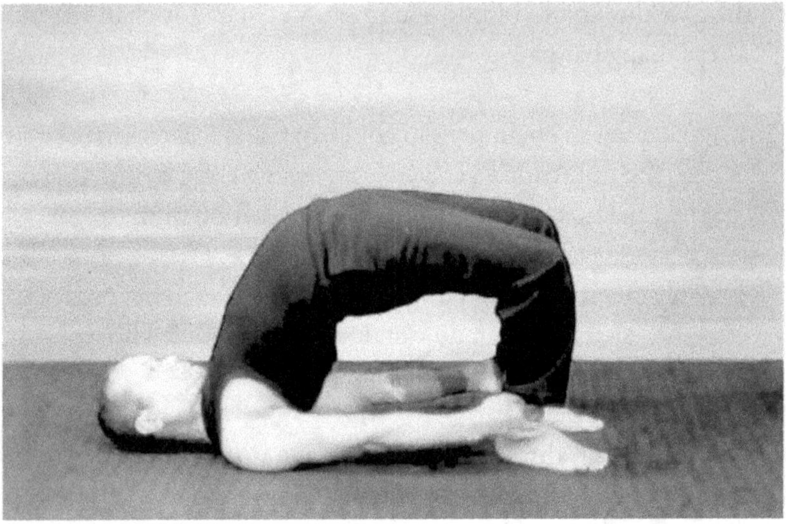

Tư thế Cầu

"Setu Bandhasana" (सेतु बंधासन) trong tiếng Phạn là một tư thế yoga, được gọi là "Bridge Pose" trong tiếng Anh.

"Setu" (सेतु) = "cây cầu"; "Bandha" (बंध) = "khóa" hoặc "trói buộc"; "Asana" (आसन) = "tư thế" hoặc "chỗ ngồi".

Vì vậy, "Setu Bandhasana" dịch sang "Tư thế Cầu" trong tiếng Việt.

Phiên âm & Phát âm

Tiếng Phạn: सेतु बंधासन

IAST: setu bandhāsana

Âm tiết: se-tu ban-dhā-sa-na

Phát âm: se-tu ban-dhaa-sa-na

LỢI ÍCH VÀ TÁC DỤNG TRỊ BỆNH

Tư thế Cầu (Setu Bandhasana) tăng cường sức mạnh cơ bắp ở lưng, bao gồm cả cơ dựng cột sống, cũng như cơ mông, tăng cường sức khỏe và sự ổn định của cột sống.

Tư thế này mở ngực và kéo căng các cơ ở vai, chống lại tác động của việc khom lưng và thúc đẩy tư thế tốt hơn.

Tư thế Cầu nhẹ nhàng kéo dài và kéo dài cột sống, cải thiện tính linh hoạt và khả năng vận động.

Tư thế Cầu kích thích tuyến giáp, thúc đẩy cân bằng nội tiết tố và điều hòa trao đổi chất.

Tư thế Cầu mở các cơ gấp hông và kéo căng cơ hông, thúc đẩy tính linh hoạt và khả năng vận động ở khớp hông.

Nâng hông và giữ tư thế Cầu giúp tăng cường cơ bắp ở chân, bao gồm cả cơ tứ đầu và gân kheo.

Tư thế Cầu giúp tăng cường lưu thông máu khắp cơ thể, tăng cường sức khỏe và sức sống tổng thể.

Tư thế này có thể giúp giảm căng thẳng và mệt mỏi bằng cách kéo giãn và mở phần trước cơ thể, thúc đẩy thư giãn và trẻ hóa.

Tư thế Cầu đòi hỏi sự tập trung, giúp làm dịu tâm trí và thúc đẩy tinh thần minh mẫn.

Tư thế Cầu kích thích các cơ quan bụng, thúc đẩy quá trình tiêu hóa và hỗ trợ loại bỏ độc tố.

THỰC HÀNH

Nằm ngửa trên thảm, gối co lại, bàn chân đặt phẳng và rộng bằng hông. Tay duỗi dọc thân, lòng bàn tay úp.

Hít vào, siết cơ lõi và dùng lực bàn chân đẩy nâng hông lên.

Giữ đầu gối nằm ngay trên mắt cá và hai đùi song song.

Luồn tay dưới lưng và ấn cánh tay xuống thảm để nâng ngực về phía cằm.

Cuộn vai vào trong để mở rộng lồng ngực.

Hướng xương cụt về phía đầu gối để tránh nén lưng dưới.

Nếu có thể, dùng tay nắm lấy hai cổ chân.

Giữ cổ dài, mắt nhìn thẳng hoặc hơi hướng lên.

Giữ tư thế trong vài nhịp thở sâu và đều.

Để thoát thế, thả tay ra và nhẹ nhàng hạ cột sống xuống thảm từng đốt một, từ trên xuống dưới.

Lời khuyên:

Đạp chắc chân và siết cơ mông để nâng hông lên.

Giữ đùi và bàn chân song song để ổn định tư thế.

Hơi rút cằm để làm dài cổ mà không nâng đầu.

Nếu thấy cổ khó chịu, tránh cuộn vai quá nhiều và giữ tay áp sàn.

Mở ngực về phía trước, đồng thời giữ vững lực ở chân và vùng lõi.

THÁCH THỨC VÀ KHÓ KHĂN TIỀM ẨN

Tư thế Cầu (Setu Bandhasana) cần sự linh hoạt tốt ở cột sống, đặc biệt vùng ngực và thắt lưng.

Cứng khớp khiến khó nâng hông và giữ thăng bằng.

Nâng ngực và cuộn vai vào trong đòi hỏi sự mở rộng vai và lồng ngực.

Căng cứng ở đây gây khó khăn khi duỗi tay và nâng thân trên.

Sự tham gia của cơ lõi rất quan trọng để hỗ trợ cột sống và duy trì sự ổn định.

Yếu cơ có thể gây đau hoặc căng cơ lưng dưới.

Sự linh hoạt của cơ gấp hông là cần thiết để nâng hông lên trần nhà một cách thoải mái. Căng cơ có thể khiến động tác này trở nên khó khăn.

Bạn cũng cần vận động cơ tứ đầu đùi để giữ hông và đùi nâng lên trong thời gian dài.

Cơ yếu khiến việc giữ tư thế trở nên khó khăn.

Hít thở có kiểm soát giúp kéo giãn sâu hơn và thúc đẩy sự thư giãn.

Tập trung vào việc hít thở sâu bằng bụng và mở rộng ngực khi hít vào, sau đó thở ra hết cỡ.

Cẩn thận với cổ, tránh gắng sức hay gập quá mức.

Giữ cổ thẳng và kéo dài lên đỉnh đầu để tránh khó chịu.

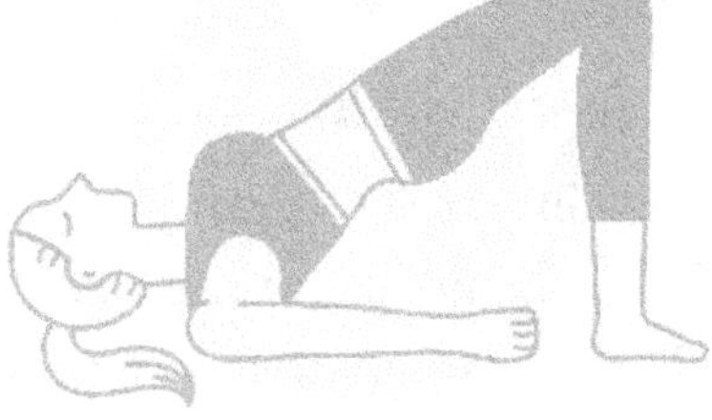

एकपाद सेतुबंध सर्वांगासन — Ekapāda Setubandha Sarvāṅgāsana

EKA PADA SETU BANDHA SARVANGASANA
(e-ka-paa-da se-tu-ban-dha sar-vaa-ngaa-sa-na)

One Legged Bridge Pose

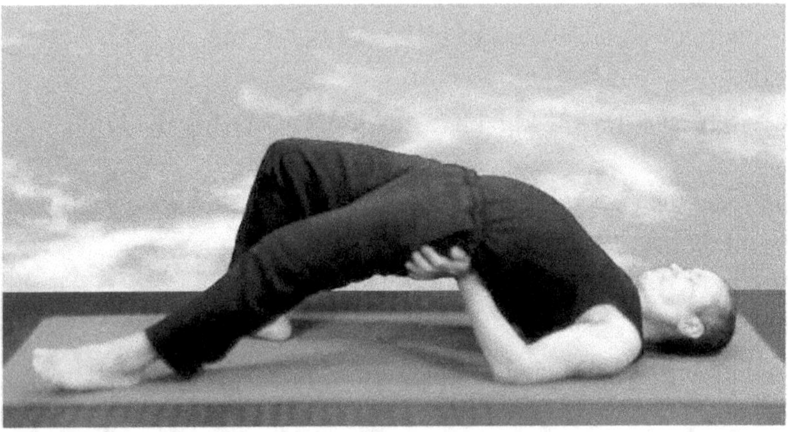

Tư thế Cầu một chân

"Eka Pada Setu Bandha Sarvangasana" (एकपाद सेतुबंध सर्वांगासन) trong tiếng Phạn là một tư thế yoga, được gọi là "One-Legged Bridge Pose" trong tiếng Anh.

"Eka" (एकपाद) = "một chân"; "Pada" (पाद) = "chân"; "Setu" (सेतु) = "cây cầu"; "Bandha" (बंध) = "khóa" hoặc "trói buộc"; "Sarvangasana" (सर्वांगासन) đề cập đến "Tư thế đứng bằng vai".

Vì vậy, "Eka Pada Setu Bandha Sarvangasana" dịch sang "Tư thế Cây cầu một chân", hay "Tư thế Cầu một chân" trong tiếng Việt.

Phiên âm & Phát âm

Tiếng Phạn: एकपाद सेतुबंध सर्वांगासन
IAST: ekapāda setubandha sarvāṅgāsana
Âm tiết: e-ka-pā-da se-tu-band-ha sar-vāṅ-gā-sa-na
Phát âm: e-ka-paa-da se-tu-ban-dha sar-vaa-ngaa-sa-na

LỢI ÍCH VÀ TÁC DỤNG TRỊ BỆNH

Tư thế Cầu một chân (Eka Pada Setu Bandha Sarvangasana) tăng cường sức mạnh cơ bắp ở lưng, bao gồm cả cơ dựng cứng cột sống, cũng như cơ mông, thúc đẩy sức khỏe và sự ổn định của cột sống.

Tư thế này mở ngực và kéo căng các cơ ở vai, chống lại tác động của việc khom lưng và thúc đẩy tư thế tốt hơn.

Giữ tư thế Cầu bằng một chân nhấc lên trong Eka Pada Setu Bandha Sarvangasana nhẹ nhàng kéo dài và kéo dài cột sống, cải thiện tính linh hoạt và khả năng vận động.

Nâng một chân trong tư thế Cầu một chân giúp tăng cường sức mạnh cơ bắp của chân đó, bao gồm cả cơ tứ đầu và gân kheo.

Giữ thăng bằng trên một chân trong tư thế Cầu một chân thách thức sự cân bằng và ổn định, cải thiện khả năng nhận thức và phối hợp.

Tư thế Cầu một chân kích thích tuyến giáp, thúc đẩy cân bằng nội tiết tố và điều hòa trao đổi chất.

Tư thế Cầu một chân mở các cơ gấp hông và kéo căng cơ hông, thúc đẩy sự linh hoạt và khả năng vận động ở khớp hông.

Duy trì tư thế Cầu một chân giúp tăng cường lưu thông máu khắp cơ thể, tăng cường sức khỏe và sức sống tổng thể.

Tư thế này có thể giúp giảm căng thẳng và mệt mỏi bằng cách kéo giãn và mở phần trước cơ thể, thúc đẩy thư giãn và trẻ hóa.

Tư thế Cầu một chân đòi hỏi sự tập trung, giúp làm dịu tâm trí và thúc đẩy tinh thần minh mẫn.

THỰC HÀNH

Nằm ngửa, gối co, bàn chân đặt phẳng rộng bằng hông, tay duỗi dọc thân, lòng bàn tay úp xuống.

Duỗi thẳng chân trái về phía trước, giữ thẳng hàng với hông.

Khi hít vào, vận động các cơ cốt lõi của bạn và ấn chân phải vào thảm khi bạn nâng hông lên cao.

Giữ đầu gối phải của bạn xếp thẳng lên trên mắt cá chân phải và đùi phải song song với sàn.

Đặt hai tay dưới lưng, ấn cánh tay vào thảm để nâng ngực về phía cằm.

Cuộn vai xuống bên dưới để mở rộng ngực hơn nữa.

Giữ cho chân trái của bạn hoạt động và tập trung, ấn qua gót chân.

Giữ tư thế như vậy trong vài nhịp thở, thở sâu và đều.

Để thoát thế, nhẹ nhàng thả tay ra và từ từ hạ cột sống xuống thảm, lần lượt từng đốt sống từ trên xuống dưới.

Lặp lại tư thế ở phía bên kia.

Lời khuyên:

Đạp chắc chân phải và siết cơ mông để nâng hông lên.

Giữ chân trái luôn chủ động, ấn gót xuống để giữ thăng bằng.

Hơi đưa cằm ra xa ngực để làm dài cổ.

Nếu thấy cổ khó chịu, tránh cuộn vai quá mức và giữ tay áp sàn.

Mở ngực về phía trước, đồng thời giữ vững lực ở chân phải và vùng lõi.

THÁCH THỨC VÀ KHÓ KHĂN TIỀM ẨN

Tư thế Cầu một chân (Eka Pada Setu Bandha Sarvangasana) đòi hỏi sự linh hoạt tốt của cột sống, đặc biệt ở vùng ngực và thắt lưng. Sự hạn chế về độ dẻo có thể gây khó khăn cho việc nâng hông đồng thời giữ ổn định, nhất là khi một chân được nâng lên.

Nâng chân lên trần yêu cầu linh hoạt cơ gập hông và cơ tứ đầu.
Căng cứng gây khó khăn và không thoải mái khi giữ tư thế.

Cơ lõi phải được siết chặt để hỗ trợ cột sống và duy trì thăng bằng, nhất là khi đứng trên một chân.
Cơ lõi yếu có thể gây căng cơ lưng dưới.

Nâng ngực và cuộn vai vào trong đòi hỏi mở rộng ngực và vai.
Căng cứng vùng này làm khó nâng ngực và giữ thăng bằng.

Kích hoạt cơ tứ đầu giúp nâng hông và giữ chân nâng.
Yếu cơ gây khó giữ tư thế lâu.

Cân bằng trên một chân, nâng hông và duỗi chân kia cần sự ổn định và tập trung.
Cần siết cơ lõi và dồn lực vào chân trụ.

Thở điều hòa giúp sâu hơn trong kéo giãn và thư giãn.
Hít sâu vào bụng, mở rộng lồng ngực, thở ra hoàn toàn để giải phóng căng thẳng.

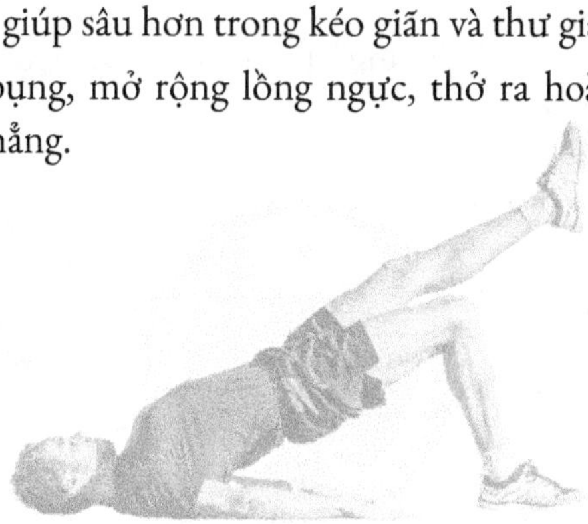

चक्रासन — Cakrāsana

CHAKRASANA (chak-raa-sa-na)

Wheel Pose

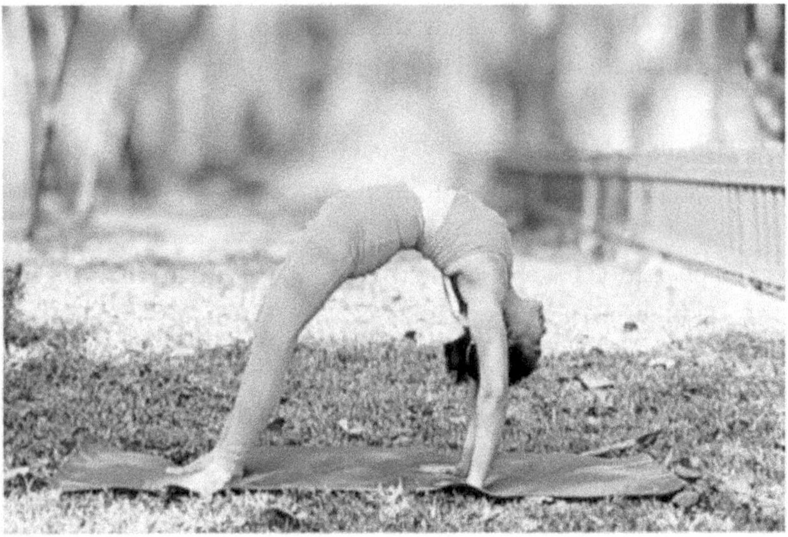

Tư thế Bánh xe

"Chakrasana" (चक्रासन) trong tiếng Phạn là một tư thế yoga, được gọi là "Wheel Pose" trong tiếng Anh.

"Chakra" (चक्र) = "bánh xe", "luân xa"; "Asana" (आसन) = "tư thế" hoặc "chỗ ngồi".

Vì vậy, "Chakrasana" dịch sang "Tư thế Bánh xe" trong tiếng Việt.

Phiên âm & Phát âm

Tiếng Phạn: चक्रासन

IAST: cakrāsana

Âm tiết: cak-rā-sa-na

Phát âm: chak-raa-sa-na

LỢI ÍCH VÀ TÁC DỤNG TRỊ BỆNH

Tư thế Bánh xe (Chakrasana) tăng cường sức mạnh cơ bắp ở lưng, bao gồm cả cơ dựng cột sống, cũng như cánh tay, thúc đẩy sức khỏe và sự ổn định của cột sống.

Tư thế này mở ngực và kéo căng các cơ ở vai, chống lại tác động của việc khom lưng và thúc đẩy tư thế tốt hơn.

Giữ vị trí bánh xe trong tư thế Bánh xe kéo dài sâu và kéo dài cột sống, cải thiện tính linh hoạt và khả năng vận động.

Tư thế Bánh xe kích thích tuyến giáp, thúc đẩy cân bằng nội tiết tố và điều hòa trao đổi chất.

Nâng cơ thể và giữ trong tư thế Bánh xe giúp tăng cường cơ bắp ở chân, bao gồm cả cơ tứ đầu và gân kheo.

Tư thế Bánh xe mở các cơ gấp hông và kéo căng cơ hông, thúc đẩy tính linh hoạt và khả năng vận động ở khớp hông.

Giữ tư thế Bánh xe giúp tăng cường lưu thông máu khắp cơ thể, tăng cường sức khỏe và sức sống tổng thể.

Tư thế Bánh xe có thể giúp giảm căng thẳng và mệt mỏi bằng cách kéo giãn và mở phần trước cơ thể, thúc đẩy thư giãn và trẻ hóa.

Tư thế Bánh xe đòi hỏi sự tập trung, giúp làm dịu tâm trí và thúc đẩy tinh thần minh mẫn.

Tư thế Bánh xe kích thích các cơ quan bụng, thúc đẩy quá trình tiêu hóa và hỗ trợ loại bỏ độc tố.

THỰC HÀNH

Nằm ngửa, gối co, bàn chân rộng bằng hông và gần mông. Tay duỗi dọc thân, lòng bàn tay úp.

Gập khuỷu tay, đặt hai tay xuống sàn cạnh tai, các ngón hướng về vai, khuỷu tay nằm trên cổ tay.

Ấn tay và chân xuống sàn, nâng hông vào tư thế Cầu (Setu Bandhasana). Giữ đùi song song, đầu gối trên cổ chân.

Từ đó, nâng vai và đầu khỏi thảm, đặt đỉnh đầu xuống sàn. Khuỷu tay song song, tay duỗi thẳng.

Ấn mạnh tay và chân, chia đều trọng lượng, siết cơ trung tâm, rồi nâng đầu và vai lên.

Tiếp tục đẩy tay, chân và nâng ngực hướng lên trần nhà. Tay thẳng, vai nằm ngay trên cổ tay.

Giữ đùi và bàn chân song song, siết cơ mông và gân kheo để nâng hông cao hơn.

Duy trì tư thế trong vài nhịp thở sâu và đều. Giữ cổ dài, không gập cổ.

Để thoát thế, rút cằm về ngực và hạ lưng dần xuống sàn từng đốt sống.

Duỗi chân ra và thư giãn trong tư thế Xác chết (Savasana) để hấp thụ lợi ích.

Lời khuyên:

Làm nóng cơ thể bằng các động tác uốn lưng nhẹ và mở hông trước khi tập Chakrasana.

Lắng nghe cơ thể, chỉ vào tư thế trong phạm vi bạn thấy thoải mái, không gắng sức.

Siết cơ trung tâm để bảo vệ thắt lưng và cột sống.

Giữ nhịp thở đều và nhẹ nhàng trong suốt tư thế.

THÁCH THỨC VÀ KHÓ KHĂN TIỀM ẨN

Tư thế Bánh xe (Chakrasana) đòi hỏi sự linh hoạt lớn của cột sống, đặc biệt ở vùng ngực và thắt lưng.

Người kém dẻo có thể gặp khó khăn khi uốn cong lưng và nâng ngực mà vẫn giữ được sự ổn định.

Việc nâng ngực và cuộn vai ra sau cần có sự mở rộng ở ngực và vai. Sự căng cứng ở đây khiến cánh tay khó duỗi thẳng và ngực khó nâng lên.

Ấn chân và nâng hông lên cao yêu cầu độ mềm dẻo của cơ gập hông.

Căng cơ có thể làm cản trở việc nâng hông một cách thoải mái.

Cần kích hoạt cơ tứ đầu để đẩy chân và nâng hông khỏi sàn. Yếu cơ sẽ khiến việc giữ tư thế trở nên khó khăn hơn.

Cơ trung tâm cần được siết chặt để hỗ trợ cột sống và giữ thăng bằng khi uốn cong lưng. Yếu cơ có thể gây mỏi hoặc đau vùng lưng dưới.

Chống trọng lượng lên tay cần có lực và độ linh hoạt ở cổ tay. Những ai đau cổ tay sẽ thấy tư thế này khó chịu hoặc khó thực hiện.

Thở có kiểm soát giúp kéo giãn sâu hơn và thư giãn tốt hơn. Hít sâu vào bụng, mở rộng lồng ngực khi hít vào và thở ra hết để giải phóng căng thẳng.

Chakrasana có thể khiến một số người e ngại do độ cong lưng sâu và yếu tố đảo ngược. Vượt qua nỗi sợ tâm lý là điều cần thiết để trải nghiệm và nhận được lợi ích từ tư thế này.

ऊर्ध्व धनुरासन — Ūrdhva Dhanurāsana

URDHVA DHANURASANA (oordh-va dha-nu-raa-sa-na)

Upward Bow Pose

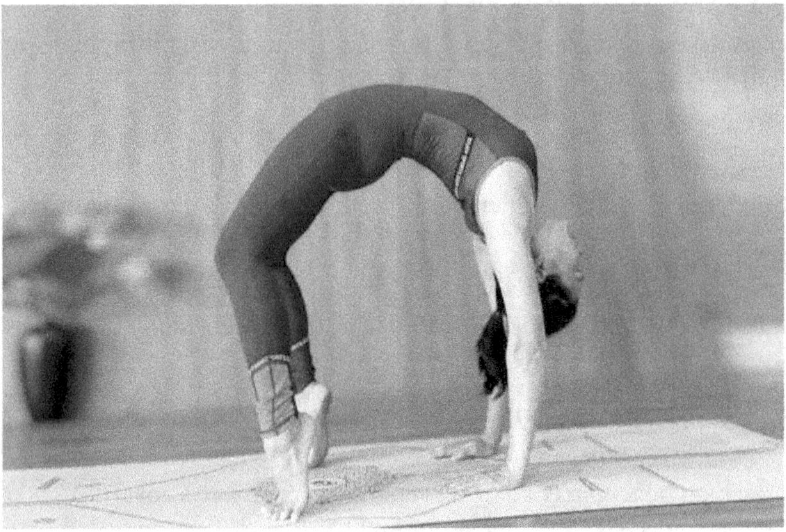

Tư thế Cánh cung hướng lên

"Urdhva Dhanurasana" (ऊर्ध्व धनुरासन) trong tiếng Phạn = "Upward Bow Pose" trong tiếng Anh.

"Urdhva" nghĩa là "hướng lên" hoặc "nâng cao", dùng để chỉ sự nâng của cơ thể hoặc chiều hướng vươn lên trong tư thế; "Dhanurasana" kết hợp từ Dhanur (cái "cung") và Asana ("tư thế" hoặc "ngồi").

Urdhva Dhanurasana = "Tư thế Cánh cung hướng lên", động tác uốn cong lưng sâu, cơ thể tạo dáng cánh cung hướng lên phía trên.

Phiên âm & Phát âm

Tiếng Phạn: ऊर्ध्व धनुरासन
IAST: ūrdhva dhanurāsana
Âm tiết: ūrdh-va dha-nu-rā-sa-na
Phát âm: oordh-va dha-nu-raa-sa-na

LỢI ÍCH VÀ TÁC DỤNG TRỊ BỆNH

Tư thế Cánh cung hướng lên (Urdhva Dhanurasana) tăng cường sức mạnh cho các cơ ở lưng, bao gồm cả cơ dựng cứng cột sống, giúp cải thiện tư thế và giảm đau lưng.

Tư thế này kéo dài ngực, vai và phần trước của cơ thể, chống lại tác động của tư thế khom lưng và tư thế xấu.

Tư thế Cánh cung hướng lên kéo dài và kéo dài cột sống một cách sâu sắc, thúc đẩy sự linh hoạt và khả năng vận động của cột sống, đặc biệt là ở vùng ngực và thắt lưng.

Các cơ gấp hông, bao gồm cả cơ psoas và cơ tứ đầu, được kéo căng trong tư thế Cánh cung hướng lên, giúp giảm bớt sự căng cứng và căng thẳng ở hông.

Bằng cách mở rộng ngực và lồng ngực, tư thế này có thể làm tăng dung tích phổi và cải thiện chức năng hô hấp.

Cổ họng được kéo căng trong tư thế Cánh cung hướng lên, có thể kích thích tuyến giáp và cải thiện chức năng tuyến giáp.

Thực hành tư thế Cánh cung hướng lên có thể tạo ra cảm giác tràn đầy năng lượng và sức sống trong cơ thể, giúp giảm bớt cảm giác uể oải hoặc mệt mỏi.

Các tư thế uốn lưng về phía sau như tư thế Cánh cung hướng lên có thể có tác dụng nâng cao tâm trạng, giúp giảm căng thẳng, lo lắng và trầm cảm.

Các động tác uốn cong lưng được biết đến với khả năng giải phóng những căng thẳng và áp lực tích trữ trong cảm xúc, thúc đẩy sự cân bằng và hạnh phúc về mặt cảm xúc.

THỰC HÀNH

Nằm ngửa trên thảm, đầu gối gập, bàn chân cách nhau bằng hông và gần mông. Tay xuôi theo thân, lòng bàn tay úp xuống.

Gập khuỷu tay, đặt hai tay gần tai, các ngón tay hướng về vai. Khuỷu tay nằm ngay trên cổ tay.

Ấn mạnh tay và chân để nâng hông lên trần, vào tư thế Cầu (Setu Bandhasana). Giữ đùi song song và đầu gối trên mắt cá.

Nâng vai và đầu khỏi thảm, đặt đỉnh đầu xuống sàn.
Hai cánh tay vẫn song song và chủ động.

Dồn lực đều tay và chân, kích hoạt cơ trung tâm, duỗi thẳng tay để nâng đầu và vai. Cảm nhận độ cong của lưng tập trung vào ngực và thắt lưng.

Tiếp tục nâng ngực lên cao, vào tư thế Urdhva Dhanurasana. Trọng lượng chia đều giữa tay và chân, tạo nên hình vòm vững chắc.

Giữ đùi và bàn chân song song, siết cơ mông và gân kheo để nâng hông cao hơn. Đảm bảo gối cách nhau bằng hông.

Giữ tư thế trong vài nhịp thở sâu và đều, cảm nhận cột sống dài ra và lồng ngực mở rộng.

Thoát khỏi tư thế bằng cách cúi cằm về ngực, hạ lưng chậm rãi từng đốt sống xuống thảm.

Duỗi thẳng hai chân và nghỉ ngơi trong tư thế Xác chết (Savasana) để hấp thụ hiệu quả của tư thế.

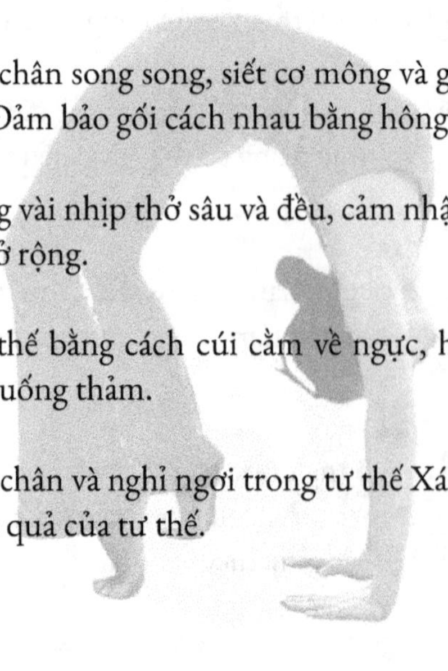

THÁCH THỨC VÀ KHÓ KHĂN TIỀM ẨN

Độ linh hoạt của cột sống, vai và hông: Tư thế Cánh cung hướng lên (Urdhva Dhanurasana) là một tư thế đòi hỏi cao, đặc biệt cần sự dẻo dai ở cột sống — nhất là vùng ngực và thắt lưng — cũng như sự mở rộng ở vai và cơ gập hông. Nếu thiếu độ linh hoạt này, lưng có thể bị căng cứng, khiến việc nâng người trở nên khó chịu hoặc không thể thực hiện.

Kích hoạt toàn bộ sức mạnh cơ bắp: Không chỉ là một động tác uốn cong đơn thuần, tư thế này yêu cầu sức mạnh tổng hợp. Chân, cơ mông và cơ trung tâm phải hoạt động đồng bộ để nâng cơ thể và giữ vững độ cong của lưng. Chính sự kích hoạt này giúp tư thế vững chãi và mềm mại.

Căn chỉnh chính xác cổ tay và vai: Việc đặt cổ tay thẳng hàng dưới vai là điều thiết yếu để tránh áp lực và đau nhức ở phần thân trên. Căn chỉnh đúng giúp phân bổ trọng lượng đều và giữ cho cánh tay vững và duỗi thẳng trong suốt tư thế.

Ổn định và giữ thăng bằng trong sự mở rộng: Việc uốn cong sâu trong khi vẫn giữ được sự thăng bằng đòi hỏi sự tập trung cao độ. Nếu điểm tựa không chắc chắn hoặc tinh thần thiếu tỉnh táo, cơ thể dễ mất cân bằng hoặc rung lắc. Tìm được sự cân bằng giữa sức mạnh và thư giãn là chìa khóa để duy trì sự ổn định.

Luyện tập kiên trì và tiến bộ từng bước: Urdhva Dhanurasana không thể luyện tập một cách vội vàng. Tư thế này cần thời gian, sự đều đặn và cách tiếp cận từ tốn, tôn trọng giới hạn của cơ thể. Qua quá trình rèn luyện từng bước, ta dần phát triển sự linh hoạt, sức mạnh và tự tin để thực hiện tư thế một cách an toàn và đầy phẩm chất.

एकपाद ऊर्ध्व धनुरासन — Ekapāda Ūrdhva Dhanurāsana

EKA PADA URDHVA DHANURASANA

(e-ka-paa-da oordh-va dha-nu-raa-sa-na)

One Legged Upward Bow Pose

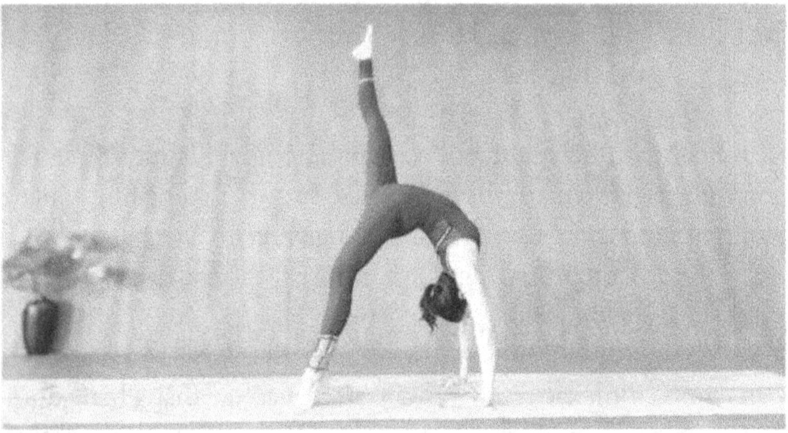

Tư thế Cánh cung một chân

"Eka Pada Urdhva Dhanurasana" (एकपाद ऊर्ध्व धनुरासन) trong tiếng Phạn là một tư thế yoga, được gọi là "One-Legged Upward Bow Pose" trong tiếng Anh.

"Eka" (एकपाद) = "một chân"; "Pada" (पाद) = "chân"; "Urdhva" (ऊर्ध्व) = "hướng lên trên"; "Dhanura" (धनुर) = "cung" (như trong cung tên); "Asana" (आसन) = "tư thế" hoặc "chỗ ngồi".

Vậy, "Eka Pada Urdhva Dhanurasana" dịch là "Tư thế Cánh cung một chân" trong tiếng Việt.

Phiên âm & Phát âm

Tiếng Phạn: एकपाद ऊर्ध्व धनुरासन
IAST: ekapāda ūrdhva dhanurāsana
Âm tiết: e-ka-pā-da ūrdh-va dha-nu-rā-sa-na
Phát âm: e-ka-paa-da oordh-va dha-nu-raa-sa-na

LỢI ÍCH VÀ TÁC DỤNG TRỊ BỆNH

Tư thế Cánh cung một chân (Eka Pada Urdhva Dhanurasana) tăng cường sức mạnh cơ bắp ở lưng, bao gồm cả cơ dựng cột sống, cũng như cánh tay, thúc đẩy sức khỏe và sự ổn định của cột sống.

Tư thế này mở ngực và kéo căng các cơ ở vai, chống lại tác động của việc khom lưng và thúc đẩy tư thế tốt hơn.

Giữ tư thế Cánh cung một chân kéo dài sâu và kéo dài cột sống, cải thiện tính linh hoạt và khả năng vận động.

Tư thế Cánh cung một chân kích thích tuyến giáp, thúc đẩy cân bằng nội tiết tố và điều hòa trao đổi chất.

Nâng một chân và giữ trong tư thế Cánh cung một chân giúp tăng cường sức mạnh cơ bắp của chân đó, bao gồm cả cơ tứ đầu và gân kheo.

Tư thế Cánh cung một chân mở các cơ gấp hông và kéo căng cơ hông, thúc đẩy sự linh hoạt và khả năng vận động ở khớp hông.

Giữ thăng bằng trên một chân trong tư thế Cánh cung một chân thách thức sự cân bằng và ổn định, cải thiện khả năng nhận thức và phối hợp.

Tập tư thế Cánh cung một chân khuyến khích hít thở sâu, mở rộng lồng ngực và phổi để cải thiện dung tích phổi và chức năng hô hấp.

Tư thế này có thể giúp giảm căng thẳng và mệt mỏi bằng cách kéo giãn và mở phần trước cơ thể, thúc đẩy thư giãn và trẻ hóa.

Tư thế Cánh cung một chân đòi hỏi sự tập trung, giúp làm dịu tâm trí và thúc đẩy tinh thần minh mẫn.

THỰC HÀNH

Nằm ngửa, co gối, bàn chân cách nhau rộng bằng hông và gần mông.

Tay dọc theo thân, lòng bàn tay úp xuống.

Gập khuỷu tay và đặt hai tay xuống sàn, gần tai, các ngón tay hướng về vai.

Đảm bảo khuỷu tay nằm thẳng hàng trên cổ tay.

Ấn mạnh tay và chân để nâng hông lên trần, vào tư thế Cầu (Setu Bandhasana).

Giữ đùi song song và gối trên mắt cá.

Từ tư thế này, nâng vai và đầu lên, rồi đặt đỉnh đầu xuống sàn. Khuỷu tay song song, cánh tay luôn hoạt động.

Ấn vững tay và chân, phân bổ trọng lượng đều, siết cơ trung tâm, rồi duỗi thẳng tay để nâng đầu và vai khỏi sàn.

Hình dung cột sống uốn cong quanh vùng thắt lưng.

Khi đã ổn định trong tư thế Cánh cung hướng lên (Urdhva Dhanurasana), gập một gối và nâng chân lên hướng trần.

Giữ chân còn lại vững chắc trên sàn và duy trì độ cong lưng khi duỗi thẳng chân đang nâng. Luôn giữ chân hoạt động, các ngón chân hướng lên (Eka Pada Urdhva Dhanurasana).

Giữ tư thế vài nhịp thở sâu, duy trì sự ổn định ở lưng, đồng thời siết chặt cơ bụng và chân.

Để thoát thế, hạ nhẹ nhàng chân đang nâng, thả lỏng đường cong lưng, rồi hạ dần cột sống xuống sàn, từng đốt một, cho đến khi hông chạm thảm.

Duỗi hai chân ra và nghỉ ngơi trong tư thế Xác chết (Savasana) để cảm nhận trọn vẹn lợi ích của tư thế.

THÁCH THỨC VÀ KHÓ KHĂN TIỀM ẨN

Tư thế Cánh cung một chân (Eka Pada Urdhva Dhanurasana) là một biến thể nâng cao, đòi hỏi sự phối hợp của nhiều nhóm cơ. Đây không chỉ là động tác uốn lưng, mà còn kết hợp sức mạnh, sự dẻo dai, cân bằng và hơi thở có ý thức.

Tư thế yêu cầu độ linh hoạt lớn ở cột sống, nhất là ngực và thắt lưng. Người có cột sống kém linh hoạt sẽ khó nâng ngực và giữ ổn định. Việc nâng ngực và cuộn vai ra sau cần sự mở tốt ở ngực và vai; căng cứng ở đây dễ cản trở việc duỗi tay và mở ngực.

Khi duỗi một chân trong tư thế uốn cong lưng, cơ gấp hông và cơ tứ đầu đùi phải linh hoạt. Nếu căng cứng, động tác sẽ khó khăn, thậm chí gây khó chịu. Đồng thời, cơ đùi cần được kích hoạt mạnh để giữ chân nâng, nếu yếu việc duy trì lâu trở thành thách thức.

Cơ trung tâm là trụ cột, giúp hỗ trợ cột sống và giữ ổn định. Nếu yếu, người tập dễ bị căng thắt lưng và mất kiểm soát. Song song đó, giữ thăng bằng trên một chân khi nâng ngực và duỗi chân lên cao đòi hỏi sự tập trung và sự chắc chắn ở chân trụ.

Phần lớn trọng lượng cơ thể dồn xuống hai tay, và ở biến thể một chân áp lực còn lớn hơn. Nếu cổ tay hoặc vai chưa đủ khỏe, dễ bị đau hoặc mất trụ, khiến tư thế sụp đổ. Đây là yếu tố quan trọng thường dễ bị "bỏ qua".

Hơi thở là chìa khóa. Nhịp thở sâu và có kiểm soát giúp duy trì ổn định, kéo giãn ngực và thư giãn cơ thể. Hít vào để mở lồng ngực và thở ra để thả lỏng làm tư thế bớt căng thẳng.

Tóm lại, Eka Pada Urdhva Dhanurasana là sự kết hợp của sức mạnh, sự linh hoạt, ổn định và hơi thở. Chỉ cần một yếu tố yếu kém, tư thế sẽ mất cân bằng. Vì vậy, đây là một thử thách toàn diện, đòi hỏi sự liên kết và ý thức vận hành toàn cơ thể.

Tư thế Bánh xe vs. tư thế Cánh cung hướng lên

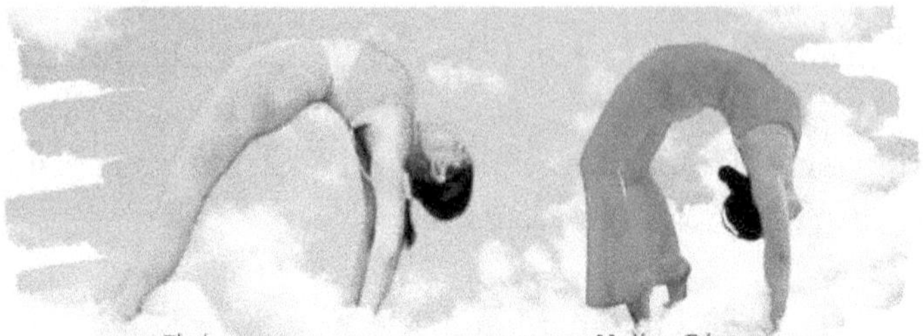

Chakrasana *Urdhva Dhanurasana*

Tư thế Bánh xe (Chakrasana)

Tư thế Bánh xe nhấn mạnh sự mở rộng của ngực và vai, đồng thời tạo điểm tựa vững chắc qua hai bàn tay.

Người tập dùng tay và cánh tay để đẩy mạnh xuống sàn, nâng cơ thể vào một tư thế uốn lưng sâu.

Bàn tay là điểm tựa then chốt, giúp ổn định và hỗ trợ khi ngực mở rộng.

Trong tư thế này, người tập tập trung tạo không gian ở ngực và vai, đồng thời duy trì hơi thở đều và có kiểm soát.

Đặc biệt, Chakrasana có ngực cong về phía trước như một bánh xe sắp lăn, khiến trọng tâm dồn chủ yếu vào hai bàn tay.

Tư thế Cánh cung hướng lên (Urdhva Dhanurasana)

Tư thế Cánh cung hướng lên mở rộng trọng tâm vượt ra ngoài ngực, đồng thời tạo sức mạnh và uốn cong đều cột sống, đặc biệt là vùng thắt lưng.

Bên cạnh lực đẩy từ tay, người tập còn tích cực dùng chân để nâng hông lên cao, tạo đường cong rõ nét hơn.

Hai bàn tay và hai bàn chân làm điểm tựa vững chắc, nâng cơ thể lên và uốn cong lưng dưới đồng đều.

Tư thế đòi hỏi sự cân bằng giữa sức mạnh và độ dẻo khắp cơ thể, đặc biệt ở tay và chân để nâng đỡ toàn thân.

Khác với Chakrasana, Urdhva Dhanurasana phân bổ trọng lượng đều giữa tay và chân, tăng cường sức mạnh lưng dưới và tạo dáng uốn cong ổn định, cân đối hơn.

TÓM TẮT

Tư thế Bánh xe (Chakrasana) và tư thế Cánh cung hướng lên (Urdhva Dhanurasana) đều là những tư thế yoga uốn lưng nâng cao mang lại nhiều lợi ích cho sự linh hoạt, sức mạnh và giải phóng cảm xúc.

Mặc dù chúng có những điểm tương đồng về bản chất uốn cong lưng, nhưng có những khác biệt rõ rệt trong cách thực hiện và trọng tâm của chúng.

Trong khi cả hai tư thế đều cung cấp các tư thế gập lưng sâu và mở ngực, tư thế Bánh xe nhấn mạnh vào việc mở rộng ngực và vai bằng cách dựa vào tay để hỗ trợ, trong khi tư thế Cánh cung hướng lên tập trung vào việc uốn cong cột sống và sử dụng đồng đều cả tay và chân để đạt được tư thế biểu hiện đầy đủ của tư thế.

Người tập có thể chọn tư thế phù hợp nhất với ý định và khả năng của mình, kết hợp cả hai vào quá trình luyện tập để trải nghiệm nhiều lợi ích toàn diện.

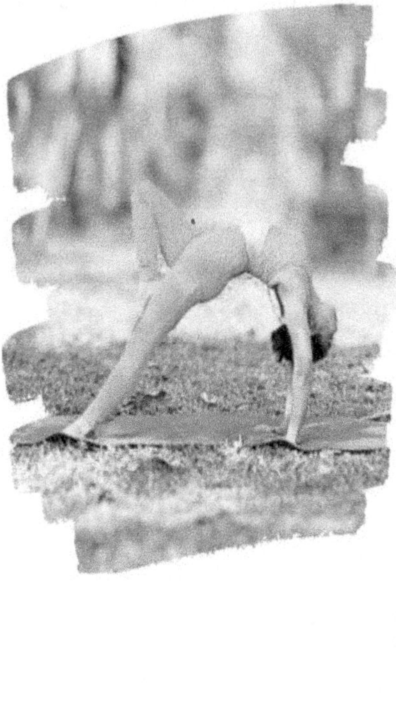

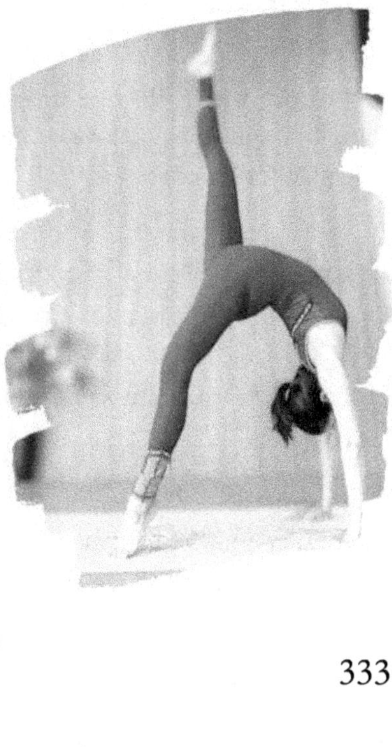

चमत्कारासन — Camatkārāsana

CAMATKARASANA (cha-mat-kaa-raa-sa-na)

Wild Thing Pose

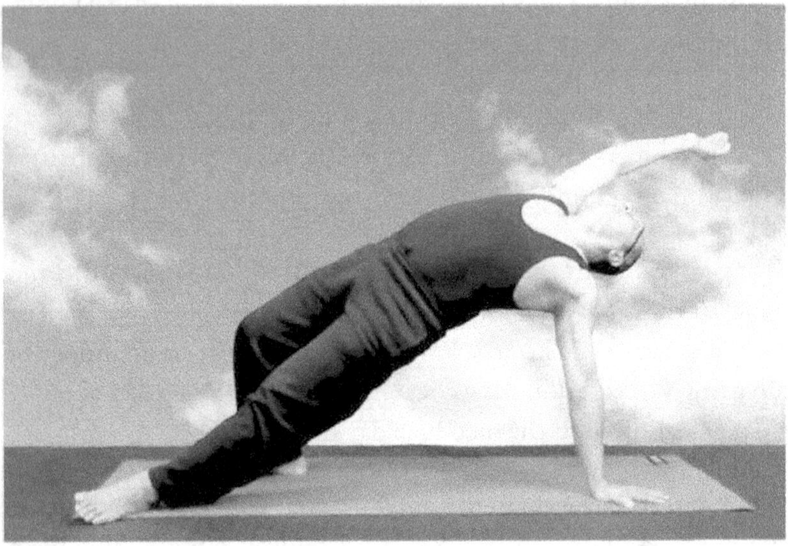

Tư thế Thăng hoa

"Camatkarasana" (चमत्कारासन) trong tiếng Phạn là một tư thế yoga, được gọi là "Wild Thing Pose" trong tiếng Anh.

"Camatkar" (चमत्कार) = "sự ngạc nhiên" hoặc "điều kỳ diệu", sự thăng hoa vui sướng bất ngờ từ bên trong; "Asana" (आसन) = "tư thế" hoặc "chỗ ngồi".

Vì vậy, "Camatkarasana" được dịch là "Tư thế Vũ điệu hoang dã", "Tư thế Điều hoang dã", hay được miêu tả chính xác theo góc nhìn yoga là "Tư thế Thăng hoa" trong tiếng Việt.

Phiên âm & Phát âm

Tiếng Phạn: चमत्कारासन
IAST: camatkārāsana
Âm tiết: ca-mat-kā-rā-sa-na
Phát âm: cha-mat-kaa-raa-sa-na

LỢI ÍCH VÀ TÁC DỤNG TRỊ BỆNH

Tư thế Thăng hoa (Camatkarasana) mở sâu ngực và kéo căng các cơ ở vai, chống lại tác động của việc khom lưng và thúc đẩy tư thế tốt hơn.

Tư thế này kéo căng các cơ bụng, thúc đẩy sự linh hoạt và khả năng vận động ở vùng cốt lõi.

Giữ ở tư thế cao trong tư thế Thăng hoa giúp tăng cường cơ bắp của cánh tay và vai, thúc đẩy sức mạnh và sự ổn định của phần trên cơ thể.

Tư thế Thăng hoa nhẹ nhàng kéo dài và kéo dài cột sống, cải thiện tính linh hoạt và khả năng vận động.

Tập tư thế Thăng hoa kích thích hệ thần kinh, thúc đẩy năng lượng và sức sống khắp cơ thể.

Tư thế Thăng hoa mở cơ gấp hông và kéo căng cơ hông, thúc đẩy tính linh hoạt và khả năng vận động ở khớp hông.

Giữ tư thế Thăng hoa khuyến khích hít thở sâu, mở rộng lồng ngực và phổi để cải thiện dung tích phổi và chức năng hô hấp.

Tư thế này có thể giúp giảm căng thẳng và mệt mỏi bằng cách kéo giãn và mở phần trước cơ thể, thúc đẩy thư giãn và trẻ hóa.

Tư thế Thăng hoa đòi hỏi sự tập trung, giúp làm dịu tâm trí và thúc đẩy tinh thần minh mẫn.

Tư thế Thăng hoa thường gắn liền với cảm giác vui vẻ, tự do và vui tươi, khiến nó trở thành một sự bổ sung mới mẻ cho bất kỳ bài tập yoga nào.

THỰC HÀNH

Bắt đầu ở tư thế plank cao, cổ tay thẳng hàng dưới vai, cơ thể tạo một đường thẳng từ đầu đến gót chân.

Chuyển trọng lượng sang tay phải, xoay người tựa lên cạnh ngoài của bàn chân phải. Duỗi chân trái ra sau và đặt chắc bàn chân trái lên thảm.

Hít vào, nâng hông lên và vươn tay trái lên trời, mở ngực về bên trái.

Dồn lực lên tay và chân phải để nâng cao hông hơn. Nếu thoải mái, thả nhẹ đầu ra sau, mắt nhìn theo tay trái.

Kích hoạt cơ bụng để hỗ trợ lưng dưới. Giữ chân trái năng động, đẩy mạnh qua gót chân.

Giữ tư thế trong vài nhịp thở, cảm nhận sự kéo giãn ở mặt trước cơ thể và sự mở rộng vùng ngực.

Để thoát thế, hạ nhẹ hông xuống và trở về plank cao.

Lặp lại ở bên còn lại: chuyển trọng lượng sang tay trái, duỗi chân phải, tay phải vươn lên trời.

Giữ thời gian tương tự, hít thở sâu, duy trì thăng bằng và ổn định.

Kết thúc bằng plank trung tính, sau đó nghỉ ngơi ở tư thế Chó úp mặt hoặc Em bé.

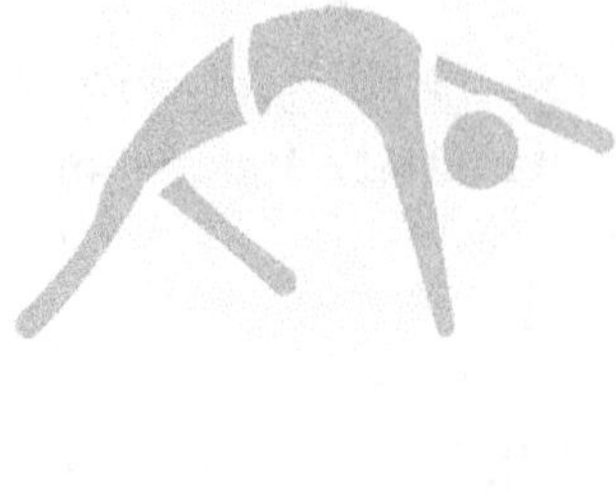

THÁCH THỨC VÀ KHÓ KHĂN TIỀM ẨN

Tư thế Thăng hoa (Camatkarasana) đòi hỏi sự linh hoạt tốt ở vai và ngực để có thể duỗi tay và mở rộng lồng ngực hướng lên trời. Căng cứng ở những vùng này có thể hạn chế xoay thân và nâng ngực.

Việc chuyển vào tư thế yêu cầu xoay hông mạnh ra ngoài và mở rộng khớp háng. Hông kém linh hoạt có thể gây khó khăn khi duỗi chân trên và giữ thăng bằng.

Chống toàn bộ trọng lượng lên một tay cần có sức mạnh và độ linh hoạt ở cổ tay. Người bị đau hay yếu cổ tay sẽ gặp khó khăn trong tư thế này.

Sự ổn định phụ thuộc nhiều vào việc kích hoạt cơ trung tâm để bảo vệ cột sống và tránh sụp lưng dưới. Cơ trung tâm yếu có thể gây căng thẳng hoặc làm tư thế mất vững.

Giữ thăng bằng trên một tay và một chân đòi hỏi sự phối hợp và điểm tựa vững chắc. Người tập cần kích hoạt cơ trung tâm và dồn lực đều vào tay và chân trụ.

Động tác uốn lưng sâu cần sự dẻo dai và khỏe mạnh ở cột sống, đặc biệt là vùng ngực. Nếu cột sống kém linh hoạt, việc giữ vững độ cong sẽ rất khó khăn.

Hít thở có ý thức thúc đẩy sự cởi mở và thư giãn sâu sắc hơn. Hít vào bằng bụng, lồng ngực và ngực, cảm nhận sự giãn nở ba chiều, sau đó thở ra hoàn toàn để giải phóng căng thẳng.

Để thành thạo Camatkarasana cần sự kiên nhẫn và đều đặn. Người tập nên thực hành với lòng từ bi, tôn trọng giới hạn cơ thể và tiến bộ theo thời gian.

सुप्त पादाङ्गुष्ठासन — Supta Pādaṅguṣṭhāsana

SUPTA PADANGUSTHASANA
(su-pta paa-dang-goosh-taa-sa-na)

Single-Leg Reclining Hand-to-Big-Toe Pose

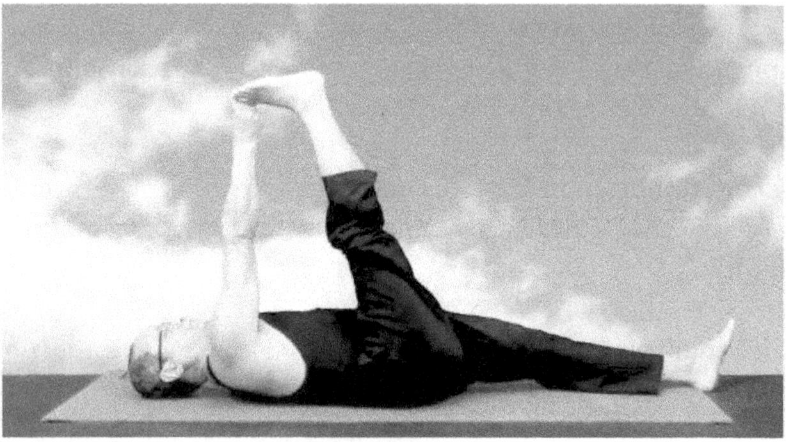

Tư thế Nằm kéo ngón chân cái

Trong tiếng Phạn, "Supta Padangusthasana" được viết là "सुप्त पादाङ्गुष्ठासन", và bản dịch tiếng Anh của nó là "Single-Leg Reclining Hand-to-Big-Toe Pose".

"Supta" (सुप्त) = "nằm nghiêng" hoặc "nằm xuống"; "Pada" (पाद) = "bàn chân" hoặc "chân"; "Angustha" (अङ्गुष्ठ) = "ngón chân cái"; "Asana" (आसन) = "tư thế" hoặc "chỗ ngồi".

Vì vậy, "Padangusthasana" (पादाङ्गुष्ठासन) có nghĩa là tư thế tay chạm ngón chân cái, và "Supta Padangusthasana" có tên tiếng Việt là "Tư thế Nằm kéo ngón chân cái".

Phiên âm & Phát âm

Tiếng Phạn: सुप्त पादाङ्गुष्ठासन
IAST: supta pādaṅguṣṭhāsana
Âm tiết: su-pta pā-dāṅ-guṣ-ṭhā-sa-na
Phát âm: su-pta paa-dang-goosh-taa-sa-na

LỢI ÍCH VÀ TÁC DỤNG TRỊ BỆNH

Tư thế Nằm kéo ngón chân cái (Supta Padangusthasana) giúp kéo giãn sâu cơ gân kheo và bắp chân, từ đó tăng dần độ linh hoạt – đặc biệt hữu ích cho vận động viên, người chạy bộ hoặc những ai có cơ chân bị căng cứng.

Tư thế này cũng làm mềm các cơ gập hông, vốn dễ bị co rút do ngồi lâu hoặc vận động lặp đi lặp lại, từ đó cải thiện khả năng vận động và giảm nguy cơ chấn thương hông.

Bằng cách kéo giãn nhẹ các cơ dọc theo cột sống, tư thế có thể giúp giảm căng thẳng và khó chịu vùng thắt lưng, nhất là với người ngồi nhiều hoặc có tư thế xấu.

Như nhiều tư thế yoga khác, Supta Padangusthasana khuyến khích hơi thở sâu và sự lắng nghe cơ thể, giúp xoa dịu tâm trí, giảm lo âu và tăng cảm giác an lành.

Việc nâng chân cao hơn tim giúp cải thiện tuần hoàn máu ở phần dưới cơ thể, hỗ trợ giảm sưng phù ở chân và tăng cường lưu thông tổng thể.

Xét về mặt năng lượng, tư thế giúp cân bằng dòng khí prana bằng cách kích thích các kênh năng lượng (nadis) và khai mở luân xa gốc (Muladhara), mang lại cảm giác vững vàng và ổn định.

Giữ tư thế này đòi hỏi sự tập trung và ý thức, từ đó rèn luyện sự minh mẫn và khả năng duy trì sự chú tâm cả trên thảm lẫn trong đời sống thường ngày.

Ngoài ra, lực ép nhẹ lên vùng bụng có thể kích thích hệ tiêu hóa, làm dịu cảm giác khó chịu và giúp duy trì nhu động ruột đều đặn.

THỰC HÀNH

Nằm ngửa trên thảm, duỗi thẳng chân và đặt tay xuôi theo thân.

Thở sâu vài nhịp để thư giãn.
Khi hít vào, gập gối phải và kéo sát về ngực.

Đan tay nắm ngón chân cái hoặc dùng dây/yoga strap quấn quanh gan bàn chân nếu không với tới được.

Duỗi thẳng chân phải lên trần, giữ chân càng thẳng càng tốt, gót chân đẩy căng để kích hoạt cơ.

Chân trái giữ thẳng trên sàn, ấn đùi xuống thảm để ổn định vùng hông.

Nếu dùng dây, giữ hai đầu dây bằng hai tay và nhẹ nhàng kéo chân về phía thân.

Thả lỏng vai và cổ, giữ phần thân trên thư giãn trong khi kéo giãn cơ gân kheo và bắp chân phải.

Không ép chân quá mức, chỉ nên cảm nhận sự kéo giãn dễ chịu, không đau.

Hít thở sâu, thả lỏng cơ thể dần theo từng nhịp thở ra.

Giữ tư thế trong 30 giây đến 1 phút, hoặc lâu hơn nếu thoải mái.

Để thoát thế, từ từ hạ chân phải xuống thảm. Lặp lại với chân trái.

Sau khi hoàn tất hai bên, kéo cả hai gối về ngực, đung đưa nhẹ nhàng để thư giãn lưng dưới.

Cuối cùng, duỗi thẳng hai chân, nằm nghỉ trong tư thế Xác chết (Savasana) vài phút để cơ thể hấp thụ trọn vẹn lợi ích từ tư thế.

THÁCH THỨC VÀ KHÓ KHĂN TIỀM ẨN

Cơ gân kheo bị căng là vấn đề phổ biến khiến việc duỗi thẳng chân trong tư thế Nằm kéo ngón chân cái (Supta Padangusthasana) trở nên khó khăn.

Qua luyện tập đều đặn, độ linh hoạt sẽ cải thiện, nhưng lúc đầu có thể cảm thấy căng hoặc khó chịu khi duỗi chân.

Các cơ gập hông căng cũng có thể cản trở việc duỗi chân và làm khó giữ vững vùng hông, ảnh hưởng đến sự cân chỉnh của tư thế.

Những người bị đau hoặc nhạy cảm ở lưng dưới có thể gặp khó khăn trong việc duy trì cột sống ở vị trí trung tính, có nguy cơ cong lưng dưới và gây căng thẳng hoặc khó chịu ở lưng dưới nếu không giữ đúng tư thế.

Giữ thăng bằng và ổn định khi chân duỗi lên cao là thách thức, nhất là với người mới tập hoặc cơ trung tâm yếu.

Cần kích hoạt cơ trung tâm và cố định vùng hông để tránh rung lắc hoặc mất thăng bằng.

Nắm được ngón chân cái đòi hỏi sức mạnh và sự linh hoạt ở tay và vai, điều này có thể khó với người có phạm vi chuyển động hoặc sức mạnh hạn chế ở những vùng này.

Như nhiều tư thế yoga khác, việc duy trì hơi thở sâu và trạng thái thư giãn có thể khó khăn khi có cảm giác khó chịu.

Học cách thở sâu và thư giãn trong tư thế cần thời gian và luyện tập.

Vượt qua những thách thức của Supta Padangusthasana đòi hỏi sự kiên nhẫn, bền bỉ và thái độ nhẹ nhàng với bản thân, chấp nhận trình độ hiện tại và tiến bộ từng bước với sự cầu thị và đều đặn.

ऊर्ध्व हस्तासन — Ūrdhva Hastāsana

URDHVA HASTASANA (oordh-va has-taa-sa-na)

Upward Salute Pose

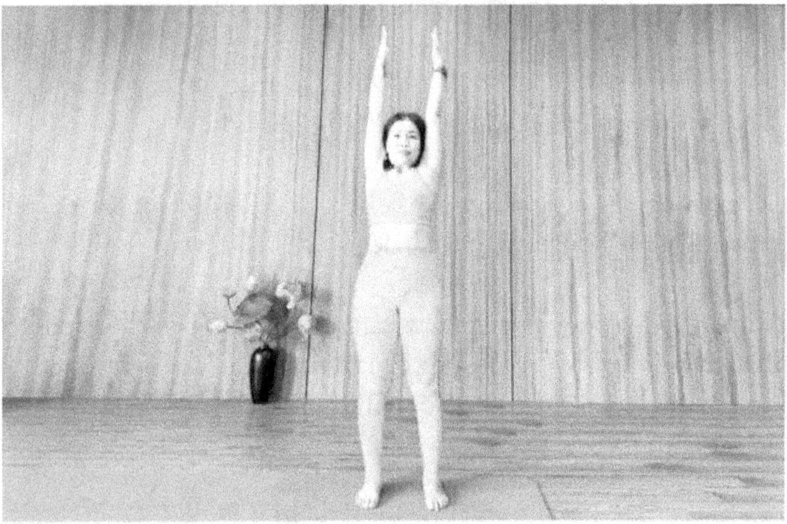

Tư thế Chào mặt trời

"Urdhva Hastasana" (ऊर्ध्व हस्तासन) trong tiếng Phạn là một tư thế yoga, được gọi là "Upward Salute Pose" trong tiếng Anh.

"Urdhva" (ऊर्ध्व) = "hướng lên" hoặc "nâng lên"; "Hasta" (हस्त) = "bàn tay" hoặc "cánh tay"; "Asana" (आसन) = "tư thế" hoặc "chỗ ngồi".

Vì vậy, "Urdhva Hastasana" được dịch là "Tư thế Chào giơ tay" hoặc có thể cũng gọi là "Tư thế Chào mặt trời" trong tiếng Việt.

Phiên âm & Phát âm

Tiếng Phạn: ऊर्ध्व हस्तासन

IAST: ūrdhva hastāsana

Âm tiết: ūrdh-va has-tā-sa-na

Phát âm: oordh-va has-taa-sa-na

LỢI ÍCH VÀ TÁC DỤNG TRỊ BỆNH

Tư thế Chào mặt trời (Urdhva Hastasana) kéo dài toàn bộ chiều dài của cột sống, thúc đẩy sự linh hoạt và giảm căng thẳng ở cơ lưng.

Tư thế Chào mặt trời mở ngực, cho phép thở sâu hơn và cải thiện dung tích phổi.

Tư thế Chào mặt trời giúp điều chỉnh cột sống và vai, thúc đẩy tư thế tốt hơn và giảm nguy cơ đau lưng và cổ.

Luyện tập tư thế Chào mặt trời có thể giúp tăng mức năng lượng bằng cách kéo giãn và mở cơ thể, thúc đẩy cảm giác tràn đầy sức sống và sự tỉnh táo.

Tư thế này khuyến khích hít thở sâu và thư giãn, có thể giúp làm dịu tâm trí và cải thiện sự minh mẫn và tập trung tinh thần.

Tư thế Chào mặt trời kích thích hệ thần kinh, giúp giảm căng thẳng và thúc đẩy thư giãn toàn cơ thể.

Giữ cánh tay trên cao trong tư thế Chào mặt trời giúp tăng cường cơ bắp ở cánh tay và vai.

Việc kéo căng và mở vùng bụng ở tư thế Chào mặt trời có thể giúp cải thiện tiêu hóa và giảm bớt sự khó chịu về tiêu hóa.

Tư thế này giúp mở rộng ngực và lồng ngực, cho phép hít thở sâu hơn và cải thiện lượng oxy hấp thụ.

Tư thế Chào mặt trời làm tăng lưu lượng máu khắp cơ thể, thúc đẩy lưu thông và cung cấp oxy và chất dinh dưỡng cho các mô.

THỰC HÀNH

Bắt đầu đứng cao ở phía trước tấm thảm với hai chân rộng bằng hông và hai tay ở hai bên.

Hãy dành một chút thời gian để chạm đất bằng đôi chân của bạn, cảm nhận sự kết nối với trái đất bên dưới bạn.

Khi hít vào, đưa tay ra hai bên và phía trên đầu, hướng lên trời. Giữ cánh tay của bạn thẳng và lòng bàn tay hướng vào nhau.

Khi bạn tiếp tục hít vào, duỗi thẳng cột sống và nâng ngực lên trên, mở rộng trái tim hướng lên trời.

Giữ vai thư giãn và cách xa tai, để xương bả vai nhẹ nhàng kéo xuống lưng.

Sử dụng các cơ cốt lõi của bạn để hỗ trợ lưng dưới và xương chậu, duy trì sự ổn định của thân mình.

Nếu cổ cảm thấy thoải mái, bạn có thể nhẹ nhàng ngửa đầu ra sau và nhìn về phía ngón tay cái.

Hít thở sâu vài hơi trong tư thế này, cảm nhận sự kéo dài qua cánh tay, vai và hai bên cơ thể.

Để giải phóng tư thế, thở ra khi bạn hạ cánh tay xuống hai bên.

Lặp lại tư thế nhiều lần, di chuyển theo nhịp thở của bạn.

Lời khuyên:

Giữ chân cố định trên sàn để giữ thăng bằng và ổn định.

Đặt hai tay rộng bằng vai, hoặc rộng hơn một chút nếu vai bạn căng cứng.

Duỗi thẳng toàn bộ cơ thể từ ngón tay đến ngón chân để tạo không gian và khuyến khích sự cởi mở và không gian nội tâm.

THÁCH THỨC VÀ KHÓ KHĂN TIỀM ẨN

Hạn chế vai và lồng ngực.

Tư thế Chào mặt trời (Urdhva Hastasana) yêu cầu đưa tay lên cao qua đầu, lòng bàn tay hướng vào nhau hoặc chạm nhau. Vai kém linh hoạt hoặc lồng ngực bị bó có thể khiến việc duỗi tay trở nên khó khăn hoặc gây căng thẳng.

Mất cân bằng và thiếu ổn định.

Giữ thăng bằng trong tư thế này có thể khó, đặc biệt với người mới hoặc người có vấn đề về ổn định. Việc dồn trọng lượng đều lên hai chân trong khi vươn tay lên thường không dễ.

Sai lệch trong trục cơ thể.

Cần căn chỉnh tốt đầu, cổ và cột sống. Một số người có xu hướng ưỡn lưng hoặc đưa cằm ra trước khi giơ tay, dễ gây căng thẳng và sai tư thế.

Căng cổ tay.

Tư thế có thể gây khó chịu ở cổ tay, đặc biệt nếu cổ tay yếu hoặc từng chấn thương. Căn chỉnh đúng và phân phối lực đều giúp giảm áp lực ở vùng này.

Thở và phối hợp.

Việc phối hợp thở và chuyển động có thể là một thách thức: hít vào sâu khi giơ tay lên và thở ra khi giữ nguyên tư thế cần phải luyện tập, đặc biệt là khi người tập còn phân tâm vào các yếu tố khác trong lúc thực hành.

Căng vùng cổ và vai.

Tư thế có thể làm tăng căng thẳng ở cổ và vai – những vùng thường tích tụ stress.

Việc thả lỏng vai khỏi tai và kéo dài nhẹ nhàng vùng cổ sẽ giúp làm dịu và ổn định tư thế.

तालासन — Tālāsana

TALASANA (taa-laa-sa-na)

Palm Tree Pose

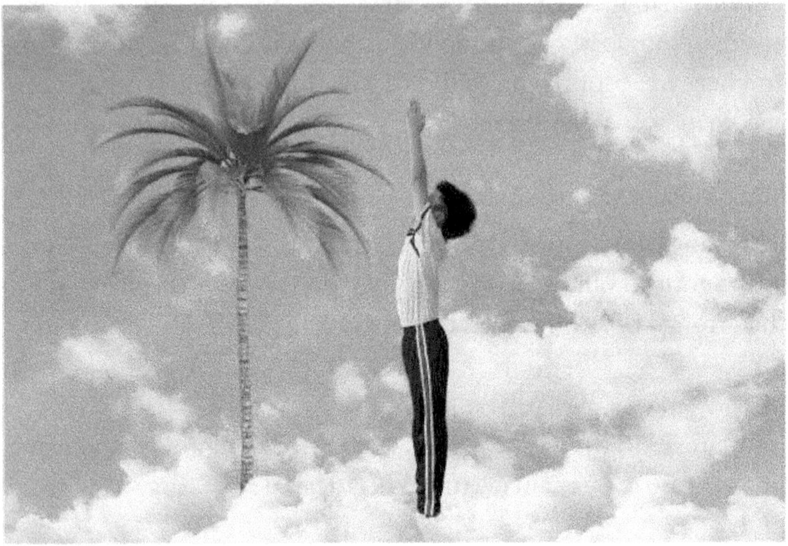

Tư thế Cây cọ

"Talasana" (तालासन) trong tiếng Phạn là một tư thế yoga, được gọi là "Palm Tree Pose" trong tiếng Anh.

"Tala" (ताल) = "cây cọ"; "Asana" (आसन) = "tư thế" hoặc "chỗ ngồi".

Vì vậy, "Talasana" dịch là "Tư thế Giơ tay" hoặc "Tư thế Cây cọ" trong tiếng Việt.

Phiên âm & Phát âm

Tiếng Phạn: तालासन

IAST: tālāsana

Âm tiết: tā-lā-sa-na

Phát âm: taa-laa-sa-na

LỢI ÍCH VÀ TÁC DỤNG TRỊ BỆNH

Tư thế Cây cọ (Talasana) kéo dài cột sống, thúc đẩy sự linh hoạt và giảm căng thẳng ở cơ lưng.

Giữ hai cánh tay trên cao trong tư thế Cây cọ giúp tăng cường cơ bắp ở cánh tay, vai và lưng trên.

Tư thế Cây cọ giúp điều chỉnh cột sống và vai, thúc đẩy tư thế tốt hơn và giảm nguy cơ đau lưng và cổ.

Tư thế này giúp mở rộng ngực và lồng ngực, cho phép hít thở sâu hơn và cải thiện lượng oxy hấp thụ.

Luyện tập tư thế Cây cọ có thể giúp tăng mức năng lượng bằng cách kéo giãn và mở cơ thể, thúc đẩy cảm giác tràn đầy sức sống và sự tỉnh táo.

Tư thế Cây cọ khuyến khích hít thở sâu và thư giãn, điều này có thể giúp làm dịu tâm trí và cải thiện sự minh mẫn và tập trung tinh thần.

Tư thế Cây cọ kích thích hệ thần kinh, giúp giảm căng thẳng và thúc đẩy thư giãn toàn cơ thể.

Việc kéo căng và mở vùng bụng trong tư thế Cây cọ có thể giúp cải thiện tiêu hóa và giảm bớt sự khó chịu về tiêu hóa.

Tư thế Cây cọ làm tăng lưu lượng máu khắp cơ thể, thúc đẩy lưu thông và cung cấp oxy và chất dinh dưỡng cho các mô.

Thực hành tư thế Cây cọ giúp cân bằng dòng năng lượng khắp cơ thể, thúc đẩy sức khỏe và sức sống tổng thể.

THỰC HÀNH

Bắt đầu đứng thẳng ở đầu thảm, hai chân khép lại, hai tay buông dọc theo thân.

Dành một chút thời gian để cảm nhận sự tiếp xúc vững chắc của bàn chân với mặt đất: xòe rộng các ngón chân và ấn đều bốn góc của mỗi bàn chân.

Siết cơ đùi, kéo dài cột sống, nâng cao lồng ngực và đưa vai ra sau, hạ thấp.

Hít vào và giơ hai tay lên qua đầu, vươn bàn tay về phía bầu trời. Giữ cánh tay duỗi thẳng, lòng bàn tay hướng vào nhau.

Khi vươn tay lên, hãy tưởng tượng bạn đang vươn mình như một cây cọ vươn tới ánh nắng mặt trời.

Ấn chân xuống thật chắc trong khi tiếp tục vươn người lên từ gót chân đến tận đầu ngón tay.

Hướng mắt nhìn thẳng phía trước hoặc hơi chếch lên để giữ thăng bằng tốt hơn.

Hít thở sâu trong tư thế này, cảm nhận sự kéo giãn ở cánh tay, hai bên hông và các đầu ngón tay.

Giữ tư thế từ 30 giây đến 1 phút, hít thở đều đặn, sâu và nhẹ nhàng.

Để thoát thế, thở ra và nhẹ nhàng hạ tay xuống hai bên thân.

Lời khuyên:

Giữ vai thư giãn, tránh nâng lên gần tai.

Siết cơ bụng để hỗ trợ cột sống và duy trì sự ổn định.

Tránh ngửa đầu quá mức; giữ mắt nhìn thẳng hoặc hơi hướng lên.

Tập trung cảm nhận sự kéo dài toàn bộ cơ thể, từ gót chân đến đầu ngón tay.

THÁCH THỨC VÀ KHÓ KHĂN TIỀM ẨN

Thách thức thăng bằng: Tư thế Cây cọ (Talasana) yêu cầu người tập đứng vững, vươn tay lên cao qua đầu, lòng bàn tay hướng vào nhau. Việc giữ thăng bằng có thể khó khăn, đặc biệt với người mới bắt đầu hoặc người có vấn đề về ổn định.

Căn chỉnh cơ thể: Căn chỉnh đúng là điều thiết yếu để tránh căng thẳng và chấn thương. Việc giữ cho đầu, cổ và cột sống thẳng hàng không phải lúc nào cũng dễ dàng, nhất là khi có xu hướng ưỡn lưng dưới hoặc đẩy cằm ra trước.

Hạn chế linh hoạt hông và gân kheo: Độ linh hoạt hạn chế ở hông hoặc nhóm cơ gân kheo có thể gây khó khăn khi duỗi chân hoàn toàn mà không bị căng.

Linh hoạt vai và ngực: Việc giơ tay qua đầu đòi hỏi vai linh hoạt và mềm mại. Nếu vai hoặc ngực bị căng, người tập có thể cảm thấy khó chịu khi cố gắng vươn tay hết mức.

Phối hợp nhịp thở: Phối hợp nhịp thở với chuyển động cũng là một thử thách: hít sâu khi nâng tay và thở ra đều khi giữ tư thế đòi hỏi sự tập trung cao.

Căng cổ tay: Một số người có thể cảm thấy căng hoặc đau ở cổ tay, đặc biệt nếu cổ tay yếu hoặc từng bị chấn thương. Căn chỉnh tốt và phân bố trọng lượng đều sẽ giúp giảm bớt sự khó chịu này.

Thách thức về chánh niệm: Dù là tư thế thăng bằng, Talasana cũng mang đến cơ hội thực hành chánh niệm và thư giãn. Tuy nhiên, căng thẳng về thể chất hoặc tâm trí dễ xao động có thể cản trở việc giữ sự hiện diện trong khoảnh khắc.

Tư thế Chào mặt trời vs. tư thế Cây cọ

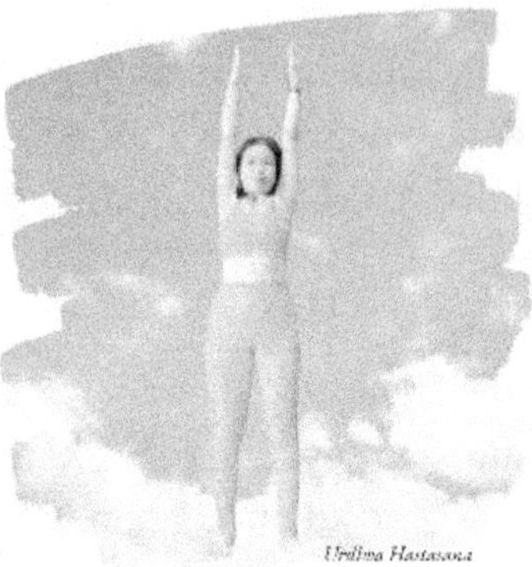

Urdhva Hastasana

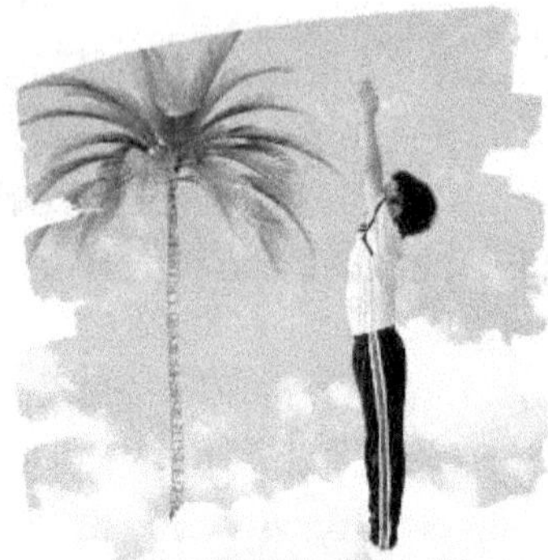

Talasana

Tư thế Chào mặt trời (Urdhva Hastasana)

Tư thế bắt đầu: Đứng thẳng, hai chân rộng bằng hông, tay buông dọc hai bên.

Tay: Hít vào, nâng tay qua hai bên lên cao qua đầu, lòng bàn tay hướng vào nhau.

Thân thể: Kéo dài cột sống, nâng ngực và siết cơ bụng.

Ánh nhìn: Nhìn thẳng hoặc hơi ngửa đầu nếu thoải mái; có thể nhìn lên ngón tay cái.

Lợi ích: Kéo giãn tay, vai và hai bên thân; cải thiện tư thế và mở rộng trái tim.

Biểu tượng: Tượng trưng cho sự vươn lên trời cao, lòng biết ơn và sự sẵn sàng đón nhận.

Tư thế Cây cọ (Talasana)

Tư thế bắt đầu: Đứng thẳng, hai chân khép lại, tay buông dọc hai bên.

Tay: Hít vào, nâng hai tay thẳng lên cao, lòng bàn tay hướng vào nhau, vươn như nhánh cọ.

Thân thể: Ép chân xuống đất, siết đùi, kéo dài cột sống để tạo tư thế cao và chắc.

Ánh nhìn: Nhìn thẳng hoặc hơi ngước lên, hình dung mình đang vươn lên như cây cọ.

Lợi ích: Tăng cường cơ tay, vai; cải thiện tư thế, nâng cao ý thức cơ thể và sinh lực.

Biểu tượng: Sức mạnh, khả năng thích nghi và sự phát triển đi lên như cây cọ.

SO SÁNH

Vị trí tay: Cả hai tư thế đều yêu cầu đưa tay cao qua đầu, lòng bàn tay hướng vào nhau, tượng trưng cho sự vươn lên trời hoặc hướng về mặt trời.

Vận động cơ thể: Cả hai đều nhấn mạnh vào việc kéo dài cột sống và tác động vào các cơ cốt lõi để tạo ra tư thế thẳng đứng, cao và mở rộng.

Ánh nhìn: Tuy cùng hướng nhìn về phía trước hoặc hơi lên cao, Urdhva Hastasana có thể bao gồm một chút ngửa đầu nếu thoải mái, trong khi Talasana thường giữ ánh nhìn thẳng hoặc hơi nâng.

Lợi ích: Cả hai tư thế mang lại lợi ích tương tự: cải thiện tư thế, tăng cường sức mạnh và độ linh hoạt của tay – vai, đồng thời tạo cảm giác tràn đầy năng lượng và sinh khí.

Biểu tượng: Hai tư thế đều tượng trưng cho sự phát triển, cởi mở và khát vọng vươn cao. Talasana nhấn mạnh đặc biệt vào sức mạnh, sự bền bỉ và quá trình phát triển vươn lên của cây cọ.

Kết luận: Dù tương đồng về hình thức và lợi ích, mỗi tư thế mang nét riêng trong việc thể hiện sự vươn lên:

Urdhva Hastasana thiên về sự mềm mại và mở rộng, Talasana nhấn mạnh vào sức mạnh nội tại và sự vững chãi như cây cọ.

ताडासन — Tāḍāsana

TADASANA (taa-daa-sa-na)

Tadasana Mountain Pose

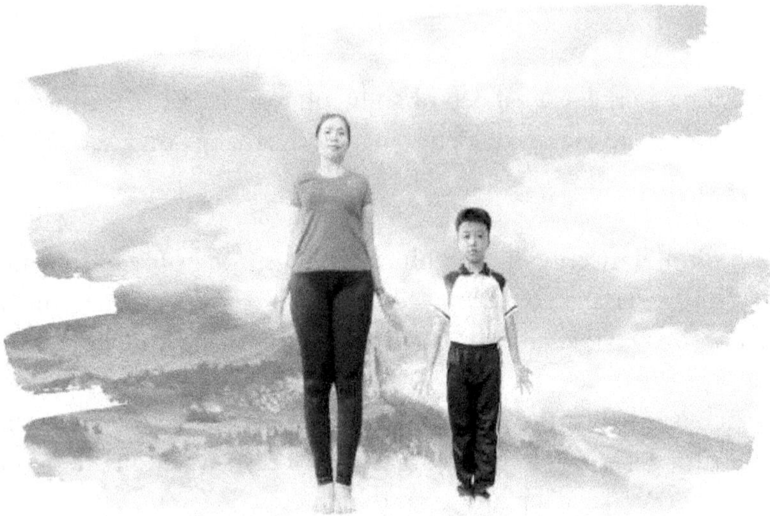

Tư thế Núi tadasana

"Tadasana" (ताडासन) trong tiếng Phạn là một tư thế yoga, được gọi là "Tadasana Mountain Pose" trong tiếng Anh.

"Tada" (ताडा) = "núi"; "Asana" (आसन) = "tư thế" hoặc "chỗ ngồi".

Vì vậy, "Tadasana" dịch sang "Tư thế Núi" trong tiếng Việt. Để phân biệt với các tư thế "Núi" khác, "Tadasana" được dịch là "Tư thế Núi tadasana"

Phiên âm & Phát âm

Tiếng Phạn: ताडासन
IAST: tāḍāsana
Âm tiết: tā-ḍā-sa-na
Phát âm: taa-daa-sa-na

LỢI ÍCH VÀ TÁC DỤNG TRỊ BỆNH

Tư thế Núi tadasana (Tadasana) giúp điều chỉnh cột sống, vai và hông, thúc đẩy cải thiện tư thế và giảm nguy cơ đau lưng.

Tư thế này giúp tăng cường cơ bắp ở chân, cơ lõi và lưng, phát huy sức mạnh và sự ổn định tổng thể.

Thực hành tư thế Núi tadasana thường xuyên có thể giúp cải thiện sự liên kết của cột sống và tạo ra vẻ ngoài tăng chiều cao.

Tư thế Núi tadasana cải thiện sự cân bằng và phối hợp bằng cách khuyến khích phân bổ trọng lượng đồng đều trên bàn chân.

Giữ tư thế đòi hỏi sự tập trung, điều này có thể cải thiện tinh thần minh mẫn và chánh niệm.

Tư thế Núi tadasana cải thiện lưu thông máu khắp cơ thể, thúc đẩy quá trình oxy hóa các mô và sức khỏe tổng thể.

Bản chất ổn định và vững chắc của tư thế Núi tadasana có thể giúp làm dịu tâm trí và giảm căng thẳng và lo lắng.

Tư thế Núi tadasana khuyến khích thở sâu, mở rộng lồng ngực và cải thiện dung tích phổi.

Tư thế Núi tadasana kéo dài cột sống và khuyến khích sự liên kết thích hợp, giảm căng thẳng cho lưng và cổ.

Thực hành tư thế Núi tadasana nâng cao nhận thức về cơ thể và sự liên kết của nó, thúc đẩy mối liên hệ sâu sắc hơn giữa tâm trí và cơ thể.

THỰC HÀNH

Đứng thẳng ở đầu thảm, hai chân chụm lại hoặc mở rộng bằng hông tùy theo sự thoải mái. Tay buông dọc theo thân, lòng bàn tay hướng ra trước.

Dồn đều trọng lượng lên hai chân, ấn chặt lòng bàn chân xuống thảm. Cảm nhận sự tiếp xúc vững chắc với mặt đất.

Kích hoạt cơ đùi bằng cách nhẹ nhàng kéo đầu gối lên. Giữ chân thẳng nhưng không khóa cứng – đầu gối hơi chùng nhẹ.

Kéo xương cụt xuống để kích hoạt phần bụng dưới và ổn định xương chậu. Nhẹ nhàng kéo rốn về phía cột sống để làm mạnh vùng trung tâm.

Giữ ngực mở nhưng mềm mại. Cuộn vai ra sau và hạ xuống, tránh nâng gần tai. Tay buông tự nhiên, đầu ngón tay hướng xuống.

Vươn đỉnh đầu hướng lên trần nhà, tưởng tượng như có một sợi dây kéo bạn lên cao. Kéo dài từng đốt sống trên cột sống.

Thả lỏng cơ mặt, mềm hàm. Nhìn thẳng về phía trước, tập trung vào một điểm để hỗ trợ cân bằng và sự hiện diện.

Hít vào, thở ra chậm và sâu qua mũi, cảm nhận sự ổn định và vững chãi như ngọn núi.

Giữ tư thế từ 5 đến 10 hơi thở, hoặc lâu hơn nếu bạn muốn. Để thoát thế, thả lỏng tay và đưa chân chụm lại nếu cần.

Lời khuyên:

Giữ cơ thể cân chỉnh, phân bố đều trọng lượng lên cả hai chân.

Tránh khóa gối – luôn giữ một độ chùng nhẹ để ổn định.

Siết cơ trung tâm trong suốt tư thế để hỗ trợ cột sống và giữ vững thăng bằng.

THÁCH THỨC VÀ KHÓ KHĂN TIỀM ẨN

Căn chỉnh đúng trong Tadasana rất quan trọng để tránh căng cơ và chấn thương. Người tập thường gặp khó khăn khi giữ thẳng hàng đầu, cổ và cột sống, đặc biệt nếu vai bị khom, lưng dưới bị ưỡn hoặc cằm đẩy ra trước.

Giữ thăng bằng trong tư thế này có thể khó, nhất là khi đứng chân chụm hoặc mở bằng hông. Việc phân bố đều trọng lượng giữa các ngón chân, vòm bàn chân và gót chân đòi hỏi sự cảm nhận cơ thể tinh tế.

Việc đặt chân đúng vị trí đôi khi gây khó khăn, đặc biệt với người có bàn chân bẹt hoặc vòm chân cao. Cảm nhận rõ bàn chân và cổ chân cần thời gian luyện tập.

Phối hợp nhịp thở với tư thế cũng là một thử thách. Hít sâu trong khi kéo dài cột sống, hoặc thở ra hoàn toàn khi giữ sự ổn định dưới chân, không dễ nếu tâm trí đang phân tán.

Việc kích hoạt cơ trung tâm giúp ổn định thân và xương chậu, nhưng người có vùng lõi yếu có thể cảm thấy thiếu vững vàng. Các bài tập nhẹ tăng cường cơ trung tâm có thể hỗ trợ cải thiện tư thế này.

Dù trông đơn giản, Tadasana là cơ hội thực hành chánh niệm. Việc giữ tâm tĩnh lặng và hiện diện có thể khó khi có sự khó chịu về thể chất hoặc tâm trí bị xao nhãng.

Thả lỏng vai và đưa xa khỏi tai là điều khó với những ai có vai căng hoặc tư thế khom người. Tập các động tác mở vai và chú ý căn chỉnh có thể giúp cải thiện tư thế Tadasana.

परवतासन — Parvatāsana

PARVATASANA (par-va-taa-sa-na)

Parvatasana Mountain Pose

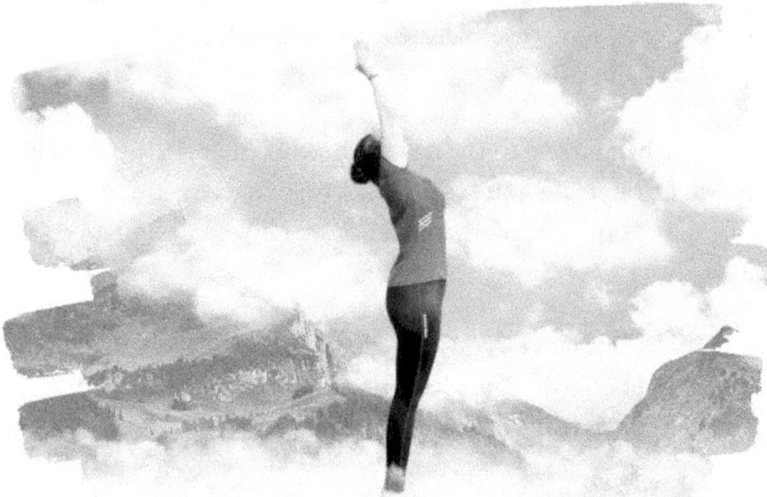

Tư thế Núi parvatasana

"Parvatasana" (परवतासन) trong tiếng Phạn là một tư thế yoga, được gọi là "Parvatasana Mountain Pose" trong tiếng Anh.

"Parvata" (परवत) = "núi"; "Asana" (आसन) = "tư thế" hoặc "chỗ ngồi".

Vì vậy, "Parvatasana" dịch sang "Tư thế Núi" trong tiếng Việt, nhưng để tránh nhầm lẫn với tư thế Núi tadasaba, nó được gọi là "Tư thế Núi parvatasana".

Phiên âm & Phát âm

Tiếng Phạn: परवतासन

IAST: parvatāsana

Âm tiết: par-va-tā-sa-na

Phát âm: par-va-taa-sa-na

LỢI ÍCH VÀ TÁC DỤNG TRỊ BỆNH

Tư thế Núi parvatasana (Parvatasana) giúp điều chỉnh cột sống, vai và hông, thúc đẩy tư thế tốt và giảm nguy cơ đau lưng.

Tư thế này giúp tăng cường cơ bắp ở chân, cơ lõi và lưng, phát huy sức mạnh và sự ổn định tổng thể.

Thực hành tư thế Núi parvatasana thường xuyên có thể giúp cải thiện sự liên kết của cột sống và tạo ra vẻ ngoài tăng chiều cao.

Tư thế Núi parvatasana cải thiện sự cân bằng và phối hợp bằng cách khuyến khích phân bổ trọng lượng đồng đều trên bàn chân.

Giữ tư thế đòi hỏi sự tập trung, điều này có thể cải thiện tinh thần minh mẫn và chánh niệm.

Tư thế Núi parvatasana cải thiện lưu thông máu khắp cơ thể, thúc đẩy quá trình oxy hóa các mô và sức khỏe tổng thể.

Bản chất ổn định và vững chắc của tư thế Núi parvatasana có thể giúp làm dịu tâm trí và giảm căng thẳng và lo lắng.

Tư thế Núi parvatasana khuyến khích thở sâu, mở rộng lồng ngực và cải thiện dung tích phổi.

Tư thế Núi parvatasana kéo dài cột sống và khuyến khích sự liên kết thích hợp, giảm căng thẳng cho lưng và cổ.

Thực hành tư thế Núi parvatasana nâng cao nhận thức về cơ thể và sự liên kết của nó, thúc đẩy mối liên hệ sâu sắc hơn giữa tâm trí và cơ thể.

THỰC HÀNH

Đứng thẳng ở đầu thảm, hai chân chụm hoặc mở rộng bằng hông tùy ý. Hai tay buông dọc thân, lòng bàn tay hướng về trước (Tadasana).

Hít vào, nâng hai tay lên cao qua đầu, chắp tay trong tư thế Anjali Mudra.

Giữ vai thả lỏng, xa khỏi tai. Để xương bả vai nhẹ nhàng trượt xuống phía lưng dưới.

Kích hoạt cơ đùi bằng cách kéo nhẹ xương bánh chè lên. Chân giữ thẳng nhưng không khóa cứng – đầu gối hơi chùng nhẹ.

Kéo xương cụt hướng xuống đất, nhẹ nhàng thu xương chậu để làm trung hòa cột sống.

Kéo rốn nhẹ về phía cột sống để kích hoạt vùng cơ trung tâm. Giữ ngực mở, nhưng lồng ngực mềm mại, không căng cứng.

Thả lỏng khuôn mặt và hàm. Nhìn thẳng vào một điểm trước mắt để giúp giữ thăng bằng và tập trung.

Hít thở sâu và chậm qua mũi, cảm nhận sự vững chãi và ổn định từ bên trong.

Giữ tư thế trong 5 đến 10 vòng thở, hoặc lâu hơn nếu muốn.

Để thoát thế, thở ra và nhẹ nhàng hạ tay xuống, trở về tư thế Tadasana.

Lời khuyên:

Giữ cơ thể cân chỉnh, trọng lượng phân bố đều lên hai chân.

Tránh khóa gối – luôn giữ đầu gối hơi chùng nhẹ để ổn định.

Kích hoạt cơ trung tâm suốt quá trình giữ tư thế.

Tập luyện thường xuyên tư thế này nuôi dưỡng sự vững chãi, sức mạnh và hiện diện nội tâm.

THÁCH THỨC VÀ KHÓ KHĂN TIỀM ẨN

Căn chỉnh toàn thân: Thách thức chính của Parvatasana là duy trì căn chỉnh đúng và giữ sự chủ động trong toàn bộ cơ thể khi hai tay được nâng cao.

Ổn định vai: Việc nâng tay chắp lại qua đầu đòi hỏi sức mạnh và sự ổn định ở vai. Nhiều người tập khó giữ tay cao mà không làm vai nhô lên gần tai.

Kích hoạt cơ trung tâm: Kích hoạt cơ trung tâm là yếu tố then chốt để tạo sự vững chãi. Tuy nhiên, việc giữ cơ bụng tham gia khi tay giơ cao có thể gây khó khăn, ảnh hưởng đến sự cân bằng và căn chỉnh.

Chú ý thân dưới: Trong khi tập trung vào phần thân trên, điều quan trọng là không bỏ quên phần thân dưới. Việc giữ chân thẳng mà không khóa gối, kích hoạt cơ đùi và hướng xương cụt xuống dưới cần sự phối hợp và ý thức cơ thể.

Điều hòa nhịp thở: Giữ tay nâng cao cũng đòi hỏi điều hòa hơi thở sâu và chậm. Nhiều người gặp khó khăn trong việc duy trì nhịp thở đều đặn khi tập trung vào việc căn chỉnh và vận dụng toàn thân.

Cân bằng thể chất và tinh thần: Cân bằng giữa yếu tố thể chất và sự tập trung tinh thần là thử thách không nhỏ. Việc duy trì sự hiện diện và kết nối với hơi thở, cảm nhận cơ thể khi giữ tay nâng cao không dễ với người mới tập.

Kiên nhẫn luyện tập: Vượt qua những khó khăn của Parvatasana cần sự luyện tập đều đặn và kiên nhẫn. Thái độ cởi mở và quan sát nhẹ nhàng sẽ giúp bạn tiến bộ bền vững theo thời gian.

Tư thế Núi tadasana vs. tư thế Núi parvatasana

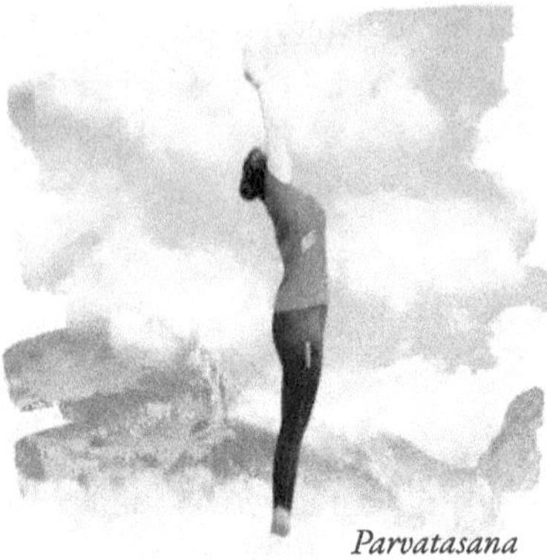

Parvatasana

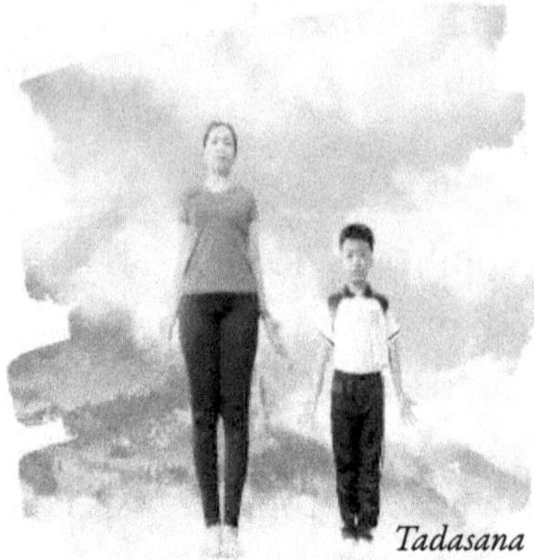

Tadasana

Núi parvatasana

Trong Kundalini Yoga, tư thế Núi thường được gọi là Parvatasana. Nó bao gồm việc đứng với hai chân rộng bằng hông hoặc rộng hơn một chút, với hai cánh tay giơ cao qua đầu và hai lòng bàn tay ấn vào nhau trong tư thế Cầu nguyện (Namaste). Ánh mắt hướng lên trên về phía bàn tay.

Tư thế Núi parvatasana nhấn mạnh sự kết nối giữa trái đất và bầu trời, tượng trưng cho sự ổn định và sức mạnh của ngọn núi trong khi hướng tới thần thánh.

Núi tadasana

Trong Hatha Yoga và các bài tập yoga hiện đại, tư thế Núi thường được gọi là Tadasana. Đứng với hai bàn chân chụm vào nhau hoặc rộng bằng hông, hai cánh tay thả lỏng ở hai bên và lòng bàn tay hướng về phía trước hoặc vào trong. Cột sống vươn dài và đỉnh đầu hướng lên trời.

Tư thế Núi tadasana tập trung vào việc tiếp đất và căn chỉnh, giúp người tập tìm thấy sự cân bằng và ổn định từ bàn chân cho đến toàn bộ cơ thể. Nó đóng vai trò là tư thế nền tảng cho nhiều tư thế đứng và giữ thăng bằng.

KHÁC BIỆT QUAN TRỌNG

Vị trí cánh tay: Ở Parvatasana, cánh tay thường giơ cao qua đầu với lòng bàn tay ấn vào nhau, trong khi ở Tadasana, cánh tay được thả lỏng sang hai bên.

Ánh nhìn: Trong Parvatasana, ánh mắt hướng lên trên về phía bàn tay, tượng trưng cho khát vọng hướng tới thần thánh. Ở Tadasana, ánh mắt thường hướng về phía trước hoặc hơi hướng xuống dưới, thúc đẩy trạng thái nhận thức trung lập và thoải mái.

Nhấn mạnh về mặt triết học: Trong khi cả hai tư thế đều thể hiện phẩm chất của sức mạnh, sự ổn định và sự kết nối với trái đất, Parvatasana trong Kundalini Yoga có thể mang ý nghĩa tâm linh hoặc biểu tượng hơn, đại diện cho sự kết hợp giữa trái đất và bầu trời, trong khi Tadasana trong Hatha Yoga nhấn mạnh đến sự liên kết và nền tảng vật lý.

Nhìn chung, cả hai tư thế Núi đều mang đến cho người tập cơ hội trau dồi cảm giác vững chắc, ổn định và chánh niệm, mặc dù có cách tiếp cận và mục đích hơi khác nhau dựa trên truyền thống yoga mà chúng được thực hành.

Chú thích:

Kundalini Yoga là một phương pháp cổ truyền kết hợp hơi thở, vận động và thiền định nhằm đánh thức năng lượng tiềm ẩn và khai mở nhận thức nội tâm. Nó là một nhánh đặc biệt trong hệ thống yoga cổ truyền, bên cạnh các nhánh như Hatha Yoga (thân thể – hơi thở), Raja Yoga (thiền định – tâm trí), Bhakti Yoga (sùng kính – tâm linh), Jnana Yoga (trí tuệ – nhận thức), Karma Yoga (hành động vị tha) và Mantra Yoga (âm thanh – rung động).

वीरभद्रासन — Vīrabhadrāsana

VIRABHADRASANA (vee-ra-bha-draa-sa-na)

Warrior Pose

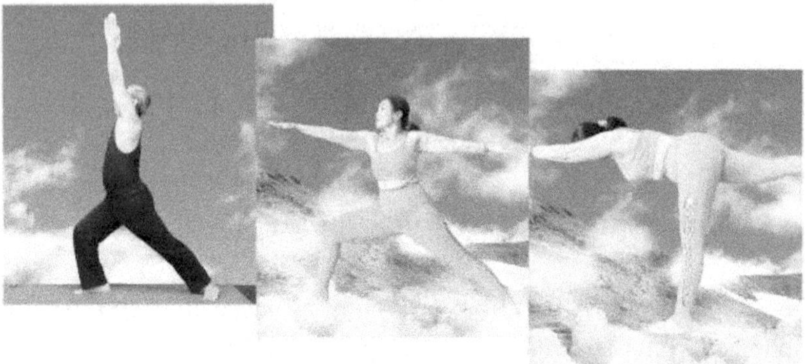

Tư thế Chiến binh

"Virabharasana" (वीरभद्रासन) trong tiếng Phạn là một tư thế yoga, được gọi là "Warrior Pose" trong tiếng Anh.

"Vira" (वीर) = "anh hùng" hoặc "chiến binh";

"Bhadra" (भद्र) = "tốt lành" hoặc "may mắn";

"Asana" (आसन) = "tư thế" hoặc "chỗ ngồi".

Vì vậy, "Virabharasana" dịch sang "Tư thế Chiến binh" trong tiếng Việt.

Phiên âm & Phát âm

Tiếng Phạn: वीरभद्रासन

IAST: vīrabhadrāsana

Âm tiết: vī-ra-bha-drā-sa-na

Phát âm: vee-ra-bha-draa-sa-na

LỢI ÍCH VÀ TÁC DỤNG TRỊ BỆNH

Tư thế Chiến binh (Virabhadrasana) tăng cường sức mạnh cho đôi chân, bao gồm cơ tứ đầu, gân kheo và bắp chân, thúc đẩy sự ổn định và sức bền.

Thực hành tư thế Chiến binh giúp tăng cường sự cân bằng và phối hợp bằng cách thách thức cơ thể duy trì sự ổn định trong tư thế đứng.

Tư thế Chiến binh kéo dài cơ gấp háng và hông, tăng tính linh hoạt ở hông và cải thiện khả năng vận động tổng thể.

Tư thế Chiến binh tác động vào các cơ cốt lõi, bao gồm cả cơ bụng và cơ xiên, thúc đẩy sức mạnh và sự ổn định ở thân.

Cánh tay mở rộng trong tư thế Chiến binh mở ngực và vai, chống lại tác động của việc cúi người xuống và cải thiện tư thế.

Tư thế Chiến binh đòi hỏi sự tập trung, tăng cường sự minh mẫn về tinh thần và chức năng nhận thức.

Bản chất năng động của tư thế Chiến binh kích thích tuần hoàn, thúc đẩy việc cung cấp oxy và chất dinh dưỡng đến các mô và cơ quan.

Khía cạnh thiền định của tư thế Chiến binh thúc đẩy sự thư giãn và giảm căng thẳng và lo lắng, nuôi dưỡng cảm giác bình yên và tĩnh lặng bên trong.

Thực hành thành công tư thế Chiến binh có thể nâng cao sự tự tin và lòng tự trọng vì nó đòi hỏi sự tập trung, quyết tâm và sức mạnh thể chất.

Sự kết hợp giữa nỗ lực thể chất và tập trung tinh thần trong tư thế Chiến binh có thể nâng cao tâm trạng và thúc đẩy cảm giác hạnh phúc và làm chủ.

THÁCH THỨC VÀ KHÓ KHĂN TIỀM ẨN

Tư thế Chiến binh (Virabhadrasana) đòi hỏi sức mạnh ở chân: chân trước trong tư thế Chiến binh I, chân sau trong Chiến binh II và III. Cơ chân yếu có thể khiến việc giữ tư thế lâu hoặc giữ đúng trục trở nên khó khăn.

Để căn chỉnh đúng, cần có độ mở hông tốt để hướng khung chậu về phía trước thảm. Hông kém linh hoạt sẽ cản trở việc xoay ngoài và cân bằng khung chậu.

Việc giơ tay lên cao (Chiến binh I) hoặc dang ra hai bên (Chiến binh II) cần sức mạnh từ vai và lưng trên. Người có vai kém linh hoạt sẽ gặp khó khăn khi nâng tay và giữ tư thế.

Giữ thăng bằng có thể là thử thách, đặc biệt với người mới hoặc thiếu ổn định. Điều này đòi hỏi cơ thể phải được kích hoạt mạnh mẽ và tâm trí tập trung liên tục.

Căn chỉnh đúng giúp tránh căng thẳng cho khớp và cơ: đầu gối trước trên mắt cá, hông vuông góc, cột sống kéo dài.

Phối hợp nhịp thở và chuyển động giúp duy trì sự tập trung, làm dịu tâm trí và điều hòa năng lượng – là việc khó khi giữ tư thế lâu.

Virabhadrasana cần sự kiên nhẫn và luyện tập đều đặn. Hãy tiến tới sự ổn định, sức mạnh và kiểm soát bằng sự nhẹ nhàng và tôn trọng cơ thể.

LỜI KHUYÊN CHUNG CHO CẢ 3 TƯ THẾ CHIẾN BINH

Giữ hơi thở đều đặn và kiểm soát cử động của bạn.

Vận động các cơ cốt lõi của bạn để ổn định cơ thể và bảo vệ lưng dưới của bạn.

Tập trung căn chỉnh hợp lý và tránh nghiêng quá xa về phía trước hoặc phía sau.

VIRABHADRASANA I - Warrior Pose I

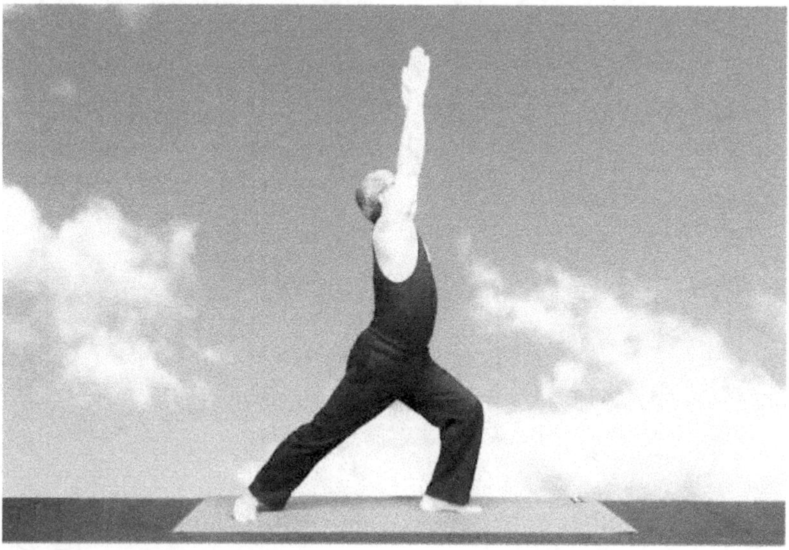

Tư thế Chiến binh I

THỰC HÀNH

Bắt đầu ở tư thế đứng đầu thảm, hai chân rộng bằng hông.

Bước chân phải lùi lại khoảng 1–1,2 mét, xoay nhẹ bàn chân phải vào trong, giữ chân trái hướng thẳng về trước.

Gập gối trái sao cho đầu gối nằm trên cổ chân hoặc bàn chân trái. Chân phải duỗi thẳng, chắc khỏe, bám vững trên thảm.

Hướng hông về phía trước và kích hoạt cơ trung tâm.

Hít vào, nâng hai tay lên cao. Lòng bàn tay có thể chạm nhau hoặc giữ rộng bằng vai, tùy theo sự thoải mái của vai.

Nhìn về phía trước hoặc hơi chếch lên trên, giữ cổ dài và thư giãn.

Giữ tư thế trong 30 giây đến 1 phút, hít thở đều và sâu.

Để thoát thế, thở ra, hạ tay xuống, duỗi chân trái, bước chân phải về cạnh chân trái ở đầu thảm. Lặp lại bên còn lại.

VIRABHADRASANA II - Warrior Pose II

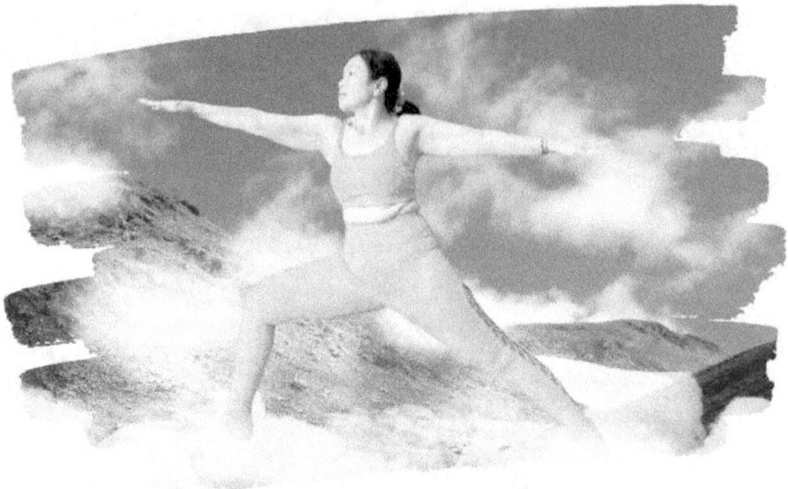

Tư thế Chiến binh II

THỰC HÀNH

Bắt đầu đứng trước thảm, hai chân rộng bằng hông.

Bước chân trái lùi khoảng 1–1,2 mét, song song với mép sau thảm. Chân phải giữ hướng về trước.

Gập gối phải sao cho đầu gối nằm thẳng phía trên mắt cá chân phải. Chân trái duỗi thẳng, chắc khỏe, bàn chân bám vững thảm.

Mở hông hướng theo chiều dài thảm, giang hai tay song song mặt đất, tay kéo về hai phía đối diện.

Giữ vai thả lỏng, mắt nhìn theo đầu ngón tay bên phải.

Giữ tư thế 30 giây đến 1 phút, hít thở sâu và đều.

Để thoát thế, duỗi thẳng chân phải, hạ tay xuống, bước chân trái lên trước gặp chân phải. Lặp lại bên kia.

Virabhadrasana III - Warrior Pose III

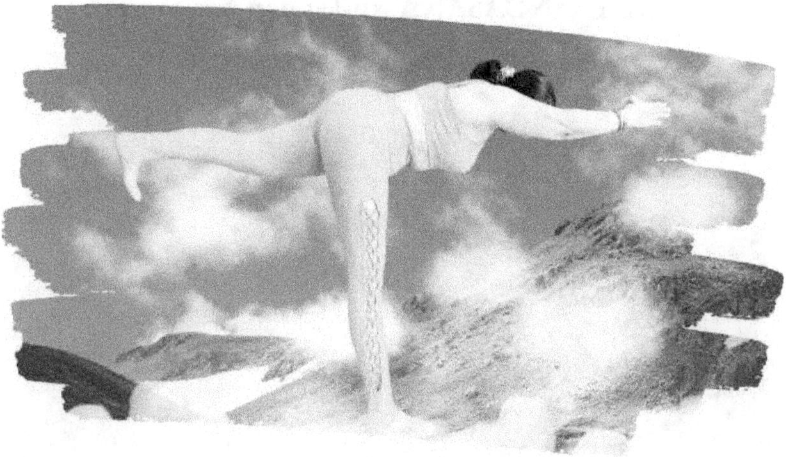

Tư thế Chiến binh III

THỰC HÀNH

Bắt đầu ở tư thế Núi tadasana trước thảm, chân hơi rộng, tay thả bên hông.

Dồn trọng lượng lên chân phải và nhấc chân trái lên.

Kích hoạt cơ trung tâm, cúi người từ hông, nâng chân trái lên và hạ thân người song song với mặt đất.

Duỗi tay thẳng dọc theo hai bên đầu, lòng bàn tay hướng vào nhau, tạo thành một đường thẳng từ đầu ngón tay đến chân đối duỗi.

Giữ tay song song, căng cơ chân và giữ thăng bằng trong vài hơi thở.

Tập trung nhìn một điểm trên sàn giúp giữ thăng bằng.

Giữ tư thế 30 giây đến 1 phút, thở ra và từ từ đặt chân trái xuống trở lại tư thế Núi tadasana.

Lặp lại bên kia.

तुलादण्डासन — Tulāḍaṇḍāsana

TULADANDASANA (tu-laa-dan-daa-sa-na)

Balancing Stick Pose

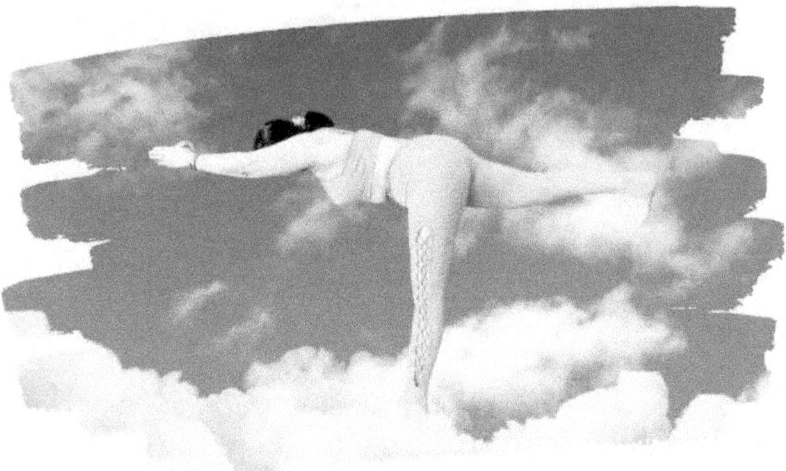

Tư thế Gậy thăng bằng

Trong tiếng Phạn, "Tuladandasana" (तुलादण्डासन) là một tư thế yoga được dịch là "Balancing Stick Pose" trong tiếng Anh.

"Tula" (तुला) = "cân bằng"; "Danda" (दण्ड) = "cây gậy"; "Asana" (आसन) = "tư thế" hoặc "chỗ ngồi".

Vì vậy, "Tuladandasana" dịch sang "Tư thế Gậy thăng bằng" trong tiếng Việt.

Phiên âm & Phát âm

Tiếng Phạn: तुलादण्डासन

IAST: tulāḍaṇḍāsana

Âm tiết: tu-lā-ḍaṇ-ḍā-sa-na

Phát âm: tu-laa-dan-daa-sa-na

LỢI ÍCH VÀ TÁC DỤNG TRỊ BỆNH

Tư thế Gậy thăng bằng (Tuladandasana) tăng cường khả năng giữ thăng bằng và phối hợp bằng cách thách thức cơ thể tìm lại sự ổn định trong tư thế một chân.

Tư thế này tác động đến các cơ cốt lõi, bao gồm cả cơ bụng và cơ xiên, giúp xây dựng sức mạnh và sự ổn định ở phần thân.

Thực hành tư thế Gậy thăng bằng đòi hỏi sự tập trung, điều này có lợi cho việc cải thiện tinh thần minh mẫn và chức năng nhận thức.

Thực hành tư thế Gậy thăng bằng thường xuyên giúp cải thiện tính linh hoạt ở gân kheo, hông và vai, tăng cường khả năng vận động tổng thể và phạm vi chuyển động.

Bản chất năng động của tư thế Gậy thăng bằng kích thích tuần hoàn khắp cơ thể, thúc đẩy việc cung cấp oxy và chất dinh dưỡng đến các mô và cơ quan.

Tư thế Gậy thăng bằng tăng cường cơ bắp ở lưng và cột sống, thúc đẩy sự liên kết và tư thế thích hợp.

Tư thế này có thể giúp giảm đau lưng bằng cách tăng cường các cơ hỗ trợ cột sống và cải thiện sự liên kết của cột sống.

Tư thế Gậy thăng bằng là một tư thế năng động đòi hỏi nỗ lực đáng kể, khiến nó trở thành một cách hiệu quả để đốt cháy calo và tăng cường sức khỏe tim mạch.

Sự tập trung cần thiết để duy trì sự cân bằng trong tư thế Gậy thăng bằng có thể giúp xoa dịu tâm trí và giảm căng thẳng, lo lắng.

Thực hành thành công tư thế Gậy thăng bằng có thể nâng cao sự tự tin và lòng tự trọng vì nó đòi hỏi sự tập trung, quyết tâm và sức mạnh thể chất.

THỰC HÀNH

Bắt đầu bằng cách đứng thẳng đầu thảm, hai chân sát nhau, tay xuôi theo thân (Tadasana).

Hít vào, nâng tay lên cao, chắp hai bàn tay ở tư thế cầu nguyện.

Thở ra, lùi chân phải về sau, gập gối trái 90 độ, sao cho đầu gối thẳng hàng với cổ chân, chân phải duỗi thẳng ra sau.

Giữ thân trên nâng cao, siết cơ trung tâm để giữ thăng bằng.

Hít vào, xoay hông về phía trước, hạ dần thân trên xuống đồng thời nâng chân phải lên, duỗi tay ra trước song song mặt đất, các ngón tay vươn dài.

Tiếp tục kéo dài cơ thể từ đầu ngón tay đến gót chân phải, tạo thành một đường thẳng song song mặt đất.

Chân trái duỗi thẳng (không khóa gối), vuông góc với mặt đất.

Giữ hông vuông, hướng về phía trước, thân mình đối diện mặt đất, không nghiêng.

Giữ tư thế từ vài chục giây đến vài phút.

Để thoát thế, thở ra, từ từ hạ tay và chân xuống phía sau, rồi nâng người trở lại đứng bên chân trái trong Tadasana.
Đổi chân và lặp lại Tuladandasana.

Lời khuyên:

Nhìn cố định vào một điểm trên sàn để giữ thăng bằng.

Siết cơ trung tâm suốt quá trình giữ thế để ổn định thân người.

Tránh khóa gối chân trụ; nên giữ một độ gập nhẹ để bảo vệ khớp.

THÁCH THỨC VÀ KHÓ KHĂN TIỀM ẨN

Thách thức thăng bằng: Tư thế Gậy thăng bằng (Tuladandasana) đòi hỏi khả năng giữ thăng bằng vượt trội, khi người tập đứng trên một chân, đồng thời duỗi thân trên ra trước và chân kia ra sau. Giữ ổn định có thể khó, nhất là với người mới hoặc người có khả năng cảm nhận cơ thể hạn chế.

Sức mạnh chân: Giữ cơ thể trong tư thế này cần sức mạnh ở chân, đặc biệt là chân trụ và chân duỗi. Sự yếu ở những vùng này khiến việc giữ tư thế và căn chỉnh trở nên khó khăn.

Kích hoạt cơ trung tâm: Ổn định phụ thuộc nhiều vào việc siết cơ trung tâm, giúp nâng đỡ thân trên và ngăn lưng dưới sụp xuống. Cơ trung tâm yếu sẽ dẫn đến mất thăng bằng và khó giữ tư thế.

Linh hoạt hông: Căn chỉnh đúng cần sự linh hoạt của hông, để duỗi chân sau và tạo đường thẳng từ đầu đến gót. Hông cứng làm giảm khả năng duỗi và giữ vững thế.

Linh hoạt vai và lưng trên: Đưa tay lên cao đòi hỏi sự linh hoạt của vai và lưng trên. Vai cứng khiến việc nâng tay và căn chỉnh cơ thể trở nên khó khăn.

Phối hợp nhịp thở: Phối hợp hơi thở với chuyển động là yếu tố then chốt để duy trì sự tập trung, làm dịu tâm trí và điều hòa năng lượng. Thở đều khi giữ thăng bằng là một thử thách.

Kiên nhẫn luyện tập: Tuladandasana cần sự kiên nhẫn và luyện tập đều đặn để cải thiện sự thăng bằng, sức mạnh và độ linh hoạt. Hãy tiếp cận tư thế một cách nhẹ nhàng, tôn trọng giới hạn cơ thể và tiến bộ dần theo thời gian.

Tư thế Chiến binh III vs. tư thế Gậy thăng bằng

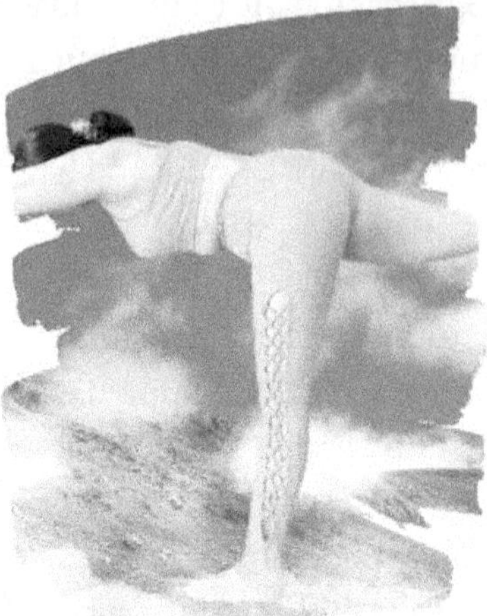

Virabhadrasana III

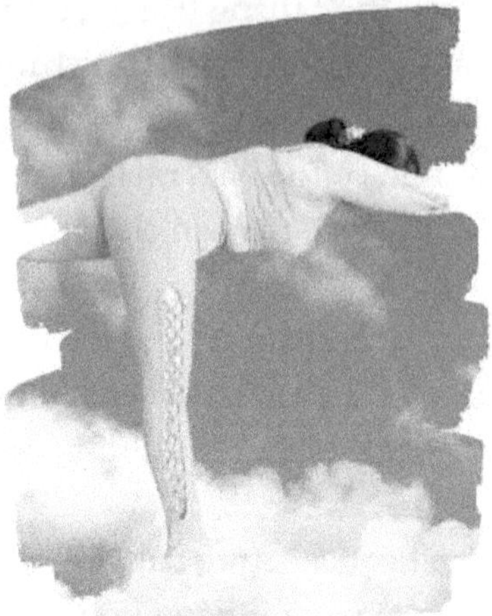

Tuladandasana

Chiến binh III

Tư thế Chiến binh III, còn được gọi là Virabhadrasana III, là một tư thế đứng thăng bằng đầy thử thách khác trong yoga.

Nó bao gồm việc bắt đầu ở tư thế đứng và sau đó nghiêng thân về phía trước đồng thời nhấc một chân thẳng về phía sau.

Cánh tay thường duỗi thẳng về phía trước dọc theo chân nhấc lên, tạo thành một đường thẳng từ đầu ngón tay đến gót chân nhấc lên.

Gậy thăng bằng

Tư thế Gậy thăng bằng (Tuladandasana), là tư thế đứng giữ thăng bằng đầy thử thách trong yoga.

Nó được đặc trưng bằng cách đứng trên một chân trong khi duỗi thẳng chân kia về phía sau song song với sàn, thân và cánh tay cũng duỗi về phía trước.

Điều này tạo ra hình chữ T cho cơ thể, đòi hỏi sự cân bằng, sức mạnh cốt lõi và sự tập trung đáng kể.

KHÁC BIỆT QUAN TRỌNG

Chiến binh III	Gậy thăng bằng
Người tập bắt đầu đứng thẳng, rồi nghiêng người ra trước đồng thời nâng một chân ra sau. Hai tay duỗi về trước, thẳng hàng với chân sau, tạo thành một đường thẳng từ đầu ngón tay đến gót chân.	Ở tư thế này, người tập đứng trên một chân, chân kia duỗi ra sau, tạo thành hình chữ T với cơ thể. Thân trên và cánh tay cũng duỗi song song với mặt đất.
Tương tự như tư thế Gậy thăng bằng, Chiến binh III đòi hỏi sự thăng bằng và sức mạnh vùng lõi, nhưng còn nhấn mạnh sự ổn định và sức mạnh của chân trụ.	Tư thế cũng yêu cầu độ linh hoạt ở hông và gân kheo để duỗi thẳng chân ra sau. Tư thế cần sự thăng bằng và sức mạnh lõi để giữ vững trong khi tay chân kéo dài theo hướng đối lập.
Tư thế này giúp tăng cường cơ chân, cơ lõi và cơ vai khi cơ thể nỗ lực giữ thăng bằng và căn chỉnh.	Tuladandasana giúp cải thiện thăng bằng, tăng sức mạnh cơ lõi, làm săn chắc chân và tay, đồng thời nâng cao khả năng tập trung.
Luyện tập Chiến binh III giúp rèn luyện sự tập trung khi người tập tìm kiếm sự ổn định và cân chỉnh trong tư thế.	Người tập cần sự tập trung cao để giữ cho cơ thể cân chỉnh và ổn định.
Khác với Gậy thăng bằng, Chiến binh III tập trung vào sự bám rễ thông qua chân trụ để tạo nền tảng vững chắc.	Tuladandasana nhấn mạnh sự vươn dài, còn Virabhadrasana III chú trọng sự ổn định, dù cả hai đều đòi hỏi sự thăng bằng và sức mạnh.

अर्ध चन्द्रासन — Ardha Candrāsana

ARDHA CHANDRASANA (ar-dha chan-draa-sa-na)

Half Moon Pose

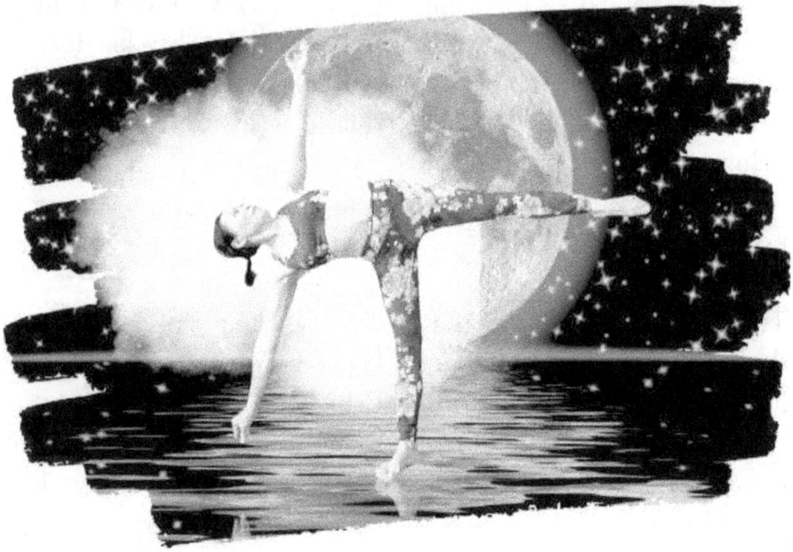

Tư thế Nửa vầng trăng

"Ardha Chandrasana" (अर्ध चन्द्रासन) trong tiếng Phạn là một tư thế yoga, được gọi là "Half Moon Pose" trong tiếng Anh.

"Ardha" (अर्ध) = "một nửa"; "Chandra" (चन्द्र) = "mặt trăng"; "Asana" (आसन) = "tư thế" hoặc "chỗ ngồi".

Vì vậy, "Ardha Chandrasana" dịch sang "Tư thế Nửa vầng trăng" trong tiếng Việt.

Phiên âm & Phát âm

Tiếng Phạn: अर्ध चन्द्रासन

IAST: ardha candrāsana

Âm tiết: ar-dha can-drā-sa-na

Phát âm: ar-dha chan-draa-sa-na

LỢI ÍCH VÀ TÁC DỤNG TRỊ BỆNH

Tư thế Nửa vầng trăng (Ardha Chandrasana) tăng cường sức mạnh cơ bắp của chân, bao gồm cơ tứ đầu, gân kheo và bắp chân, cải thiện sức mạnh và sự ổn định của phần dưới cơ thể.

Tư thế này thách thức sự cân bằng và phối hợp, giúp cải thiện kỹ năng nhận thức về quyền sở hữu và giữ thăng bằng tổng thể.

Tư thế Nửa vầng trăng kéo dài các cơ ở háng và gân kheo, thúc đẩy sự linh hoạt và giảm căng thẳng ở những khu vực này.

Tư thế này mở ngực và vai, cải thiện tư thế và giảm căng thẳng ở phần thân trên.

Tư thế Nửa vầng trăng kích thích các cơ quan vùng bụng, thúc đẩy quá trình tiêu hóa và giải độc.

Thực hành tư thế Nửa vầng trăng đòi hỏi sự tập trung, giúp cải thiện tinh thần minh mẫn và chức năng nhận thức.

Các khía cạnh cân bằng và kéo dài của tư thế Nửa vầng trăng có thể giúp giảm căng thẳng và lo lắng, thúc đẩy cảm giác bình tĩnh và thư giãn.

Tư thế này cải thiện khả năng vận động của hông và phạm vi chuyển động, có lợi cho những người bị căng hông hoặc khó chịu ở hông.

Tư thế Nửa vầng trăng tác động vào các cơ cốt lõi, bao gồm cả cơ bụng và cơ xiên, thúc đẩy sức mạnh cốt lõi và sự ổn định.

Tư thế Nửa vầng trăng tạo ra cảm giác rộng mở và tự do trong cơ thể, thúc đẩy cảm giác hạnh phúc và tràn đầy sức sống.

THỰC HÀNH

Bắt đầu với tư thế Núi tadasana ở đầu thảm, hai chân rộng bằng hông, hai tay thả lỏng hai bên.

Chuyển trọng lượng sang chân phải và nâng chân trái lên. Kích hoạt vùng trung tâm cơ thể để giữ thăng bằng.

Duỗi chân trái ra sau, song song với mặt sàn. Giữ bàn chân gập lại, các ngón chân hướng xuống đất.

Nghiêng thân trên về phía trước và hạ tay phải chạm sàn hoặc đặt lên một khối gạch bên ngoài bàn chân phải. Giữ chân phải mạnh mẽ và duỗi thẳng.

Mở hông và vai về phía bên trái, xếp hông trái lên trên hông phải. Cơ thể tạo thành một đường thẳng từ gót chân trái đến đỉnh đầu.

Nâng tay trái lên trời, thẳng hàng với vai và tay phải. Hướng ánh nhìn lên bàn tay trái hoặc sang bên, tùy vào cảm giác thoải mái của cổ.

Ép chặt bàn chân trụ xuống sàn, kích hoạt các cơ chân để duy trì thăng bằng. Tránh khóa chặt đầu gối chân trụ.

Giữ tư thế từ 5 đến 10 nhịp thở sâu, luôn giữ ý thức về sự căn chỉnh và ổn định.

Để thoát thế, nhẹ nhàng hạ chân đang nâng xuống và quay trở lại tư thế đứng. Lặp lại ở bên còn lại.

Sau khi thực hiện cả hai bên, bạn có thể nghỉ ngơi trong Balasana để giải tỏa căng thẳng trong cơ thể.

THÁCH THỨC VÀ KHÓ KHĂN TIỀM ẨN

Tư thế Nửa vầng trăng (Ardha Chandrasana) yêu cầu giữ thăng bằng trên một chân trong khi duỗi chân kia và thân trên ngang bằng với mặt đất. Tư thế này có thể khó, nhất là với người mới hoặc người gặp vấn đề về thăng bằng.

Tư thế này gồm mở hông và duỗi một chân ra sau. Sự hạn chế linh hoạt hoặc căng cơ gấp hông có thể làm khó việc duỗi chân hoàn toàn mà không bị đau hoặc căng.

Giữ tư thế đòi hỏi siết chặt cơ trung tâm để ổn định thân và hông. Cơ yếu sẽ khiến khó duy trì tư thế.

Duỗi tay qua đầu cần vai linh hoạt. Vai cứng hoặc căng ngực có thể khiến việc duỗi tay bị khó chịu.

Căn chỉnh đúng rất quan trọng để tránh căng cơ hoặc chấn thương. Việc căn chỉnh đầu, cổ và cột sống trong khi giữ thăng bằng và duỗi thân có thể khó khăn.

Phối hợp hít thở với động tác có thể là thử thách. Hít sâu và thở ra đều trong khi giữ tư thế cần luyện tập.

Một số người có thể bị đau hoặc căng ở cổ tay khi giữ thăng bằng, đặc biệt nếu cổ tay yếu hoặc từng bị thương. Căn chỉnh đúng và phân bổ trọng lượng đều giúp giảm khó chịu.

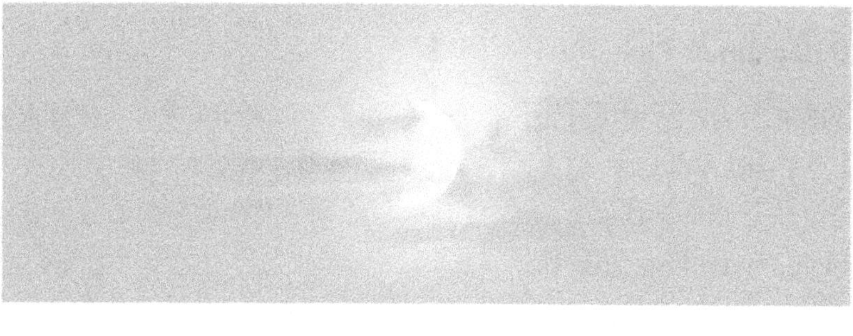

त्रिकोणासन — Trikoṇāsana

TRIKONASANA (tri-ko-naa-sa-na)

Triangle Pose

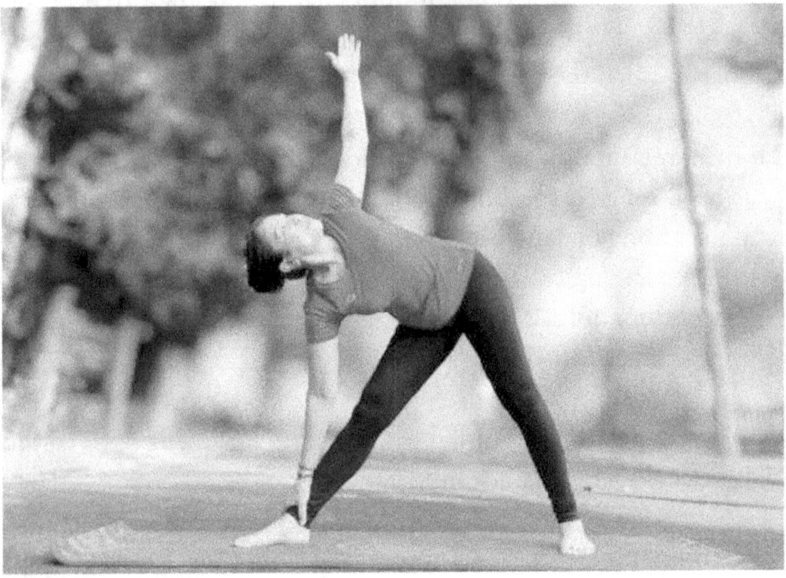

Tư thế Tam giác

"Trikonasana" (त्रिकोणासन) trong tiếng Phạn là một tư thế yoga, được gọi là "Triangle Pose" trong tiếng Anh.

"Trikona" (त्रिकोण) = "tam giác"; "Asana" (आसन) = "tư thế" hoặc "ghế ngồi".

Vì vậy, "Trikonasana" được dịch là "Tư thế Tam giác" trong tiếng Việt.

Phiên âm & Phát âm

Tiếng Phạn: त्रिकोणासन

IAST: trikoṇāsana

Âm tiết: tri-ko-ṇā-sa-na

Phát âm: tri-ko-naa-sa-na

LỢI ÍCH VÀ TÁC DỤNG TRỊ BỆNH

Tư thế Tam giác (Trikonasana) kéo dài và kéo dài gân kheo và cơ háng, cải thiện tính linh hoạt và giảm căng thẳng ở những khu vực này.

Tư thế này mở ngực và vai, cải thiện tư thế và giảm căng thẳng ở phần thân trên.

Tư thế Tam giác tăng cường sức mạnh cơ bắp của chân, bao gồm cơ tứ đầu, gân kheo và bắp chân, cũng như các cơ cốt lõi, thúc đẩy sự ổn định và cân bằng.

Động tác uốn gập sang bên trong tư thế Tam giác giúp kéo dài và kéo dài cột sống, cải thiện tính linh hoạt của cột sống và giảm độ cứng.

Tư thế Tam giác kích thích tiêu hóa bằng cách xoa bóp các cơ quan bụng, thúc đẩy hoạt động hiệu quả của hệ tiêu hóa.

Luyện tập tư thế Tam giác thách thức sự cân bằng và phối hợp, cải thiện khả năng nhận thức và kỹ năng giữ thăng bằng tổng thể.

Tư thế Tam giác mở hông, cải thiện khả năng vận động và phạm vi chuyển động của hông, điều này có thể có lợi cho những người bị căng hông hoặc khó chịu ở hông.

Tư thế Tam giác đòi hỏi sự tập trung, giúp cải thiện tinh thần minh mẫn và chức năng nhận thức.

Các vận động kéo giãn và vươn dài của tư thế Tam giác có thể giúp giảm căng thẳng và lo lắng, thúc đẩy cảm giác bình tĩnh và thư giãn.

Tư thế Tam giác tạo ra cảm giác ổn định và tiếp đất trong cơ thể, thúc đẩy cảm giác bám rễ và kết nối với trái đất.

THỰC HÀNH

Đứng ở đầu thảm trong tư thế Núi tadasana, hai chân rộng bằng hông. Cột sống thẳng, tay thả lỏng hai bên. Hít thở đều vài nhịp để ổn định tâm trí và cảm nhận cơ thể.

Bước hai chân rộng sang ngang 90–120 cm. Dang tay ngang bằng vai, lòng bàn tay úp xuống, cảm nhận sự kéo dài từ đầu ngón tay này sang bên kia.

Xoay chân phải ra ngoài 90 độ, mũi chân hướng về đầu thảm. Chân trái xoay nhẹ vào trong 15–30 độ. Phân bố đều trọng lượng lên hai bàn chân.

Hít vào, kéo dài cột sống, nâng ngực, mở vai.

Thở ra và nghiêng người sang bên phải, từ hông chứ không phải từ thắt lưng. Tưởng tượng tay phải bị kéo sang bên. Thân trên và chân phải nằm trên cùng một mặt phẳng.

Khi không thể nghiêng thêm, đặt tay phải xuống ống chân, mắt cá hoặc sàn – tùy khả năng, miễn không cong lưng. Tay trái vươn thẳng lên trời, tạo một đường thẳng từ vai trái đến vai phải. Hông mở đều, tránh đẩy mông ra sau hay xoay lệch.

Hướng mắt nhìn lên bàn tay trái (hoặc giữ đầu trung lập nếu cổ căng). Mở rộng ngực, kéo dài cột sống, không đè trọng lượng lên tay phải mà giữ bằng sức cơ trung tâm và chân.

Duy trì sự kéo dài từ đỉnh đầu đến xương cụt. Giữ thế 30 giây đến 1 phút, thở chậm và sâu.

Tập trung kéo dài hai bên thân và xoay ngực hướng lên. Giữ chân phải vững chắc, chân trái kéo căng từ gót đến hông.

Thoát thế: Hít vào, nhấn chắc chân trái, nâng thân trên, đưa hai tay ngang vai. Xoay chân về phía trước, trở lại tư thế ban đầu. Lặp lại với bên trái.

THÁCH THỨC VÀ KHÓ KHĂN TIỀM ẨN

Thiếu linh hoạt ở hông hoặc gân kheo. Khi các cơ hông và gân kheo căng hoặc kém linh hoạt, thân người khó giữ thẳng với chân trước, khiến người tập nghiêng về trước thay vì kéo dài sang bên đúng kỹ thuật, giảm hiệu quả kéo giãn.

Xu hướng cong lưng khi với tay chạm sàn. Nhiều người cố đặt tay xuống sàn thường làm cong cột sống hoặc sụp thân trên, mất cân chỉnh và giảm tác dụng kéo dài bên, có thể gây đau lưng hoặc căng cơ.

Dồn quá nhiều trọng lượng lên tay hỗ trợ. Tay bên dưới chỉ là điểm tiếp xúc, hỗ trợ nhẹ nhàng, không phải trụ chính. Dồn quá nhiều lực lên tay này làm giảm hoạt động cơ trung tâm và sự ổn định toàn thân.

Xoay ngực lên trên không đủ, lồng ngực hướng xuống đất. Nếu lồng ngực không xoay mở lên trên mà quay xuống dưới, khả năng hít thở sâu và mở rộng năng lượng bị hạn chế, mất một phần lớn lợi ích tư thế.

Căng thẳng và đau cổ khi quay đầu. Quay đầu nhìn lên tay trên có thể gây căng hoặc đau cổ nếu tư thế chưa điều chỉnh đúng hoặc cổ yếu, khiến người tập giữ đầu không thoải mái, ảnh hưởng trải nghiệm.

Lệch hoặc xoay sai trục vùng hông. Hông sau bị đẩy lùi hoặc khép lại không đúng gây mất thăng bằng, lệch trục vùng chậu, làm mất đường thẳng chuẩn giữa thân trên và chân trước, ảnh hưởng sự ổn định.

Thiếu hỗ trợ chắc chắn từ chân và cơ trung tâm. Khi chân không nhấn chặt xuống sàn và cơ lõi không kích hoạt đủ, người tập dễ mất cân bằng, tư thế lung lay hoặc gập gù, khó giữ lâu và chính xác.

परवृित्त त्रकिोणासन — Parivṛtta Trikoṇāsana

PARIVRTTA TRIKONASANA
(pa-ri-vrit-ta tri-ko-naa-sa-na)

Revolved Triangle Pose

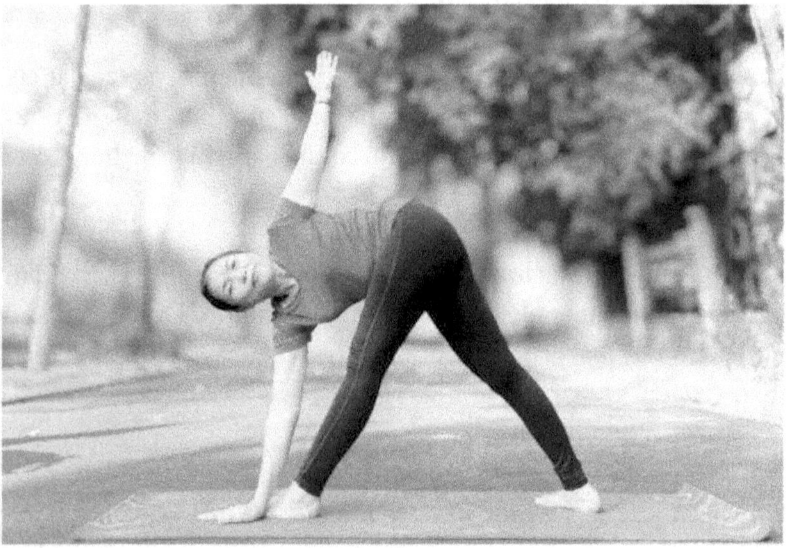

Tư thế Tam giác xoắn

Trong tiếng Phạn, "Parivrtta Trikonasana" (परवृित्त त्रकिोणासन) là một tư thế yoga, có tên tiếng Anh là "Revolved Triangle Pose".

"Parivrtta" (परवृित्त) = "xoay" hoặc "xoắn"; "Trikonasana" (त्रकिोणासन) = "Tư thế Tam giác".

Vì vậy, "Parivrtta Trikonasana" dịch sang "Tư thế Tam giác xoay" hoặc "Tư thế Tam giác xoắn" trong tiếng Việt.

Phiên âm & Phát âm

Tiếng Phạn: परवृित्त त्रकिोणासन
IAST: parivṛtta trikoṇāsana
Âm tiết: pa-ri-vṛt-ta tri-ko-ṇā-sa-na
Phát âm: pa-ri-vrit-ta tri-ko-naa-sa-na

LỢI ÍCH VÀ TÁC DỤNG TRỊ BỆNH

Tư thế Tam giác xoắn (Parivrtta Trikonasana) kéo dài toàn bộ chiều dài của cột sống và gân kheo, thúc đẩy tính linh hoạt và giảm căng thẳng ở những khu vực này.

Tư thế này mở ngực và vai, cải thiện tư thế và giảm căng thẳng ở phần thân trên.

Tư thế Tam giác xoắn tăng cường sức mạnh cơ bắp của chân, bao gồm cơ tứ đầu, gân kheo và bắp chân, cũng như các cơ cốt lõi, thúc đẩy sự ổn định và cân bằng.

Động tác vặn người trong tư thế Tam giác xoắn kích thích tiêu hóa và xoa bóp các cơ quan bụng, thúc đẩy hoạt động hiệu quả của hệ tiêu hóa.

Thực hành tư thế Tam giác xoắn thách thức sự cân bằng và phối hợp, cải thiện khả năng nhận thức và kỹ năng giữ thăng bằng tổng thể.

Tư thế Tam giác xoắn kích thích các cơ quan vùng bụng, bao gồm thận và gan, thúc đẩy quá trình giải độc và làm sạch cơ thể.

Tư thế này cải thiện khả năng vận động của hông và phạm vi chuyển động, có lợi cho những người bị căng hông hoặc khó chịu ở hông.

Tư thế Tam giác xoắn đòi hỏi sự tập trung, giúp cải thiện tinh thần minh mẫn và chức năng nhận thức.

Các khía cạnh kéo dài và xoắn của tư thế Tam giác xoắn có thể giúp giảm căng thẳng và lo lắng, thúc đẩy cảm giác bình tĩnh và thư giãn.

Tư thế Tam giác xoắn tạo ra cảm giác ổn định và tiếp đất trong cơ thể, thúc đẩy cảm giác bám rễ và kết nối với trái đất.

THỰC HÀNH

Bắt đầu đứng trên đầu tấm thảm trong tư thế Núi tadasana, với hai chân rộng bằng hông và hai tay ở hai bên.

Bước hai chân rộng ra, khoảng cách giữa chúng khoảng 1 m, tùy thuộc vào độ linh hoạt của bạn.

Xoay bàn chân phải ra 90 độ để ngón chân hướng về phía trước tấm thảm. Giữ chân trái hơi xoay vào trong, khoảng 45 độ.

Hít vào và duỗi hai tay ra hai bên ngang vai, song song với sàn.

Thở ra và đưa tay trái về phía sàn bên ngoài bàn chân phải, uốn cong hông trong khi giữ thân hướng về phía trước.

Đặt tay trái của bạn ở bên ngoài mắt cá chân phải, ống chân phải hoặc khối tập yoga đặt trên sàn ngoài chân phải. Cánh tay thẳng.

Hít vào và duỗi thẳng cánh tay phải lên trời, vươn qua đầu ngón tay.

Giữ thân mình mở và hướng về phía trước, ngực và hông vuông góc về phía trước tấm thảm.

Thở ra và bắt đầu xoay thân mình lên trời, mở ngực về phía trần nhà.

Giữ tư thế trong 3-5 nhịp thở, kéo dài cột sống với mỗi lần hít vào và vặn sâu hơn với mỗi lần thở ra.

Để thoát thế, hít vào và từ từ đứng thẳng, hạ cánh tay xuống.

Lặp lại tư thế ở phía đối diện bằng cách làm tương tự.

THÁCH THỨC VÀ KHÓ KHĂN TIỀM ẨN

Xoay thân hạn chế. Khó mở rộng hoàn toàn phần thân trên. Phần lưng trên thường cong, làm giảm khả năng mở ngực. Nguyên nhân có thể do thiếu linh hoạt, hông cứng hoặc khởi động sai.

Lệch khung chậu và hông. Xoắn người có thể làm khung chậu nghiêng hoặc nâng lên, mất liên kết với phần trên. Điều này cản trở xoay người và gây căng thắt lưng.

Cứng gân kheo. Gân kheo bị kéo căng mạnh. Sự cứng khiến không thể đặt tay xuống mà không làm cong lưng, gây áp lực vùng thắt lưng.

Dồn quá nhiều lực lên tay. Nhiều người tì quá nhiều vào tay dưới, làm ép vai và làm sụp thân trên. Điều này giới hạn mở ngực và giảm sức mạnh vùng trung tâm.

Thiếu ổn định. Chân vắt chéo cùng xoắn làm tư thế mất cân bằng. Giữ thăng bằng khó, nhất là khi nhìn lên hoặc giữ lâu.

Căng cơ cổ và vai. Quay đầu nhìn lên gây căng, nhất là khi tay không thẳng hàng. Nên điều chỉnh ánh nhìn để dễ chịu hơn.

Hô hấp hạn chế. Xoắn có thể nén lồng ngực, làm hạn chế hơi thở, gây khó chịu.

Nhạy cảm vùng lưng hoặc bụng. Người đau lưng hoặc có vấn đề tiêu hóa có thể cảm thấy áp lực khó chịu.

Lệch về độ linh hoạt giữa hai bên. Một bên thường mềm dẻo hơn, gây mất cân đối rõ rệt.

Mệt mỏi tinh thần. Tư thế đòi hỏi phối hợp giữ thăng bằng, xoay và cố định, dễ làm người mới mệt mỏi.

बद्ध त्रकिोणासन — Baddha Trikoṇāsana

BADDHA TRIKONASANA (bad-dha tri-ko-naa-sa-na)

Bound Triangle Pose

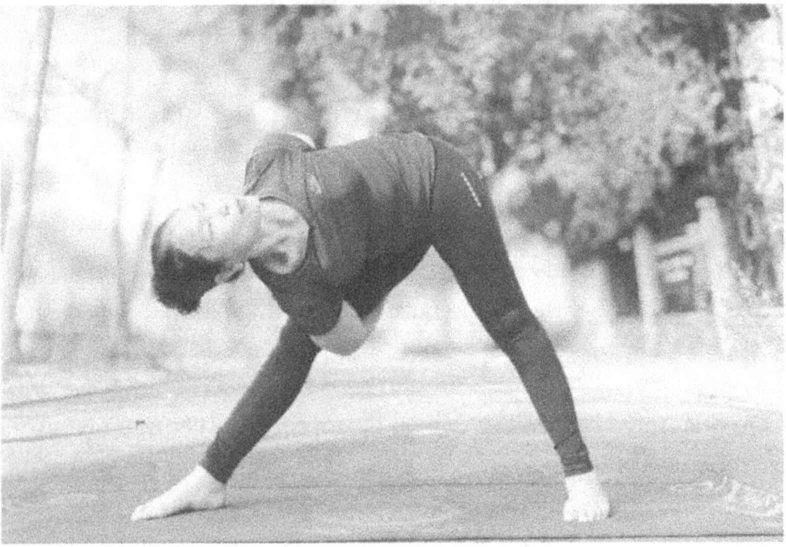

Tư thế Tam giác trói

"Baddha Trikonasana" (बद्ध त्रकिोणासन) trong tiếng Phạn là một tư thế yoga, được gọi là "Bound Triangle Pose" trong tiếng Anh.

"Baddha" (बद्ध) = "bị ràng buộc" hoặc "bị khóa", "bị trói"; "Trikonasana" (त्रकिोणासन) = "Tư thế Tam giác".

Vì vậy, "Baddha Trikonasana" dịch sang "Tư thế Tam giác trói" trong tiếng Việt.

Phiên âm & Phát âm

Tiếng Phạn: बद्ध त्रकिोणासन

IAST: baddha trikoṇāsana

Âm tiết: bad-dha tri-ko-ṇā-sa-na

Phát âm: bad-dha tri-ko-naa-sa-na

LỢI ÍCH VÀ TÁC DỤNG TRỊ BỆNH

Tư thế Tam giác trói (Baddha Trikonasana) kéo dài toàn bộ chiều dài của cột sống và gân kheo, thúc đẩy sự linh hoạt và giảm căng thẳng ở những khu vực này.

Tư thế này mở ngực và vai, cải thiện tư thế và giảm căng thẳng ở phần thân trên.

Tư thế Tam giác trói tăng cường sức mạnh cơ bắp của chân, bao gồm cơ tứ đầu, gân kheo và bắp chân, cũng như các cơ cốt lõi, thúc đẩy sự ổn định và cân bằng.

Động tác vặn mình trong tư thế Tam giác trói kích thích tiêu hóa và xoa bóp các cơ quan bụng, thúc đẩy hoạt động hiệu quả của hệ tiêu hóa.

Thực hành tư thế Tam giác trói thách thức sự cân bằng và phối hợp, cải thiện khả năng nhận thức và kỹ năng giữ thăng bằng tổng thể.

Tư thế Tam giác trói kích thích các cơ quan vùng bụng, bao gồm thận và gan, thúc đẩy quá trình giải độc và làm sạch cơ thể.

Tư thế này cải thiện khả năng vận động của hông và phạm vi chuyển động, có lợi cho những người bị căng hông hoặc khó chịu ở hông.

Tư thế Tam giác trói đòi hỏi sự tập trung, giúp cải thiện tinh thần minh mẫn và chức năng nhận thức.

Các khía cạnh kéo dài và vặn xoắn của tư thế Tam giác trói có thể giúp giảm căng thẳng và lo lắng, thúc đẩy cảm giác bình tĩnh và thư giãn.

Tư thế Tam giác trói tạo ra cảm giác ổn định và tiếp đất trong cơ thể, thúc đẩy cảm giác bám rễ và kết nối với trái đất.

THỰC HÀNH

Bắt đầu đứng ở đầu thảm trong tư thế Núi tadasana, hai chân rộng bằng hông, tay xuôi theo thân.

Dang chân rộng khoảng 90–120 cm tùy độ linh hoạt.

Xoay chân phải 90 độ, các ngón chân hướng về trước. Chân trái xoay nhẹ vào trong khoảng 45 độ. Hai chân duỗi thẳng như hai cạnh của một tam giác.

Hít vào, thở ra và nghiêng người dần về phía chân phải. Giữ vài nhịp thở để cơ thể thích nghi với tư thế nghiêng.

Tiếp tục hạ người về phía trước, giữ xương bả vai gần mặt trong đầu gối phải.

Tay phải quấn quanh đùi phải, bắp tay hướng lên, đặt phía sau mông.

Tay trái vòng ra sau, xuống dưới để nắm lấy tay phải, các ngón tay đan chặt.

Hai chân tiếp tục căng đều hai phía. Vặn ngực lên trên, ngược chiều kim đồng hồ, nhờ vào lực hai tay nắm.

Mắt nhìn lên trần. Thở sâu, chậm bằng bụng dưới.

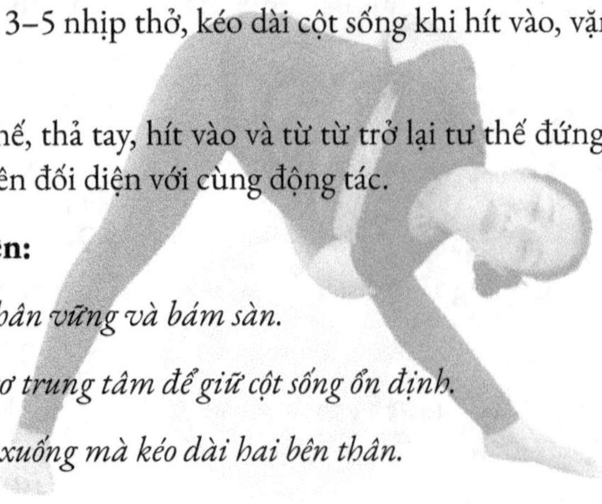

Giữ tư thế 3–5 nhịp thở, kéo dài cột sống khi hít vào, vặn sâu hơn khi thở ra.

Để thoát thế, thả tay, hít vào và từ từ trở lại tư thế đứng ban đầu. Lặp lại ở bên đối diện với cùng động tác.

Lời khuyên:

Luôn giữ chân vững và bám sàn.

Kích hoạt cơ trung tâm để giữ cột sống ổn định.

Không sụp xuống mà kéo dài hai bên thân.

THÁCH THỨC VÀ KHÓ KHĂN TIỀM ẨN

Giữ thăng bằng khi nghiêng người trên một chân có thể rất khó, đặc biệt với người mới tập hoặc ai có khả năng giữ thăng bằng kém.

Sự linh hoạt tốt ở hông, gân kheo và cột sống là rất cần thiết. Căng cứng ở những vùng này sẽ khiến việc gập người và căn chỉnh tư thế trở nên khó khăn hơn.

Vặn người sâu trong khi giữ lưng thẳng và ngực mở không hề dễ. Độ linh hoạt hạn chế ở cột sống hoặc phần thân trên có thể làm giảm phạm vi chuyển động.

Tư thế đòi hỏi sức mạnh ở chân, vùng lõi và lưng, để nâng đỡ cơ thể và duy trì ổn định trong suốt thời gian giữ thế.

Căn chỉnh đúng là điều bắt buộc để tránh căng thẳng hoặc chấn thương. Việc cân bằng giữa hông, vai và cột sống khi vừa gập vừa xoay người là một thử thách.

Đưa hai tay ra sau và đan lại đòi hỏi sự linh hoạt ở vai. Bất kỳ sự căng cứng nào ở khu vực này có thể khiến động tác trở nên khó khăn.

Ngẩng đầu nhìn lên có thể gây mỏi cổ, đặc biệt nếu cơ cổ bị cứng. Cần giữ cổ thư giãn và tránh ngửa đầu quá mức.

Duy trì hơi thở sâu và đều trong tư thế này là một thử thách, vì động tác vặn và gập người có thể làm gián đoạn nhịp thở. Nên giữ nhịp thở ổn định và nhẹ nhàng.

Làm chủ tư thế này cần thời gian và luyện tập đều đặn. Sự kiên nhẫn, bền bỉ và tập trung là chìa khóa để vượt qua thử thách.

उत्तति पार्श्वकोणासन — Utthita Pārśvakoṇāsana

UTTHITA PARSVAKONASANA
(ut-thi-ta paar-shva-ko-naa-sa-na)

Extended Side Angle Pose

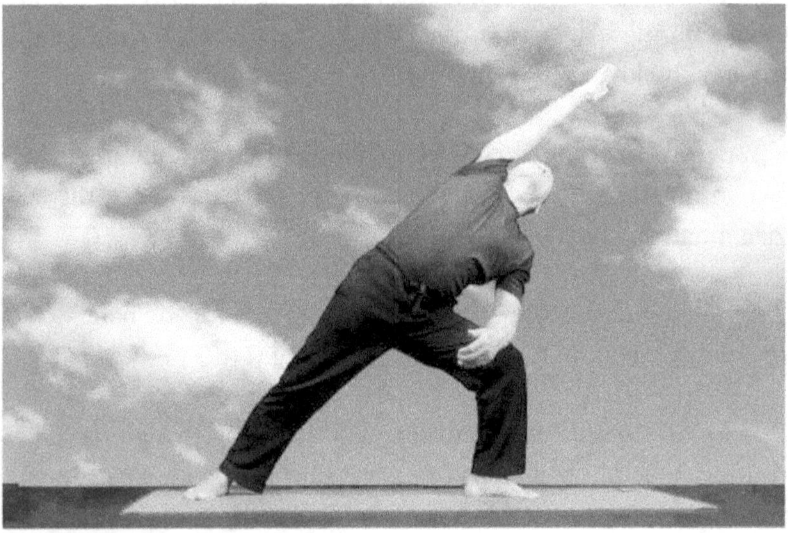

Tư thế Góc nghiêng mở rộng

Trong tiếng Phạn, "Utthita Parsvakonasana" được viết là "उत्थति पार्श्वकोणासन", có tên tiếng Anh là "Extended Side Angle Pose".

"Utthita" (उत्थति) = "mở rộng" hoặc "kéo dài ra"; "Parsva" (पार्श्व) = "bên" hoặc "sườn"; "Kona" (कोण) = "góc"; "Asana" (आसन) = "tư thế" hoặc "chỗ ngồi".

Vì vậy, "Utthita Parsvakonasana" dịch sang "Tư thế Góc nghiêng mở rộng" trong tiếng Việt.

Phiên âm & Phát âm

Tiếng Phạn: उत्तति पार्श्वकोणासन
IAST: utthita pārśvakoṇāsana
Âm tiết: ut-thi-ta pār-śva-ko-ṇā-sa-na
Phát âm: ut-thi-ta paar-shva-ko-naa-sa-na

LỢI ÍCH VÀ TÁC DỤNG TRỊ BỆNH

Tư thế Góc nghiêng mở rộng (Utthita Parsvakonasana) giúp kéo giãn cơ đùi, bẹn, gân kheo và bắp chân, đồng thời tăng cường cơ tứ đầu và cơ quanh khớp gối. Tư thế này cải thiện độ linh hoạt và sự ổn định của phần thân dưới.

Tư thế Góc nghiêng mở rộng giúp mở và kéo căng các cơ gấp hông, háng và cơ đùi trong, thúc đẩy phạm vi chuyển động lớn hơn ở hông và xương chậu.

Giữ thân và phần trên cơ thể ở tư thế khỏe mạnh, ổn định sẽ tác động đến các cơ cốt lõi, bao gồm cả cơ bụng và cơ xiên, giúp xây dựng sức mạnh và sự ổn định ở thân.

Tư thế Góc nghiêng mở rộng khuyến khích việc kéo dài cột sống và thúc đẩy sự liên kết thích hợp của các đốt sống, có thể giúp giảm bớt căng thẳng và khó chịu ở lưng.

Giữ thăng bằng trên một chân trong khi duỗi thân và vươn cánh tay qua đầu thách thức khả năng giữ thăng bằng và cảm giác quyền sở hữu, cải thiện khả năng phối hợp và tập trung.

Tư thế Góc nghiêng mở rộng khuyến khích sự mở rộng qua ngực và vai, kéo căng cơ ngực và cơ delta phía trước. Điều này có thể giúp chống lại tác động của việc khom người về phía trước và ngồi trong thời gian dài.

Việc nén nhẹ bụng trong tư thế Góc nghiêng mở rộng có thể kích thích các cơ quan tiêu hóa, thúc đẩy quá trình tiêu hóa và đào thải lành mạnh.

Thực hành tư thế Góc nghiêng mở rộng có tác dụng kích thích dòng năng lượng (prana) khắp cơ thể, đặc biệt là dọc theo hai bên cơ thể và qua cánh tay và đầu ngón tay.

THỰC HÀNH

Bắt đầu với tư thế Núi tadasana, đứng thẳng ở đầu thảm, hai chân sát nhau, tay xuôi theo thân, vai thả lỏng.

Bước chân trái ra sau một bước dài (khoảng 90–120 cm). Chân phải hướng về trước, chân trái xoay khoảng 45°.

Canh gót chân trước thẳng hàng với giữa bàn chân sau. Giữ hông hướng thẳng về phía trước.

Thở ra, gập gối phải sao cho nằm ngay trên mắt cá. Hạ đùi song song mặt đất, đầu gối thẳng với ngón chân thứ hai.

Hít vào, dang hai tay ngang vai, song song sàn, lòng bàn tay úp, các ngón tay căng dài.

Khi thở ra, gập người sang một bên, đặt tay phải lên đùi phải.

Đặt tay phải lên đùi, mu bàn chân hoặc xuống sàn.

Duỗi thẳng tay trái qua đầu, tạo thành một đường thẳng liên tục từ chân trái đến đầu ngón tay.

Xoay ngực mở lên trần, vai chồng lên nhau, mở rộng vùng ngực.

Nhìn lên tay trái hoặc nhìn thẳng nếu cổ không thoải mái.

Giữ tư thế 30 giây đến 1 phút, hít thở sâu và duy trì ý thức cơ thể.

Để thoát thế, ấn chân xuống, siết cơ bụng và hít vào khi đứng dậy. Lặp lại với bên trái.

Sau khi tập cả hai bên, quay lại tư thế Núi tadasana và hít thở vài nhịp để cân bằng lại.

THÁCH THỨC VÀ KHÓ KHĂN TIỀM ẨN

Tư thế Góc nghiêng mở rộng (Utthita Parsvakonasana) đòi hỏi sự linh hoạt đáng kể ở hông để duy trì chân duỗi và tư thế bước nhảy sâu. Khả năng di chuyển của hông bị hạn chế có thể khiến việc giữ hông vuông góc và chân duỗi thẳng với thân trở nên khó khăn.

Việc giữ cho chân duỗi thẳng khỏe mạnh và ổn định trong tư thế này đòi hỏi sức mạnh ở cơ tứ đầu đùi, cơ gân kheo và cơ mông. Yếu các cơ này có thể gây khó khăn cho việc giữ tư thế và gây căng cơ đầu gối.

Duy trì sự liên kết phù hợp ở phần trên cơ thể, bao gồm vai, cánh tay và thân mình, là điều quan trọng trong tư thế Góc nghiêng mở rộng. Người tập có thể cảm thấy khó khăn khi giữ thân mở và duỗi trong khi vươn cánh tay qua đầu.

Giữ thăng bằng ở tư thế lunge trong khi vươn cánh tay qua đầu đòi hỏi sự ổn định và tập trung. Người tập có thể gặp khó khăn trong việc tìm kiếm sự cân bằng, đặc biệt nếu họ có ít kinh nghiệm với các tư thế giữ thăng bằng hoặc nếu có sự bất đối xứng về sức mạnh và tính linh hoạt giữa các bên của cơ thể.

Hít thở sâu và đều đặn là điều cần thiết để duy trì tư thế và tạo điều kiện thư giãn. Tuy nhiên, người tập có thể gặp khó khăn trong việc duy trì nhịp thở nhịp nhàng, đặc biệt khi tập trung vào sự liên kết và cân bằng.

Utthita Parsvakonasana có thể là một thử thách, đặc biệt đối với những người mới bắt đầu. Thực hành nhất quán và kiên nhẫn là chìa khóa để dần dần cải thiện sức mạnh, tính linh hoạt và sự liên kết trong tư thế.

पार्श्वोत्तानासन — Pārśvottānāsana

PARSVOTTANASANA (paar-shva ut-taa-naa-sa-na)

Pyramid / Intense Side Stretch Pose

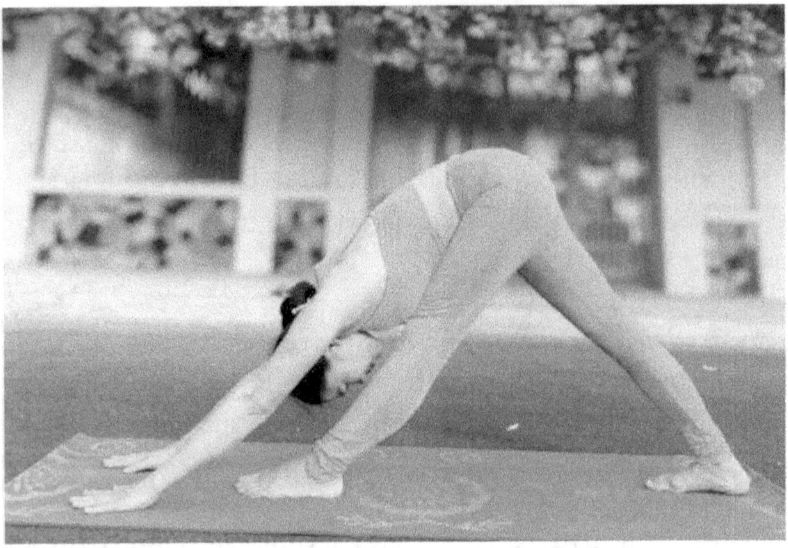

Tư thế Kim tự tháp

"Parsvottanasana" (पार्श्वोत्तानासन) trong tiếng Phạn là một tư thế yoga, có tên tiếng Anh là "Pyramid or Intense Side Stretch Pose".

"Parsva" (पार्श्व) = "bên"; "Uttana" (उत्तान) = "căng thẳng dữ dội"; "Asana" (आसन) = "tư thế" hoặc "chỗ ngồi".

Vì vậy, "Parsvottanasana" được dịch là "Tư thế căng cơ một bên cường độ cao" hoặc "Tư thế Kim tự tháp" trong tiếng Việt.

Phiên âm & Phát âm

Tiếng Phạn: पार्श्वोत्तानासन
IAST: pārśvottānāsana
Âm tiết: pār-śvo-ttā-nā-sa-na
Phát âm: paar-shva ut-taa-naa-sa-na

LỢI ÍCH VÀ TÁC DỤNG TRỊ BỆNH

Tư thế Kim tự tháp (Parsvottanasana) kéo dài gân kheo và bắp chân, thúc đẩy sự linh hoạt và giảm căng thẳng ở những khu vực này.

Tư thế này giúp điều chỉnh cột sống đúng cách, giảm nguy cơ đau lưng và thúc đẩy tư thế tốt.

Tư thế Kim tự tháp tăng cường sức mạnh cơ bắp của chân, bao gồm cả cơ tứ đầu và bắp chân, thúc đẩy sự ổn định và cân bằng.

Động tác gập người về phía trước trong tư thế Kim tự tháp kích thích các cơ quan vùng bụng, thúc đẩy quá trình tiêu hóa và giải độc.

Thực hành tư thế Kim tự tháp đòi hỏi sự cân bằng và tập trung, giúp cải thiện sự tập trung và tinh thần minh mẫn.

Tư thế này cải thiện tính linh hoạt của hông và phạm vi chuyển động, có lợi cho những người bị căng hông hoặc khó chịu ở hông.

Bản chất êm dịu của tư thế Kim tự tháp có thể giúp giảm căng thẳng và lo lắng, thúc đẩy sự thư giãn và bình an nội tâm.

Tư thế Kim tự tháp làm tăng lưu lượng máu đến chân và xương chậu, thúc đẩy lưu thông và cung cấp oxy và chất dinh dưỡng cho các mô.

Tư thế Kim tự tháp khuyến khích biết cách buông bỏ, cho phép người tập giải phóng căng thẳng về thể chất và tinh thần, đồng thời tìm thấy cảm giác thoải mái và thư giãn.

Tư thế Kim tự tháp có thể giúp giải phóng căng thẳng cảm xúc được lưu trữ trong cơ thể, thúc đẩy sự cân bằng cảm xúc và hạnh phúc.

THỰC HÀNH

Đứng ở đầu thảm trong tư thế Núi tadasana, hai chân rộng bằng hông, hai tay buông dọc thân.

Bước chân phải lùi lại khoảng 90–120 cm, mũi chân phải xoay nhẹ ra ngoài (khoảng 45°).

Xoay hông phải hướng về phía trước thảm, hông trái hướng ra sau để hông song song với mép thảm.

Hít vào, kéo dài cột sống, nâng nhẹ ngực.

Thở ra, gập người từ hông, giữ lưng dài, gập thân trên về phía chân trái.

Giữ chân trái vững chắc, duỗi thẳng nhưng không khóa gối.

Đặt hai tay hai bên bàn chân trái – trên sàn, trên gạch yoga, hoặc trên ống chân nếu cần.

Đảm bảo hông vẫn giữ vuông và ổn định, thân người song song với sàn.

Thả lỏng cổ, mắt nhìn về bàn chân trái hoặc chóp mũi.

Hít thở chậm và sâu, cảm nhận sự giãn căng phía sau chân trái và cơ gập hông bên phải.

Giữ tư thế từ 30 giây đến 1 phút, thở đều.

Thoát thế: Hít vào, siết cơ trung tâm, nâng thân dậy chậm rãi. Đưa chân phải về cạnh chân trái. Đổi bên, bước chân trái ra sau và lặp lại.

Lời khuyên:

Chân trước vững, chân sau chủ động, siết cơ bụng để giữ ổn định.

Hít vươn dài, thở kéo sâu; gập nhẹ gối hoặc dùng gạch nếu cần.

THÁCH THỨC VÀ KHÓ KHĂN TIỀM ẨN

Cân bằng hông. Tư thế Kim tự tháp (Parsvottanasana) yêu cầu hai hông vuông về phía trước. Hông sau thường mở ra, nhất là người mới tập, gây mất cân bằng và căng thẳng ở vùng thắt lưng.

Độ linh hoạt của cơ đùi sau và bắp chân. Sự căng cứng giới hạn việc kéo giãn và khiến lưng cong tròn. Sử dụng gạch hỗ trợ hoặc hơi co nhẹ chân trước giúp giữ cân bằng.

Gập cột sống. Gập lưng cao làm tăng áp lực lên vùng thắt lưng. Cần gập từ hông, giữ cột sống dài và siết chặt phần thân giữa.

Ổn định bàn chân. Chân đứng không vững gây mất cân bằng. Bàn chân trước phải chắc chắn, chân sau hoạt động với mắt cá linh hoạt để giữ thăng bằng.

Sức mạnh cơ bắp. Tư thế đòi hỏi sức mạnh ở chân và thân giữa. Nếu không siết cơ, cơ thể dễ bị sụp xuống và nguy cơ chấn thương tăng.

Căng thẳng vai và cổ. Một số vị trí tay làm vai và cổ căng. Cần tránh gồng cơ và thả lỏng để không đau.

Hơi thở. Ngực bị ép làm khó thở. Hít thở chậm, điều chỉnh tư thế hoặc dùng dụng cụ để tạo không gian.

Sự không cân xứng. Sự khác biệt giữa hai bên có thể gây mất cân bằng. Tập chậm và điều chỉnh từng bên.

Ý thức cơ thể. Tư thế cần phối hợp toàn thân. Thiếu chú ý dễ dẫn đến bù đắp sai. Ý thức rất quan trọng.

Giới hạn giải phẫu. Các vấn đề như vẹo cột sống hay chấn thương cần điều chỉnh, dụng cụ hỗ trợ và tiến độ tập chậm.

अर्ध उत्तानासन — Ardha Uttānāsana

ARDHA UTTANASANA (ar-dha ut-taa-naa-sa-na)

Half Forward Bend Pose

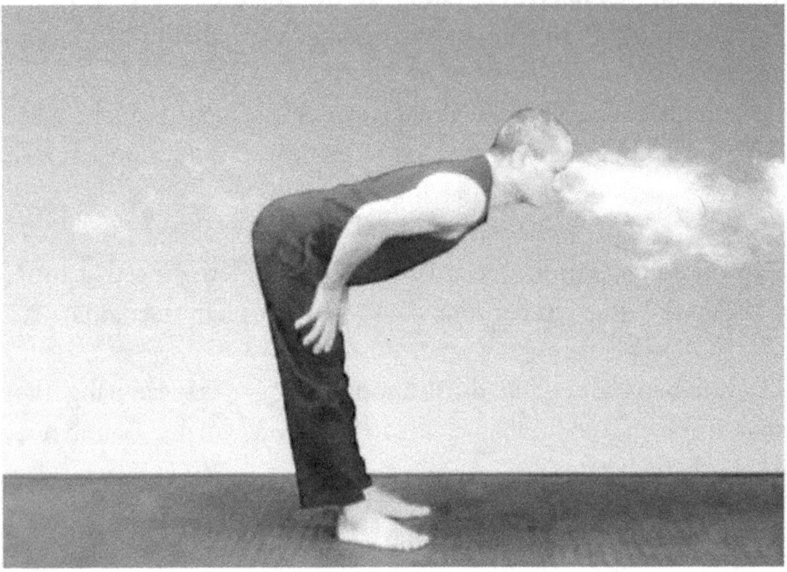

Tư thế Nửa cúi

"Ardha Uttanasana" (अर्ध उत्तानासन) trong tiếng Phạn là một tư thế yoga, được gọi là "Half Forward Bend Pose" trong tiếng Anh.

"Ardha" (अर्ध) = "một nửa"; "Ut" (उत्तान) = "dữ dội" hoặc "kéo dài ra"; "Asana" (आसन) = "tư thế" hoặc "chỗ ngồi".

Vì vậy, "Ardha Uttanasana" dịch sang "Tư thế gập nửa người về phía trước", hay ngắn gọn là "Tư thế Nửa cúi" trong tiếng Việt.

Phiên âm & Phát âm

Tiếng Phạn: अर्ध उत्तानासन
IAST: ardha uttānāsana
Âm tiết: ar-dha ut-tā-nā-sa-na
Phát âm: ar-dha ut-taa-naa-sa-na

LỢI ÍCH VÀ TÁC DỤNG TRỊ BỆNH

Tư thế Nửa cúi (Ardha Uttanasana) giúp kéo dài cột sống, cải thiện tư thế và làm dịu căng thẳng vùng lưng.

Ardha Uttanasana kéo giãn cơ đùi sau, giúp tăng độ linh hoạt và khả năng vận động của đôi chân.

Tư thế Nửa cúi nhẹ nhàng mở ngực, chống lại tác động của việc khom lưng và thúc đẩy hơi thở tốt hơn.

Luyện tập tư thế Nửa cúi giúp cải thiện khả năng gập người về phía trước bằng cách tăng dần tính linh hoạt ở cột sống và gân kheo.

Việc nén nhẹ nhàng vùng bụng trong tư thế Nửa cúi sẽ kích thích các cơ quan vùng bụng, thúc đẩy quá trình tiêu hóa và giải độc.

Ardha Uttanasana có thể giúp giảm nhẹ đau lưng nhờ kéo giãn và làm dài các cơ dọc theo cột sống.

Tư thế Nửa cúi yêu cầu sự tập trung tinh thần, giúp làm dịu tâm trí và tăng độ minh mẫn.

Giữ tư thế Nửa cúi khuyến khích lưu thông máu khắp cơ thể, tăng cường sức khỏe và sức sống tổng thể.

Tư thế này có thể giúp giảm căng thẳng và mệt mỏi bằng cách kéo giãn và mở phần sau cơ thể, thúc đẩy sự thư giãn và trẻ hóa.

Tư thế Nửa cúi đóng vai trò là tư thế chuẩn bị cho các động tác uốn cong về phía trước sâu hơn, giúp tăng dần tính linh hoạt và khả năng vận động ở cột sống và gân kheo.

THỰC HÀNH

Bắt đầu bằng cách đứng cao trong tư thế Núi tadasana trên đầu tấm thảm, hai chân rộng bằng hông và hai tay đặt dọc theo cơ thể.

Khi hít vào, hãy vận động các cơ cốt lõi của bạn và kéo dài cột sống khi bạn đưa hai tay qua đầu, chắp hai lòng bàn tay vào nhau trong tư thế Cầu nguyện.

Khi thở ra, xoay hông về phía trước, giữ cho cột sống dài và ngực mở. Cong đầu gối của bạn một chút nếu cần thiết để duy trì lưng phẳng.

Đưa tay đặt lên đùi, cẳng chân hoặc sàn nhà, tùy thuộc vào độ linh hoạt của bạn. Giữ cột sống thẳng và tránh cong lưng.

Kéo dài thân mình về phía trước khi bạn tiếp tục chạm đầu ngón tay về phía sàn. Bạn sẽ cảm thấy một sự kéo giãn nhẹ nhàng dọc theo phía sau chân và cột sống.

Giữ cổ thẳng hàng với cột sống và ánh mắt hơi hướng về phía trước để duy trì sự cân chỉnh.

Siết cơ tứ đầu và ấn mạnh vào bàn chân để kích hoạt cơ chân và hỗ trợ kéo giãn.

Giữ tư thế Nửa cúi trong vài hơi thở, thở sâu và duy trì hơi thở đều đặn, đều đặn.

Để thoát thế, hãy vận động các cơ cốt lõi của bạn và hít vào khi bạn từ từ đứng dậy trở lại tư thế đứng, quét hai tay qua đầu.

Quay trở lại tư thế Núi tadasana và dành một chút thời gian để chú ý đến bất kỳ cảm giác nào trong cơ thể bạn trước khi chuyển sang tư thế tiếp theo.

THÁCH THỨC VÀ KHÓ KHĂN TIỀM ẨN

Gân kheo căng:

Gân kheo căng có thể gây khó khăn khi duỗi thẳng chân mà vẫn giữ cột sống thẳng trong tư thế Nửa cúi (Ardha Uttanasana). Sự thiếu linh hoạt có thể làm cong lưng hoặc gây căng thẳng vùng thắt lưng.

Linh hoạt hông:

Một độ linh hoạt phù hợp ở hông là cần thiết để gập người từ hông trong khi vẫn giữ lưng dài. Hông kém linh hoạt có thể hạn chế chuyển động và gây áp lực lên thắt lưng.

Sức mạnh thắt lưng:

Sự tham gia của các cơ vùng thắt lưng là thiết yếu để giữ lưng trung tính và tránh lưng bị cong. Cơ yếu khiến khó duy trì sự căn chỉnh trong Ardha Uttanasana.

Kích hoạt cơ trung tâm:

Kích hoạt cơ trung tâm giúp nâng đỡ cột sống và tạo sự ổn định. Trung tâm yếu có thể gây mất cân bằng và khó giữ tư thế lâu.

Vai và lưng trên:

Giữ vai thư giãn và lưng trên mở rộng là một thử thách, nhất là khi có căng ở những vùng này. Cảm nhận vai và giải phóng căng thẳng giúp cải thiện tư thế.

Phối hợp nhịp thở:

Phối hợp nhịp thở với chuyển động giúp tăng độ kéo giãn và hỗ trợ thư giãn. Một số người tập khó duy trì hơi thở đều và có kiểm soát.

Cân chỉnh tổng thể:

Đạt được sự căn chỉnh tốt trong Ardha Uttanasana đòi hỏi sự chú ý và cảm nhận cơ thể rõ ràng. Thật không dễ cân bằng giữa kéo dài cột sống và nghiêng hông ra trước.

उत्तानासन — Uttānāsana

UTTANASANA (ut-taa-naa-sa-na)

Uttanasana Standing Forward Bend Pose

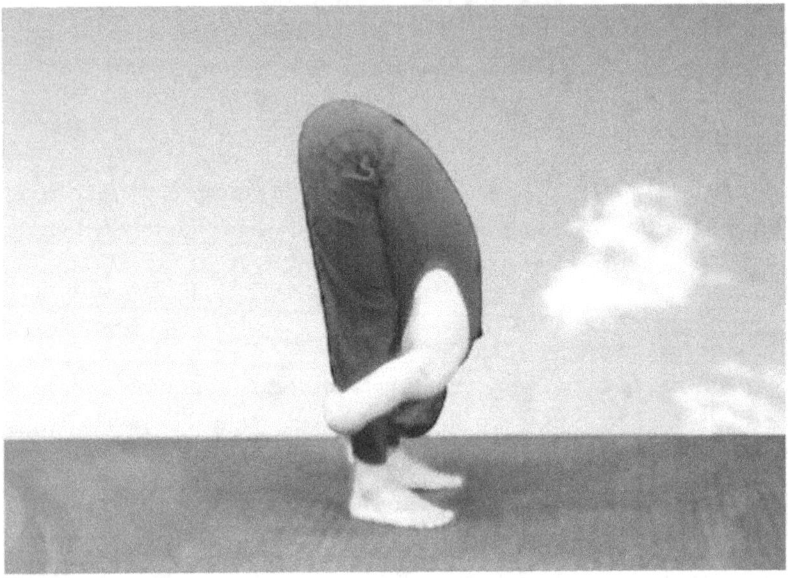

Tư thế Cúi sâu

"Uttanasana" (उत्तानासन) trong tiếng Phạn là một tư thế yoga, được gọi là "Uttanasana Standing Forward Bend" trong tiếng Anh.

"Ut" (उत्तान) = "dữ dội" hoặc "kéo dài ra"; "Asana" (आसन) = "tư thế" hoặc "chỗ ngồi".

Vì vậy, "Uttanasana" được dịch là "Tư thế đứng cúi gập người về phía trước", hoặc ngắn gọn là: "Tư thế Cúi sâu" trong tiếng Việt.

Phiên âm & Phát âm

Tiếng Phạn: उत्तानासन
IAST: uttānāsana
Âm tiết: ut-tā-nā-sa-na
Phát âm: ut-taa-naa-sa-na

LỢI ÍCH VÀ TÁC DỤNG TRỊ BỆNH

Tư thế Cúi sâu (Uttanasana) giúp kéo giãn sâu cơ gân kheo và các cơ bắp chân, tăng cường sự linh hoạt và khả năng vận động của chân.

Tư thế này giúp kéo dài cột sống, thúc đẩy tư thế tốt hơn, đồng thời giảm căng thẳng ở cơ lưng.

Tư thế Cúi sâu giúp giải phóng căng thẳng ở cổ và vai, đặc biệt là khi đầu được thả lỏng tự do.

Thực hành tư thế Cúi sâu thường xuyên giúp cải thiện khả năng gập về phía trước bằng cách tăng dần tính linh hoạt ở cột sống và gân kheo.

Việc nén nhẹ nhàng vùng bụng trong tư thế Cúi sâu sẽ kích thích các cơ quan vùng bụng, thúc đẩy quá trình tiêu hóa và giải độc.

Tư thế Cúi sâu khuyến khích thư giãn và xem xét nội tâm, giúp làm dịu tâm trí và giảm căng thẳng và lo lắng.

Giữ tư thế Cúi sâu khuyến khích lưu thông máu khắp cơ thể, tăng cường sức khỏe và sức sống tổng thể.

Tư thế này có thể giúp giảm đau lưng nhẹ bằng cách kéo dài các cơ dọc theo cột sống.

Tư thế Cúi sâu có thể giúp giảm bớt cảm giác mệt mỏi và phục hồi sức sống cho cơ thể bằng cách đưa máu tươi lên não.

Thực hành tư thế Cúi sâu với hơi thở có ý thức giúp tăng cường dung tích phổi và khuyến khích hơi thở sâu hơn, nhịp nhàng hơn, thúc đẩy thư giãn và giảm căng thẳng.

THỰC HÀNH

Bắt đầu bằng cách đứng thẳng trong tư thế Núi tadasana ở đầu thảm, hai chân rộng bằng hông, tay buông dọc hai bên thân.

Hít sâu, kéo dài cột sống, nâng ngực và xoay vai ra sau.

Khi thở ra, siết cơ trung tâm và gập người về trước bắt đầu từ hông, kéo dài cột sống và mở ngực.

Gập nhẹ đầu gối nếu cần để giữ lưng thẳng và luôn luôn tránh gù lưng, uốn cong cột sống.

Thả lỏng thân mình về phía đùi, hai tay đặt trên sàn cạnh bàn chân. Nếu không chạm sàn, hãy giữ cẳng chân, mắt cá chân hoặc dùng gạch yoga.

Thả lỏng đầu, thư giãn cổ và thả lỏng ánh mắt.

Nếu cảm thấy thoải mái, hãy kéo giãn sâu hơn bằng cách duỗi thẳng chân và ấn gót chân xuống sàn. Giữ trọng lượng phân bổ đều giữa mặt trước và mặt sau của bàn chân.

Hít thở sâu vài lần trong tư thế này, kéo giãn cột sống với mỗi lần hít vào và thả lỏng với mỗi lần thở ra.

Cảm nhận sự giải phóng nhẹ nhàng của căng thẳng ở phía sau cơ thể khi trọng lực tự nhiên làm giãn sâu hơn.

Để thoát thế, có thể hơi cong đầu gối, siết chặt cơ trung tâm và hít vào khi từ từ cuộn người lên, từng đốt sống một với sự hỗ trợ của hai tay. Giơ hai tay ra hai bên qua đầu khi trở về tư thế Núi tadasana.

THÁCH THỨC VÀ KHÓ KHĂN TIỀM ẨN

Gân kheo căng có thể khiến việc duỗi thẳng chân hoàn toàn và đưa thân người sát đùi trong tư thế Cúi sâu (Uttanasana) trở nên khó khăn. Sự linh hoạt hạn chế của gân kheo có thể gây ra hiện tượng cong lưng hoặc khó chịu ở vùng thắt lưng.

Sự linh hoạt đủ của khớp hông là cần thiết để có thể gập người về phía trước từ hông trong khi vẫn giữ cột sống thẳng. Sự hạn chế trong chuyển động của khớp hông có thể làm giảm phạm vi chuyển động trong Uttanasana và gây căng thẳng ở vùng thắt lưng

Những người bị nhạy cảm hoặc có vấn đề ở vùng thắt lưng có thể thấy khó thực hiện tư thế Uttanasana. Cong lưng quá mức để cố chạm đất có thể làm tăng sự khó chịu ở vùng thắt lưng.

Căng thẳng ở vai và vùng trên lưng có thể làm khó thả lỏng hoàn toàn khi thực hiện Uttanasana. Thực hành các bài tập kéo giãn vai và vùng trên lưng có thể giúp cải thiện độ linh hoạt ở những vùng này.

Việc kích hoạt các cơ trung tâm giúp nâng đỡ cột sống và duy trì sự ổn định trong tư thế Uttanasana. Sự yếu kém của các cơ trung tâm có thể gây ra sự mất ổn định và khó giữ tư thế trong thời gian dài.

Sự phối hợp giữa hơi thở và chuyển động rất quan trọng trong Uttanasana để làm sâu sự kéo giãn và thúc đẩy sự thư giãn. Nhiều người tập có thể gặp khó khăn trong việc duy trì hơi thở đều và có kiểm soát trong khi giữ tư thế.

Để đạt được sự căn chỉnh đúng trong tư thế Uttanasana, cần chú ý đến từng chi tiết và có sự nhận thức cơ thể. Một số người có thể gặp khó khăn trong việc cân bằng giữa việc kéo dài cột sống và gập hông về phía trước.

हस्तपादासन — Hastapādāsana

HASTAPADASANA (has-ta-paa-daa-sa-na)

Hastapadasana Standing Forward Bend Pose

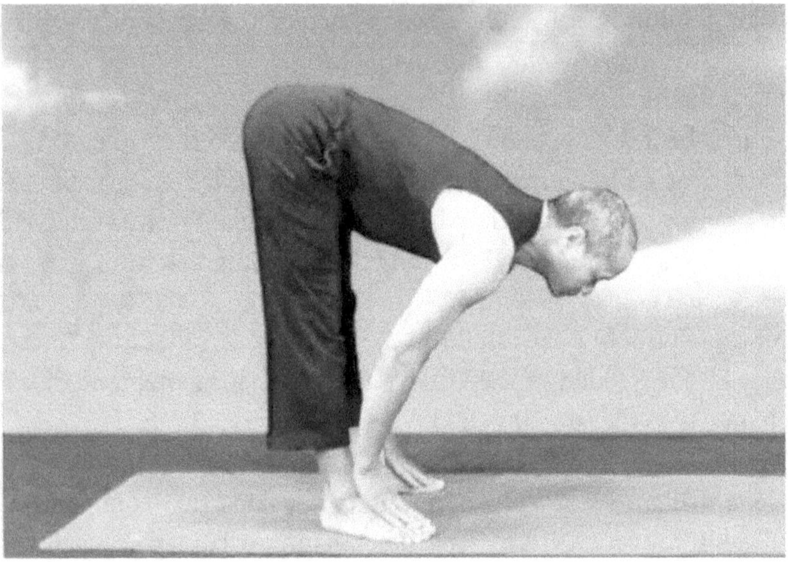

Tư thế Cúi tay chạm chân

"Hastapadasana" (हस्तपादासन) trong tiếng Phạn là một tư thế yoga, có tên "Hastapadasana Standing Forward Bend Pose" trong tiếng Anh.

"Hasta" (हस्त) = "bàn tay"; "Pada" (पाद) = "chân"; "Asana" (आसन) = "tư thế" hoặc "chỗ ngồi".

Vì vậy, "Hastapadasana" được dịch là "Đứng cúi người về phía trước" hoặc "Tư thế Cúi tay chạm chân" trong tiếng Việt.

Phiên âm & Phát âm

Tiếng Phạn: हस्तपादासन
IAST: hastapādāsana
Âm tiết: has-ta-pā-dā-sa-na
Phát âm: has-ta-paa-daa-sa-na

LỢI ÍCH VÀ TÁC DỤNG TRỊ BỆNH

Tư thế Cúi tay chạm chân (Hastapadasana) kéo dài toàn bộ chiều dài của cột sống và gân kheo, thúc đẩy tính linh hoạt và giảm căng thẳng ở những khu vực này.

Tư thế này giúp điều chỉnh cột sống đúng cách, giảm nguy cơ đau lưng và thúc đẩy tư thế tốt.

Tư thế Cúi tay chạm chân tăng cường sức mạnh cơ bắp chân và vùng bụng, thúc đẩy sự ổn định và cân bằng.

Động tác gập người về phía trước trong tư thế Cúi tay chạm chân kích thích các cơ quan trong bụng, thúc đẩy quá trình tiêu hóa và giải độc.

Tư thế Cúi tay chạm chân làm tăng lưu lượng máu đến não, thúc đẩy tinh thần tỉnh táo và minh mẫn.

Bản chất êm dịu của tư thế Cúi tay chạm chân có thể giúp giảm căng thẳng và lo lắng, thúc đẩy sự thư giãn và bình an nội tâm.

Thực hành tư thế Cúi tay chạm chân đòi hỏi sự tập trung, giúp cải thiện tinh thần minh mẫn và chức năng nhận thức.

Tư thế này có thể giúp giảm mệt mỏi và thúc đẩy thư giãn bằng cách làm dịu hệ thần kinh.

Tư thế Cúi tay chạm chân khuyến khích biết buông bỏ, cho phép người tập giải phóng căng thẳng về thể chất và tinh thần, đồng thời tìm thấy cảm giác thoải mái và thư giãn.

Tư thế Cúi tay chạm chân có thể giúp giải phóng căng thẳng cảm xúc được lưu trữ trong cơ thể, thúc đẩy sự cân bằng cảm xúc và hạnh phúc.

THỰC HÀNH

Bắt đầu với tư thế Núi tadasana ở đầu thảm, hai chân khép lại và hai tay đặt xuôi hai bên hông.

Hít vào và giơ hai tay lên qua đầu, hướng lên trời.

Thở ra và gập người về phía trước từ hông, giữ cột sống thẳng khi bạn gập người về phía trước, về phía hai chân.

Đầu gối thẳng nhưng không bị khóa, hai tay hướng xuống bên cạnh hoặc trên bàn chân.

Nếu tay bạn không thể chạm sàn, bạn có thể hơi cong đầu gối hoặc đặt tay lên cẳng chân hoặc đùi.

Thả lỏng đầu và cổ, để trọng lực kéo thân mình về phía chân.

Vận động cơ tứ đầu đùi (là cơ đùi trước) để giúp thả lỏng gân kheo và đồng thời kéo giãn sâu hơn.

Giữ tư thế trong vài nhịp thở, hãy để hơi thở làm tăng độ giãn với mỗi lần thở ra.

Để thoát thế, hít vào và từ từ dựng người về tư thế đứng với sự hỗ trợ của hai tay đồng thời hơi chùng đầu gối.
Đảm bảo cột sống trở về trạng thái thẳng tự nhiên.

Thở ra và hạ tay xuống hai bên.

Lời khuyên:

Giữ cột sống dài và mở ngực khi gập người.

Tránh cong lưng, hướng bụng về phía đùi.

Gập nhẹ gối hoặc dùng gạch nếu gân kheo căng.

Thở sâu để thả lỏng và làm dịu tâm trí.

THÁCH THỨC VÀ KHÓ KHĂN TIỀM ẨN

Gân kheo linh hoạt:

Tư thế Cúi tay chạm chân (Hastapadasana) đòi hỏi gân kheo phải đủ linh hoạt để đưa thân người gần đùi. Gân kheo căng làm cho việc gập người sâu mà không cong lưng trở nên khó khăn.

Bảo vệ thắt lưng:

Người tập có đau vùng thắt lưng có thể cảm thấy khó chịu khi cúi về phía trước. Việc gập người phải xuất phát từ hông và kích hoạt cơ trung tâm để bảo vệ cột sống thắt lưng là rất quan trọng.

Linh hoạt hông:

Sự cứng khớp hông có thể giới hạn khả năng gập người thoải mái. Khả năng mở rộng khớp hông tốt giúp việc cúi về phía trước dễ dàng hơn và duy trì đúng tư thế.

Linh hoạt vai và lưng trên:

Để chạm tới chân mà vẫn giữ lưng thẳng cần có sự linh hoạt đủ ở vai và phần trên lưng. Sự cứng ở những vùng này có thể khiến việc giữ cột sống thẳng gặp khó khăn.

Ổn định và thư giãn:

Tìm sự cân bằng giữa sự ổn định và thư giãn là thử thách. Cần kích hoạt cơ bắp để giữ tư thế, đồng thời thả lỏng cổ, vai và mặt để làm sâu hơn sự kéo giãn.

Điều hòa hơi thở:

Hít thở sâu và đều giúp giảm căng thẳng trong Hastapadasana. Một số người có thể gặp khó khăn khi duy trì nhịp thở mượt mà, đặc biệt khi cảm thấy không thoải mái.

Kiên nhẫn và lắng nghe:

Tư thế Cúi tay chạm chân (Hastapadasana) yêu cầu kiên nhẫn và lắng nghe cơ thể để kéo giãn sâu mà không gắng sức. Ý thức trọn vẹn giúp tiến bộ an toàn hơn.

Tư thế Cúi sâu vs. tư thế Cúi tay chạm chân

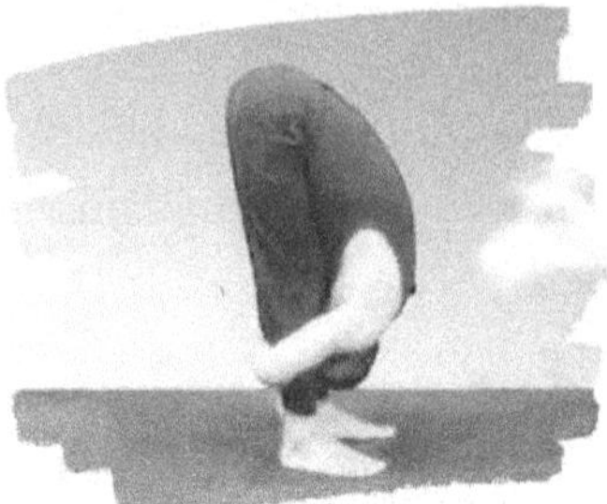

Uttanasana

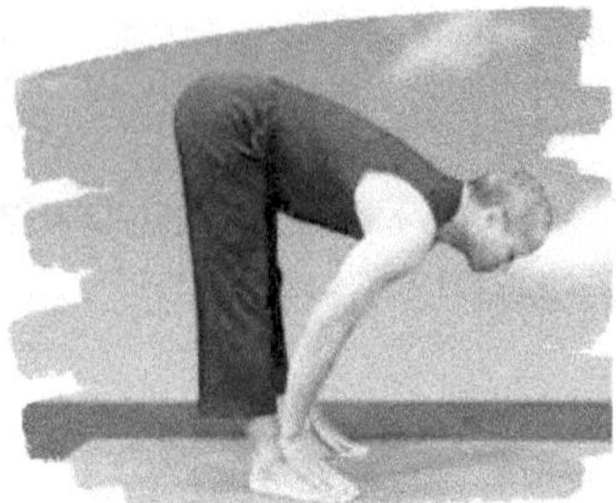

Hastapadasana

Tư thế Cúi sâu

Tư thế cúi sâu (Uttanasana) bắt đầu từ tư thế đứng với hai chân rộng bằng hông.

Khi thở ra, người tập gập người về phía trước từ hông, để thân mình lơ lửng trên hai chân.

Bàn tay có thể chạm tới bàn chân, mắt cá chân hoặc ống chân hoặc có thể buông thõng tự do hướng xuống sàn.

Chân có thể giữ thẳng hoặc hơi cong tùy theo mức độ linh hoạt và thoải mái của người tập.

Uttanasana giúp kéo giãn sâu toàn bộ phần lưng, bao gồm cột sống, gân kheo và bắp chân. Nó cũng giúp làm dịu tâm trí và giảm căng thẳng và lo lắng.

Tư thế Cúi tay chạm chân

Ở tư thế Cúi tay chạm chân (Hastapadasana), người tập đứng hai chân sát nhau hoặc rộng bằng hông.

Từ tư thế đứng, người tập thở ra và cúi người về phía trước từ hông, giữ cho cột sống dài và thẳng.

Hai tay đưa xuống bàn chân hoặc sàn nhà, úp lòng bàn tay trên mặt đất nếu có thể.

Hai chân vẫn thẳng trong suốt tư thế và trán hướng về phía đầu gối.

Tư thế Cúi tay chạm chân (Hastapadasana) chủ yếu kéo dài gân kheo, bắp chân và lưng dưới. Nó cũng giúp cải thiện tiêu hóa và lưu thông máu.

NHỮNG ĐIỂM MẤU CHỐT

Cả hai tư thế đều liên quan đến việc uốn cong về phía trước từ hông, giúp kéo căng chuỗi cơ sau.

Hastapadasana tập trung nhiều hơn vào việc đưa tay về phía bàn chân hoặc sàn nhà, khuyến khích sự kéo giãn sâu hơn ở gân kheo và lưng dưới.

Uttanasana cho phép thay đổi vị trí đặt tay và vị trí chân, mang lại sự linh hoạt cho người tập ở các cấp độ khác nhau.

Trong khi Hastapadasana nhắm vào các nhóm cơ cụ thể như gân kheo và lưng dưới, thì Uttanasana mang lại sự kéo giãn toàn diện hơn cho toàn bộ cơ thể sau.

Tóm lại, Hastapadasana và Uttanasana là hai tư thế yoga có những điểm tương đồng trong động tác uốn người về phía trước, tuy nhiên chúng có những biến thể khác biệt trong cách thực hiện và lợi ích của chúng.

Người tập có thể chọn tư thế phù hợp nhất với nhu cầu và mức độ linh hoạt của mình để tận hưởng tác dụng kéo giãn và tiếp đất của những asana này.

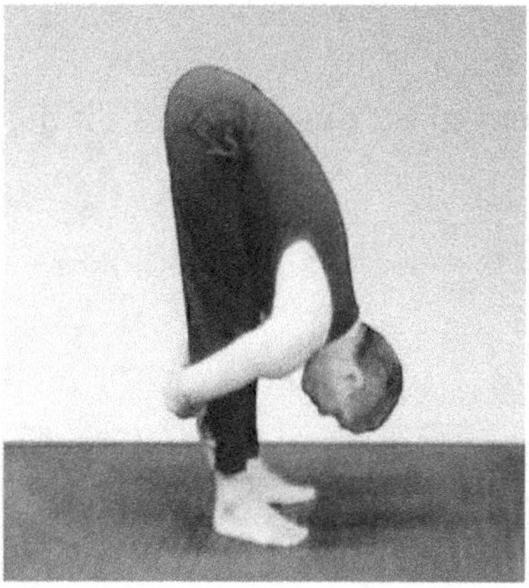

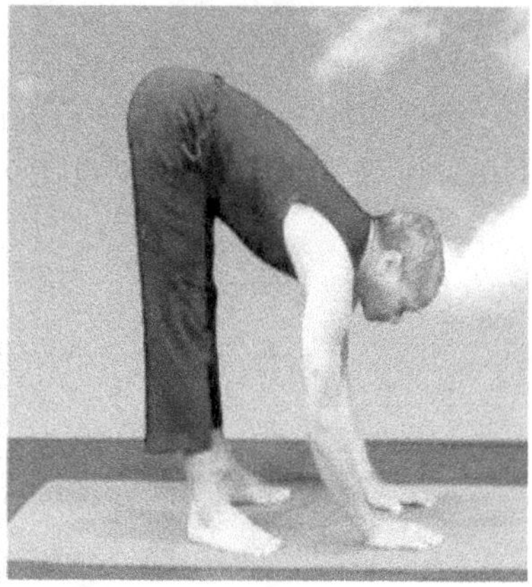

अर्ध पद्म-वृक्षासन — Ardha Padma-Vṛkṣāsana

ARDHA PADMA-VRKSASANA (ar-dha pad-ma-vriksh-aa-sa-na)

Half Lotus Tree Pose

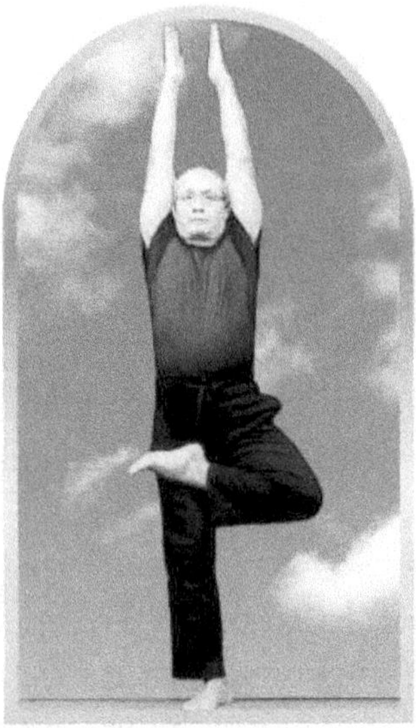

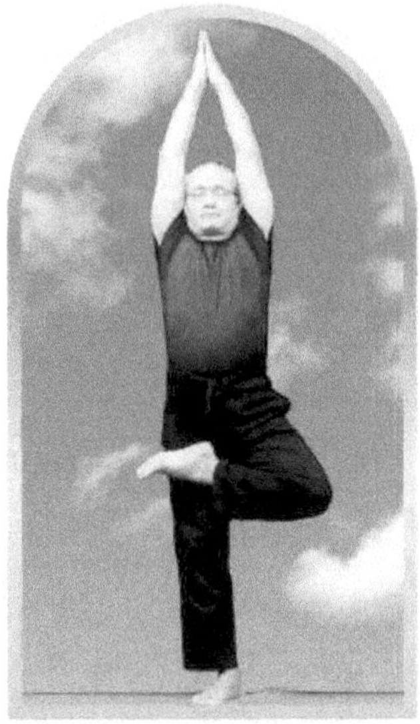

Tư thế Nửa cây sen

Tiếng Phạn: अर्ध पद्म-वृक्षासन Ardha Padmasana Vrksasana

Tiếng Anh: Half Lotus Tree Pose

"Ardha" = "một nửa"; "Padmasana" = "Tư thế Sen"; "Vrksasana" = "Tư thế Cây".

"Ardha" + "Padmasana" + "Vrksasana" có thể được dịch là "Tư thế Nửa cây sen" theo tiếng Việt

Phiên âm & Phát âm

Tiếng Phạn: अर्ध पद्म-वृक्षासन

IAST: ardha padma-vṛkṣāsana

Âm tiết: ar-dha pad-ma vṛkṣ-ā-sa-na

Phát âm: ar-dha pad-ma-vriksh-aa-sa-na

LỢI ÍCH VÀ TÁC DỤNG TRỊ BỆNH

Tư thế Nửa cây sen (Ardha Padmasana Vrksasana) giúp kéo giãn sâu cơ gập hông, vùng bẹn và mặt ngoài đùi, từ đó cải thiện độ linh hoạt và sự vận động của hông. Tư thế bán hoa sen cũng là bước chuẩn bị cho các động tác mở hông nâng cao.

Giữ thăng bằng trên một chân trong tư thế bán hoa sen phát triển sự ổn định và cảm nhận cơ thể, đồng thời nâng cao sự tập trung và chánh niệm trong luyện tập.

Duy trì chân trụ chắc chắn giúp tăng cường sức mạnh ở các cơ đùi, gân kheo và bắp chân. Kích hoạt vùng bụng nâng đỡ thân người và hỗ trợ việc căn chỉnh đúng.

Nâng tay qua đầu giúp mở ngực, kéo giãn vai, cải thiện tư thế và giảm căng thẳng vùng vai – cổ do ngồi nhiều.

Tư thế đòi hỏi sự chú tâm, giúp làm dịu tâm trí, giảm căng thẳng và lo âu. Khía cạnh thiền định cũng đem lại cảm giác bình an nội tại.

Áp lực nhẹ lên vùng bụng có thể kích thích tiêu hóa và cải thiện tuần hoàn vùng chậu, giúp giảm bớt một số khó chịu.

Thực hành tư thế này kích hoạt năng lượng prana toàn thân, đặc biệt dọc theo các kênh năng lượng ở hông và chân, giúp cân bằng năng lượng và tăng cảm giác khỏe mạnh.

Tóm lại, Ardha Padmasana Vrksasana kết hợp sức mạnh, độ dẻo và sự tĩnh tại bên trong, mang lại lợi ích toàn diện về thể chất, tinh thần và năng lượng.

THỰC HÀNH

Tư thế Nửa cây sen (Ardha Padmasana Vrksasana) là biến thể kết hợp giữa tư thế Cây và Nửa sen.

Bắt đầu với Núi tadasana, hai chân rộng bằng hông, tay thả lỏng, vai thư giãn.

Dồn trọng lượng vào chân trái, ấn vững xuống đất để tạo nền tảng ổn định.

Gập gối phải, xoay hông mở ra ngoài, đặt lòng bàn chân phải vào mặt trong đùi trái. Gót có thể chạm háng nhưng tránh đè lên khớp gối.

Đưa mắt cá phải lên nếp gấp hông trái, để gối phải rơi xuống — đây là tư thế chân Nửa sen (Ardha Padmasana).

Tìm sự thăng bằng bằng cách siết nhẹ cơ trung tâm và vững trên chân trụ.

Chắp tay trước ngực ở Anjali Mudra để giữ tập trung và cân bằng.

Vươn dài cột sống, nâng đỉnh đầu lên cao, vai buông lỏng.

Kéo nhẹ rốn về cột sống để kích hoạt cơ trung tâm và ổn định thân trên.

Tùy chọn, bạn có thể giơ tay lên đầu, hai lòng bàn tay hướng vào nhau, hoặc giữ tay trước ngực.

Nhìn vào một điểm cố định phía trước để hỗ trợ giữ thăng bằng.

Giữ tư thế 30 giây đến 1 phút, thở đều và sâu.

Thoát thế bằng cách hạ chân phải xuống đất và trở về Núi tadasana.

Thực hiện bên còn lại bằng cách dồn trọng lượng lên chân phải và đặt chân trái vào Nửa sen.

THÁCH THỨC VÀ KHÓ KHĂN TIỀM ẨN

Linh hoạt hông và gối:

Trong quá trình thực hành tư thế Nửa cây sen (Ardha Padmasana Vrksasana), việc thực hiện Nửa sen (Ardha Padmasana) đòi hỏi sự linh hoạt đáng kể ở hông và đầu gối. Người có hông cứng thường gặp khó khăn khi đặt bàn chân lên đùi đối diện một cách thoải mái.

Nhạy cảm đầu gối:

Người có đầu gối nhạy cảm có thể thấy khó chịu hoặc căng tức khi thử tư thế này. Cần lắng nghe cơ thể và tránh ép đầu gối vào tư thế gây đau.

Thăng bằng trên một chân:

Giữ thăng bằng trong Ardha Padmasana Vrksasana cần sự ổn định và tập trung. Việc tìm điểm cân bằng có thể mất thời gian, nhất là với người mới.

Vị trí bàn chân:

Đặt bàn chân của chân sen lên mặt trong đùi chân trụ đòi hỏi sự chính xác và điều chỉnh. Người tập nên thử nghiệm để tìm vị trí vững và thoải mái.

Căn chỉnh thân trên:

Duy trì sự thẳng hàng giữa cột sống, hông và vai là rất quan trọng. Giữ thân trên thẳng, vai thả lỏng khi thăng bằng trên một chân.

Điều hòa hơi thở:

Hít thở sâu và đều giúp giữ sự tập trung và bình tĩnh. Tuy nhiên, việc duy trì hơi thở nhịp nhàng có thể khó lúc mới tập.

Kiên nhẫn và khám phá:

Ardha Padmasana Vrksasana đòi hỏi kiên nhẫn và luyện tập thường xuyên để phát triển độ dẻo, sức mạnh và thăng bằng. Hãy tiếp cận tư thế này với sự tò mò và tinh thần khám phá.

पद्माङ्गुष्ठासन — Padmāṅguṣṭhāsana

PADMANGUSTHASANA (pad-maa-ng-goosh-taa-sa-na)

Padma Toe Stand Pose

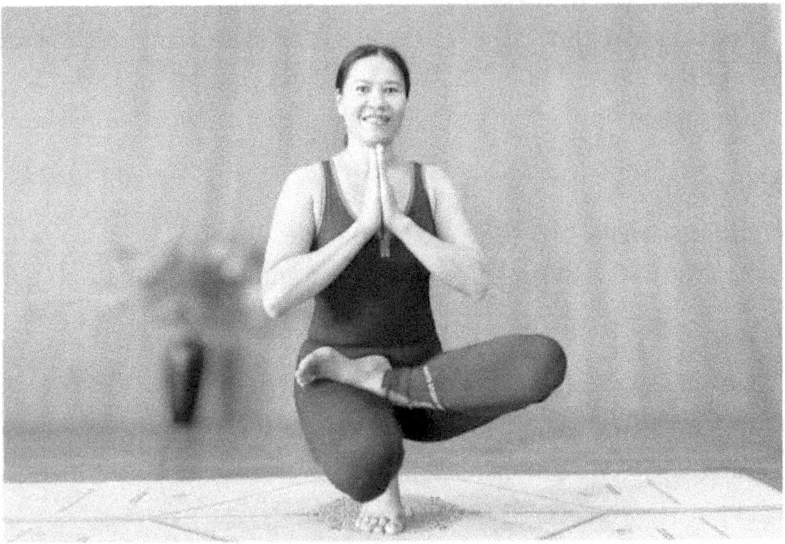

Tư thế Sen đứng ngón chân cái

"Padmangusthasana" (पद्माङ्गुष्ठासन), trong tiếng Phạn là một tư thế yoga nâng cao kết hợp sự thăng bằng, sức mạnh và độ dẻo dai, và có tên gọi trong tiếng Anh là "Padma Toe Stand Pose".

"Padma" (पद्म) = "hoa sen"; "Angustha" (अङ्गुष्ठ) = "ngón cái"; "Asana" (आसन) = "tư thế" hoặc "chỗ ngồi".

Vậy, "Padmangusthasana" = "Tư thế Sen đứng ngón chân cái" trong tiếng Việt.

Phiên âm & Phát âm

Tiếng Phạn: पद्माङ्गुष्ठासन
IAST: padmāṅguṣṭhāsana
Âm tiết: pad-mā-ṅ-guṣ-ṭhā-sa-na
Phát âm: pad-maa-ng-goosh-taa-sa-na

LỢI ÍCH VÀ TÁC DỤNG TRỊ BỆNH

Thăng bằng và cảm nhận cơ thể. Tư thế Sen đứng ngón chân cái (Padmangusthasana) giúp cải thiện thăng bằng khi đứng trên ngón cái, kích thích các thụ thể ở bàn chân, mắt cá và chân. Tư thế tăng cường phối hợp chân-thân, hỗ trợ ngăn ngừa té ngã, nhất là với người cao tuổi hoặc ít vận động.

Tăng cường cơ bắp. Tư thế tác động mạnh lên các cơ bàn chân, chân và thân như cơ bàn chân sâu, cơ bắp chân, cơ chày trước, cơ mác, cơ bụng sâu và cơ lưng dựng sống. Nhờ đó, tư thế cải thiện dáng, giảm đau lưng và hạn chế chấn thương.

Linh hoạt khớp.Tư thế giúp làm mềm các khớp chân và mắt cá, hỗ trợ ngăn bong gân. Khi kết hợp với tư thế Sen, nó còn giúp tăng độ linh hoạt của hông và đầu gối.

Hệ thần kinh và ổn định tâm trí. Tư thế làm dịu thần kinh giao cảm, kích hoạt phó giao cảm, giảm căng thẳng, tăng chánh niệm, củng cố sự ổn định tâm trí và sự tự tin.

Năng lượng và điều hòa khí huyết. Ngón cái kích hoạt các kinh lạc của gan và tỳ. Tư thế hỗ trợ thải độc, mở luân xa gốc và luân xa thiêng, đem lại sự vững chắc cả thể chất lẫn cảm xúc.

Tuần hoàn và tim mạch. Tư thế thúc đẩy tuần hoàn máu ở chân, hỗ trợ máu tĩnh mạch trở lại tim, tăng cường sức khỏe tim nhờ hô hấp sâu, giúp tăng sức bền và giảm mệt mỏi.

Hô hấp và tập trung. Yêu cầu người tập duy trì nhịp thở có ý thức như trong pranayama, tư thế giúp tăng dung tích phổi, làm dịu tâm trí và cải thiện sự tập trung.

Ứng dụng trị liệu. Hữu ích sau chấn thương, trong các trường hợp lo âu, cho người cao tuổi hoặc bệnh nhân đang hồi phục (đột quỵ, xơ cứng rải rác), cũng như để ngăn ngừa các rối loạn cơ-xương.

THỰC HÀNH

Bạn sẽ thực hiện tư thế đứng ngón chân từ tư thế Đứng nửa cây sen (Ardha Padmasana Vrksasana), vì vậy trước tiên hãy đảm bảo rằng bạn cảm thấy thoải mái với tư thế đó.

Bắt đầu bằng cách đứng trên chân phải của bạn. Hít vào và đưa đầu bàn chân trái về phía hông phải, lấy lại thăng bằng.

Thở ra từ từ khi bạn uốn cong đầu gối phải để ngồi xuống và giữ chân trái trên đùi phải.

Khi hạ mông ngồi xuống, đồng thời từ từ nâng gót chân phải lên.

Khi ở tư thế ngồi ổn định, hãy đảm bảo gót chân phải ở giữa cơ thể. Giữ thăng bằng trên ức bàn chân phải.
Hít thở chậm, sâu và đều.

Nếu cần, hãy chạm đầu ngón tay xuống sàn trước mặt để giữ thăng bằng. Hãy tập trung vào cơ thể của bạn và nhấc một hoặc cả hai tay lên khỏi sàn khi bạn ổn định.

Thở ra và đưa cả hai tay vào tư thế cầu nguyện trước ngực (Anjali Mudra), giữ tư thế này trong 5 nhịp thở sâu hoặc lâu hơn nếu có thể.

Để thoát thế, hãy từ từ trở về tư thế Ardha Padmasana Vrksasana, hoặc chuyển sang tư thế ngồi trên sàn Ardha Padmasana trước khi nâng người lên tư thế Núi tadasana, sau đó thực hành đổi chân theo cách tương tự.

Dành một chút thời gian để thở và thư giãn cả hai chân trong tư thế ngồi hoặc đứng trước khi lặp lại ở phía bên kia.

THÁCH THỨC VÀ KHÓ KHĂN TIỀM ẨN

Thăng bằng trên diện tích hẹp. Thử thách chính của Padmangusthasana là giữ thăng bằng trên diện tích rất nhỏ: ức bàn chân hoặc các ngón chân của một chân. Điều này đòi hỏi sự nhận thức cơ thể tinh tế, tập trung cao và điểm trụ chắc chắn. Lệch trục hoặc căng thẳng quá mức dễ khiến mất thăng bằng.

Hông và gối thiếu linh hoạt. Tư thế yêu cầu mở rộng hông để đưa chân vào bán liên hoa. Nếu hông hoặc gối cứng, dễ gây đau hoặc chấn thương (sụn, dây chằng) nếu cố ép quá mức.

Yếu cơ trung tâm. Các cơ ổn định sâu (cơ ngang bụng, đáy chậu, đa chia) đóng vai trò then chốt. Nếu yếu, dễ gây mất thăng bằng hoặc mỏi sớm ở chân hoặc thắt lưng.

Căng ở cổ chân hoặc bàn chân trụ. Tư thế phụ thuộc hoàn toàn vào chân trụ. Cổ chân yếu hoặc bàn chân không đủ khỏe có thể gây đau, chuột rút hoặc mất cân bằng.

Khó phối hợp hơi thở và động tác. Đưa người vào tư thế cần phối hợp hít vào (đà nâng) và thở ra (neo trụ). Người mới thường khó phối hợp, dễ căng cứng hoặc vội vàng.

Sợ ngã. Nhiều người lo sợ mất thăng bằng, dẫn đến căng cứng vai hoặc mặt, ảnh hưởng đến sự tập trung và cảm giác nhẹ nhàng.

Khó thở khi giữ tư thế. Nếu thân người sai lệch hoặc quá tập trung vào giữ thăng bằng, hơi thở dễ bị ngắn, nông, làm giảm sự ổn định và hiệu quả thiền định.

Vội vàng hoặc bắt chước. Cố bắt chước hình mẫu mà không lắng nghe cơ thể dễ gây lệch trục (nghiêng chậu, căng cổ), cản trở tiến bộ bền vững.

उत्कटासन — Utkaṭāsana

UTKATASANA (ut-ka-taa-sa-na)

Chair Pose

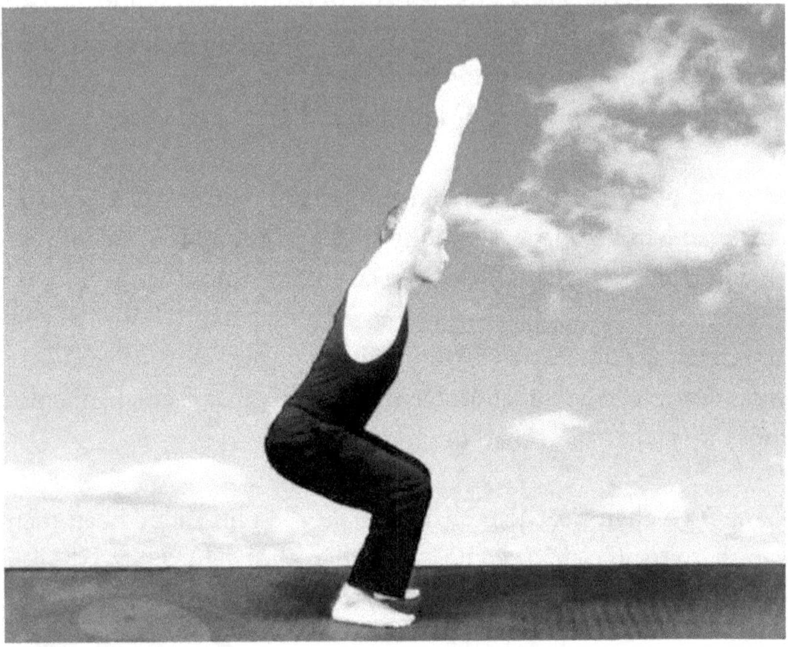

Tư thế Ghế

"Utkatasana" (उत्कटासन) trong tiếng Phạn là một tư thế yoga, được gọi là "Chair Pose" trong tiếng Anh.

"Ut" (उत्) = "dữ dội" hoặc "mạnh mẽ"; "Kata" (कट) = "hông" hoặc "xương chậu"; "Asana" (आसन) = "tư thế" hoặc "chỗ ngồi".

Vì vậy, "Utkatasana" trong tiếng Việt, thường được gọi là "Tư thế Ghế".

Phiên âm & Phát âm

Tiếng Phạn: उत्कटासन

IAST: utkaṭāsana

Âm tiết: ut-ka-ṭā-sa-na

Phát âm: ut-ka-taa-sa-na

LỢI ÍCH VÀ TÁC DỤNG TRỊ BỆNH

Tư thế Ghế (Utkatasana) tăng cường sức mạnh cơ bắp của phần dưới cơ thể, bao gồm cơ tứ đầu, cơ gân kheo, cơ mông và bắp chân, thúc đẩy sự ổn định và sức bền.

Tư thế này tác động đến các cơ cốt lõi, bao gồm cả cơ bụng và cơ xiên, tăng cường sức mạnh và sự ổn định ở thân.

Thực hành tư thế Ghế cải thiện sự cân bằng và phối hợp bằng cách thách thức cơ thể duy trì sự ổn định ở tư thế ngồi với hai tay giơ lên.

Thực hành tư thế Ghế thường xuyên giúp tăng tính linh hoạt ở mắt cá chân, đầu gối và hông, cải thiện khả năng vận động tổng thể và phạm vi chuyển động.

Việc nén bụng trong tư thế Ghế kích thích tiêu hóa, thúc đẩy hoạt động hiệu quả của hệ tiêu hóa và giảm bớt sự khó chịu về tiêu hóa.

Tư thế Ghế giúp điều chỉnh cột sống và thúc đẩy tư thế thích hợp bằng cách vận động các cơ ở lưng và lõi.

Giữ hai cánh tay trên đầu trong tư thế Ghế giúp mở rộng ngực và phổi, cải thiện dung tích phổi và thúc đẩy hơi thở sâu hơn.

Tư thế Ghế kéo dài các cơ ở lưng dưới và hông, giúp giảm đau thần kinh tọa và cải thiện tính linh hoạt tổng thể ở phần dưới cơ thể.

Tư thế Ghế đòi hỏi sự tập trung để duy trì tư thế, tăng cường tinh thần minh mẫn và chức năng nhận thức.

Bản chất năng động của tư thế Ghế kích thích tuần hoàn và kích hoạt cơ thể, thúc đẩy cảm giác tràn đầy năng lượng và sức sống.

THỰC HÀNH

Bắt đầu đứng cao với hai chân chụm vào nhau hoặc rộng bằng hông một cách thoải mái.

Hít vào và giơ hai tay lên cao, vươn về phía trần nhà với lòng bàn tay hướng vào nhau hoặc chạm vào.

Thở ra và gập đầu gối, hạ thấp hông như thể bạn đang ngồi xuống ghế. Hãy tưởng tượng rằng bạn đang ngồi ngửa, dồn trọng lượng vào gót chân.

Vươn dài cột sống và nâng ngực của bạn lên. Lý tưởng nhất là đầu gối của bạn phải thẳng hàng với mắt cá chân, nhưng sẽ không sao nếu chúng hơi vượt qua ngón chân của bạn.

Sử dụng các cơ cốt lõi của bạn để hỗ trợ lưng dưới của bạn và giữ cho xương cụt của bạn hướng xuống sàn để tránh đè lên lưng dưới của bạn.

Thư giãn vai khỏi tai và nhìn thẳng về phía trước hoặc hơi hướng lên.

Giữ tư thế trong vài nhịp thở, duy trì nhịp thở đều đặn và tập trung vào sức mạnh cũng như sự tham gia của cơ chân.

Để thoát thế, hít vào và duỗi thẳng chân, nâng thân mình lên. Thở ra khi bạn hạ cánh tay xuống hai bên.

Lặp lại tư thế trong vài hiệp, tăng dần thời gian giữ khi bạn xây dựng sức mạnh và sức bền.

Lời khuyên:

Giữ trọng lượng trên gót chân để tránh gây áp lực lên đầu gối.

Siết cơ đùi để giữ ổn định và ngăn đầu gối đổ vào trong.

Bắt đầu với độ gập gối nhẹ và tăng dần khi bạn thấy thoải mái và mạnh hơn.

THÁCH THỨC VÀ KHÓ KHĂN TIỀM ẨN

Chân yếu.

Tư thế Ghế (Utkatasana) đòi hỏi sức mạnh đáng kể ở chân, đặc biệt là cơ tứ đầu và cơ mông, để giữ đùi song song với mặt đất. Nếu cơ yếu, sẽ khó giữ tư thế lâu hoặc giữ đúng trục cơ thể.

Mất cân bằng.

Thăng bằng là một thử thách, nhất là với người mới hoặc ai có khả năng ổn định kém. Tư thế này cần sự tham gia của vùng trung tâm cơ thể và sự chú ý liên tục để không bị ngã.

Hạn chế linh hoạt cổ chân.

Căn chỉnh đúng cũng cần đến sự linh hoạt của cổ chân. Nếu cổ chân bị hạn chế, việc giữ gót chân chạm đất và phân phối trọng lượng đều sẽ khó khăn.

Hông cứng.

Sự linh hoạt của hông rất quan trọng để hạ thấp khung chậu mà vẫn giữ cột sống kéo dài. Hông cứng sẽ khiến việc giữ lưng thẳng trở nên khó khăn.

Cứng vai và lưng trên.

Việc giơ tay qua đầu đòi hỏi sự linh hoạt ở vai và lưng trên. Nếu các vùng này bị cứng, rất khó để duy trì căn chỉnh đúng.

Khó thở khi giữ tư thế.

Hơi thở phối hợp giúp duy trì sự tập trung, làm dịu tâm trí và điều hòa năng lượng. Một số người có thể gặp khó khăn khi hít thở đều trong tư thế này.

Thiếu sức bền.

Utkatasana đòi hỏi sự kiên nhẫn và luyện tập đều đặn để cải thiện sức mạnh, độ dẻo và sự căn chỉnh. Quan trọng là tôn trọng giới hạn của cơ thể và tiến bộ nhẹ nhàng, ổn định.

उत्थित पादासन — Utthita Pādāsana

UTTHITAPADASANA (ut-thi-ta paa-daa-sa-na)

Knee to Nose Pose

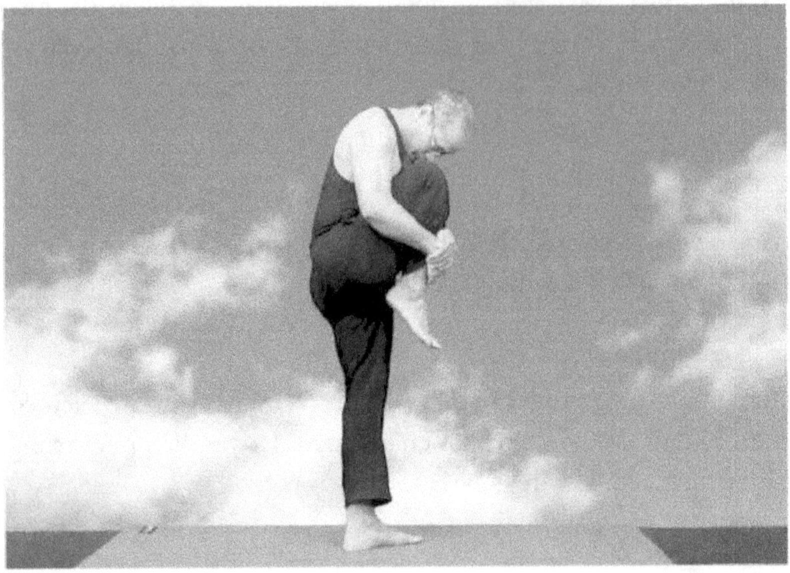

Tư thế Đứng đầu gối mũi

"Utthita Padasana" (उत्थित पादासन) trong tiếng Phạn là một tư thế yoga, được gọi là "Knee-to-Nose Pose" trong tiếng Anh.

"Utthita" (उत्थित) = "mở rộng" hoặc "nâng lên"; "Pada" (पाद) = "chân"; "Asana" (आसन) = "tư thế" hoặc "chỗ ngồi".

Vì vậy, "Utthita Padasana" có thể được tạm dịch là "Tư thế Đứng đầu gối mũi" trong tiếng Việt.

Phiên âm & Phát âm

Tiếng Phạn: उत्थित पादासन

IAST: utthita pādāsana

Âm tiết: ut-thi-ta pā-dā-sa-na

Phát âm: ut-thi-ta paa-daa-sa-na

LỢI ÍCH VÀ TÁC DỤNG TRỊ BỆNH

Tư thế Đứng đầu gối mũi (Utthitapadasana) tăng cường sức mạnh cho cơ bụng, bao gồm cả cơ bụng trực và cơ xiên, thúc đẩy sự ổn định và sức mạnh cốt lõi.

Tư thế Đứng đầu gối mũi kích thích các cơ quan tiêu hóa, thúc đẩy quá trình tiêu hóa khỏe mạnh và giảm bớt sự khó chịu về tiêu hóa.

Tư thế Đứng đầu gối mũi kéo giãn gân kheo, tăng tính linh hoạt và khả năng vận động ở phía sau đùi.

Giữ chân trong tư thế Đứng đầu gối mũi thử thách sự cân bằng và phối hợp, cải thiện khả năng nhận thức và sự ổn định của cơ thể.

Tư thế Đứng đầu gối mũi giúp giải phóng căng thẳng ở cơ lưng dưới, giảm cứng khớp và khó chịu.

Thực hành tư thế Đứng đầu gối mũi làm tăng lưu thông máu đến phần dưới cơ thể, tăng cường sức khỏe và sức sống tổng thể.

Tăng cường cơ bụng và kéo căng gân kheo trong tư thế Đứng đầu gối mũi có thể giúp cải thiện tư thế và sự liên kết.

Tư thế Đứng đầu gối mũi đòi hỏi sự tập trung cao độ, giúp xoa dịu tâm trí và giảm căng thẳng, lo lắng.

Thực hành tư thế Đứng đầu gối mũi có thể giúp đầu óc minh mẫn và cải thiện tinh thần minh mẫn, mang lại lợi ích cho sức khỏe tinh thần.

Tư thế Đứng đầu gối mũi đóng vai trò là tư thế chuẩn bị cho các tư thế yoga nâng cao hơn đòi hỏi sức mạnh và sự ổn định cốt lõi.

THỰC HÀNH

Bắt đầu bằng cách đứng cao trên tấm thảm yoga với hai chân khép lại và hai tay ở hai bên.

Chuyển trọng lượng của bạn lên chân trái và nâng đầu gối phải lên về phía ngực.

Đan các ngón tay quanh ống chân phải hoặc đầu gối phải, hoặc đặt tay lên đùi phải để được hỗ trợ.

Khi thở ra, nhẹ nhàng kéo đầu gối của bạn lại gần mũi, đưa trán về phía đầu gối.

Giữ chân đứng của bạn mạnh mẽ và cột sống của bạn cao.

Giữ tư thế trong vài nhịp thở, tập trung vào việc duy trì thăng bằng, với những nhịp thở sâu và đều đặn.

Nếu cảm thấy thoải mái, bạn có thể kéo giãn sâu hơn bằng cách đưa trán gần đầu gối hơn và ôm đầu gối về phía ngực.

Để thả lỏng, từ từ hạ chân phải xuống đất và trở lại tư thế đứng bằng cả hai chân.

Lặp lại tư thế ở phía đối diện, nâng đầu gối trái về phía ngực và từ từ đưa trán về phía đầu gối.

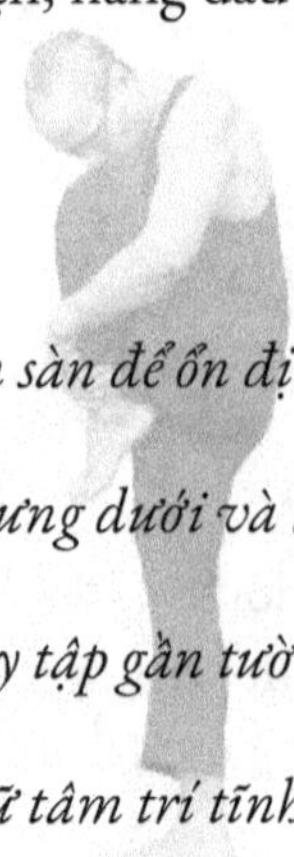

Lời khuyên:

Giữ chân trụ vững chắc trên sàn để ổn định.

Siết cơ trung tâm để hỗ trợ lưng dưới và hông.

Nếu khó giữ thăng bằng, hãy tập gần tường hoặc dùng ghế hỗ trợ.

Tập trung vào hơi thở để giữ tâm trí tĩnh lặng và hiện diện.

THÁCH THỨC VÀ KHÓ KHĂN TIỀM ẨN

Sức mạnh cơ trung tâm: Tư thế Đứng đầu gối mũi (Utthitapadasana) đòi hỏi sự tham gia đáng kể của các cơ cốt lõi để nâng chân về phía mũi trong khi vẫn duy trì sự ổn định ở thân. Cơ lõi yếu có thể gây khó khăn khi nâng chân hoặc duy trì tư thế.

Linh hoạt hông và gân kheo: Nâng chân về phía mũi trong tư thế Đứng đầu gối mũi đòi hỏi sự linh hoạt ở hông và gân kheo. Sự căng cứng ở những khu vực này có thể khiến bạn khó đạt được toàn bộ phạm vi chuyển động trong tư thế.

Ổn định lưng dưới: Duy trì sự ổn định ở lưng dưới là điều cần thiết trong tư thế Đứng đầu gối mũi để tránh căng thẳng hoặc khó chịu. Người tập nên tập trung ấn lưng dưới vào thảm và vận động cơ bụng để hỗ trợ cột sống.

Vai và cổ: Việc nâng chân về phía mũi có thể yêu cầu sự tham gia của cơ vai và cổ. Người tập nên lưu ý đến bất kỳ sự căng thẳng nào ở những khu vực này và điều chỉnh tư thế khi cần thiết để tránh cảm giác khó chịu.

Kiểm soát hơi thở: Thực hành kiểm soát hơi thở có thể giúp kéo giãn sâu hơn và thúc đẩy sự thư giãn ở tư thế Đứng đầu gối mũi. Người tập nên tập trung hít thở sâu vào bụng và nở rộng lồng ngực theo mỗi lần hít vào, sau đó thở ra hết sức để giải tỏa căng thẳng.

Căn chỉnh cơ thể: Căn chỉnh đúng cách là rất quan trọng trong tư thế Đứng đầu gối mũi để ngừa căng thẳng hoặc chấn thương. Người tập nên chú trọng giữ thẳng cột sống, thả lỏng vai, nâng ngực đồng thời nâng chân về phía mũi.

उत्थित पादाङ्गुष्ठासन — Utthita Pādaṅguṣṭhāsana

UTTHITA PADANGUSTHASANA
(ut-thi-ta paa-dang-goosh-taa-sa-na)

Standing Big Toe Hold Pose

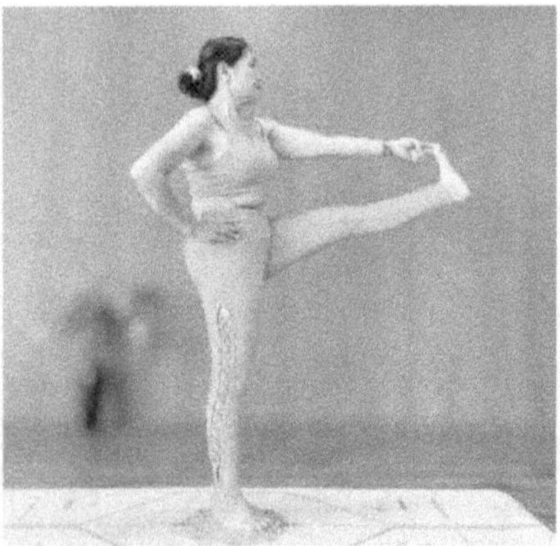

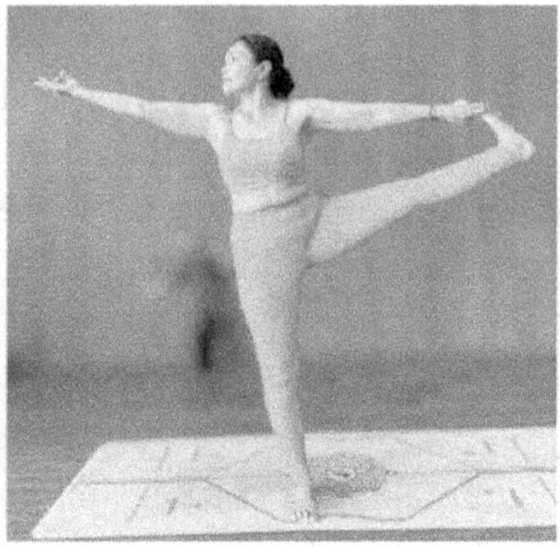

Tư thế Đứng nắm ngón chân

"Utthita Padangusthasana" (उत्थित पादाङ्गुष्ठासन) trong tiếng Phạn là một tư thế yoga, được gọi là "Standing Big Toe Hold" trong tiếng Anh.

"Utthita" (उत्थित) = "mở rộng" hoặc "kéo dài ra"; "Pada" (पाद) = "bàn chân" hoặc "chân"; "Angustha" (अङ्गुष्ठ) = "ngón chân cái"; "Asana" (आसन) = "tư thế" hoặc "chỗ ngồi".

Vì vậy, "Utthita Padangusthasana" có thể dịch là "Tư thế Đứng nắm ngón chân" trong tiếng Việt.

Phiên âm & Phát âm

Tiếng Phạn: उत्थित पादाङ्गुष्ठासन

IAST: utthita pādaṅguṣṭhāsana

Âm tiết: ut-thi-ta pā-dāṅ-guṣ-ṭhā-sa-na

Phát âm: ut-thi-ta paa-dang-goosh-taa-sa-na

LỢI ÍCH VÀ TÁC DỤNG TRỊ BỆNH

Cân bằng và ổn định. Tư thế Đứng nắm ngón chân (Utthita Padangusthasana) giúp cải thiện sự cân bằng và ổn định khi người tập đứng trên một chân.

Tăng cường cơ chân trụ. Tăng cường sức mạnh cho các cơ chân trụ, bao gồm cơ tứ đầu đùi, cơ gân kheo, bắp chân và mắt cá chân, giúp tăng cường sự ổn định và sức bền.

Tăng độ linh hoạt. Luyện tập thường xuyên tư thế Utthita Padangusthasana giúp tăng cường sự linh hoạt ở hông, gân kheo và bắp chân, cải thiện khả năng vận động và phạm vi chuyển động.

Giãn sâu phía sau chân. Tư thế duỗi chân Utthita Padangusthasana giúp kéo giãn sâu cơ gân kheo, giảm căng thẳng và cải thiện độ linh hoạt của chân.

Kích thích tiêu hóa. Việc nén bụng trong tư thế Utthita Padangusthasana sẽ kích thích tiêu hóa, thúc đẩy hệ tiêu hóa hoạt động hiệu quả và giảm khó chịu.

Cải thiện tư thế. Tư thế giúp định chỉnh cột sống và tăng cường tư thế tốt nhờ sự tham gia của cơ lưng và vùng trung tâm.

Giảm đau thần kinh tọa. Tư thế kéo giãn vùng hông và lưng dưới, giúp giảm đau thần kinh tọa và tăng độ linh hoạt phần dưới cơ thể.

Tăng tập trung tinh thần. Cần sự chú ý để giữ thăng bằng và duỗi chân, từ đó nâng cao sự minh mẫn và tập trung.

Kích thích tuần hoàn. Các chuyển động trong tư thế thúc đẩy tuần hoàn máu, giúp đưa oxy và dưỡng chất đến các cơ quan.

Tăng tự tin. Việc chinh phục tư thế này tăng cường sự quyết tâm, sức mạnh thể chất và sự tự tin vào bản thân.

THỰC HÀNH

Bắt đầu đứng cao trên đầu tấm thảm với hai chân khép lại và hai tay ở hai bên.

Chuyển trọng lượng của bạn sang chân trái và tìm lại thăng bằng.

Hít vào và uốn cong đầu gối phải về phía ngực, dùng tay phải siết chặt ngón chân cái bên phải. Bạn có thể cần uốn cong đầu gối trái một chút để giữ thăng bằng.

Duỗi thẳng chân phải về phía trước, giữ thẳng hàng với hông. Thu hút cơ tứ đầu của bạn để giúp mở rộng chân.

Giữ chân trái của bạn khỏe mạnh và năng động, chân đứng vững chắc trên mặt đất.

Kéo dài cột sống của bạn và giữ cho vai của bạn thư giãn cách xa tai.

Nếu cảm thấy ổn định, bạn có thể duỗi thẳng cánh tay trái sang một bên để giữ thăng bằng.

Giữ tư thế trong vài nhịp thở, tập trung vào việc giữ thăng bằng và duy trì hơi thở đều đặn.

Để thoát thế, nhẹ nhàng uốn cong đầu gối phải và hạ chân phải xuống đất.

Lặp lại tư thế với bên còn lại, giữ thăng bằng trên chân phải và dùng tay trái giữ ngón chân cái bên trái.

Lời khuyên:

Dùng dây hỗ trợ nếu cần, có thể gập nhẹ hoặc hạ thấp chân giơ lên khi căng cơ.

Nhìn cố định và siết cơ trung tâm để giữ thăng bằng.

Giữ gối chân trụ hơi chùng để bảo vệ khớp.

THÁCH THỨC VÀ KHÓ KHĂN TIỀM ẨN

Tư thế Đứng nắm ngón chân (Utthita Padangusthasana) đòi hỏi sự thăng bằng và ổn định cao khi đứng trên một chân và duỗi chân còn lại ra trước.

Người tập có thể gặp khó khăn nếu thiếu khả năng cảm nhận cơ thể (proprioception) hoặc mới làm quen với tư thế thăng bằng.

Việc duỗi chân cần sự linh hoạt của gân kheo và cơ gập hông.

Nếu những vùng này căng cứng, người tập có thể khó duỗi chân hoàn toàn hoặc dễ cong lưng.

Việc siết cơ trung tâm là thiết yếu để giữ ổn định và căn chỉnh đúng.

Nếu vùng trung tâm yếu, bạn có thể dễ mất thăng bằng hoặc khó giữ tư thế lâu.

Độ linh hoạt của vai và lưng trên cũng quan trọng để nắm được bàn chân và giữ đường thẳng. Vai cứng có thể khiến bạn khó với tới chân.

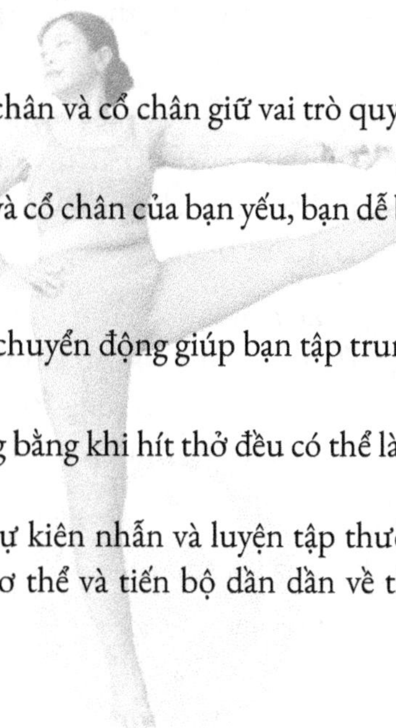

Sự vững chắc ở bàn chân và cổ chân giữ vai trò quyết định cho việc giữ thăng bằng.

Nếu vùng bàn chân và cổ chân của bạn yếu, bạn dễ bị chao đảo, khó thực hiện tư thế này.

Kết hợp hơi thở với chuyển động giúp bạn tập trung và giữ tâm trí tĩnh lặng.

Tuy nhiên, giữ thăng bằng khi hít thở đều có thể là một thử thách.

Tư thế này đòi hỏi sự kiên nhẫn và luyện tập thường xuyên. Hãy tôn trọng giới hạn cơ thể và tiến bộ dần dần về thăng bằng, linh hoạt và sức mạnh.

उत्थति त्रविक्रिमासन — Utthita Trivikramāsana

UTTHITA TRIVIKRAMASANA
(ut-thi-ta tri-vi-kra-maa-sa-na)

Dedicated to the Conqueror of the Three Worlds Pose

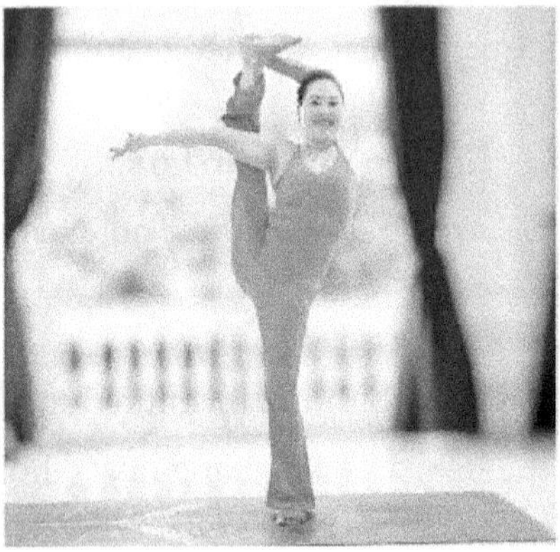
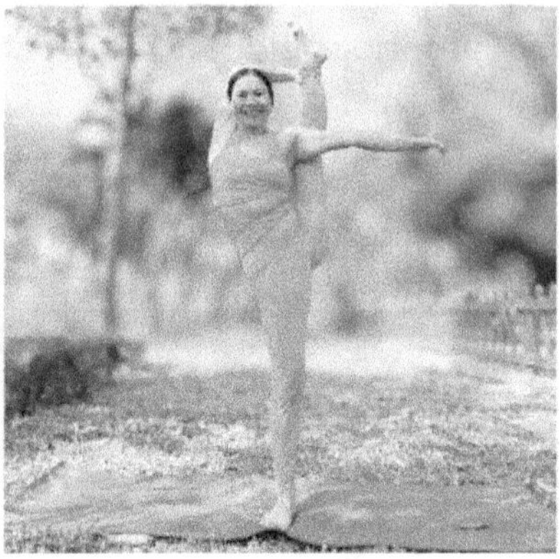

Tư thế Xoạc ngang đứng

Trong tiếng Phạn, "Utthita Trivikramasana" (उत्थति त्रविक्रिमासन) = "Dedicated to the Conqueror of the Three Worlds Pose" trong tiếng Anh.

"Utthita" (उत्थति) nghĩa là "mở rộng" hay "kéo dài"; "Trivikramasana" (त्रविक्रिमासन) bắt nguồn từ "Trivikrama" – danh xưng của thần Vishnu, vị chinh phục ba thế giới trong thần thoại Ấn Độ; "Asana" là "tư thế".

Vì vậy, "Utthita Trivikramasana" biểu trưng cho sức mạnh chiến thắng và sự rộng mở gắn liền với Vishnu, được dịch sát nghĩa tiếng Việt là "Tư thế Kẻ chinh phục mở rộng ba thế giới", thường gọi ngắn gọn là "Tư thế Xoạc ngang đứng".

Phiên âm & Phát âm

Tiếng Phạn: उत्थति त्रविक्रिमासन
IAST: utthita trivikramāsana
Âm tiết: ut-thi-ta tri-vi-kra-mā-sa-na
Phát âm: ut-thi-ta tri-vi-kra-maa-sa-na

LỢI ÍCH VÀ TÁC DỤNG TRỊ BỆNH

Tư thế Xoạc ngang đứng (Utthita Trivikramasana) tăng cường sức mạnh cơ bắp của chân, bao gồm cơ tứ đầu, gân kheo và bắp chân, giúp cải thiện sức mạnh và sự ổn định của phần dưới cơ thể.

Tư thế này đòi hỏi sự cân bằng và phối hợp khi bạn nhấc một chân lên và duỗi về phía trước, giúp nâng cao khả năng nhận thức về quyền sở hữu và nhận thức về cơ thể.

Tư thế Xoạc ngang đứng liên quan đến việc kéo căng sâu các cơ gấp hông và cơ háng của chân nhấc lên, thúc đẩy tính linh hoạt và phạm vi chuyển động của hông.

Khi bạn duỗi thẳng cánh tay qua đầu trong tư thế này, nó sẽ kéo căng ngực, vai và cánh tay, giúp chống lại tác động của tư thế sai và ngồi trong thời gian dài.

Giữ tư thế giữ thăng bằng đầy thử thách như tư thế Xoạc ngang đứng đòi hỏi sự tập trung, giúp làm dịu tâm trí và cải thiện tinh thần minh mẫn.

Thành thạo tư thế Xoạc ngang đứng có thể nâng cao sự tự tin và lòng tự trọng khi bạn phát triển sức mạnh, sự cân bằng và khả năng kiểm soát trong tư thế.

Các tư thế giữ thăng bằng như thế này sẽ kích thích hệ thần kinh, giúp cải thiện chức năng hệ thần kinh tổng thể và thúc đẩy sự thư giãn.

Tham gia vào các chuyển động tập trung, chánh niệm có thể giúp giảm căng thẳng và lo lắng, thúc đẩy cảm giác bình tĩnh và hạnh phúc.

Giống như nhiều tư thế yoga đầy thử thách, tư thế Xoạc ngang đứng có thể giúp giải phóng căng thẳng cảm xúc đang tích trữ, thúc đẩy sự cân bằng cảm xúc và khả năng phục hồi.

THỰC HÀNH

Bắt đầu ở tư thế Núi tadasana đầu thảm. Đứng thẳng, hai chân rộng bằng hông, tay buông dọc theo thân.

Dồn trọng lượng lên chân trái và nâng đầu gối phải lên ngực, giữ bằng cả hai tay.

Duỗi chân phải ra phía trước, song song mặt đất. Giữ bàn chân gập lại, các ngón chân hướng lên.

Khi duỗi chân, đồng thời dang hai tay sang ngang, ngang vai, lòng bàn tay úp xuống, tạo hình chữ T để tăng ổn định.

Nếu có thể, tiếp tục nâng cao chân về phía trần, đầu gối gần mặt. Quấn tay phải quanh gân kheo và giữ bắp chân. Tay trái có thể hỗ trợ tay phải hoặc giữ gót chân, trong khi tay phải tự do.

Giữ cột sống thẳng, cả hai chân thẳng và vững, thân trên thẳng. Kích hoạt cơ bụng và tập trung ánh nhìn (drishti) vào một điểm cố định để giữ thăng bằng.

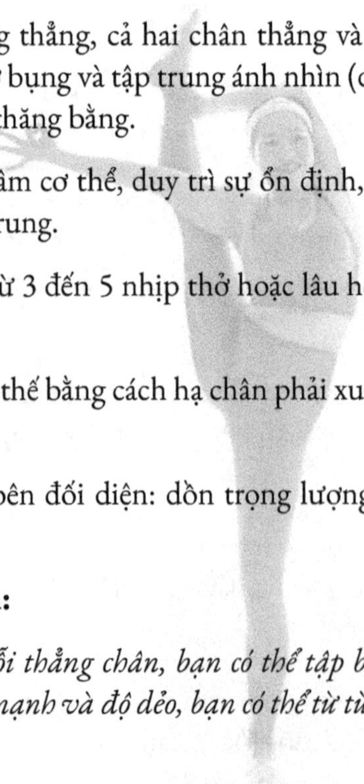

Tìm trọng tâm cơ thể, duy trì sự ổn định, thở đều để giữ sự bình tĩnh và tập trung.

Giữ tư thế từ 3 đến 5 nhịp thở hoặc lâu hơn nếu vẫn giữ được sự cân chỉnh.

Thả lỏng tư thế bằng cách hạ chân phải xuống và trở về tư thế Núi tadasana.

Lặp lại với bên đối diện: dồn trọng lượng lên chân phải và nâng chân trái.

Lời khuyên:

Nếu khó duỗi thẳng chân, bạn có thể tập bên tường hoặc thân cây. Khi đủ sức mạnh và độ dẻo, bạn có thể từ từ duỗi thẳng chân hơn.

THÁCH THỨC VÀ KHÓ KHĂN TIỀM ẨN

Tư thế Xoạc ngang đứng (Utthita Trivikramasana) là một tư thế nâng cao, đòi hỏi sự kết hợp giữa thăng bằng, sức mạnh, độ dẻo và sự tập trung cao độ.

Một trong những thách thức đầu tiên là giữ thăng bằng trên một chân, điều này yêu cầu sự kích hoạt mạnh mẽ của cơ lõi và khả năng phối hợp tổng thể.

Tuy nhiên, thử thách thực sự nằm ở việc nâng chân lên cao.
Duỗi chân song song mặt đất đã là khó, nhưng cố gắng đưa đầu gối, ống chân hoặc bàn chân áp sát mặt lại càng đòi hỏi độ dẻo vượt trội ở gân kheo, cơ gập hông, cùng với sức mạnh giữ ổn định từ chân trụ và phần thân.

Giữ tay dang ngang thành hình chữ T cũng không kém phần thách thức: bạn phải giữ vai, cánh tay và lưng trên hoạt động liên tục trong khi vẫn tập trung vào sự ổn định và hướng cân chỉnh của toàn thân.

Về mặt tinh thần, duy trì ánh nhìn cố định (drishti) và khả năng giữ sự tập trung là yếu tố then chốt.
Chỉ một chút sao nhãng có thể khiến bạn mất thăng bằng ngay lập tức. Khả năng giữ tâm trí an định này cần được rèn luyện thường xuyên.

Cuối cùng, rủi ro chấn thương luôn tồn tại, đặc biệt ở đầu gối, hông hoặc lưng dưới nếu thực hiện sai kỹ thuật, quá sức, hoặc thiếu nhận thức về giới hạn cơ thể.

Để vượt qua những khó khăn này một cách an toàn, bạn có thể biến thể tư thế bằng cách tựa vào tường, dùng dây hỗ trợ, hoặc chỉ nâng chân ở mức phù hợp.
Luyện tập có ý thức, tiến bộ từng bước và lắng nghe cơ thể là chìa khóa giúp bạn tiếp cận tư thế này một cách hiệu quả và bền vững.

उत्तानहस्त पादाङ्गुष्ठासन — Uttānahasta Pādaṅguṣṭhāsana

UTTANAHASTA PADANGUSTHASANA
(ut-ta-na-has-ta pa-dang-goosh-thaa-sa-na)
Extended Hand-to-Big-Toe Pose

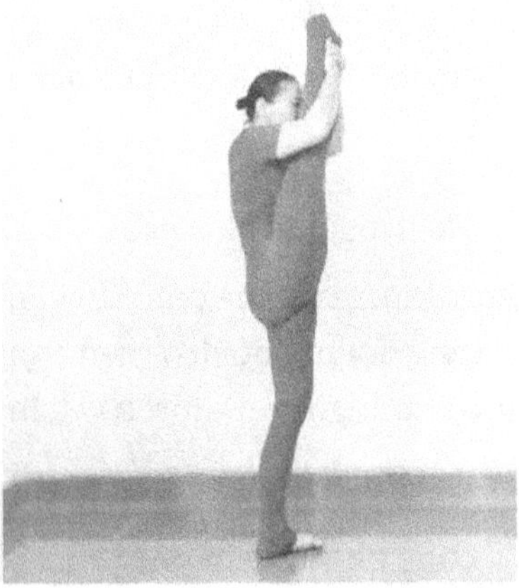

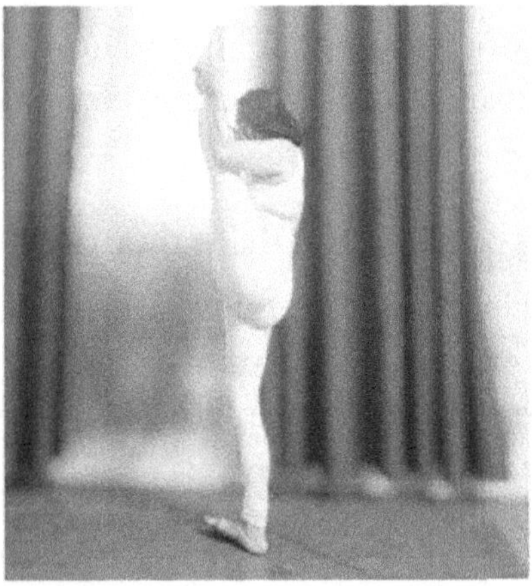

Tư thế Xoạc dọc đứng trước

Uttānahasta Pādaṅguṣṭhāsana (उत्तानहस्त पादाङ्गुष्ठासन) – tên tiếng Anh: Extended Hand-to-Big-Toe Pose (Bản nâng cao, độ kéo dài tối đa; tên thông thường: Reclining Hand-to-Big-Toe Pose).

"Uttana" (उत्तान) = "kéo dài lên trên" hoặc "kéo dài về phía trước"; "Hasta" (हस्त) = "tay"; "Padangustha" (पादाङ्गुष्ठ) = "ngón chân cái"; và "Asana" = "tư thế".

Tư thế này kết hợp sự ổn định và linh hoạt: giữ thăng bằng trên một chân, nó duỗi thẳng cánh tay và chân đối diện theo một đường thẳng uyển chuyển. Theo nghĩa đen, bàn tay nắm lấy ngón chân cái của bàn chân giơ lên, có tên Việt là "Tư thế Xoạc dọc đứng trước".

Phiên âm & Phát âm

Tiếng Phạn: उत्तानहस्त पादाङ्गुष्ठासन
IAST: uttānahasta pādaṅguṣṭhāsana
Âm tiết: ut-tā-na-has-ta pā-dāṅ-guṣ-ṭhā-sa-na
Phát âm: ut-ta-na-has-ta pa-dang-goosh-thaa-sa-na

LỢI ÍCH VÀ TÁC DỤNG TRỊ BỆNH

Thăng bằng và cảm nhận cơ thể: Tư thế Xoạc dọc đứng trước (Uttanahasta Padangusthasana) là một tư thế đòi hỏi sự tập trung cao, giúp cải thiện rõ rệt khả năng thăng bằng, ổn định và cảm nhận vị trí cơ thể trong không gian (proprioception). Tư thế này tác động sâu đến các nhóm cơ ở chân như cơ tứ đầu đùi, cơ gân kheo, bắp chân và mắt cá, đồng thời củng cố hệ thống cơ giữ tư thế.

Linh hoạt hông và gân kheo: Việc nâng chân thẳng một cách có kiểm soát giúp tăng độ linh hoạt của cơ gân kheo, cơ gập hông và bắp chân, đồng thời mở rộng biên độ vận động của khớp hông. Bàn chân trụ vững chắc giúp kích hoạt toàn bộ chuỗi cơ bên dưới và tăng cường cảm giác nối đất.

Kéo dài cột sống: Giữ ngón cái (hoặc xương ống chân nếu cần) trong khi vẫn duy trì cột sống kéo dài giúp kéo giãn trục sống lưng, cải thiện tư thế, làm mạnh vùng cơ bụng sâu và điều chỉnh sự đối xứng toàn thân.

Tập trung và điều phối: Tư thế này cũng rèn luyện khả năng tập trung và điều phối vận động tinh tế, hai yếu tố quan trọng để giữ thăng bằng mà không tạo căng thẳng không cần thiết. Hơi thở chậm, đều và có ý thức giúp làm dịu hệ thần kinh và đem lại sự tỉnh táo trong khi vẫn giữ cho cơ thể tràn đầy sinh lực.

Khía cạnh năng lượng: Trên phương diện năng lượng, Uttānāhasta Pādāṅguṣṭhāsana kích hoạt các dòng năng lượng chạy qua chân và thân, tăng cường sự tự tin, làm sáng tỏ tâm trí và nuôi dưỡng nội lực.

Chuẩn bị cho nâng cao: Tư thế này thường được dùng như bước chuẩn bị cho các asana nâng cao đòi hỏi sự phối hợp đồng thời giữa sức mạnh, ổn định và sự dẻo dai.

THỰC HÀNH

Tư thế bắt đầu: Đứng ở tư thế Núi tadasana, hai bàn chân song song và cách nhau bằng hông, hai tay thả lỏng dọc thân.

Chuyển trọng lượng: Dồn trọng lượng lên chân trái, giữ chân vững và chủ động.

Giữ ngón chân cái: Nâng đầu gối phải về phía ngực và nhẹ nhàng nắm ngón chân cái (hoặc phần sau bàn chân) bằng ngón trỏ và ngón cái của tay phải.

Duỗi chân: Giữ cột sống vươn cao, từ từ duỗi chân phải ra phía trước, rồi nếu có thể, tiếp tục nâng chân theo phương thẳng đứng.

Tay và thân trên: Tay trái có thể đặt lên hông hoặc dang ngang để hỗ trợ thăng bằng. Vai thả lỏng và ngực mở.

Ánh nhìn và hơi thở: Nhìn cố định vào một điểm trước mặt hoặc dưới đất (drishti), hít thở sâu và đều để hỗ trợ cân bằng.

Giữ tư thế: Giữ trong 3 đến 5 nhịp thở đầy đủ, hoặc lâu hơn nếu vẫn giữ được căn chỉnh.

Thoát thế: Nhẹ nhàng thả tay, hạ chân phải xuống và trở về Tadasana.

Đổi bên: Dồn trọng lượng sang chân phải, lặp lại các bước với chân trái.

Lời khuyên:

Đừng nhầm lẫn với Utthita Padangusthasana, nơi cánh tay giữ ngang. Trong tư thế này, cánh tay nâng lên cao qua đầu để kéo chân hướng lên trên.

Nếu gặp khó khăn, có thể dùng dây tập.

Để tăng sự ổn định, giữ cánh tay còn lại gần hông.

THÁCH THỨC VÀ KHÓ KHĂN TIỀM ẨN

Giữ thẳng trục cơ thể: Thử thách đầu tiên là giữ thân mình thẳng khi nâng và duỗi chân, không cong lưng hay nghiêng người về phía sau. Sự căn chỉnh này đảm bảo sự ổn định và ngăn ngừa căng thẳng.

Linh hoạt hông và gân kheo: Sự thiếu linh hoạt ở gân kheo hoặc khớp hông có thể khiến việc duỗi thẳng chân trở nên khó khăn, dễ làm mất cân bằng tư thế.

Trụ vững và kích hoạt lõi: Việc nắm lấy ngón chân mà không ép cột sống phải cong tròn đòi hỏi sự làm chủ dần dần, đồng thời cần có sự trụ vững của chân đang đứng và sự kích hoạt vùng lõi (core) hiệu quả.

Phối hợp hơi thở và ánh nhìn: Sự phối hợp giữa hơi thở, ánh nhìn ổn định và sự tham gia của đôi chân là rất quan trọng, nếu quá căng thẳng hoặc ánh mắt dao động, sự cân bằng sẽ dễ dàng bị phá vỡ.

Tránh áp lực quá mức: Tư thế này cũng có thể gây áp lực mạnh lên gân sau đầu gối hoặc vùng thắt lưng nếu thực hiện sai cách. Do đó, nên duy trì các biến thể đơn giản hơn cho đến khi việc căn chỉnh được kiểm soát tốt.

Thách thức tinh tế về tâm lý: Ngoài ra, còn có một thách thức tinh tế về mặt tâm lý là xu hướng "giữ chặt" tư thế một cách căng cứng thay vì "sống" cùng tư thế một cách tỉnh thức và nhạy bén. Cách tiếp cận cứng nhắc này ngăn cản sự mở rộng thực sự của cơ thể và hơi thở.

Phô diễn hình thức: Hơn nữa, ham muốn "phô diễn một đường nét đẹp" có thể khiến người tập rời xa trí tuệ cơ thể. Việc tìm kiếm yếu tố thẩm mỹ trước khi có được sự ổn định nội tại sẽ dẫn đến những căng thẳng không cần thiết hoặc những sự bù trừ khó thấy.

Kiên nhẫn và lắng nghe: Cuối cùng, sự kiên nhẫn, chú tâm và lắng nghe cơ thể sẽ giúp bạn tiến bộ an toàn và gặt hái được lợi ích thực sự từ việc luyện tập.

ऊर्ध्व प्रसारित एक पादासन — Ūrdhva Prasārita Eka Pādāsana

URDHVA PRASARITA EKA PADASANA

(oordh-va pra-saa-ree-ta e-ka paa-daa-sa-na)

Standing Split

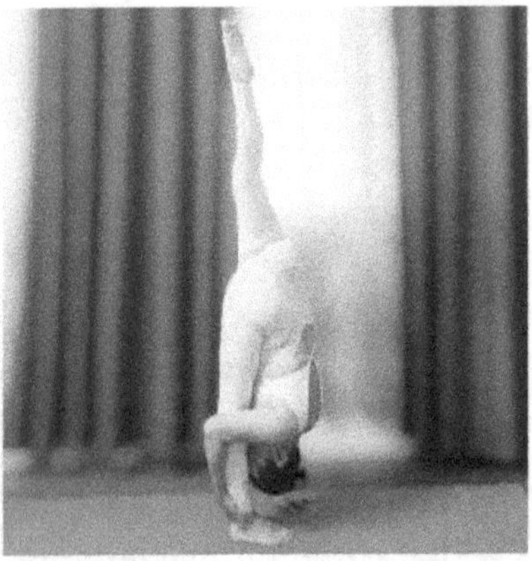

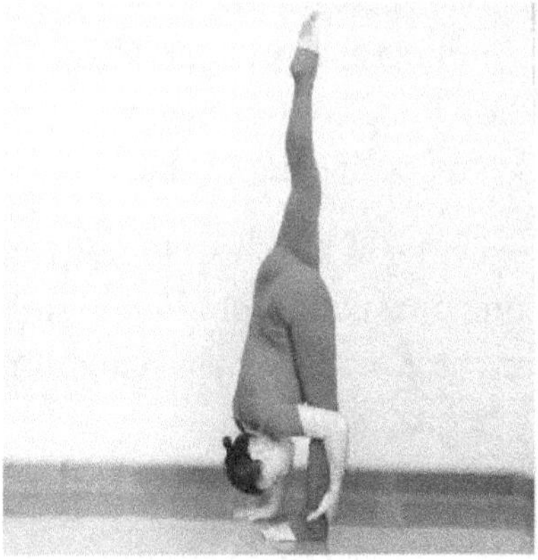

Tư thế Xoạc dọc đứng sau

Trong tiếng Phạn, "Urdhva Prasarita Eka Padasana" (ऊर्ध्व प्रसारित एक पादासन) dịch là "Standing Split" trong tiếng Anh.

"Urdhva" (ऊर्ध्व) = "hướng lên"; "Prasarita" (प्रसारित) = "mở rộng" hoặc "lan rộng"; "Eka" (एक) = "một" hoặc "đơn"; "Pada" (पाद) = "chân" hoặc "bàn chân"; và "Asana" = "tư thế", "chỗ ngồi".

Tư thế này bao gồm việc cúi người về phía trước, giữ chân trụ trên mặt đất và nâng chân còn lại lên cao nhất có thể, theo chiều thẳng đứng phía sau. Trong tiếng Việt, nó có thể được dịch là "Tư thế Xoạc dọc đứng sau", mặc dù thuật ngữ này cũng như nhiều cách gọi khác, không phản ánh hết được động lực cụ thể của nó.

Phiên âm & Phát âm

Tiếng Phạn: ऊर्ध्व प्रसारित एक पादासन
IAST: ūrdhva prasārita eka pādāsana
Âm tiết: ūrdh-va pra-sā-ri-ta e-ka pā-dā-sa-na
Phát âm: oordh-va pra-saa-ree-ta e-ka paa-daa-sa-na

LỢI ÍCH VÀ TÁC DỤNG TRỊ BỆNH

Tư thế mạnh mẽ này giúp săn chắc sâu các cơ chân, mông, vùng thắt lưng và thân người, đồng thời phát triển độ mềm dẻo đáng kể cho nhóm cơ gân kheo. Nó còn giúp cân bằng sức mạnh giữa hai chân và điều chỉnh mất cân đối cơ bắp.

Sự gập thân về phía trước trong khi vẫn giữ trục cơ thể thẳng hàng giúp kéo giãn cột sống một cách chủ động, giải phóng căng thẳng ở lưng, cải thiện tư thế và kích hoạt nhóm cơ sâu vùng lưng.

Động tác nâng cao chân sau mở dần hông, ổn định khung chậu và làm khỏe nhóm cơ mông – đùi sau, đồng thời mở rộng biên độ chuyển động khớp hông.

Yêu cầu thăng bằng trong tư thế này giúp phát triển khả năng cảm nhận cơ thể, sự phối hợp vận động và nhận thức thể chất, đồng thời tăng cường khả năng tập trung, giữ vững tinh thần và điều hòa cảm xúc.

Ở trạng thái bán nghịch đảo, tư thế kích thích tuần hoàn máu lên phần trên cơ thể, làm tươi mới não bộ, hỗ trợ sự minh mẫn và mang lại cảm giác nhẹ nhàng, thư thái.

Đây cũng là tư thế chuẩn bị lý tưởng cho các động tác nâng cao khác như gập sâu về trước, giữ thăng bằng hoặc lộn ngược, đồng thời nuôi dưỡng sự tự tin và tính kiên trì.

Cuối cùng, tư thế này kích hoạt các trung tâm năng lượng vùng bụng dưới và vùng chậu, làm tăng sức sống toàn thân và hỗ trợ chức năng tiêu hóa.

Khi luyện tập đều đặn, tư thế mang lại sự dẻo dai thể chất và vững vàng nội tâm – kết hợp giữa tĩnh lặng, sức mạnh và sự nhẹ nhàng trong cả thân và tâm.

THỰC HÀNH

Bắt đầu từ tư thế Núi tadasana. Khi hít vào, kéo dài cột sống.

Khi thở ra, gập thân trên về phía trước từ hông để vào Uttanasana, hai tay chạm sàn hoặc đặt trên gạch, tùy theo độ linh hoạt.

Chuyển dần trọng lượng sang chân trái, giữ chân này chủ động và duỗi thẳng.

Với lần hít vào tiếp theo, nâng chân phải ra sau hướng lên trần, giữ hông càng đóng càng tốt. Duỗi chân lên trên, đồng thời kéo dài thân trên hướng xuống, tạo thành một đường thẳng từ đầu đến chân nâng.

Tay giữ trên sàn hoặc trên gạch; cánh tay có thể duỗi thẳng hoặc hơi gập tùy cảm giác thoải mái. Đầu thả lỏng hướng xuống, nằm trên đường kéo dài tự nhiên của cột sống.

Giữ khung chậu ổn định và thẳng hàng. Bàn chân nâng có thể gập (gót hướng ra sau) để tăng cường vận động cơ, hoặc duỗi để tạo cảm giác kéo dài nhẹ nhàng.

Hít thở sâu trong 3 đến 5 chu kỳ thở. Duy trì sự chú ý vào thăng bằng, sự cân chỉnh và độ kéo dài toàn thân.

Để thoát thế, hạ chậm chân phải và nhẹ nhàng trở về Tadasana.

Lời khuyên:

Dùng gạch dưới tay nếu gân kheo căng.

Giữ khung chậu song song với mặt đất, tránh xoay hông bên chân nâng dù chân không thể nâng cao.

Giữ ánh nhìn mềm mại và hơi thở đều để ổn định tinh thần.

THÁCH THỨC VÀ KHÓ KHĂN TIỀM ẨN

Giữ hông song song: Một trong những thách thức chính của tư thế này là nâng chân sau lên trong khi vẫn giữ hai hông song song với mặt đất. Việc xoay hông ngoài quá mức sẽ làm mất cân bằng sự căn chỉnh và giảm hiệu quả của tư thế. Trong tư thế này, độ chính xác của căn chỉnh luôn quan trọng hơn độ cao đạt được.

Linh hoạt gân kheo và lưng dưới: Thiếu độ mềm dẻo ở gân kheo hoặc vùng lưng dưới có thể dẫn đến hiện tượng lưng bị cong, gây áp lực lên cổ hoặc làm mất cân bằng toàn bộ phần thân trên. Khi đó, điều quan trọng là chủ động kéo dài cột sống về phía mặt đất, đồng thời giữ cho đầu được thả lỏng.

Trụ vững và cân bằng: Việc mất thăng bằng là điều thường gặp, nhất là khi ánh nhìn không ổn định hoặc khi chân trụ không vững. Phân bố trọng lượng không đều có thể gây căng thẳng quá mức ở mắt cá hoặc đầu gối, thậm chí có thể dẫn đến việc khóa khớp ngoài ý muốn.

Kết hợp sức mạnh và sự nhẹ nhàng: Một thử thách quan trọng khác là duy trì sự kết nối linh hoạt giữa sức mạnh và sự nhẹ nhàng: nâng chân lên đầy nội lực trong khi vẫn giữ cho ngực thư giãn, hơi thở sâu và cổ mềm mại đòi hỏi sự phối hợp cơ bắp tinh tế.

Hỗ trợ từ hơi thở và dụng cụ: Sự tập trung, nhịp thở đều đặn và việc sử dụng dụng cụ hỗ trợ (như các khối gạch) là những trợ thủ quý giá để khám phá tư thế mà không gắng sức.

Tiến bộ an toàn và bền vững: Tiến bộ chậm rãi, đầy ý thức, và chấp nhận thực hành một phiên bản dễ tiếp cận hơn – ví dụ như với tay đặt cao hơn hoặc chân nâng thấp hơn – sẽ giúp tránh các căng thẳng không cần thiết và xây dựng một lộ trình luyện tập bền vững.

वृक्षासन — Vṛkṣāsana

VRIKSHASANA (vrik-shaa-sa-na)

Tree Pose

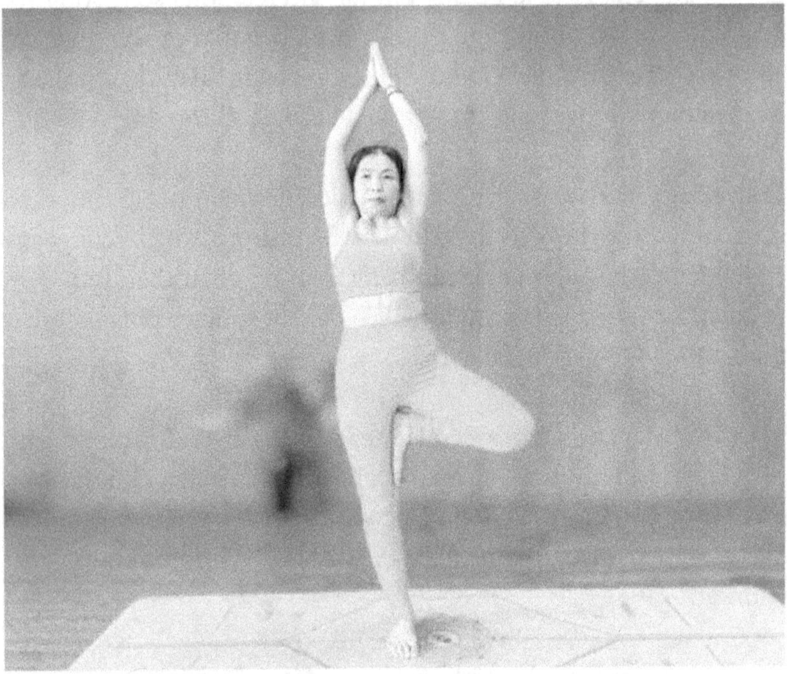

Tư thế Cây

"Vrikshasana" (वृक्षासन) trong tiếng Phạn là một tư thế yoga được gọi là "Tree Pose" trong tiếng Anh.

"Vriksha" (वृक्ष) = "cây"; "Asana" (आसन) = "tư thế" hoặc "chỗ ngồi".

Vì vậy, "Vrikshasana" dịch sang "Tư thế Cây" trong tiếng Việt.

Phiên âm & Phát âm

Tiếng Phạn: वृक्षासन
IAST: vṛkṣāsana
Âm tiết: vṛkṣ-ā-sa-na
Phát âm: vrik-shaa-sa-na

LỢI ÍCH VÀ TÁC DỤNG TRỊ BỆNH

Tăng cường cân bằng và ổn định: Tư thế Cây (Vrikshasana) tăng cường sự cân bằng và ổn định bằng cách thách thức người tập đứng bằng một chân trong khi duy trì tư thế ổn định.

Làm mạnh chân trụ: Tư thế này kích hoạt và củng cố các nhóm cơ của chân đứng, bao gồm cơ tứ đầu, gân kheo, bắp chân và mắt cá, góp phần xây dựng sức mạnh và sức bền.

Rèn luyện sự tập trung: Để giữ vững tư thế, người tập cần tập trung cao độ, từ đó nâng cao tinh thần minh mẫn và hỗ trợ chức năng nhận thức.

Tăng độ linh hoạt vùng hông: Luyện tập thường xuyên giúp cải thiện sự mềm dẻo ở hông, háng và đùi, đồng thời mở rộng phạm vi vận động tổng thể.

Kích hoạt cơ lõi: Vrikshasana tác động mạnh đến cơ trung tâm, bao gồm cơ bụng và cơ xiên, góp phần tăng sức mạnh và sự ổn định cho thân mình.

Hỗ trợ thiền định và thư giãn: Khía cạnh tĩnh lặng của tư thế Cây giúp xoa dịu căng thẳng, giảm lo âu và nuôi dưỡng cảm giác bình an nội tâm.

Điều chỉnh tư thế cột sống: Việc duy trì thẳng trục cơ thể trong tư thế giúp tăng cường các cơ lưng và cơ lõi, qua đó hỗ trợ một dáng đứng chuẩn mực.

Kích thích tuần hoàn: Sự ổn định và sự tham gia toàn thân trong tư thế thúc đẩy tuần hoàn, giúp cung cấp oxy và dưỡng chất đến các mô và cơ quan.

Nâng cao tự tin: Việc chinh phục tư thế Cây đòi hỏi sự quyết tâm, tập trung và sức mạnh thể chất, từ đó mang lại cảm giác tự tin và tự trọng.

Cảm giác kết nối và tiếp đất: Vrikshasana mang đến trải nghiệm kết nối sâu sắc với mặt đất, giúp cơ thể và tâm trí tìm thấy sự tập trung và gốc rễ vững chắc.

THỰC HÀNH

Đứng thẳng ở đầu thảm, hai bàn chân sát nhau, hai tay buông dọc theo thân.

Chuyển trọng lượng sang chân trái và ổn định thăng bằng.

Gập gối phải, đặt lòng bàn chân phải vào mặt trong của đùi, bắp chân hoặc mắt cá chân trái. Tránh đặt lên khớp gối.

Ấn mạnh bàn chân phải vào chân trụ, và ngược lại, để tạo nền tảng vững chắc.

Siết chặt cơ bụng, giữ hông hướng thẳng về phía trước.

Chắp tay trước ngực hoặc đưa tay thẳng lên trời, vai thả lỏng.

Nhìn cố định vào một điểm phía trước (drishti) để ổn định ánh nhìn và tâm trí.

Giữ tư thế trong vài nhịp thở, hít thở đều và thoải mái.

Thoát khỏi tư thế bằng cách nhẹ nhàng hạ chân phải xuống và trở lại tư thế đứng thẳng.

Lặp lại với bên còn lại, chuyển trọng lượng sang chân phải.

Lời khuyên:

Nếu khó giữ thăng bằng, đặt chân vào bắp chân hoặc cổ chân thay vì đùi.

Tránh đặt chân lên khớp gối để tránh tạo lực hoặc gây chấn thương.

Siết cơ chân trụ để tăng độ vững.

Giữ ánh nhìn cố định vào một điểm để dễ giữ thăng bằng.

Có thể dùng tường hoặc điểm cố định dưới đất để hỗ trợ.

THÁCH THỨC VÀ KHÓ KHĂN TIỀM ẨN

Cân bằng và ổn định: Tư thế Cây (Vrikshasana) đòi hỏi khả năng thăng bằng tốt, nhất là khi đứng trên một chân với sự căn chỉnh chuẩn xác. Đây có thể là thử thách đối với những người còn hạn chế về khả năng cảm nhận vị trí cơ thể (proprioception) hoặc ít kinh nghiệm với các tư thế giữ thăng bằng.

Sự linh hoạt ở hông: Việc đặt bàn chân lên đùi yêu cầu sự dẻo dai của cơ gập hông và xoay ngoài hông. Nếu hông căng cứng, người tập sẽ khó đưa chân lên cao hoặc dễ xoay hông quá mức, làm mất sự ngay ngắn của tư thế.

Kích hoạt vùng trung tâm: Các cơ lõi đóng vai trò thiết yếu trong việc giữ ổn định. Nếu cơ trung tâm yếu, cơ thể dễ mất thăng bằng và khó duy trì tư thế trong thời gian dài.

Sức mạnh ở bàn chân và cổ chân: Đứng vững trên một chân cần sự tham gia mạnh mẽ của bàn chân và cổ chân. Khi các vùng này yếu, mắt cá dễ bị lật vào trong hoặc ra ngoài, gây mất ổn định.

Độ linh hoạt ở vai và lưng trên: Đưa hai tay vươn cao đòi hỏi sự mở rộng ở vai và phần lưng trên. Nếu vai cứng, việc vươn tay trở nên hạn chế, đồng thời ảnh hưởng đến sự căn chỉnh tổng thể của cơ thể.

Tập trung tinh thần: Giữ tư thế Cây cần sự tập trung cao độ. Những ai dễ bị phân tâm hoặc có tâm trí bận rộn thường gặp khó khăn trong việc duy trì sự hiện diện và ổn định.

Phối hợp với hơi thở: Việc gắn kết nhịp thở với tư thế giúp duy trì sự tập trung và điều hòa năng lượng. Tuy nhiên, kiểm soát hơi thở sâu, đều và nhịp nhàng trong khi giữ thăng bằng lại là một thách thức không nhỏ.

एक पाद प्रणामासन — Eka Pāda Praṇāmāsana

EKA PADA PRANAMASANA
(e-ka paa-da pra-naa-maa-sa-na)

One-legged Prayer Pose

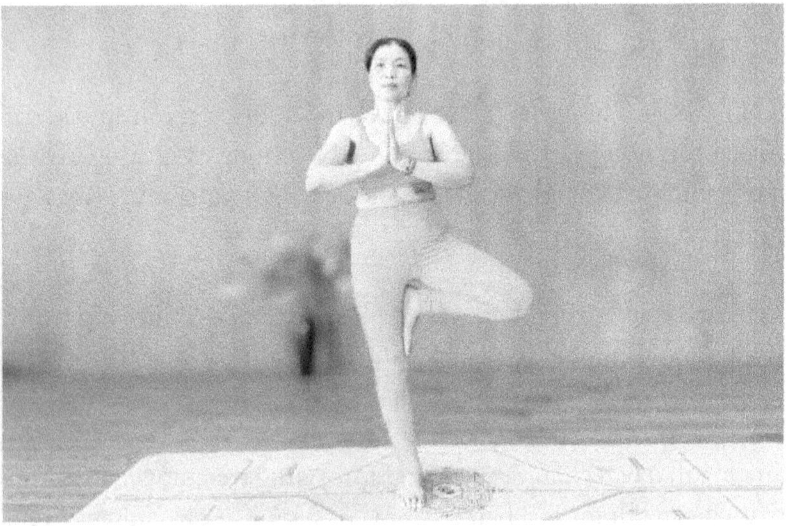

Tư thế Một chân cầu nguyện

"Eka Pada Pranamasana" (एक पाद प्रणामासन) trong tiếng Phạn, là một tư thế yoga có tên tiếng Anh là "One-legged Prayer Pose".

"Eka" (एक) = "một" hoặc "một mình"; "Pada" (पाद) = "bàn chân" hoặc "chân"; "Pranama" (प्रणाम) = "cầu nguyện" hoặc "chào"; "Asana" (आसन) = "tư thế" hoặc "chỗ ngồi".

Vì vậy, "Eka Pada Pranamasana" được dịch là "Tư thế Một chân cầu nguyện" trong tiếng Việt.

Phiên âm & Phát âm

Tiếng Phạn: एक पाद प्रणामासन
IAST: eka pāda praṇāmāsana
Âm tiết: e-ka pā-da pra-ṇā-mā-sa-na
Phát âm: e-ka paa-da pra-naa-maa-sa-na

LỢI ÍCH VÀ TÁC DỤNG TRỊ BỆNH

Tư thế Một chân cầu nguyện (Eka Pada Pranamasana) cải thiện sự cân bằng và ổn định bằng cách thách thức người tập đứng bằng một chân trong khi duy trì tư thế cầu nguyện.

Tư thế Một chân cầu nguyện tăng cường sức mạnh cho các cơ của chân đứng, bao gồm cơ tứ đầu, gân kheo, bắp chân và mắt cá chân, thúc đẩy sự ổn định và sức bền.

Thực hành tư thế Một chân cầu nguyện đòi hỏi sự tập trung để duy trì sự cân bằng, nâng cao tinh thần minh mẫn và chức năng nhận thức.

Thực hành thường xuyên tư thế Một chân cầu nguyện giúp tăng tính linh hoạt ở hông, háng và đùi, cải thiện khả năng vận động tổng thể và phạm vi chuyển động.

Khía cạnh thiền định của tư thế Một chân cầu nguyện thúc đẩy sự thư giãn và giảm căng thẳng và lo lắng, nuôi dưỡng cảm giác bình yên và tĩnh lặng bên trong.

Tư thế Một chân cầu nguyện tác động đến các cơ cốt lõi, bao gồm cơ bụng và cơ xiên, thúc đẩy sức mạnh và sự ổn định ở thân.

Tư thế Một chân cầu nguyện giúp điều chỉnh cột sống và thúc đẩy tư thế thích hợp bằng cách vận động các cơ ở lưng và lõi.

Bản chất cân bằng của tư thế Một chân cầu nguyện kích thích tuần hoàn khắp cơ thể, thúc đẩy việc cung cấp oxy và chất dinh dưỡng đến các mô và cơ quan.

Thực hành thành công tư thế Một chân cầu nguyện có thể nâng cao sự tự tin và lòng tự trọng vì nó đòi hỏi sự tập trung, quyết tâm và sức mạnh thể chất.

Tư thế Một chân cầu nguyện kết nối người tập với hơi thở và cơ thể của họ, khuyến khích nhận thức và kết nối sâu sắc hơn giữa tâm trí và cơ thể.

THỰC HÀNH

Bắt đầu bằng tư thế Núi tadasana.

Chuyển trọng lượng của bạn sang chân trái và tìm lại thăng bằng.

Co đầu gối phải và đưa lòng bàn chân phải tựa vào mặt trong của đùi, bắp chân hoặc mắt cá chân trái.

Chọn một vị trí cảm thấy thoải mái và cho phép bạn duy trì sự cân bằng của mình.

Nhấn mạnh lòng bàn chân phải xuống sàn, và nhấn mạnh lòng bàn chân trái vào đùi trong phải để duy trì sự ổn định tư thế.

Chắp hai lòng bàn tay vào trung tâm trái tim trong tư thế cầu nguyện.

Vận động các cơ cốt lõi của bạn để giúp duy trì thăng bằng và giữ cho hông của bạn vuông góc về phía trước.

Tìm một tiêu điểm, hay còn gọi là drishti, để giúp bạn ổn định ánh nhìn và tập trung tâm trí.

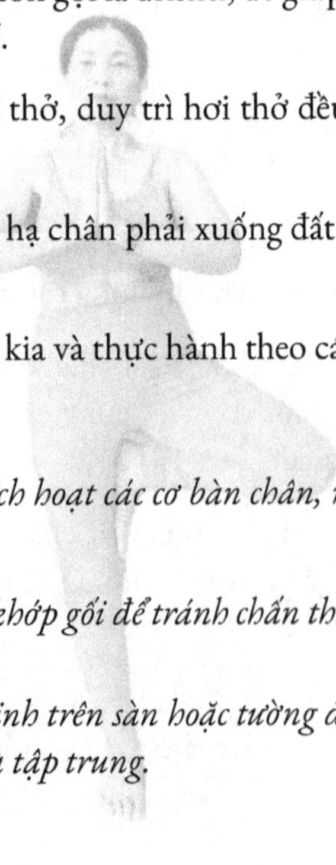

Giữ tư thế trong vài hơi thở, duy trì hơi thở đều đặn và cảm giác thoải mái trong tư thế.

Để thoát thế, nhẹ nhàng hạ chân phải xuống đất và quay lại tư thế đứng bằng cả hai chân.

Lặp lại tư thế ở phía bên kia và thực hành theo cách tương tự trên.

Lời khuyên:

Giữ chân trụ vững và kích hoạt các cơ bàn chân, mắt cá và chân để duy trì thăng bằng.

Tránh đặt bàn chân lên khớp gối để tránh chấn thương.

Nhìn vào một điểm cố định trên sàn hoặc tường để hỗ trợ cân bằng. Giữ ánh nhìn ổn định và tập trung.

THÁCH THỨC VÀ KHÓ KHĂN TIỀM ẨN

Cân bằng và ổn định: Tư thế Một chân cầu nguyện (Eka Pada Pranamasana) đòi hỏi khả năng thăng bằng tốt, nhất là khi đứng trên một chân với sự căn chỉnh ổn định. Người mới hoặc những ai có khả năng cảm nhận vị trí cơ thể (proprioception) chưa phát triển thường gặp khó khăn trong việc duy trì tư thế.

Độ linh hoạt ở hông: Đặt bàn chân vào mặt trong đùi yêu cầu sự dẻo dai ở cơ khép và khả năng xoay ngoài hông. Khi hông còn cứng, việc đưa chân lên cao hoặc giữ tư thế mà không xoay hông ra ngoài trở nên thách thức.

Sức mạnh vùng trung tâm: Một cơ trung tâm khỏe là nền tảng cho sự ổn định và căn chỉnh. Nếu vùng lõi yếu, cơ thể dễ bị lắc lư hoặc mất thăng bằng khi giữ lâu.

Ổn định ở bàn chân và mắt cá: Bàn chân và cổ chân vững chắc giúp tạo nền móng vững vàng. Thiếu sức mạnh hoặc sự kiểm soát ở các vùng này có thể khiến cổ chân lật vào trong hoặc ra ngoài, gây khó duy trì tư thế.

Độ linh hoạt ở vai và lưng trên: Động tác chắp tay trước ngực tưởng đơn giản nhưng thực tế cần sự mềm mại ở vai và phần lưng trên. Vai cứng hoặc hạn chế chuyển động có thể khiến việc chắp tay hoặc giữ sự ngay ngắn trở nên khó khăn.

Tập trung tinh thần: Đây là tư thế đòi hỏi sự chú tâm cao độ. Nếu tâm trí phân tán hoặc căng thẳng, khả năng giữ thăng bằng sẽ bị ảnh hưởng rõ rệt.

Phối hợp nhịp thở: Kết nối hơi thở với tư thế giúp duy trì sự tập trung và cân bằng năng lượng. Tuy nhiên, việc giữ nhịp thở sâu, đều và ổn định trong thời gian dài thường là thử thách lớn đối với người tập.

Tiến bộ qua kiên nhẫn: Eka Pada Pranamasana cần sự luyện tập kiên trì và tôn trọng giới hạn cơ thể. Sự tiến bộ bền vững đến từ việc thực hành đều đặn, từng bước khám phá sự ổn định và cân bằng bên trong.

Tư thế Cây vs. tư thế Một chân cầu nguyện

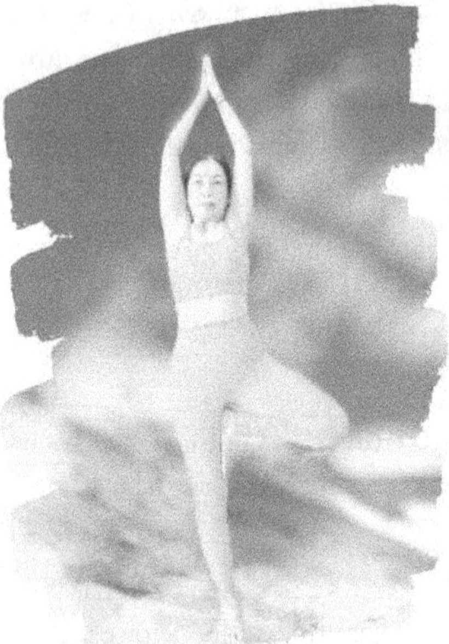

Vrikshasana

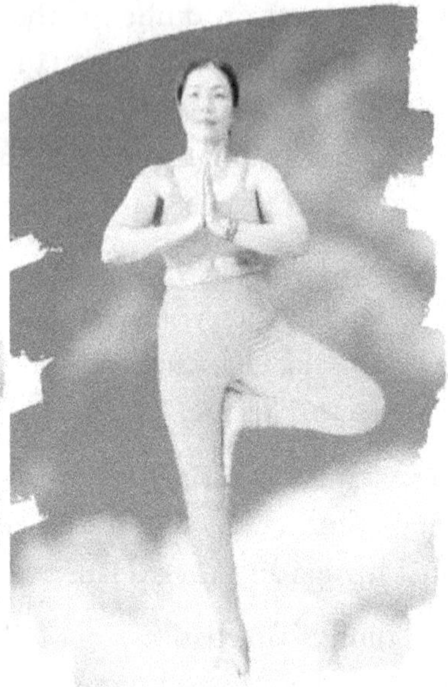

Eka Pada Pranamasana

Trong khi tư thế Cây (Vrikshasana) và tư thế Cầu nguyện một chân (Eka Pada Pranamasana) đều liên quan đến việc giữ thăng bằng trên một chân, có những khác biệt rõ rệt giữa hai tư thế này

VỊ TRÍ CHÂN

Trong tư thế Cầu nguyện một chân, bàn chân cũng được đặt vào đùi trong, bắp chân hoặc mắt cá chân của chân đối diện, với các ngón chân hướng xuống dưới

Trong tư thế Cây, lòng bàn chân được đặt vào đùi trong, bắp chân hoặc mắt cá chân của chân đối diện, với các ngón chân hướng xuống dưới.

VỊ TRÍ TAY

Trong tư thế Cầu nguyện một chân, hai cánh tay đặc biệt khép lại ở trung tâm trái tim trong tư thế cầu nguyện trong suốt tư thế.

Trong tư thế Cây, hai cánh tay có thể để ở hai bên cơ thể, duỗi thẳng qua đầu hoặc chụm lại trong tư thế cầu nguyện ở trung tâm trái tim.

SỰ TẬP TRUNG

Tư thế Cầu nguyện một chân tập trung vào việc giữ thăng bằng trong khi duy trì kết nối với trung tâm trái tim thông qua tư thế cầu nguyện của bàn tay, nuôi dưỡng cảm giác suy ngẫm hướng nội và tập trung.

Tư thế Cây nhấn mạnh việc tìm kiếm sự ổn định và cân bằng trong khi vươn lên cao như một cái cây, với hai cánh tay duỗi thẳng qua đầu tượng trưng cho cành cây.

TIÊU ĐIỂM - दृष

Cả hai tư thế đều khuyến khích việc tìm kiếm một tiêu điểm (ánh nhìn), hay còn gọi là drishti - दृष, để giúp duy trì sự cân bằng và tập trung. Tuy nhiên, ánh nhìn cụ thể có thể thay đổi một chút tùy theo sở thích và sự thoải mái của mỗi người trong mỗi tư thế.

Nhìn chung, mặc dù cả hai tư thế đều mang lại lợi ích cho sự cân bằng, ổn định và tập trung, nhưng những biến thể tinh tế trong vị trí đặt chân, vị trí cánh tay và sự tập trung tạo ra những trải nghiệm và cảm giác độc đáo trong tư thế Cây và tư thế Cầu nguyện một chân.

गरुडासन — Garuḍāsana

GARUDASANA (ga-ru-daa-sa-na)

Eagle Pose

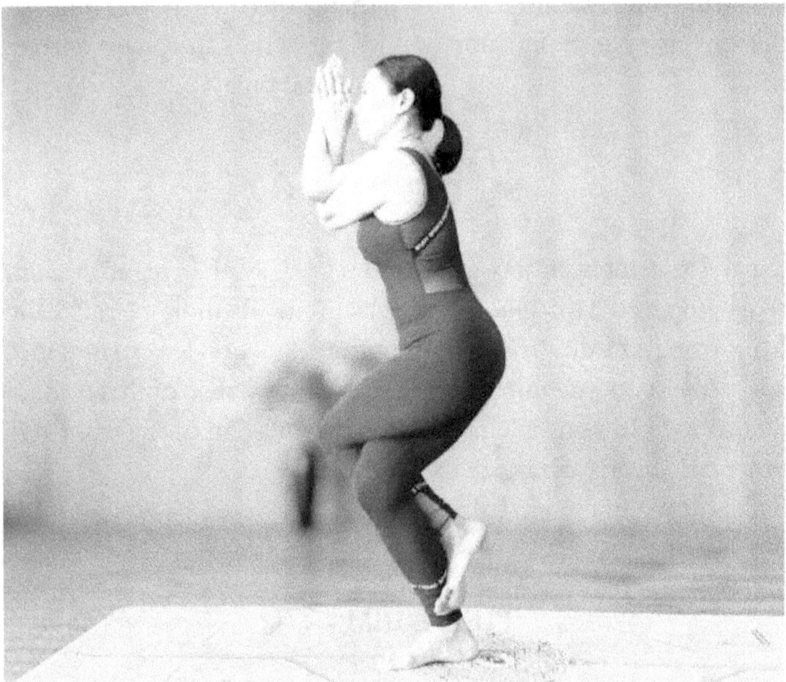

Tư thế Đại bàng

"Garudasana" (गरुडासन) trong tiếng Phạn là một tư thế yoga, được gọi là "Eagle Pose" trong tiếng Anh.

"Garuda" (गरुड) là tên của một loài chim thần thoại, Garuda, trong Ấn Độ giáo; "Asana" (आसन) = "tư thế" hoặc "chỗ ngồi".

Vì vậy, "Garudasana" dịch sang "Tư thế Đại bàng" trong tiếng Việt.

Phiên âm & Phát âm

Tiếng Phạn: गरुडासन
IAST: garuḍāsana
Âm tiết: ga-ru-ḍā-sa-na
Phát âm: ga-ru-daa-sa-na

LỢI ÍCH VÀ TÁC DỤNG TRỊ BỆNH

Tư thế Đại bàng (Garudasana) tăng cường sự cân bằng và ổn định bằng cách thách thức người tập giữ thăng bằng trên một chân trong khi quấn chân và cánh tay đối diện quanh nhau.

Tư thế này tăng cường sức mạnh cho các cơ của chân đứng, bao gồm cơ tứ đầu, gân kheo, bắp chân và mắt cá chân, thúc đẩy sự ổn định và sức bền.

Thực hành tư thế Đại bàng đòi hỏi sự tập trung để duy trì sự cân bằng và phối hợp, nâng cao tinh thần minh mẫn và chức năng nhận thức.

Luyện tập tư thế Đại bàng thường xuyên giúp tăng tính linh hoạt ở hông, háng, vai và lưng trên, cải thiện khả năng vận động tổng thể và phạm vi chuyển động.

Tư thế Đại bàng giúp kéo giãn sâu các cơ ở lưng trên và vai, giảm bớt căng thẳng và cải thiện tư thế.

Khía cạnh thiền định của tư thế Đại bàng thúc đẩy sự thư giãn và giảm căng thẳng và lo lắng, nuôi dưỡng cảm giác bình yên và tĩnh lặng bên trong.

Tư thế Đại bàng tác động vào các cơ cốt lõi, bao gồm cả cơ bụng và cơ xiên, thúc đẩy sức mạnh và sự ổn định ở thân.

Tư thế Đại bàng giúp điều chỉnh cột sống và thúc đẩy tư thế thích hợp bằng cách vận động các cơ ở lưng và lõi.

Hành động quấn xoắn trong tư thế Đại bàng kích thích lưu thông khắp cơ thể, thúc đẩy việc cung cấp oxy và chất dinh dưỡng đến các mô và cơ quan.

Thực hành thành công tư thế Đại bàng có thể nâng cao sự tự tin và lòng tự trọng vì nó đòi hỏi sự tập trung, quyết tâm và sức mạnh thể chất.

THỰC HÀNH

Bắt đầu ở tư thế Núi tadasana, đứng ở đầu thảm.

Chuyển trọng lượng sang chân trái, hơi khuỵu gối.

Nâng chân phải, bắt chéo lên đùi trái. Nếu có thể, móc bàn chân sau bắp chân trái, hoặc đặt các ngón chân xuống sàn để giữ thăng bằng.

Duỗi hai tay ra trước ngang vai.

Bắt chéo tay trái qua tay phải ở khuỷu, gập khuỷu tay. Áp lòng bàn tay vào nhau, hoặc ép mu bàn tay.

Thả lỏng vai, nâng nhẹ khuỷu tay để tạo khoảng trống vùng lưng trên.

Nhìn vào một điểm cố định để giữ thăng bằng.

Giữ tư thế trong vài nhịp thở, hít thở đều và cảm nhận sự ổn định.

Thoát thế bằng cách mở tay và chân chậm rãi, trở về tư thế Núi tadasana.

Lặp lại với bên còn lại.

Lời khuyên:

Giữ hông thẳng và chân trụ vững.

Nếu khó giữ thăng bằng, chỉ cần bắt chéo đùi và để ngón chân chạm đất.

Kích hoạt cơ trung tâm để hỗ trợ cân bằng.

Hít thở nhẹ nhàng để tăng tập trung.

Tiến hành từ từ, không ép buộc cơ thể vượt quá khả năng.

THÁCH THỨC VÀ KHÓ KHĂN TIỀM ẨN

Cân bằng và ổn định: Tư thế Đại bàng (Garudasana) đòi hỏi khả năng giữ thăng bằng và sự ổn định, đặc biệt khi đứng trên một chân và quấn chân kia xung quanh. Người mới tập hoặc có khả năng cảm nhận cơ thể (proprioception) kém có thể khó giữ thăng bằng.

Linh hoạt ở hông: Động tác quấn chân yêu cầu sự dẻo dai của cơ khép và khả năng xoay ngoài hông. Khi hông bị căng, người tập sẽ khó đưa chân vòng qua hoặc có thể cảm thấy khó chịu, từ đó ảnh hưởng đến độ sâu của tư thế.

Linh hoạt ở vai và lưng trên: Động tác bắt chéo tay và đưa khuỷu tay sát vào trước ngực cần sự mềm mại ở vai cùng khả năng mở rộng lưng trên. Vai cứng hoặc hạn chế chuyển động khiến việc giữ khuỷu tay và bàn tay đúng vị trí trở nên khó khăn.

Sức mạnh vùng trung tâm: Kích hoạt cơ lõi là yếu tố then chốt để giữ ổn định và tránh lắc lư. Nếu vùng trung tâm yếu, tư thế khó duy trì lâu và dễ bị mất thăng bằng.

Ổn định ở bàn chân và cổ chân: Sức mạnh và độ chắc chắn của chân trụ đóng vai trò nền móng. Nếu cổ chân hoặc bàn chân yếu, mắt cá dễ nghiêng vào trong hoặc ra ngoài, gây mất cân bằng hoặc áp lực không cần thiết.

Tập trung tinh thần: Garudasana yêu cầu sự tập trung cao độ để phối hợp tay và chân cùng lúc. Tâm trí xao nhãng hoặc bận rộn sẽ khiến việc duy trì sự hiện diện và ổn định trong tư thế trở nên khó khăn.

Nhịp thở và năng lượng: Hơi thở đều đặn, sâu và có ý thức giúp điều hòa năng lượng, làm dịu tâm trí và duy trì sự chú tâm. Nếu nhịp thở ngắt quãng hoặc căng thẳng, khả năng giữ tư thế sẽ giảm rõ rệt.

हनुमानासन — Hanumānāsana

HANUMANASANA (ha-nu-maa-naa-sa-na)

Front Split Pose

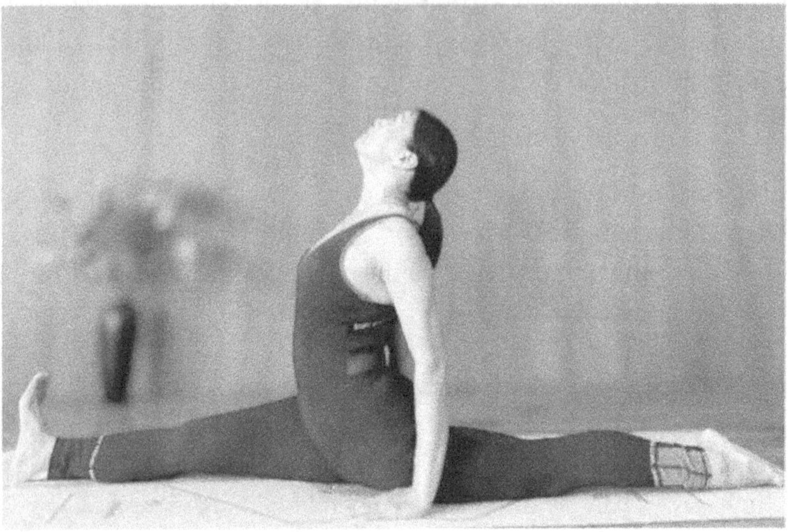

Tư thế Xoạc dọc

"Hanumanasana" (हनुमानासन) trong tiếng Phạn là một tư thế yoga, tên tiếng Anh là "Monkey Pose" hoặc "Front Split Pose".

"Hanuman" (हनुमान) là tên của vị thần khỉ Hindu Hanuman, được biết đến với sức mạnh và sự nhanh nhẹn; "Asana" (आसन) = "tư thế" hoặc "chỗ ngồi".

Vì vậy, "Hanumanasana" được dịch là "Tư thế con khỉ" hoặc "Tư thế tách đôi", hay thường được gọi là "Tư thế Xoạc dọc" trong tiếng Việt.

Phiên âm & Phát âm

Tiếng Phạn: हनुमानासन
IAST: hanumānāsana
Âm tiết: ha-nu-mā-nā-sa-na
Phát âm: ha-nu-maa-naa-sa-na

LỢI ÍCH VÀ TÁC DỤNG TRỊ BỆNH

Tư thế Xoạc dọc (Hanumanasana) nổi tiếng với khả năng tăng cường độ linh hoạt, đặc biệt ở gân kheo, cơ gập hông và cơ háng.

Tập luyện thường xuyên giúp cải thiện đáng kể sự dẻo dai tổng thể.

Tư thế này kéo giãn sâu các cơ gập và duỗi hông cũng như cơ trong đùi, giúp tăng phạm vi vận động và sự linh hoạt vùng hông.

Việc giữ thăng bằng trọng lượng hai bên đòi hỏi sự tham gia của cơ đùi trước, cơ gân kheo và cơ mông, giúp tăng cường sức mạnh và săn chắc đôi chân.

Hanumanasana giúp giải tỏa căng thẳng vùng háng, đặc biệt hữu ích với người ngồi lâu hoặc có hông bị cứng.

Giữ thăng bằng trong tư thế này cần có sức mạnh trung tâm và tập trung tinh thần, từ đó nâng cao sự ổn định cơ thể.

Tư thế có thể hỗ trợ giảm đau thần kinh tọa bằng cách làm giãn cơ hình lê, giúp giảm áp lực lên dây thần kinh tọa.

Sự kéo giãn sâu còn kích thích các cơ quan nội tạng, cải thiện tiêu hóa và chức năng cơ thể.

Giữ lâu tư thế này đòi hỏi sự tập trung tinh thần, giúp làm dịu tâm trí và giảm căng thẳng.

Giống như nhiều động tác kéo giãn sâu khác, Hanumanasana giúp giải phóng căng thẳng cảm xúc, mang lại cảm giác cân bằng và an yên.

THỰC HÀNH

Bắt đầu ở tư thế quỳ trên tấm thảm với đầu gối rộng bằng hông.

Bước chân phải về phía trước, đưa nó về phía trước tấm thảm của bạn. Đầu gối phải của bạn phải thẳng hàng với mắt cá chân phải.

Trượt đầu gối trái của bạn ra sau và hạ nó xuống sàn, duỗi thẳng chân trái về phía sau.

Co bàn chân phải và đảm bảo các ngón chân của bạn hướng về phía trần nhà.

Hít vào và kéo dài cột sống, nâng ngực và kéo vai về phía sau.

Thở ra và bắt đầu duỗi thẳng chân phải, trượt chân phải về phía trước khi bạn làm như vậy.

Giữ hông vuông góc và hướng về phía trước khi bạn duỗi chân phải. Sử dụng các cơ cốt lõi của bạn để hỗ trợ lưng dưới của bạn.

Tiếp tục trượt chân phải về phía trước cho đến khi bạn cảm thấy căng sâu dọc theo phía sau chân phải. Chỉ đi xa đến mức bạn cảm thấy thoải mái và tránh đẩy bản thân vào nỗi đau quá sức.

Đặt tay trên sàn cạnh hông để được hỗ trợ hoặc nếu linh hoạt hơn, bạn có thể đặt tay lên khối hoặc trên tấm thảm trước mặt.

Giữ tư thế trong 30 giây đến 1 phút, hít thở sâu và tập trung vào việc thư giãn khi căng cơ.

Để kết thúc tư thế, nhẹ nhàng gập đầu gối phải và trượt chân phải về phía thân mình. Đổi chân và lặp lại tư thế theo cùng phương pháp.

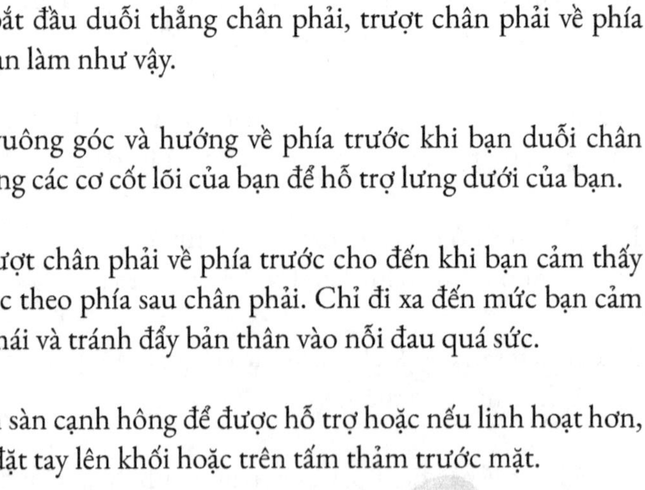

THÁCH THỨC VÀ KHÓ KHĂN TIỀM ẨN

Linh hoạt hông: Tư thế Xoạc dọc (Hanumanasana) đòi hỏi sự mở rộng tối đa của khớp hông để đảm bảo căn chỉnh chính xác. Với những người có hông cứng, việc xoay hông trước ra ngoài và duỗi thẳng chân sau thường trở thành thử thách lớn.

Giãn cơ chân trước: Tư thế yêu cầu độ dẻo ở gân kheo và cơ tứ đầu đùi của chân trước. Khả năng kéo giãn hai nhóm cơ này giúp chân duỗi thoải mái về phía trước và hạ khung chậu tiến gần sàn. Nếu vùng cơ bị căng, biên độ chuyển động sẽ bị hạn chế, ngăn cản việc đạt được hình thức trọn vẹn.

Ổn định hông: Sự cân bằng của hông là yếu tố then chốt để tránh áp lực không mong muốn lên khớp. Nhiều người tập gặp khó khăn khi giữ hông cân bằng với vai hoặc giữ hông song song với mặt sàn, đặc biệt khi chuyển vào hoặc ra khỏi tư thế.

Căn chỉnh và giữ thân người: Giữ cơ thể thẳng với hông, đặc biệt khi hai tay vươn lên hoặc duỗi về phía trước, đòi hỏi sự phối hợp nhuần nhuyễn giữa sức mạnh và khả năng kiểm soát. Việc duy trì sự cân bằng trong trạng thái kéo giãn sâu không phải lúc nào cũng dễ dàng.

Áp lực lên lưng dưới: Việc kéo giãn mạnh cơ gập hông và gân kheo có thể gây áp lực lớn lên vùng thắt lưng. Với những người có lưng dưới nhạy cảm, nếu thiếu căn chỉnh chính xác và không kích hoạt vùng trung tâm, nguy cơ khó chịu hoặc căng tức sẽ tăng lên.

Hơi thở và thư giãn: Duy trì hơi thở sâu và đều đặn là yếu tố quan trọng giúp thả lỏng hông và giảm áp lực ở lưng dưới. Tuy nhiên, nhiều người gặp khó khăn trong việc giữ nhịp thở ổn định khi phải đối diện với cảm giác căng chặt hoặc ép mạnh trong tư thế.

परिवृत्त उपविष्टि कोणासन — Parivṛtta Upaviṣṭa Koṇāsana

PARIVRTTA UPAVISTHA KONASANA
(pa-ri-vrit-ta u-pa-vi-shta ko-naa-sa-na)

Seated Wide-Angle Twist Pose

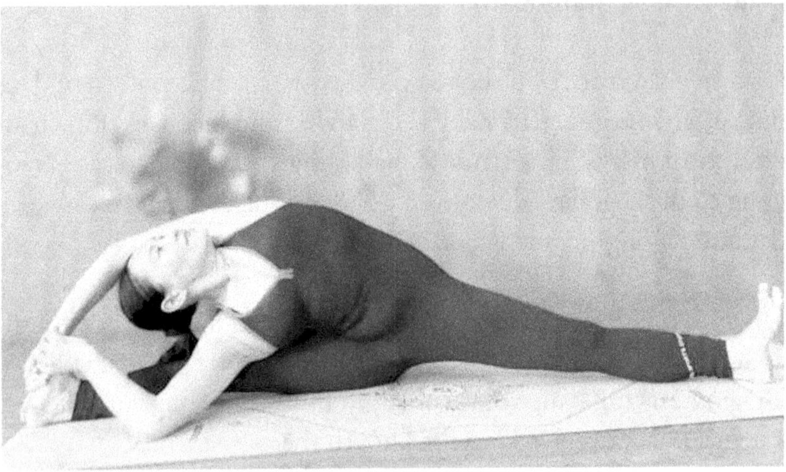

Tư thế Ngồi xoay góc rộng

"Parivrtta Upavistha Konasana" (परिवृत्त उपविष्टि कोणासन) trong tiếng Phạn, là tư thế yoga được gọi là "Seated Wide-Angle Twist" trong tiếng Anh.

"Parivrtta" (परिवृत्त) = "xoay" hoặc "xoắn"; "Upavistha" (उपविष्टि) = "ngồi; "Kona" (कोण) = "góc"; "Asana" (आसन) = "tư thế" hoặc "chỗ ngồi".

Vì vậy, "Parivrtta Upavistha Konasana" được gọi là "Tư thế Gập người về phía trước góc rộng xoay" hoặc "Tư thế Ngồi xoay góc rộng" trong tiếng Việt.

Phiên âm & Phát âm

Tiếng Phạn: परिवृत्त उपविष्टि कोणासन
IAST: parivṛtta upaviṣṭa koṇāsana
Âm tiết: pa-ri-vṛt-ta u-pa-vi-ṣṭa ko-ṇā-sa-na
Phát âm: pa-ri-vrit-ta u-pa-vi-shta ko-naa-sa-na

LỢI ÍCH VÀ TÁC DỤNG TRỊ BỆNH

Khi thực hành tư thế Ngồi xoay góc rộng (Parivrtta Upavistha Konasana), chuyển động xoắn của nó giúp cải thiện tính linh hoạt và khả năng vận động của cột sống, đặc biệt là ở vùng ngực và thắt lưng.

Tư thế Ngồi xoay góc rộng mang lại sự kéo dài sâu đến hông, háng và đùi trong, giúp tăng tính linh hoạt ở những khu vực này.

Động tác vặn xoắn kích thích các cơ quan trong bụng, thúc đẩy quá trình tiêu hóa và hỗ trợ giải độc.

Bằng cách xoa bóp các cơ quan nội tạng, tư thế này có thể giúp cải thiện tiêu hóa và giảm bớt sự khó chịu về tiêu hóa.

Tư thế vặn người như tư thế Ngồi xoay góc rộng được biết là có tác dụng kích thích hệ bạch huyết, hỗ trợ giải độc và loại bỏ độc tố khỏi cơ thể.

Tư thế Ngồi xoay góc rộng có thể giúp giảm bớt căng thẳng và khó chịu ở lưng dưới bằng cách nhẹ nhàng kéo giãn và giải phóng các cơ bị căng.

Chuyển động xoắn làm tăng lưu lượng máu đến cột sống và các cơ quan trong bụng, thúc đẩy tuần hoàn và oxy hóa các mô.

Tư thế vặn mình như tư thế Ngồi xoay góc rộng có tác dụng làm dịu hệ thần kinh, giúp giảm căng thẳng, lo âu và tình trạng căng cứng cơ bắp..

Bằng cách khuyến khích cột sống thẳng đứng và ngực nở, tư thế này giúp cải thiện tư thế và sự liên kết.

Thực hành tư thế Ngồi xoay góc rộng đòi hỏi sự tập trung, thúc đẩy chánh niệm và nhận thức về thời điểm hiện tại.

THỰC HÀNH

Ngồi trên sàn, hai chân duỗi thẳng về phía trước, tạo thành hình chữ V rộng.

Giữ cả hai chân hoạt động tích cực và ngón chân hướng lên trần nhà.

Đặt tay phải xuống sàn phía trước ống chân phải, các ngón tay hướng về phía trước.

Hít vào và kéo dài cột sống, nâng ngực.

Khi bạn thở ra, vặn thân sang trái trong khi nghiêng sang phải, vươn cánh tay trái về phía trần nhà

Tiếp tục vặn và nghiêng sang phải. Cong khuỷu tay trái của bạn và đưa nó ra sau đầu, chạm về phía bàn chân phải của bạn.

Giữ cả hai chân mở rộng và tích cực tham gia khi bạn vặn và vươn.

Giữ nguyên tư thế vặn xoắn khi bạn đưa tay trái về phía chân phải, tay trái bám vào chân phải.

Đưa tay phải của bạn để hỗ trợ tay trái nắm chặt vào bàn chân phải.

Hãy để trọng lượng của đầu bạn tựa vào đầu gối phải của bạn.

Nhìn về phía trần nhà, tùy thuộc vào mức độ thoải mái của bạn.

Giữ tư thế trong 30 giây đến 1 phút, hít thở sâu, duy trì tư thế vặn xoắn.

Để thư giãn, từ từ thả lỏng vòng xoắn, đưa tay trái xuống sàn trước mặt và thả lỏng thân mình.

Lặp lại tư thế ở phía bên kia với cách thực hành tương tự.

THÁCH THỨC VÀ KHÓ KHĂN TIỀM ẨN

Linh hoạt hông và háng: Tư thế Ngồi xoay góc rộng (Parivrtta Upavistha Konasana) đòi hỏi khả năng mở rộng và linh hoạt đáng kể ở hông và háng để thực hiện động tác vặn mình với căn chỉnh chính xác. Nếu các khu vực này căng cứng hoặc hạn chế, người tập sẽ khó xoay thân hoàn toàn, dẫn đến căng thẳng hoặc khó chịu.

Vặn cột sống: Đạt độ xoay sâu ở cột sống trong khi vẫn duy trì sự ổn định là một thách thức. Người tập có thể thấy khó vặn từ phần cột sống ngực trong khi giữ xương chậu cân bằng trên sàn, dễ gây căng thẳng hoặc làm mất cân bằng toàn bộ tư thế.

Cơ cốt lõi: Sự tham gia của các cơ trung tâm là thiết yếu để duy trì ổn định và hỗ trợ cột sống khi xoắn. Nếu vùng lõi yếu, việc giữ độ xoắn sâu trở nên khó khăn, đồng thời tăng nguy cơ sụp đổ hoặc căng thẳng không cần thiết.

Vai và ngực: Động tác vặn mình trong tư thế Ngồi xoay góc rộng đòi hỏi sự mở rộng ở vai và ngực. Căng thẳng hoặc cứng ở những khu vực này có thể hạn chế phạm vi chuyển động và cản trở khả năng xoắn sâu một cách thoải mái.

Hơi thở: Hít thở sâu và đều đặn là rất quan trọng để giải phóng căng thẳng và tạo điều kiện cho động tác vặn xoắn. Tuy nhiên, người tập có thể gặp khó khăn trong việc duy trì nhịp thở đều đặn khi ở tư thế này, đặc biệt là khi họ vặn sâu hơn.

Ổn định hông: Giữ hông cân bằng và tiếp xúc đều với mặt sàn trong khi vặn người là một thử thách. Nếu hông nghiêng hoặc lắc lư, sự ổn định và căn chỉnh trong tư thế sẽ bị ảnh hưởng, đồng thời dễ gây cảm giác mất thăng bằng.

उपविष्ट कोणासन — Upaviṣṭa Koṇāsana

UPAVISTHA KONASANA (u-pa-vi-shta ko-naa-sa-na)

Wide-Angle Seated Forward Bend Pose

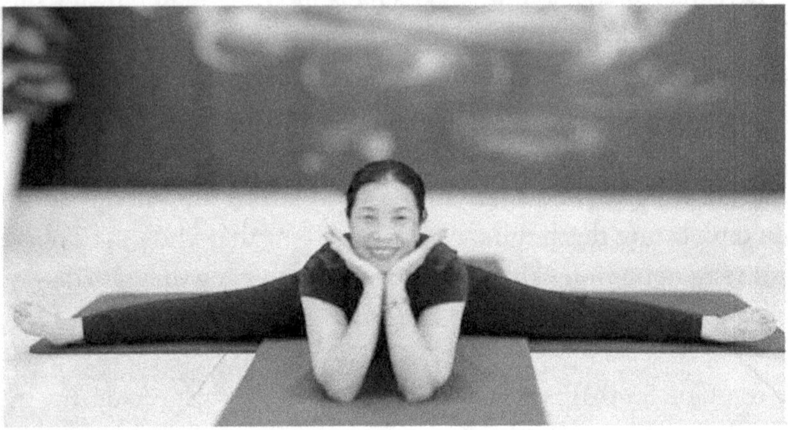

Tư thế Xoạc ngang

"Upavistha Konasana" (उपविष्ट कोणासन) trong tiếng Phạn là một tư thế yoga, được gọi là "Wide-Angle Seated Forward Bend" trong tiếng Anh.

"Upavistha" (उपविष्ट) = "ngồi"; "Kona" (कोण) = "góc"; "Asana" (आसन) = "tư thế" hoặc "chỗ ngồi".

Vì vậy, "Upavistha Konasana" được dịch từng chữ sang tiếng Việt là "Cúi người về phía trước ở góc rộng", nhưng trên thực tế cái tên "Tư thế Xoạc ngang" tỏ ra thích hợp và tiện dụng nhất cho tư thế này.

Phiên âm & Phát âm

Tiếng Phạn: उपविष्ट कोणासन

IAST: upaviṣṭa koṇāsana

Âm tiết: u-pa-vi-ṣṭa ko-ṇā-sa-na

Phát âm: u-pa-vi-shta ko-naa-sa-na

LỢI ÍCH VÀ TÁC DỤNG TRỊ BỆNH

Tư thế Xoạc ngang (Upavistha Konasana) mang lại sự kéo giãn sâu cho đùi trong và cơ háng, giúp cải thiện tính linh hoạt và khả năng vận động ở những khu vực này.

Tư thế này giúp mở hông, có thể làm giảm căng thẳng và căng cứng ở các cơ gập hông và cải thiện khả năng vận động tổng thể của hông.

Tư thế Xoạc ngang kích thích các cơ quan bụng, gồm cả cơ quan tiêu hóa, cải thiện tiêu hóa và thúc đẩy chức năng cơ quan tốt hơn.

Việc gập về phía trước của tư thế này có thể giúp giải phóng căng thẳng ở lưng dưới và giảm bớt sự khó chịu liên quan đến tình trạng căng cứng ở cột sống thắt lưng.

Việc gập người về phía trước có tác dụng làm dịu hệ thần kinh, giảm căng thẳng và lo lắng, thúc đẩy cảm giác thư giãn và yên tĩnh.

Thực hành tư thế Xoạc ngang khuyến khích kéo dài cột sống và ngồi thẳng lưng, điều này có thể giúp cải thiện tư thế theo thời gian.

Tư thế này có thể giúp kích thích hệ thần kinh phó giao cảm, thúc đẩy sự nghỉ ngơi và thư giãn cũng như chống lại tác động của phản ứng căng thẳng.

Động tác gập người về phía trước trong tư thế Xoạc ngang có thể cải thiện tuần hoàn đến vùng bụng, thúc đẩy lưu lượng máu đến các cơ quan và mô trong khu vực.

Giống như nhiều tư thế yoga, tư thế Xoạc ngang có thể giúp giải phóng căng thẳng và thúc đẩy sự cân bằng cảm xúc và hạnh phúc.

THỰC HÀNH

Ngồi trên sàn hoặc thảm yoga, hai chân duỗi thẳng ra phía trước.

Dang rộng chân hết mức có thể, tạo thành hình chữ V lớn với đùi.

Gập bàn chân lại, các ngón chân hướng lên trần.

Giữ lưng thẳng, cột sống dài và vươn lên.

Kích hoạt cơ trung tâm để hỗ trợ phần lưng dưới.

Đặt tay xuống sàn gần hông để giữ thăng bằng.

Nếu gân kheo căng hoặc bạn kém linh hoạt, hãy ngồi lên một chiếc chăn hoặc gối xếp để nâng nhẹ hông lên.

Hít vào, kéo dài cột sống lên trên.

Thở ra, bắt đầu nghiêng hông về phía trước, từ bụng dưới rồi đến ngực. Giữ lưng thẳng khi gập người.

Đưa tay ra phía trước trên sàn càng xa càng tốt. Giữ tay duỗi thẳng, tránh cong lưng.

Tiếp tục gập người cho đến khi cảm thấy căng nhẹ ở mặt sau chân và bên trong đùi.

Thả lỏng cổ, để đầu rũ xuống tự nhiên. Mắt nhìn về phía trước hoặc hướng xuống.

Giữ tư thế từ 30 giây đến 1 phút, hít thở sâu và đều.

Để thoát thế, kích hoạt cơ trung tâm và từ từ đưa tay trở lại để ngồi thẳng lên.

Khép chân lại, lắc nhẹ nếu cần. Dành vài giây cảm nhận sự thay đổi ở hông, gân kheo và bên trong đùi.

THÁCH THỨC VÀ KHÓ KHĂN TIỀM ẨN

Tư thế Xoạc ngang (Upavistha Konasana) đòi hỏi sự linh hoạt tốt của cơ gân kheo và cơ khép đùi để gập thân người về trước mà không gây khó chịu hoặc mất căn chỉnh.

Khi các cơ này căng cứng, việc duỗi thẳng chân trên sàn và đưa thân trên về phía trước trở nên khó khăn.

Tư thế này cũng cần độ mở hông đủ lớn, đặc biệt là khả năng xoay ngoài một cách thoải mái.

Nếu hông thiếu linh hoạt, biên độ vận động sẽ bị hạn chế và có thể gây căng ở khớp.

Những người nhạy cảm ở vùng thắt lưng có thể cảm thấy khó chịu gia tăng, vì động tác gập người làm tăng áp lực lên cột sống thắt lưng, đặc biệt khi lưng bị cong tròn.

Việc giữ cho xương chậu vững chắc trên sàn là rất quan trọng. Mất cân bằng vùng chậu có thể gây khó chịu ở thắt lưng hoặc khớp hông.

Sự phối hợp giữa chân, thân và khung chậu là thiết yếu. Việc cố gắng với tay chạm vào chân hoặc vươn cánh tay quá xa có thể làm mất thăng bằng và khiến thân trên bị sụp xuống.

Hít thở sâu giúp giải phóng căng thẳng ở gân kheo và thắt lưng. Tuy nhiên, nếu cảm thấy khó chịu, một số người sẽ thở ngắn, điều này cản trở sự thư giãn và hiệu quả kéo giãn.

Để tận dụng tối đa lợi ích của tư thế này, cần lắng nghe cơ thể, tiến triển từng bước và sử dụng dụng cụ hỗ trợ khi cần. Điều này giúp tránh các căng thẳng không cần thiết và tăng tính an toàn trong thực hành.

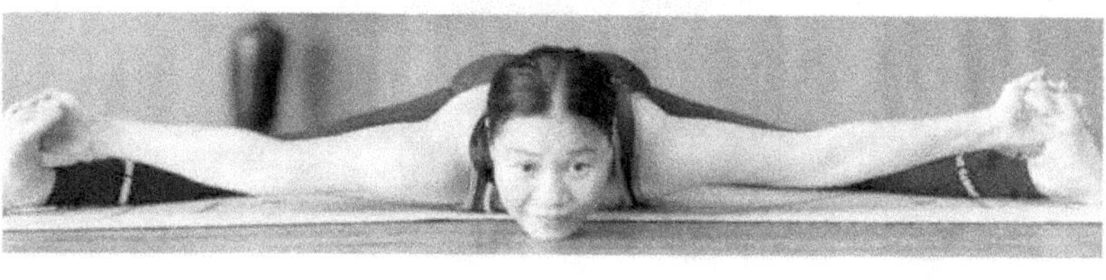

मुक्त हस्त शीर्षासन — Mukta Hasta Śīrṣāsana

MUKTA HASTA SIRSASANA
(muk-ta has-ta shir-shaa-sa-na)

Tripod Headstand Pose

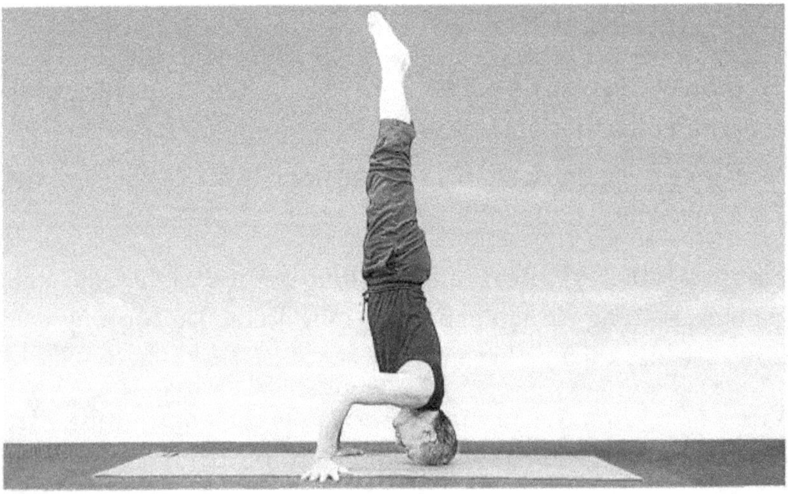

Tư thế Trụ tam điểm

"Mukta Hasta Sirsasana" (मुक्त हस्त शीर्षासन) trong tiếng Phạn là một tư thế yoga, thường được gọi là "Tripod Headstand" trong tiếng Anh.

"Mukta" (मुक्त) = "tự do" hoặc "giải phóng"; "Hasta" (हस्त) = "bàn tay"; "Sirsasana" (शीर्षासन) = "tư thế trồng cây chuối".

Vì vậy, "Mukta Hasta Sirsasana" dịch sang "Tư thế Trồng chuối chống tay", hay chính xác là "Tư thế Đứng bằng đầu ba điểm", hay "Tư thế Trụ tam điểm" trong tiếng Việt.

Phiên âm & Phát âm

Tiếng Phạn: मुक्त हस्त शीर्षासन
IAST: mukta hasta śīrṣāsana
Âm tiết: muk-ta has-ta śīr-ṣā-sa-na
Phát âm: muk-ta has-ta shir-shaa-sa-na

LỢI ÍCH VÀ TÁC DỤNG TRỊ BỆNH

Tư thế Trụ tam điểm (Mukta Hasta Sirsasana) tăng cường sức mạnh cho vai, cánh tay và lưng trên, cải thiện sức mạnh và sự ổn định của phần thân trên.

Việc giữ tư thế đòi hỏi sự tham gia của các cơ cốt lõi, phát huy sức mạnh cốt lõi và sự ổn định.

Giữ thăng bằng trên đầu trong tư thế Trụ tam điểm tôi luyện sự cân bằng và phối hợp, giúp cải thiện nhận thức tổng thể về cơ thể.

Duy trì sự cân bằng trong tư thế Trụ tam điểm đòi hỏi sự tập trung, giúp cải thiện tinh thần minh mẫn và chức năng nhận thức.

Các tư thế lộn ngược như tư thế Trụ tam điểm làm tăng lưu lượng máu đến não, cải thiện quá trình oxy hóa và cung cấp chất dinh dưỡng cho tế bào não.

Các tư thế đảo ngược như tư thế Trụ tam điểm được biết là có tác dụng làm dịu hệ thần kinh, giảm căng thẳng và lo lắng.

Tư thế Trụ tam điểm kích thích tuyến giáp, giúp điều hòa quá trình trao đổi chất và tăng cường sức khỏe tổng thể.

Những tư thế đảo ngược như tư thế Trụ tam điểm có thể kích thích tiêu hóa và giảm bớt các vấn đề về tiêu hóa bằng cách đảo ngược tác động của trọng lực lên cơ quan tiêu hóa.

Thực hành tư thế Trụ tam điểm có thể giúp xây dựng sự tự tin và cảm giác thành tựu khi bạn tiến bộ trong tư thế.

Tư thế Trụ tam điểm thường được sử dụng như tư thế chuẩn bị cho các tư thế đảo ngược nâng cao hơn, giúp xây dựng sức mạnh và sự ổn định cho các tư thế đó.

THỰC HÀNH

Đặt thảm yoga của bạn sát tường để hỗ trợ, và sử dụng một tấm mền hoặc gối xếp dưới đầu hoặc cánh tay nếu cần thiết.

Vào tư thế bốn điểm (hai tay hai gối), cổ tay dưới vai, đầu gối dưới hông, các ngón tay xòe rộng để tạo nền vững chắc.

Đặt hai tay rộng bằng vai, đầu và hai tay tạo thành một tam giác đều hoặc cân.

Đặt đỉnh đầu vào đỉnh của tam giác này.

Nâng hông lên hướng trần nhà, vào tư thế Chó úp mặt biến thể: gối hơi gập, gót chân nhấc khỏi sàn.

Chậm rãi bước chân về gần đầu, đưa hông lên trên vai.

Nâng một chân lên, gập đầu gối hướng về ngực, siết chặt cánh tay và thân giữa để nâng đỡ trọng lượng cơ thể.

Giữ ổn định thân và xương chậu, kéo dài cột sống và giữ cổ thẳng hàng.

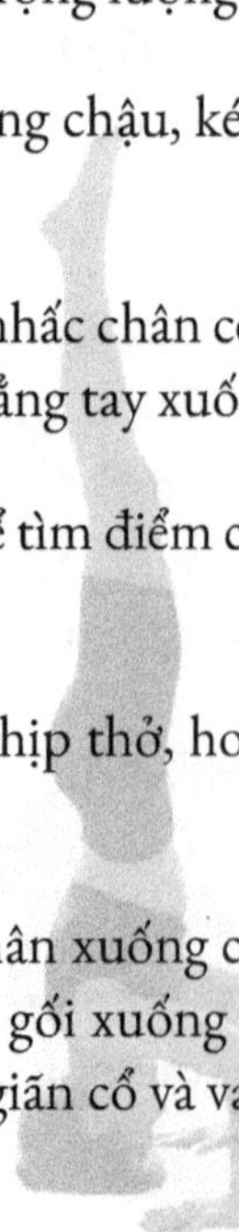

Khi đã vững, nhẹ nhàng nhấc chân còn lại lên và duỗi thẳng hướng lên trần. Ấn chắc tay và cẳng tay xuống sàn.

Điều chỉnh tay và chân để tìm điểm cân bằng. Duy trì nhịp thở đều và tâm trí bình tĩnh.

Giữ tư thế từ 5 đến 10 nhịp thở, hoặc miễn là bạn còn thấy thoải mái.

Khi thoát thế, hạ từng chân xuống chậm rãi, trở về tư thế Chó úp mặt biến thể, sau đó quỳ gối xuống sàn. Kết thúc bằng tư thế Em bé hoặc Xác chết để thư giãn cổ và vai.

THÁCH THỨC VÀ KHÓ KHĂN TIỀM ẨN

Tư thế Trụ tam điểm (Mukta Hasta Sirsasana) đòi hỏi sức mạnh đáng kể ở phần thân trên, đặc biệt là vai, cánh tay và cơ bụng. Nếu không có nền tảng vững chắc, tư thế trở nên không ổn định, dễ gây căng thẳng hoặc ngã, đặc biệt là ở vùng cổ.

Giữ thăng bằng trong tư thế đảo ngược là một thử thách lớn. Điều này cần sự phối hợp, cảm nhận cơ thể và ý thức về vị trí không gian. Các giai đoạn vào và ra khỏi tư thế đặc biệt dễ gây mất thăng bằng.

Việc căn chỉnh chính xác đầu, cánh tay, cột sống và chân là rất quan trọng để tránh phân phối lực sai lệch, dẫn đến căng thẳng quá mức cho cổ hoặc cổ tay.

Vùng cổ là bộ phận dễ bị tổn thương. Nếu thực hiện sai hoặc thiếu chuẩn bị, tư thế có thể gây khó chịu hoặc chấn thương, đặc biệt với những người có tiền sử đau cổ.

Cổ tay và cẳng tay cũng phải chịu một phần lớn trọng lượng. Với một số người, điều này có thể gây đau hoặc mỏi, đòi hỏi phải rèn luyện sức mạnh dần dần.

Về mặt tâm lý, việc đảo ngược cơ thể có thể gây lo lắng hoặc sợ hãi. Trạng thái đảo ngược này là rào cản với người mới hoặc những ai thiếu tự tin. Việc vượt qua nỗi sợ là một trở ngại thực sự.

Hơi thở cũng khó kiểm soát khi ở trong tư thế. Việc nín thở vô thức có thể làm tăng căng thẳng và mất thăng bằng. Thực hành giữ hơi thở sâu trong khi cơ thể vẫn duy trì sự ổn định là một thử thách.

Cuối cùng, để thành thạo Mukta Hasta Sirsasana đòi hỏi sự kiên nhẫn và luyện tập đều đặn. Tiến bộ có thể chậm, nhưng mỗi bước đều là sự tiến gần hơn tới sức mạnh, sự ổn định và lòng tin vào bản thân.

शीर्षासन — Śīrṣāsana

SHIRSHASANA (shir-shaa-sa-na)

Headstand Pose

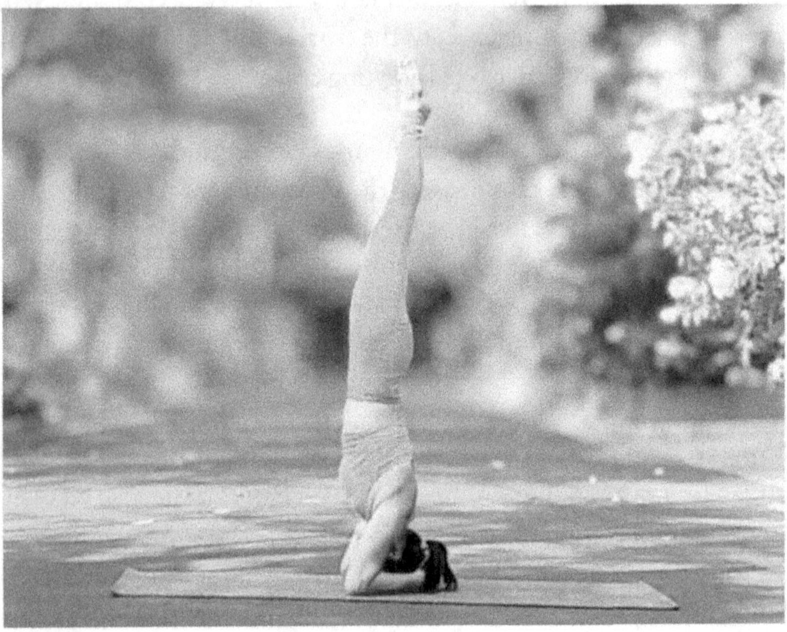

Tư thế Đứng bằng đầu

"Shirshasana" (शीर्षासन) trong tiếng Phạn là một tư thế yoga, được gọi là "Headstand Pose" trong tiếng Anh.

"Shirsha" (शीर्ष) = "cái đầu"; "Asana" (आसन) = "tư thế" hoặc "chỗ ngồi".

Vì vậy, "Shirshasana" dịch sang "Tư thế trồng chuối", hay chính xác là "Tư thế Đứng bằng đầu" trong tiếng Việt.

Phiên âm & Phát âm

Tiếng Phạn: शीर्षासन
IAST: śīrṣāsana
Âm tiết: śīr-ṣā-sa-na
Phát âm: shir-shaa-sa-na

LỢI ÍCH VÀ TÁC DỤNG TRỊ BỆNH

Tư thế Đứng bằng đầu (Shirshasana) làm tăng lưu lượng máu đến não, có thể nâng cao tinh thần minh mẫn, sự tập trung và trí nhớ.

Giữ tư thế này sẽ tác động đến vai, cánh tay và cơ lưng trên, giúp xây dựng sức mạnh và sự ổn định ở những vùng này.

Việc hỗ trợ cơ thể theo một đường thẳng đòi hỏi sự tham gia của các cơ cốt lõi, phát huy sức mạnh và sự ổn định ở bụng và lưng dưới.

Các tư thế lộn ngược như tư thế Đứng bằng đầu kích thích tuyến yên và tuyến tùng, những tuyến chịu trách nhiệm điều hòa sản xuất hormone và duy trì sự cân bằng nội tiết tố.

Tác dụng làm dịu của tư thế Đứng bằng đầu đối với hệ thần kinh có thể giúp giảm căng thẳng, lo lắng và mệt mỏi về tinh thần.

Đảo ngược giúp kích thích tiêu hóa và giảm bớt các vấn đề về tiêu hóa bằng cách đảo ngược tác động của trọng lực lên cơ quan tiêu hóa.

Giữ tư thế này khuyến khích hít thở sâu, có thể cải thiện dung tích phổi và chức năng hô hấp.

Tư thế Đứng bằng đầu giúp kích thích dẫn lưu bạch huyết, có thể tăng cường hệ thống miễn dịch và loại bỏ độc tố khỏi cơ thể.

Giữ thăng bằng trong tư thế Đứng bằng đầu đòi hỏi sự tập trung và phối hợp, giúp cải thiện sự cân bằng tổng thể và nhận thức về cơ thể.

Làm chủ tư thế Đứng bằng đầu có thể giúp xây dựng sự tự tin và cảm giác thành tựu khi bạn tiến bộ trong tư thế này.

THỰC HÀNH

Đặt thảm sát vào chân tường để tạo điểm tựa vững chắc, và dùng chăn hoặc gối xếp dưới đầu nếu cần.

Đặt tay và gối xuống thảm, cổ tay dưới vai, đầu gối dưới hông (trong tư thế Bàn – Bharmanasana).

Hạ cẳng tay xuống sàn, khuỷu tay ngang vai. Đan các ngón tay để tạo thành một hình tam giác với hai cẳng tay.

Đặt đỉnh đầu trên sàn giữa hai bàn tay, với phần sau đầu được đặt trong các ngón tay đan xen, đầu được hỗ trợ chắc chắn.

Nâng hông về phía trần nhà, chuyển sang tư thế Chó úp mặt đã được sửa đổi.
Giữ đầu gối cong và gót chân nhấc lên khỏi sàn.

Từ từ bước chân về phía đầu, đưa hông thẳng trên vai.
Giữ ánh mắt của bạn tập trung vào một điểm cố định trên sàn nhà.

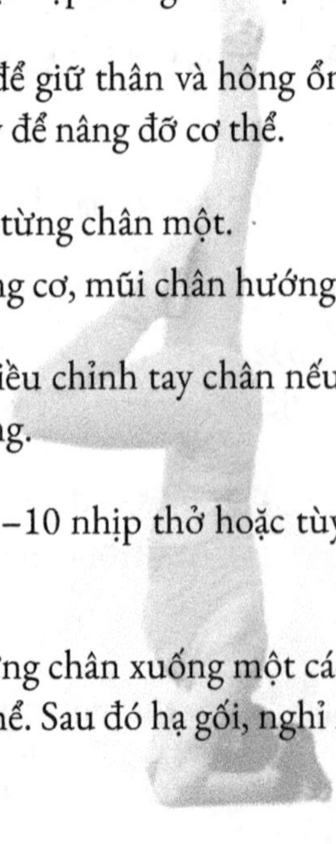

Siết cơ trung tâm để giữ thân và hông ổn định. Nhấn mạnh lòng bàn tay và ngón tay để nâng đỡ cơ thể.

Khi đã vững, nâng từng chân một.
Giữ chân khép, căng cơ, mũi chân hướng lên.

Dành vài giây để điều chỉnh tay chân nếu cần. Giữ hơi thở đều và tập trung nhẹ nhàng.

Giữ tư thế trong 5–10 nhịp thở hoặc tùy sức. Tâm vững, mắt ổn định.

Để thoát thế, hạ từng chân xuống một cách chậm rãi, trở về tư thế chó cúi mặt biến thể. Sau đó hạ gối, nghỉ ngơi ở tư thế Em bé hoặc Xác chết.

THÁCH THỨC VÀ KHÓ KHĂN TIỀM ẨN

Trong tư thế Đứng bằng đầu (Shirshasana), giữ toàn bộ trọng lượng cơ thể trên đầu và cẳng tay trong tư thế trồng đầu đòi hỏi sức mạnh lớn ở vai, tay và cơ lõi. Thiếu sức mạnh này, tư thế dễ mất ổn định, gây sụp đổ hoặc căng cơ, đặc biệt vùng cổ và vai.

Giữ thăng bằng khi cơ thể dốc ngược là thử thách lớn. Cần phối hợp, cảm nhận cơ thể tốt và ý thức cao. Giữ thăng bằng, nhất là khi chuyển động, có thể không ổn định và dễ té ngã.

Cần căn chỉnh chính xác để an toàn. Không chỉ là giữ đầu, mà vị trí đầu, tay, lưng và chân phải đúng để tránh áp lực và căng thẳng ở cổ, đầu và cổ tay. Sai tư thế tăng nguy cơ chấn thương.

Cổ là vùng nhạy cảm, chịu một phần trọng lượng. Kỹ thuật sai hoặc cổ yếu dễ gây đau hoặc tổn thương, đặc biệt nếu đầu đặt sai vị trí.

Cổ tay dù không chịu toàn bộ trọng lượng, nhưng rất quan trọng để giữ ổn định. Áp lực lên cổ tay có thể mạnh, nhất là với người đau hoặc yếu. Cần tập luyện tăng sức mạnh và tiến bộ từ từ.

Ngoài thể chất, tư thế Đứng bằng đầu còn là thử thách tinh thần. Đảo ngược cơ thể có thể gây sợ hãi, lo lắng và rối loạn cảm giác. Vượt qua sợ hãi, tăng tự tin là cần thiết để tập an toàn.

Hơi thở cũng rất quan trọng. Trong tư thế ngược, hơi thở có thể ngắn hoặc không đều, làm tăng căng thẳng và ảnh hưởng thăng bằng. Thở đều giúp giữ tập trung và bình tĩnh.

Tóm lại, tư thế Đứng bằng đầu cần sức mạnh, thăng bằng, căn chỉnh, thở và sự kỷ luật tinh thần. Muốn thành thạo cần kiên nhẫn, lắng nghe cơ thể và tiến bộ dần để tránh chấn thương và tăng tự tin.

पद्म सर्वाङ्गासन — Padma Sarvāṅgāsana

PADMA SARVANGASANA (pad-ma sar-vaang-gaa-sa-na)

Lotus Shoulderstand Pose

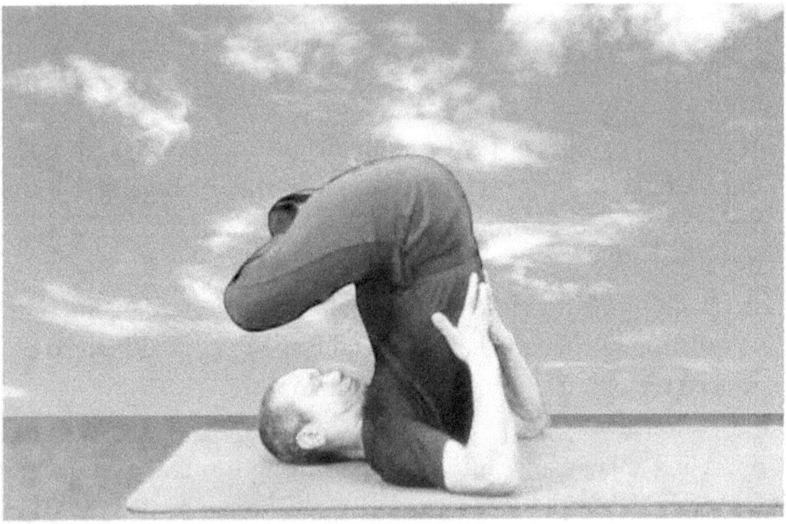

Tư thế Sen đứng bằng vai

"Padma Sarvangasana" (पद्म सर्वाङ्गासन) trong tiếng Phạn là một tư thế yoga, được gọi là "Lotus Shoulderstand Pose" trong tiếng Anh.

"Padma" (पद्म) có nghĩa là "hoa sen"; "Sarvangasana" (सर्वाङ्गासन) = "tư thế đứng bằng vai".

Vì vậy, "Padma Sarvangasana" dịch gọn là "Tư thế Sen đứng bằng vai" trong tiếng Việt.

Phiên âm & Phát âm

Tiếng Phạn: पद्म सर्वाङ्गासन
IAST: padma sarvāṅgāsana
Âm tiết: pad-ma sar-vāṅ-gā-sa-na
Phát âm: pad-ma sar-vaang-gaa-sa-na

LỢI ÍCH VÀ TÁC DỤNG TRỊ BỆNH

Tư thế Sen đứng bằng vai (Padma Sarvangasana) kéo giãn sâu hông và háng, thúc đẩy tính linh hoạt và khả năng vận động ở những khu vực này.

Giữ tư thế này sẽ tác động đến vai, cánh tay và cơ lưng trên, giúp xây dựng sức mạnh và sự ổn định ở những khu vực này.

Hỗ trợ cơ thể theo một đường thẳng giúp cải thiện sự liên kết và tư thế của cột sống.

Việc vận động các cơ cốt lõi trong tư thế Sen đứng bằng vai giúp tăng cường sức mạnh và sự ổn định ở bụng và lưng dưới.

Các tư thế đảo ngược như tư thế Sen đứng bằng vai kích thích tuyến giáp và tuyến cận giáp, điều hòa quá trình trao đổi chất và cân bằng canxi trong cơ thể.

Tác dụng làm dịu của tư thế Sen đứng bằng vai đối với hệ thần kinh có thể giúp giảm căng thẳng, lo lắng và mệt mỏi về tinh thần.

Giữ tư thế này khuyến khích lưu lượng máu đến não và kích thích lưu thông khắp cơ thể.

Tư thế Sen đứng bằng vai giúp kích thích dẫn lưu bạch huyết, có thể tăng cường hệ thống miễn dịch và loại bỏ độc tố khỏi cơ thể.

Đảo ngược giúp kích thích tiêu hóa và giảm các vấn đề về tiêu hóa bằng cách đảo ngược tác động của trọng lực lên cơ quan tiêu hóa.

Giữ thăng bằng trong tư thế Sen đứng bằng vai đòi hỏi sự tập trung và phối hợp, giúp cải thiện sự cân bằng tổng thể và nhận thức về cơ thể.

THỰC HÀNH

Bắt đầu với tư thế Sen.

Cong lưng về phía trước để tạo thành một cung của đường tròn.

Nhẹ nhàng lăn lưng về phía sau, sử dụng cơ bụng để hỗ trợ chuyển động lăn.

Chống hai tay của bạn để tạo thành tư thế đứng bằng vai, đồng thời hai chân vẫn đan xen vào nhau trong tư thế Sen.

Hai khuỷu tay chống sàn, hai tay đặt sau lưng.

Hãy chắc chắn rằng đầu gối của bạn được mở thoải mái và hướng về phía bạn, cho phép bàn chân của bạn ổn định trong tư thế Sen.

Giữ ánh mắt dịu dàng và hướng về phía cẳng chân hoặc ngón chân, hoặc nhắm mắt lại, duy trì nhịp thở đều đặn và nét mặt thư giãn.

Giữ tư thế trong 5-10 nhịp thở hoặc lâu hơn một chút miễn là bạn cảm thấy thoải mái.

Để thả lỏng tư thế, hãy cẩn thận lăn lưng và hạ từng đốt sống xuống sàn từ trên xuống dưới với sự hỗ trợ của tay.

Tách hai chân ra khỏi nhau, duỗi thẳng chân và nghỉ ngơi trong tư thế Xác chết trong vài nhịp thở để cơ thể thư giãn và tích hợp các lợi ích của tư thế.

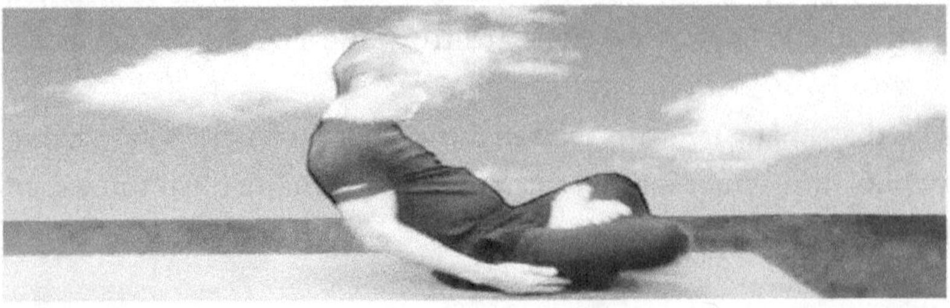

THÁCH THỨC VÀ KHÓ KHĂN TIỀM ẨN

Trong tư thế Sen đứng bằng vai (Padma Sarvangasana), chống đỡ trọng lượng cơ thể trên vai cần sức mạnh và sự ổn định, đặc biệt là ở vùng vai. Các cơ ở vai, lưng trên và vùng lõi cần được kích hoạt tích cực để duy trì sự căn chỉnh đúng và tránh căng thẳng ở cổ.

Thực hành tư thế này một cách an toàn đòi hỏi chú ý đến sự căn chỉnh của cổ. Những người có cổ yếu hoặc dễ tổn thương có thể gặp khó khăn khi chịu trọng lượng trên vai. Việc đặt đầu đúng cách và tiến bộ dần dần là điều cần thiết để tránh căng thẳng và chấn thương.

Đưa chân vào tư thế Sen cần sự linh hoạt cao ở hông và đầu gối. Hạn chế về độ linh hoạt ở đó có thể khiến tư thế trở nên khó khăn hoặc không thoải mái khi đảo ngược.

Phối hợp hơi thở với chuyển động là điều thiết yếu trong tư thế Sen đứng bằng vai. Hơi thở đều giúp ổn định tâm trí và điều hòa năng lượng. Tuy nhiên, tư thế đảo ngược có thể làm rối loạn nhịp thở, đặc biệt với người mới tập.

Giữ thăng bằng trên vai trong khi duy trì tư thế Sen đòi hỏi sự phối hợp và cảm nhận cơ thể tốt. Sự ổn định có thể không vững, nhất là khi vào hoặc ra khỏi tư thế.

Chống đỡ bằng tay và cánh tay có thể gây áp lực lên cổ tay, đặc biệt nếu đã có sẵn chấn thương hoặc yếu ở vùng này. Cần tăng cường dần sức mạnh để nâng cao sức bền và giảm khó chịu.

Các tư thế đảo ngược như tư thế Sen đứng bằng vai có thể gây ra cảm giác sợ hãi, lo âu hoặc dễ tổn thương. Một thái độ ý thức, kiên nhẫn và nhân từ sẽ giúp vượt qua rào cản tâm lý này và thực hành một cách an toàn.

पद्म शीर्षासन — Padma Śīrṣāsana

PADMA SHIRSHASANA (pad-ma shir-shaa-sa-na)

Lotus Headstand Pose

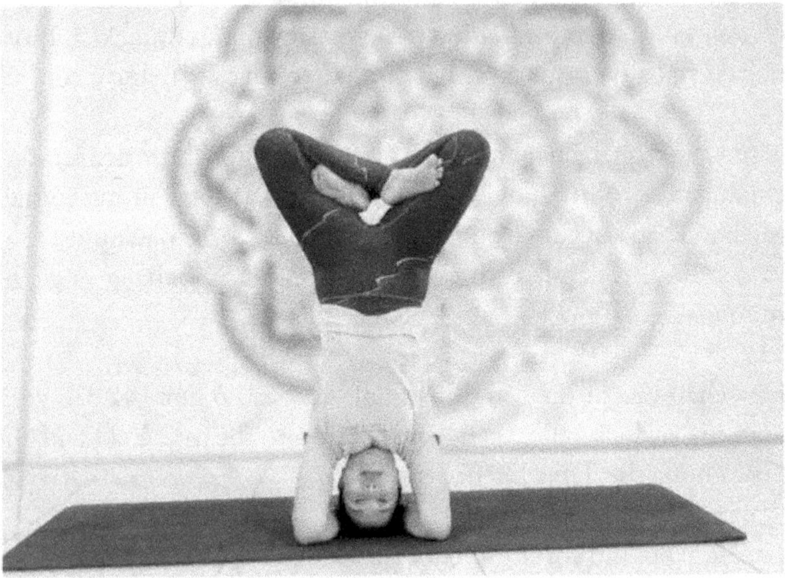

Tư thế Sen đứng bằng đầu

"Padma Shirshasana" (पद्म शीर्षासन) trong tiếng Phạn là một tư thế yoga, được gọi là "Lotus Headstand Pose" trong tiếng Anh.

"Padma" (पद्म) có nghĩa là "hoa sen"; "Shirshasana" (शीर्षासन) = "tư thế trồng cây chuối".

Vì vậy, "Padma Shirshasana" dịch sang "Tư thế Sen trồng chuối", hay chính xác là "Tư thế Sen đứng bằng đầu" trong tiếng Việt.

Phiên âm & Phát âm

Tiếng Phạn: पद्म शीर्षासन

IAST: padma śīrṣāsana

Âm tiết: pad-ma śīr-ṣā-sa-na

Phát âm: pad-ma shir-shaa-sa-na

LỢI ÍCH VÀ TÁC DỤNG TRỊ BỆNH

Tư thế Sen đứng bằng đầu (Padma Shirshasana) kéo giãn sâu hông và háng, thúc đẩy tính linh hoạt và khả năng vận động ở những khu vực này.

Giữ tư thế Sen đứng bằng đầu sẽ tác động và xây dựng sức mạnh và sự ổn định đến vai, cánh tay và cơ lưng trên.

Tư thế Sen đứng bằng đầu hỗ trợ cơ thể theo một đường thẳng giúp cải thiện sự liên kết và tư thế của cột sống.

Việc vận động các cơ cốt lõi trong tư thế Sen đứng bằng đầu giúp tăng cường sức mạnh và sự ổn định ở bụng và lưng dưới.

Các tư thế đảo ngược như tư thế Sen đứng bằng đầu kích thích tuyến giáp và tuyến cận giáp, điều hòa quá trình trao đổi chất và cân bằng canxi trong cơ thể.

Tác dụng làm dịu của tư thế Sen đứng bằng đầu đối với hệ thần kinh có thể giúp giảm căng thẳng, lo lắng và mệt mỏi về tinh thần.

Giữ tư thế này khuyến khích lưu lượng máu đến não và kích thích lưu thông khắp cơ thể.

Tư thế Sen đứng bằng đầu giúp kích thích dẫn lưu bạch huyết, có thể tăng cường hệ thống miễn dịch và loại bỏ độc tố khỏi cơ thể.

Đảo ngược giúp kích thích tiêu hóa và giảm bớt các vấn đề về tiêu hóa bằng cách đảo ngược tác động của trọng lực lên cơ quan tiêu hóa.

Giữ thăng bằng trong tư thế Sen đứng bằng đầu đòi hỏi sự tập trung và phối hợp, giúp cải thiện sự cân bằng tổng thể và nhận thức về cơ thể.

THỰC HÀNH

Bắt đầu bằng cách vào tư thế quỳ trên tấm thảm của bạn.

Đan các ngón tay lại và đặt cẳng tay lên thảm, tạo thành hình tam giác với cánh tay.

Đặt đỉnh đầu của bạn lên tấm thảm, đặt nó giữa hai cánh tay của bạn. Tay của bạn nên ôm phía sau đầu để được hỗ trợ.

Nâng hông về phía trần nhà, duỗi thẳng chân và vào tư thế Cá heo (Forearm Adho Mukha Svanasana).

Đưa chân càng gần khuỷu tay càng tốt, giữ cho đầu gối cong nếu cần thiết.

Vận động các cơ cốt lõi của bạn và từ từ bắt đầu nâng một chân lên trần nhà, giữ cho chân cong ở đầu gối.

Sau khi nhấc chân thứ nhất lên, cẩn thận đưa chân đối diện lên trần nhà, bắt chéo cổ chân ở tư thế Sen.

Giữ thăng bằng trong tư thế Sen đứng bằng đầu, hai chân bắt chéo và hai chân ép chặt vào nhau.

Giữ ánh mắt của bạn ổn định và hướng về phía sàn trước mặt, duy trì mối liên hệ chặt chẽ với cốt lõi và hơi thở của bạn.

Giữ tư thế trong 5-10 nhịp thở hoặc miễn là bạn cảm thấy thoải mái.

Để thoát thế, tách hai chân ra khỏi nhau, từ từ hạ từng chân trở lại tư thế Cá heo, sau đó thả cả hai đầu gối xuống thảm và nghỉ ngơi trong tư thế Em bé (Balasana).

Hít thở sâu vài hơi trong tư thế Em bé (Balasana) để thư giãn và tích hợp các lợi ích của tư thế.

THÁCH THỨC VÀ KHÓ KHĂN TIỀM ẨN

Trong tư thế Sen đứng bằng đầu (Padma Shirshasana), chống đỡ cơ thể trên đầu và cẳng tay đòi hỏi sức mạnh lớn ở phần thân trên, đặc biệt là vai, cánh tay và cơ trung tâm. Cần tăng cường các vùng này để đảm bảo sự ổn định và tránh sụp đổ trong tư thế.

Giữ thăng bằng trong tư thế này đòi hỏi sự phối hợp và cảm nhận cơ thể.

Việc tìm và duy trì cân bằng có thể khó khăn, nhất là khi vào và ra khỏi tư thế.

Tập Padma Shirshasana một cách an toàn yêu cầu chú ý đặc biệt đến sự thẳng hàng và sự ổn định của cổ. Những người có vấn đề hoặc dễ tổn thương vùng cổ có thể gặp khó khăn trong việc chống đỡ trọng lượng cơ thể trên đầu. Vị trí đầu đúng và sự tiến bộ nhẹ nhàng là thiết yếu để tránh căng thẳng và chấn thương.

Đặt chân vào tư thế Sen trong khi lộn ngược đòi hỏi độ linh hoạt tốt ở hông và đầu gối. Khả năng vận động hạn chế sẽ khiến tư thế trở nên khó khăn hoặc gây khó chịu.

Phối hợp hơi thở với tư thế là điều nền tảng trong Padma Shirshasana. Hơi thở đều giúp làm dịu tâm trí và cân bằng năng lượng. Tuy nhiên, tư thế lộn ngược có thể gây khó khăn cho hơi thở, đặc biệt với người mới bắt đầu.

Trọng lượng dồn lên cẳng tay và bàn tay có thể gây áp lực lên cổ tay, đặc biệt nếu cổ tay yếu hoặc đang bị đau.

Việc tăng cường dần vùng này sẽ giúp tăng sức chịu đựng và giảm khó chịu.

Các tư thế lộn ngược như Padma Shirshasana có thể gây sợ hãi, lo lắng hoặc cảm giác dễ tổn thương. Cách tiếp cận tỉnh thức, kiên nhẫn và nhẹ nhàng giúp vượt qua rào cản tinh thần và thực hành bình an hơn.

मकरासन — Makarāsana

MAKARASANA (ma-ka-raa-sa-na)

Crocodile Pose

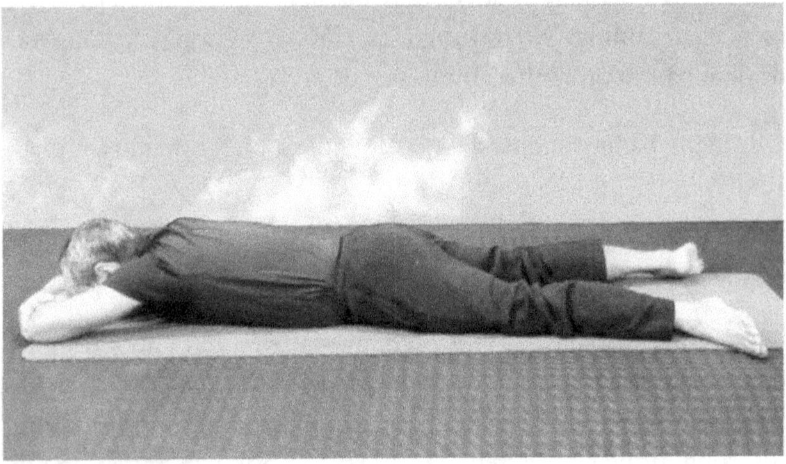

Tư thế Cá sấu

"Makarasana" (मकरासन) trong tiếng Phạn là một tư thế yoga, được gọi là "Crocodile pose" trong tiếng Anh.

"Makara" (मकर) = "cá sấu"; "Asana" (आसन) = "tư thế" hoặc "chỗ ngồi".

Vì vậy, "Makarasana" dịch sang "Tư thế Cá sấu" trong tiếng Việt.

Phiên âm & Phát âm

Tiếng Phạn: मकरासन

IAST: makarāsana

Âm tiết: ma-ka-rā-sa-na

Phát âm: ma-ka-raa-sa-na

LỢI ÍCH VÀ TÁC DỤNG TRỊ BỆNH

Tư thế Cá sấu (Makarasana) giúp giảm đau lưng bằng cách nhẹ nhàng kéo giãn và thư giãn các cơ ở lưng.

Bản chất êm dịu và nhẹ nhàng của tư thế Cá sấu thúc đẩy sự thư giãn, giảm mức độ căng thẳng và lo lắng.

Thực hành tư thế Cá sấu khuyến khích thở sâu bằng cơ hoành, có thể tăng cường dung tích phổi và quá trình oxy hóa của cơ thể.

Tư thế Cá sấu là tư thế phục hồi cho phép cơ thể và tâm trí thư giãn, thúc đẩy thư giãn sâu và trẻ hóa.

Tư thế Cá sấu nhẹ nhàng kéo dài ngực và vai, làm giảm căng thẳng và căng cứng ở những vùng này.

Bằng cách đặt trán lên tay và tựa đầu xuống sàn, tư thế Cá sấu giúp giải phóng căng thẳng ở cổ và lưng trên.

Thực hành tư thế Cá sấu có thể hỗ trợ tiêu hóa bằng cách xoa bóp nhẹ nhàng các cơ quan bụng và thúc đẩy nhu động ruột.

Tư thế Cá sấu là một tư thế tuyệt vời để phục hồi sau mệt mỏi và kiệt sức, vì nó cho phép cơ thể nghỉ ngơi sâu và nạp lại năng lượng.

Khi ở tư thế Cá sấu, người tập có thể trau dồi chánh niệm bằng cách tập trung vào hơi thở và cảm giác trong cơ thể, thúc đẩy cảm giác hiện diện và nhận thức.

Tư thế Cá sấu thường được sử dụng như một tư thế chuẩn bị cho thiền định, vì nó làm dịu tâm trí và chuẩn bị cho cơ thể tập trung và xem xét nội tâm sâu sắc.

THỰC HÀNH

Bắt đầu bằng cách nằm sấp trên thảm tập yoga.

Tựa trán lên hai tay, xếp chúng chồng lên nhau.

Khuỷu tay của bạn được gập lại và cánh tay của bạn được thư giãn.

Duỗi thẳng hai chân về phía sau, hai chân rộng bằng hông hoặc rộng hơn một chút.

Nhắm mắt lại và tập trung vào hơi thở.

Để cơ thể chìm vào thảm và thư giãn hoàn toàn.

Hít thở chậm và sâu bằng mũi.

Cảm nhận bụng của bạn đang ấn vào thảm khi bạn hít vào và thả ra khi bạn thở ra.

Giữ nguyên tư thế Cá sấu trong 1-5 phút hoặc miễn là bạn cảm thấy thoải mái.

Tập trung vào việc thư giãn sự căng thẳng ở lưng, vai và cổ.

Để thoát thế, nhẹ nhàng nhấc đầu lên và trượt tay ra khỏi bên dưới nó.

Sau đó, nằm ngửa và nghỉ ngơi một lúc trước khi chuyển sang tư thế tiếp theo hoặc kết thúc bài tập của bạn.

Như đã nói ở trên, tư thế Cá sấu là tư thế nhẹ nhàng và thư giãn giúp giảm căng thẳng ở lưng dưới và thúc đẩy sự thư giãn.

Tư thế này thường được thực hành như một tư thế nghỉ ngơi giữa các tư thế yoga năng động hơn hoặc như một phần của chuỗi thư giãn khi kết thúc buổi tập yoga.

Hãy tận hưởng lợi ích thư giãn của tư thế Cá sấu trong quá trình tập yoga của bạn!

THÁCH THỨC VÀ KHÓ KHĂN TIỀM ẨN

Linh hoạt cột sống, vai và hông:

Tư thế Cá sấu (Makarasana) yêu cầu sự linh hoạt ở cột sống, vai và hông để thoải mái nằm úp mặt với hai cánh tay duỗi thẳng về phía trước và hai chân duỗi thẳng ra sau. Những người bị hạn chế về tính linh hoạt trong các vùng này có thể gặp khó khăn khi thư giãn hoàn toàn trong tư thế.

Hơi thở:

Khi ở tư thế Cá sấu, người tập được khuyến khích tập trung vào hơi thở sâu bằng cơ hoành (thở bụng). Tuy nhiên, việc duy trì nhận thức về hơi thở có thể là một thách thức, đặc biệt đối với những người mới tập yoga hoặc gặp khó khăn với việc thực hành chánh niệm.

Hỗ trợ đầu và cổ:

Tựa trán lên bàn tay hoặc cánh tay đôi khi có thể gây khó chịu, đặc biệt đối với những người có vấn đề về da mặt hoặc cổ nhạy cảm. Sử dụng dụng cụ hỗ trợ, chẳng hạn như khăn gấp hoặc khối tập yoga, có thể giúp đỡ đầu và giúp tư thế thoải mái hơn.

Thư giãn và phục hồi:

Tư thế Cá sấu chủ yếu là tư thế thư giãn và phục hồi. Tuy nhiên, người tập có thể thấy khó có thể tĩnh lặng tâm trí và hoàn toàn buông bỏ căng thẳng và áp lực. Rèn luyện tính kiên nhẫn và thực hành chánh niệm có thể giúp thư giãn sâu hơn trong tư thế này.

Căn chỉnh và hỗ trợ cơ thể:

Mặc dù tư thế Cá sấu tương đối đơn giản về mặt căn chỉnh, nhưng điều cần thiết là đảm bảo rằng cột sống vẫn thẳng và cơ thể được hỗ trợ đồng đều. Người tập nên chú ý đến sự liên kết của họ và thực hiện bất kỳ điều chỉnh cần thiết nào để tránh căng thẳng hoặc khó chịu.

भर्मणासन — Bharmaṇāsana

BHARMANASANA (bhar-ma-naa-sa-na)

Table Pose

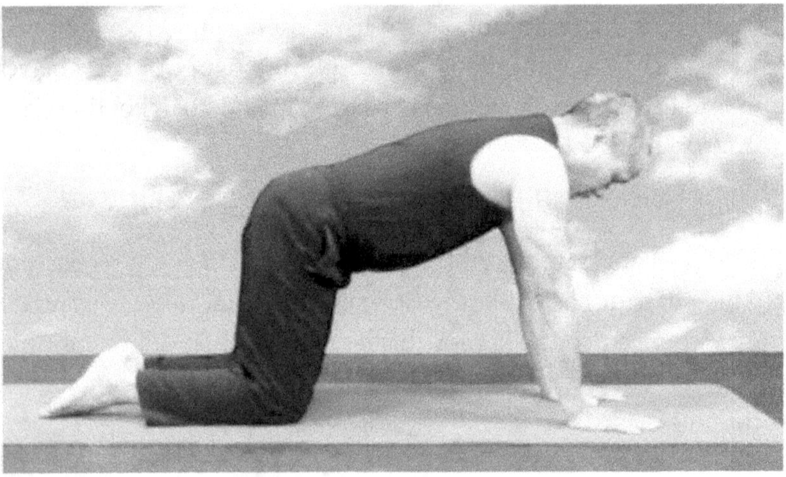

Tư thế Bàn

"Bharmanasana" (भर्मणासन) trong tiếng Phạn là một tư thế chuyển tiếp ổn định, được gọi là "Table Pose" trong tiếng Anh.

"Bharmaṇa" (भर्मण) có nghĩa là "người mang" hoặc "hỗ trợ"; "Asana" (आसन) có nghĩa là "tư thế" hoặc "chỗ ngồi".

Như vậy, Bharmanasana có thể được hiểu là tư thế ổn định, mang tính hỗ trợ, thường được dùng làm cơ sở để bắt đầu hoặc kết thúc các tư thế khác, được dịch sang tiếng Việt là "Tư thế Bàn".

Phiên âm & Phát âm

Tiếng Phạn: भर्मणासन

IAST: bharmaṇāsana

Âm tiết: bhar-ma-ṇā-sa-na

Phát âm: bhar-ma-naa-sa-na

LỢI ÍCH VÀ TÁC DỤNG TRỊ BỆNH

Ổn định cột sống và tăng cường cơ lưng, đặc biệt là vùng thắt lưng.

Làm săn chắc cánh tay, vai và cổ tay nhờ sự nâng đỡ liên tục bằng hai tay.

Cải thiện nhận thức về cơ thể và sự căn chỉnh tư thế.

Chuẩn bị cho các tư thế khó hơn nhờ tạo nền tảng vững chắc và cân bằng.

Giảm căng thẳng ở lưng dưới và vùng chậu, đặc biệt hữu ích khi ngồi lâu.

Thúc đẩy sự phối hợp giữa hơi thở và chuyển động, nhất là khi dùng làm tư thế chuyển tiếp.

Có thể hỗ trợ trong các trường hợp nhẹ của đau thần kinh tọa hoặc đau vùng chậu nhờ giảm áp lực lên dây thần kinh.

Kích thích tiêu hóa nhẹ nhàng nhờ sự ép nhẹ vùng bụng, đặc biệt khi kết hợp với các động tác chuyển động.

Làm dịu hệ thần kinh khi được thực hành cùng với hơi thở chậm và sâu, giúp điều hòa căng thẳng.

Tăng cường độ linh hoạt của hông, cổ chân và các ngón chân.

Tạo nên nền tảng vững chắc, giúp tăng sự tự tin và ổn định trong toàn bộ quá trình luyện tập yoga.

THỰC HÀNH

Bắt đầu bằng tư thế quỳ trên thảm, hai gối mở rộng bằng hông.

Đặt hai tay xuống sàn, ngay dưới vai, các ngón tay xòe rộng và bám chắc. Cổ tay, khuỷu tay và vai nằm trên một đường thẳng.

Duỗi thẳng cánh tay nhưng không khóa khuỷu tay. Thả lỏng vai, tránh nâng lên gần tai.

Căn chỉnh hông nằm ngay trên đầu gối. Cẳng chân và mu bàn chân áp sát sàn.

Kéo dài nhẹ nhàng cột sống về phía trước mà không võng lưng quá mức. Giữ cổ trong đường cong tự nhiên nối tiếp cột sống.

Phân bố trọng lượng cơ thể đều giữa tay và đầu gối.

Hít thở chậm rãi và sâu, mắt nhìn xuống sàn hoặc hơi hướng về phía trước.

Giữ tư thế trong vài nhịp thở, hoặc sử dụng như điểm xuất phát cho các chuyển động khác (như Mèo-Bò hoặc Chó úp mặt).

Để thoát thế, từ từ đưa mông về phía gót chân và thư giãn trong tư thế Đứa trẻ nếu muốn.

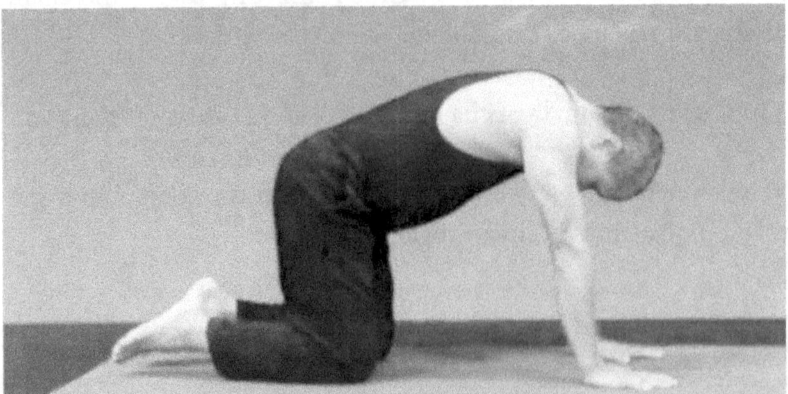

THÁCH THỨC VÀ KHÓ KHĂN TIỀM ẨN

Tư thế Cái Bàn, hay Bharmanasana, có vẻ đơn giản, nhưng giống nhiều tư thế cơ bản khác, nó mang theo những thách thức tinh tế đòi hỏi sự chú ý và nghiêm túc.

Sai lệch trong căn chỉnh các khớp trên cơ thể. Nhiều người, đặc biệt là người mới, đặt tay không đúng, gây căng thẳng cổ tay và mỏi vai. Căn chỉnh phải thẳng đứng: vai trên cổ tay.

Đau cổ tay hoặc bàn tay. Áp lực thường làm khó chịu người có đau hoặc hạn chế vận động. Cổ tay cứng gây đau và viêm.

Đau hoặc nhạy cảm đầu gối. Một số người đau đầu gối, nhất là trên thảm mỏng. Cân bằng kém làm tăng áp lực lên bánh chè.

Sụp lưng hoặc cong quá mức. Thường phần dưới lưng bị võng hoặc cong quá, dấu hiệu thiếu cơ bụng.

Căng cơ cổ hoặc nhìn không đúng. Quay đầu quá về phía trước hoặc để đầu rũ xuống gây căng cổ, ảnh hưởng tư thế.

Thiếu ổn định. Một số khó giữ thăng bằng, gây khó thở và căng cứng. Nguyên nhân do đặt tay sai hoặc thiếu cơ trung tâm.

Khó phối hợp thở và tư thế. Thở trở nên gấp gáp khi quá tập trung vào thân thể, dù thở rất quan trọng.

Đánh giá thấp tư thế. Vì có vẻ đơn giản, Bharmanasana đôi khi được tập không chú tâm, giảm lợi ích.

Thiếu chuyển động mượt mà. Thường dùng làm tư thế chuyển tiếp, các bước chuyển có thể giật cục, phá vỡ sự liền mạch.

अधोमुखश्वानासन — Adho Mukha Śvānāsana

ADHO MUKHA SVANASANA
(uh-doh moo-kah shvah-nah-suh-nuh)

Downward Facing Dog Pose

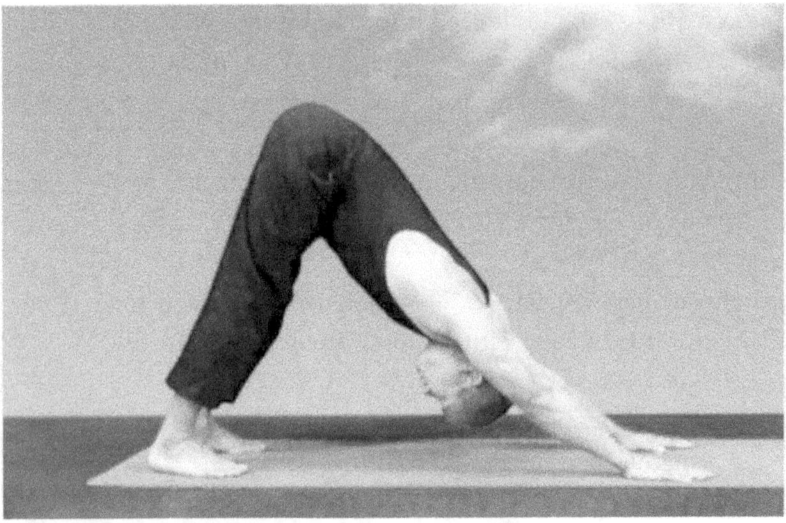

Tư thế Chó úp mặt

Trong tiếng Phạn, "Adho Mukha Svanasana" (अधोमुखश्वानासन) là một trong những tư thế chuyển tiếp phổ biến nhất trong yoga, được gọi là "Downward Facing Dog Pose" trong tiếng Anh.

"Adho" (अधो) có nghĩa là "xuống"; "Mukha" (मुख) = "khuôn mặt"; "Shvana" (श्वान) = "con chó"; "Asana" (आसन) = "tư thế".

Do đó, Adho Mukha Svanasana dịch theo nghĩa đen trong tiếng Việt là "Tư thế Chó úp mặt".

Phiên âm & Phát âm

Tiếng Phạn: अधोमुखश्वानासन
IAST: adhomukhaśvānāsana
Âm tiết: ad-ho-mu-kha-śvā-nā-sa-na
Phát âm: ad-ho-mu-kha shvaa-naa-sa-na

LỢI ÍCH VÀ TÁC DỤNG TRỊ BỆNH

Tăng cường sức mạnh cơ bắp:

Tư thế Chó úp mặt (Adho Mukha Svanasana) kích hoạt mạnh mẽ các cơ tay, vai, lưng và chân, giúp tăng độ săn chắc cơ và cải thiện sức bền toàn thân.

Cải thiện tư thế và căn chỉnh:

Adho Mukha Svanasana hỗ trợ căn chỉnh cột sống bằng cách kéo dài cổ và lưng, đồng thời giảm căng thẳng ở cổ, vai và lưng dưới.

Kích thích tuần hoàn:

Việc nâng cao hông và đảo ngược một phần trọng lực giúp tăng tuần hoàn tĩnh mạch, cải thiện lưu thông máu lên đầu và mang lại hiệu quả làm tỉnh táo.

Giảm đau và cứng cơ:

Tư thế kéo giãn hiệu quả cơ đùi sau, bắp chân và lưng, giúp giảm đau nhức, cứng cơ vùng thắt lưng và căng cơ chân.

Cải thiện sự linh hoạt:

Bằng cách kéo giãn cơ phía sau chân và cột sống, tư thế tăng độ mềm dẻo và khả năng vận động, hỗ trợ các hoạt động hàng ngày và các tư thế yoga khác.

Tác động làm dịu hệ thần kinh:

Tư thế thúc đẩy sự thư giãn sâu bằng cách kích thích hệ thần kinh phó giao cảm, giảm căng thẳng, lo âu và cải thiện giấc ngủ.

Kích hoạt hệ hô hấp:

Kéo dài lồng ngực giúp thở sâu hơn, góp phần cải thiện oxy hóa cơ thể.

Cải thiện tập trung và cân bằng tinh thần:

Tư thế đòi hỏi sự gắn kết cơ thể và tập trung lại tâm trí, giúp phát triển chánh niệm và ổn định tinh thần.

THỰC HÀNH

Bắt đầu bằng tư thế Bàn, đặt tay rộng bằng vai và đầu gối dưới hông. Các ngón tay xòe rộng, đặt chắc trên sàn.

Kích hoạt cánh tay và vai. Ép mạnh lòng bàn tay xuống sàn trong khi duỗi thẳng tay. Xoay vai nhẹ ra ngoài để mở rộng ngực và tránh căng cơ thang.

Kéo dài cột sống. Thở ra, nhấc đầu gối khỏi sàn, từ từ duỗi thẳng chân giữ gót hướng xuống sàn dù có thể chưa chạm đất hoàn toàn. Kéo dài cột sống bằng cách đẩy xương cụt lên trần và duỗi cổ

Đặt chân và bàn chân. Giữ chân rộng bằng hông hoặc vai tùy thoải mái. Cố gắng kéo giãn bắp chân và gân Achilles, có thể giữ đầu gối hơi cong để không bị căng quá.

Căn chỉnh tổng thể. Đảm bảo đầu nằm thẳng trục cột sống, mắt nhìn về phía chân hoặc giữa hai tay. Lưng giữ thẳng, không quá võng ở phần lưng dưới.

Hơi thở và giữ tư thế. Hít thở sâu và đều, giữ tư thế từ 30 giây đến 1 phút lúc đầu, sau đó tăng dần thời gian theo khả năng.

Thoát thế. Để ra khỏi tư thế, từ từ gập đầu gối và trở về tư thế bốn chân, thư giãn nhẹ nhàng cột sống.

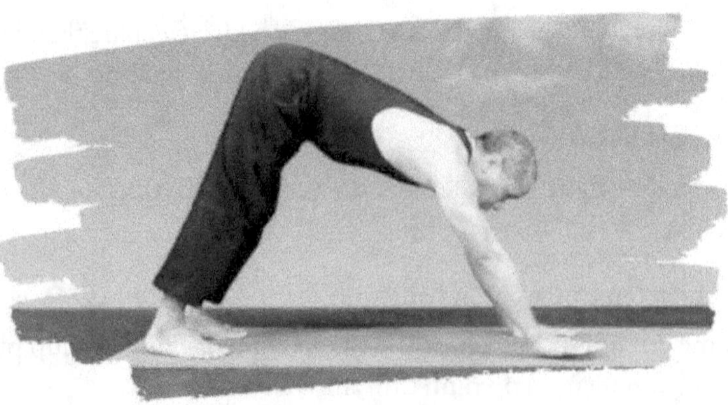

THÁCH THỨC VÀ KHÓ KHĂN TIỀM ẨN

Căng cứng cơ:

Sự căng ở gân kheo, bắp chân hoặc vai có thể khiến việc căn chỉnh đúng trở nên khó khăn, buộc người tập phải gập gối hoặc nhấc gót khỏi sàn.

Đau cổ tay:

Việc dồn trọng lượng lên tay có thể gây khó chịu, đặc biệt với những người có tiền sử vấn đề khớp hoặc thiếu sức mạnh ở tay và vai.

Lưng bị võng:

Nếu không kích hoạt cánh tay và cơ trung tâm đúng cách, phần lưng dưới có thể bị cong quá mức, ảnh hưởng đến sự an toàn của cột sống.

Căng thẳng ở cổ:

Nếu không ý thức đúng về vị trí cổ, người tập có thể bị gồng cổ hoặc hướng nhìn sai, gây mỏi.

Khó thở hoặc mệt mỏi:

Giữ tư thế quá lâu (đặc biệt với người mới tập) có thể làm rối loạn hơi thở hoặc gây mỏi cơ, làm mất đi sự thư giãn vốn có của tư thế.

Chênh lệch trọng lượng:

Dồn quá nhiều trọng lượng lên tay thay vì phân bố đều giữa tay và chân có thể khiến vai mỏi và giảm độ vững chắc.

Cố gắng quá mức:

Cố gắng chạm gót xuống sàn hoặc duỗi thẳng chân bằng mọi giá có thể dẫn đến động tác bù trừ và gây căng cơ không cần thiết.

Khó tìm góc hông đúng:

Việc nâng và đẩy hông ra sau là yếu tố cốt lõi của tư thế, nhưng nhiều người có thể hiểu sai hoặc làm chưa đúng, khiến hiệu quả kéo giãn toàn thân bị giảm.

हंसासन — Haṃsāsana

HAMSASANA (ham-saa-sa-na)

Swan Pose

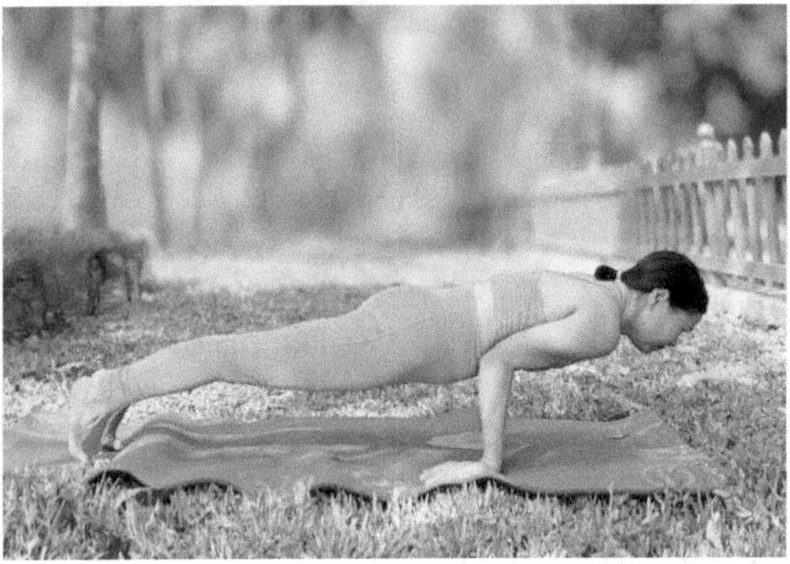

Tư thế Thiên nga

"Hamsasana" (हंसासन) trong tiếng Phạn là một tư thế yoga, được gọi là "Swan Pose" trong tiếng Anh.

"Hamsa" (हंस) = "thiên nga"; "Asana" (आसन) = "tư thế" hoặc "chỗ ngồi".

Vì vậy, "Hamsasana" dịch sang "Tư thế Thiên nga" trong tiếng Việt.

Phiên âm & Phát âm

Tiếng Phạn: हंसासन
IAST: haṃsāsana
Âm tiết: haṃ-sā-sa-na
Phát âm: ham-saa-sa-na

LỢI ÍCH VÀ TÁC DỤNG TRỊ BỆNH

Tư thế Thiên nga (Hamsasana) nhẹ nhàng kéo giãn cột sống, thúc đẩy sự linh hoạt và giảm căng thẳng ở cơ lưng.

Tư thế Thiên nga giúp mở ngực và vai, cải thiện tư thế và giảm căng cứng ở những vùng này.

Giữ tư thế Thiên nga sẽ tác động đến các cơ cốt lõi, tăng cường sức mạnh và sự ổn định ở vùng bụng.

Tư thế Thiên nga thách thức sự cân bằng và phối hợp, giúp cải thiện khả năng nhận thức và sự ổn định.

Việc nén bụng trong tư thế Thiên nga có thể giúp kích thích tiêu hóa và giảm bớt sự khó chịu về tiêu hóa.

Tư thế này khuyến khích thư giãn và có thể giúp giảm căng thẳng và lo lắng bằng cách làm dịu tâm trí và cơ thể.

Ngực mở trong tư thế Thiên nga cho phép thở sâu hơn, cải thiện dung tích phổi và chức năng hô hấp.

Thực hành tư thế Thiên nga đòi hỏi sự tập trung, giúp cải thiện tinh thần minh mẫn và chánh niệm.

Tư thế Thiên nga kéo dài cơ gấp hông, giảm độ căng và cải thiện tính linh hoạt ở hông.

Tư thế Thiên nga khuyến khích người tập điều chỉnh cơ thể và nhận thức rõ hơn về cảm giác thể chất và sự liên kết của họ.

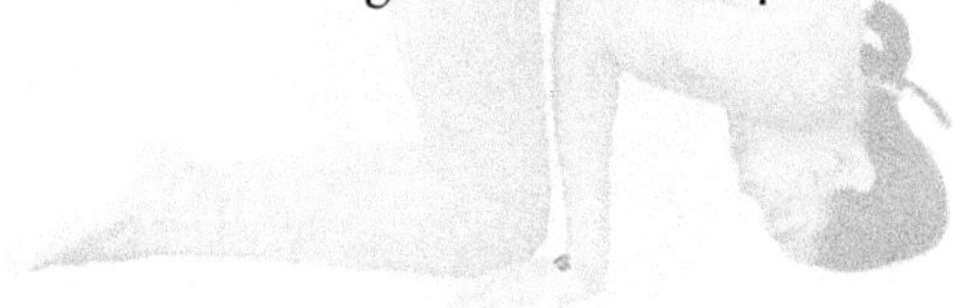

THỰC HÀNH

Ngồi trong tư thế Kim cương (Vajrasana), hai đầu gối khép lại.

Đặt lòng bàn tay xuống sàn phía trước, các ngón tay xòe rộng, hơi chếch về phía trước đầu gối.

Nghiêng người về trước và nâng hông lên để chuyển sang tư thế quỳ.

Giữ hai đầu gối sát nhau, bàn chân thả lỏng.

Gập khuỷu tay và hạ ngực xuống sàn, giữa hai bàn tay.

Thân người lơ lửng ngay trên sàn, ngực và cằm hơi nâng lên.

Nhìn lên để kéo dài cổ.

Ấn mạnh lòng bàn tay xuống sàn để nâng đỡ phần thân trên.

Kích hoạt cơ bụng để tạo sự ổn định.

Giữ tư thế trong vài hơi thở, tập trung vào việc mở ngực.

Để thoát thế, hạ hông nhẹ nhàng về phía gót chân và trở về tư thế Kim cương (Vajrasana).

BIẾN THỂ:

Duỗi chân: Nếu hông và mắt cá linh hoạt, duỗi chân ra sau tạo đường thẳng. Phiên bản này cần sự dẻo dai.

Gập chân: Nếu muốn thoải mái hơn, giữ chân gập, đầu gối chạm hoặc gần sàn. Điều này giảm áp lực lưng dưới và giúp giữ thăng bằng.

Lời khuyên:

Nếu hông hoặc gối căng, đặt khăn hoặc gối giữa đùi và bắp chân.

Duỗi dài cột sống và thả lỏng vai.

Tránh ưỡn lưng quá mức: siết cơ trung tâm để giữ cân chỉnh.

THÁCH THỨC VÀ KHÓ KHĂN TIỀM ẨN

Tư thế Thiên nga (Hamsasana) đòi hỏi sự kết hợp giữa mềm dẻo, thăng bằng và sức mạnh. Để thực hiện đầy đủ tư thế này, người tập cần chú ý đến các yếu tố sau:

Độ linh hoạt ở hông.

Hamsasana yêu cầu hông mở rộng để đưa bàn chân lên gần đầu mà vẫn giữ thăng bằng trên chân trụ. Với người có hông cứng, cần tập luyện từ từ để cải thiện độ mở của hông.

Thăng bằng và sức mạnh vùng trung tâm.

Giữ thăng bằng trên một chân trong khi nắm chân còn lại cần sự ổn định mạnh mẽ từ vùng cơ trung tâm (bụng, lưng). Cơ bụng săn chắc giúp giữ vững tư thế và tránh ngã.

Độ mở vai và ngực.

Tay phải vòng sau lưng để nắm lấy bàn chân – đòi hỏi vai và ngực phải mềm dẻo. Nếu vùng vai bị căng cứng, có thể cần tập luyện thêm các động tác hỗ trợ.

Sức mạnh chân trụ.

Chân đứng phải nâng toàn bộ cơ thể. Cần tăng cường cơ đùi, cơ gân kheo và bắp chân để giữ tư thế vững chắc và chống rung lắc.

Căn chỉnh cơ thể chính xác.

Hông, vai và cột sống cần thẳng hàng để tránh chấn thương. Ngực mở, mắt nhìn thẳng. Căn chỉnh đúng sẽ giảm áp lực cho thắt lưng và các khớp.

Hơi thở có ý thức và kiên nhẫn.

Hít thở sâu giúp duy trì sự bình tĩnh và cải thiện khả năng tập trung. Để tiến bộ trong tư thế này, bạn cần thời gian, sự kiên nhẫn và tôn trọng giới hạn của bản thân.

मयूरासन — Mayūrāsana

MAYURASANA (ma-yoo-raa-sa-na)

Peacock Pose

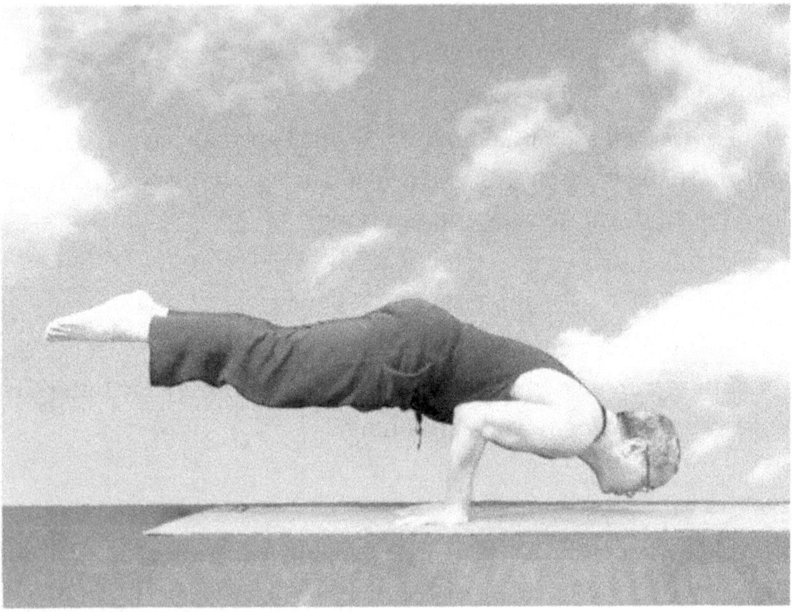

Tư thế Công

"Mayurasana" (मयूरासन) trong tiếng Phạn là một tư thế yoga, được gọi là "Peacock Pose" trong tiếng Anh.

"Mayura" (मयूर) = "con công"; "Asana" (आसन) = "tư thế" hoặc "chỗ ngồi".

Vì vậy, "Mayurasana" dịch sang "Tư thế Công" trong tiếng Việt.

Phiên âm & Phát âm

Tiếng Phạn: मयूरासन

IAST: mayūrāsana

Âm tiết: ma-yū-rā-sa-na

Phát âm: ma-yoo-raa-sa-na

LỢI ÍCH VÀ TÁC DỤNG TRỊ BỆNH

Tư thế Công (Mayurasana) tác động đến các cơ cốt lõi, bao gồm cơ bụng và các cơ xung quanh lưng dưới, thúc đẩy sức mạnh và sự ổn định ở thân.

Việc nén bụng trong tư thế Công kích thích các cơ quan tiêu hóa, thúc đẩy quá trình tiêu hóa khỏe mạnh và giảm bớt sự khó chịu về tiêu hóa.

Giữ thăng bằng cơ thể trên cẳng tay trong tư thế Công thách thức sự cân bằng và phối hợp, cải thiện khả năng nhận thức và sự ổn định của quyền sở hữu.

Tư thế Công kích hoạt luân xa Tùng thái dương / Luân xa Mặt Trời (Manipura), gắn liền với sự tự tin, ý chí và lòng tự trọng, thúc đẩy cảm giác được trao quyền và nội lực.

Tư thế này giúp mở ngực và vai, cải thiện tư thế và giảm căng thẳng ở những vùng này.

Tư thế Công tăng cường lưu thông máu khắp cơ thể, tăng cường sức khỏe và sức sống tổng thể.

Tư thế Công khuyến khích thư giãn và có thể giúp giảm căng thẳng và lo lắng bằng cách làm dịu tâm trí và cơ thể.

Luyện tập tư thế Công thường xuyên có thể cải thiện tính linh hoạt ở cổ tay, cẳng tay và vai.

Tư thế Công kích thích hệ thống bạch huyết và hỗ trợ giải độc bằng cách cải thiện lưu thông và kích thích loại bỏ độc tố khỏi cơ thể.

Thực hành tốt tư thế Công nâng cao sự tự tin và nhận thức về bản thân, vì nó đòi hỏi sự tập trung, quyết tâm và sự liên kết chánh niệm.

THỰC HÀNH

Bắt đầu bằng cách quỳ gối trên thảm yoga, hai gối mở rộng bằng hông.

Ngồi lên gót chân, đưa hai tay về phía trước đặt lên thảm, ngón tay hướng về phía thân và lòng bàn tay áp sát thảm.

Đưa hai khuỷu tay sát lại và đặt vào trong bụng, ngay dưới rốn. Nghiêng người nhẹ về trước và nâng hông lên khỏi gót chân, duỗi thẳng chân ra phía sau.

Bước chân về gần thân cho đến khi các ngón chân gập xuống dưới và gót chân nâng khỏi thảm. Siết chặt cơ trung tâm và dồn trọng lượng về phía trước lên tay và khuỷu tay.

Ấn chặt hai bàn tay xuống và nâng hai bàn chân khỏi sàn, đưa cơ thể thẳng hàng từ đầu đến gót. Giữ khuỷu tay sát thân và mắt nhìn về phía trước, tập trung vào một điểm trên sàn.

Kích hoạt các cơ chân và giữ toàn thân mạnh mẽ, có kiểm soát. Duy trì tư thế trong vài nhịp thở sâu và đều.

Để thoát thế, nhẹ nhàng hạ chân xuống sàn và ngồi lại trên gót chân. Thư giãn trong tư thế Em bé (Balasana) hoặc một tư thế ngồi thoải mái khác.

Lời khuyên:

Làm ấm cổ tay, cánh tay và phần thân trung tâm trước khi vào tư thế.

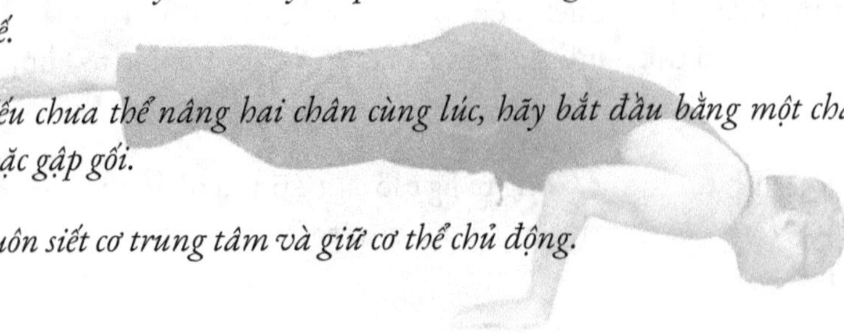

Nếu chưa thể nâng hai chân cùng lúc, hãy bắt đầu bằng một chân hoặc gập gối.

Luôn siết cơ trung tâm và giữ cơ thể chủ động.

THÁCH THỨC VÀ KHÓ KHĂN TIỀM ẨN

Tư thế Công (Mayurasana) đòi hỏi sức mạnh và khả năng linh hoạt tốt ở cổ tay để nâng đỡ trọng lượng cơ thể. Nếu chưa quen chống tay theo cách này, người tập có thể cảm thấy khó chịu hoặc căng thẳng.

Tư thế này yêu cầu sự tham gia mạnh mẽ của phần trung tâm cơ thể để nâng chân và giữ thăng bằng. Cần tăng cường sức mạnh vùng bụng để duy trì tư thế một cách có kiểm soát.

Giữ cơ thể trong Mayurasana cần có sức mạnh ở vai, cánh tay và ngực. Thiếu các yếu tố này sẽ khó nâng cơ thể khỏi mặt đất và giữ thăng bằng.

Cân bằng cơ thể trên hai tay với chân duỗi ra sau đòi hỏi sự ổn định và chính xác. Cần tạo nền vững chắc giữa hai tay và kích hoạt phần trung tâm để tránh ngã.

Tư thế cũng đòi hỏi sự linh hoạt nhất định ở hông để nâng và duỗi chân ra sau. Hông cứng có thể hạn chế khả năng điều chỉnh tư thế.

Hơi thở đều đặn và bình tĩnh giúp thư giãn và tập trung.

Hít vào để kích hoạt phần trung tâm và thở ra chậm rãi giúp giữ vững tư thế.

Căn chỉnh đúng giúp tránh căng cơ hoặc chấn thương. Cần chú ý sự thẳng hàng của cổ tay, khuỷu tay và vai, giữ cột sống thẳng và mắt nhìn về phía trước.

Mayurasana là một tư thế nâng cao, cần thời gian để thành thạo. Vội vàng có thể gây căng thẳng hoặc làm người tập nản chí. Tốt hơn hết là tiến bộ từ từ, tôn trọng giới hạn của mình và luyện tập đều đặn.

Nỗi sợ ngã hoặc thất bại tạo ra căng thẳng không cần thiết. Việc xây dựng sự tự tin, tập trung và tâm trí bình lặng giúp tiếp cận tư thế với sự vững vàng hơn.

बकासन — Bakāsana

BAKASANA (ba-kaa-sa-na)

Crow Pose

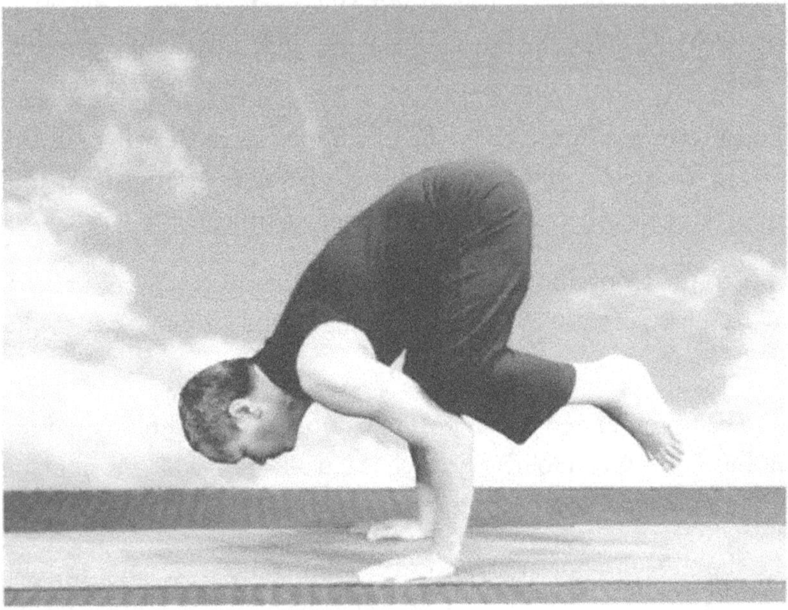

Tư thế Quạ

"Bakasana" (बकासन) trong tiếng Phạn là một tư thế yoga, được gọi là "Crow Pose" trong tiếng Anh.

"Baka" (बक) = "quạ"; "Asana" (आसन) = "tư thế" hoặc "chỗ ngồi".

Vì vậy, "Bakasana" dịch sang "Tư thế Quạ" trong tiếng Việt.

Phiên âm & Phát âm

Tiếng Phạn: बकासन

IAST: bakāsana

Âm tiết: ba-kā-sa-na

Phát âm: ba-kaa-sa-na

LỢI ÍCH VÀ TÁC DỤNG TRỊ BỆNH

Tư thế Quạ (Bakasana) tăng cường sức mạnh cơ bắp của cánh tay, đặc biệt là cơ tam đầu, cũng như cổ tay, thúc đẩy sức mạnh và sự ổn định của phần trên cơ thể.

Việc giữ tư thế Quạ đòi hỏi sự tham gia của các cơ cốt lõi, bao gồm cả cơ bụng và cơ xiên, thúc đẩy sức mạnh cốt lõi và sự ổn định.

Giữ thăng bằng trên tay trong tư thế Quạ thách thức sự cân bằng và phối hợp, giúp cải thiện nhận thức tổng thể về cơ thể.

Việc nén bụng ở tư thế Quạ kích thích các cơ quan tiêu hóa, thúc đẩy quá trình tiêu hóa và đào thải lành mạnh.

Tập trung vào việc duy trì sự cân bằng trong tư thế Quạ đòi hỏi sự tập trung tinh thần, giúp cải thiện chức năng nhận thức.

Tư thế Quạ kéo giãn cơ lưng trên, giảm căng thẳng và căng cứng ở vùng này.

Làm chủ tư thế Quạ có thể giúp xây dựng sự tự tin và cảm giác thành tựu khi bạn tiến bộ trong tư thế này.

Giữ tư thế Quạ khuyến khích hít thở sâu và thư giãn, giảm căng thẳng và lo lắng.

Tư thế Quạ là tư thế giữ thăng bằng cánh tay cơ bản giúp phát triển sức mạnh và kỹ năng cần thiết để giữ thăng bằng cánh tay nâng cao hơn.

Tư thế Quạ thường được sử dụng như tư thế chuẩn bị cho các động tác dốc ngược khó khăn hơn, giúp xây dựng sức mạnh và sự ổn định ở phần trên cơ thể và phần cốt lõi.

THỰC HÀNH

Bắt đầu với tư thế đứng thoải mái trên đầu tấm thảm, hai chân rộng bằng hông.

Cong đầu gối của bạn và vào tư thế ngồi xổm, đưa hai tay lên thảm rộng bằng vai trước mặt.

Trải rộng các ngón tay và ấn mạnh vào thảm để tạo nền vững chắc. Tay của bạn nên được đặt ở vị trí phía trước vai một chút.

Cong khuỷu tay của bạn một chút và đưa đầu gối của bạn tựa vào phía sau cánh tay trên, gần nách. Giữ khuỷu tay của bạn ôm sát vào cơ thể.

Vận động các cơ cốt lõi của bạn và chuyển trọng lượng của bạn về phía trước, nâng hông lên trời. Giữ ánh mắt của bạn tập trung một chút về phía trước để giúp giữ thăng bằng.

Dồn trọng lượng vào tay, dần dần nhấc chân lên khỏi thảm. Bắt đầu bằng cách nhấc từng chân một lên, đưa đầu gối của bạn càng gần nách càng tốt.

Khi bạn đã tự tin hơn, hãy cố gắng chuyển nhiều trọng lượng hơn vào tay và nhấc cả hai chân ra khỏi thảm cùng một lúc. Giữ cốt lõi của bạn tập trung và ánh mắt của bạn ổn định để giúp duy trì sự cân bằng.

Khi bạn đã vào tư thế, hãy giữ trong 5-10 nhịp thở, thở sâu và đều. Tập trung vào việc giữ cho cơ thể hoạt động và cơ thể bạn ổn định.

Để thoát thế, nhẹ nhàng hạ chân xuống thảm lần lượt. Bạn có thể trở lại tư thế ngồi xổm hoặc gập người về phía trước để giải phóng mọi căng thẳng ở cổ tay và cánh tay.

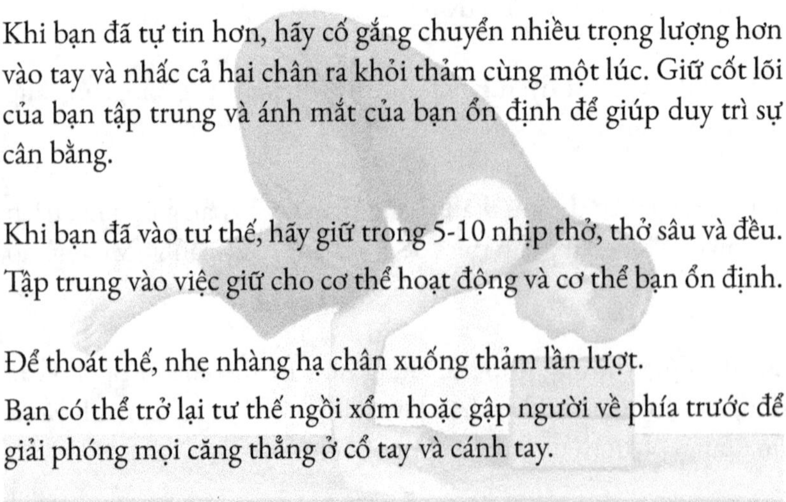

THÁCH THỨC VÀ KHÓ KHĂN TIỀM ẨN

Tư thế Quạ (Bakasana) đòi hỏi sức mạnh đáng kể của cánh tay và cổ tay để hỗ trợ trọng lượng cơ thể trong khi giữ thăng bằng trên tay. Những người có sức mạnh phần thân trên yếu hơn có thể gặp khó khăn khi nâng cơ thể lên khỏi mặt đất và giữ tư thế trong thời gian dài.

Duy trì sự ổn định trong tư thế Quạ đòi hỏi sự tương tác mạnh mẽ của cốt lõi để nâng chân và hông lên khỏi mặt đất. Điểm yếu ở các cơ cốt lõi có thể khiến việc đạt được và giữ tư thế một cách có kiểm soát trở nên khó khăn.

Giữ thăng bằng trên tay trong tư thế Quạ có thể đáng sợ, đặc biệt đối với những người mới bắt đầu. Sợ bị ngã hoặc mất thăng bằng có thể cản trở người tập thực hiện đầy đủ tư thế và khám phá lợi thế của mình.

Chịu trọng lượng trên bàn tay và cổ tay có thể gây căng thẳng cho các khớp, đặc biệt đối với những người có vấn đề về cổ tay hoặc cảm thấy khó chịu. Tăng cường sức mạnh cho cổ tay và dần dần tăng cường sức bền có thể giúp giảm căng thẳng cổ tay ở Bakasana.

Các tư thế thăng bằng như tư thế Quạ đòi hỏi sự tập trung cao độ để duy trì sự ổn định và kiểm soát. Người tập có thể thấy khó khăn trong việc tĩnh tâm và duy trì hiện tại trong khi giữ thăng bằng trên tay.

Đạt được sự liên kết phù hợp trong tư thế Quạ là rất quan trọng cho sự ổn định và an toàn. Người tập nên tập trung vào việc xếp vai qua cổ tay, vận động các cơ cốt lõi và hướng ánh mắt về phía trước để duy trì thăng bằng và tránh bị nghiêng về phía trước hoặc phía sau.

एक पाद बकासन — Eka Pāda Bakāsana

EKA PADA BAKASANA (e-ka paa-da ba-kaa-sa-na)

One Legged Crow Pose

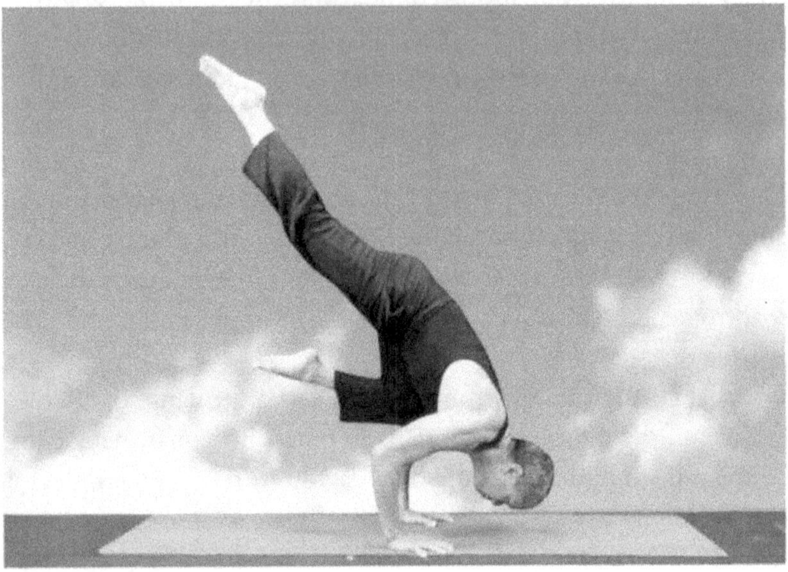

Tư thế Quạ bay

"Eka Pada Bakasana" (एक पाद बकासन) trong tiếng Phạn là một tư thế yoga, được gọi là "One-Legged Crow Pose" trong tiếng Anh.

"Eka" (एक) = "một" hoặc "đơn"; "Pada" (पाद) = "chân" ; "Bakasana" (बकासन) = "Tư thế con quạ".

Vì vậy, "Eka Pada Bakasana" dịch sang "Tư thế Quạ một chân" hoặc "Tư thế Quạ bay" trong tiếng Việt.

Phiên âm & Phát âm

Tiếng Phạn: एक पाद बकासन

IAST: eka pāda bakāsana

Âm tiết: e-ka pā-da ba-kā-sa-na

Phát âm: e-ka paa-da ba-kaa-sa-na

LỢI ÍCH VÀ TÁC DỤNG TRỊ BỆNH

Tư thế Quạ bay (Eka Pada Bakasana) đòi hỏi sự tham gia đáng kể của các cơ cốt lõi để duy trì sự cân bằng và ổn định, từ đó giúp tăng cường cơ bụng, cơ xiên và lưng dưới.

Tư thế này đòi hỏi cánh tay và cổ tay phải chịu trọng lượng của cơ thể, giúp xây dựng sức mạnh và sức bền ở những khu vực này.

Giữ thăng bằng trên một tay và nâng chân còn lại giúp kích thích sự cân bằng, phối hợp và nhận thức về cơ thể.

Tập tư thế Quạ bay đòi hỏi sự tập trung tinh thần để duy trì tư thế, giúp tĩnh tâm và cải thiện chức năng nhận thức.

Việc nén bụng trong tư thế này có thể kích thích tiêu hóa và giúp giảm bớt sự khó chịu về tiêu hóa.

Việc thành thạo các tư thế yoga nâng cao như tư thế Quạ bay có thể nâng cao sự tự tin và lòng tự trọng khi bạn vượt qua các thử thách về thể chất và tinh thần.

Chân duỗi trong tư thế Quạ bay giúp kéo giãn sâu cơ háng và cơ gấp hông, giúp cải thiện tính linh hoạt ở những khu vực này.

Tư thế này khuyến khích việc mở ngực và vai, chống lại tác động của việc khom lưng và ngồi trong thời gian dài.

Tư thế Quạ bay có thể tạo ra cảm giác tràn đầy năng lượng và sức sống trong cơ thể, giúp giảm bớt cảm giác uể oải hoặc mệt mỏi.

Giống như nhiều tư thế yoga đầy thử thách, tư thế Quạ bay có thể giúp giải phóng căng thẳng cảm xúc tích tụ trong cơ thể, thúc đẩy cảm giác hạnh phúc và cân bằng về mặt cảm xúc.

THỰC HÀNH

Bắt đầu ở tư thế ngồi xổm ở đầu thảm, hai bàn chân rộng bằng hông. Đặt hai tay lên thảm phía trước, rộng bằng vai, các ngón tay xòe ra.

Dồn trọng lượng cơ thể về phía trước lên hai tay, hơi gập khuỷu tay. Đặt hai đầu gối lên lưng cánh tay, gần nách, giống như trong tư thế Quạ.

Kích hoạt cơ trung tâm và kéo gối hướng về ngực. Giữ ánh nhìn hơi hướng về phía trước để hỗ trợ thăng bằng.

Bắt đầu bằng cách nhấc một bàn chân khỏi thảm và duỗi thẳng ra phía sau. Giữ cho chân nâng luôn năng động và có kiểm soát, mũi chân duỗi.

Dồn trọng lượng giữa hai tay và chân trụ, từ từ nhấc chân còn lại lên khỏi thảm. Duỗi thẳng chân đang nâng ra phía sau, hướng lên trời theo một góc chéo.

Giữ cho cơ bụng hoạt động và ánh nhìn ổn định khi bạn tìm sự cân bằng trong tư thế. Sử dụng hơi thở để duy trì sự vững vàng và tập trung.

Giữ tư thế trong 5 đến 10 nhịp thở, hít thở sâu và đều.

Tập trung vào sự ổn định của cơ thể và sức mạnh của chân nâng.

Để thoát thế, nhẹ nhàng hạ chân đang nâng xuống thảm, từng chân một.

Trở lại tư thế ngồi xổm hoặc gập người về phía trước để thả lỏng cổ tay và cánh tay.

Tư thế Quạ bay dựa trên nền tảng của tư thế Quạ nhưng đồng thời thách thức hơn về thăng bằng, sức mạnh và sự tập trung. Hãy tận hưởng quá trình khám phá tư thế thăng bằng tay đầy thử thách này!

THÁCH THỨC VÀ KHÓ KHĂN TIỀM ẨN

Tư thế Quạ bay (Eka Pada Bakasana) đòi hỏi sức mạnh lớn ở phần thân trên, đặc biệt là cánh tay, vai và cổ tay để nâng và giữ thăng bằng cơ thể. Thiếu lực ở những vùng này có thể khiến việc nhấc người và giữ tư thế trở nên khó khăn.

Cơ bụng mạnh là yếu tố then chốt giúp ổn định thân và hông khi giữ thăng bằng trên tay. Nếu không siết cơ trung tâm đúng cách, người tập sẽ gặp khó khăn khi nâng và duỗi chân hoặc giữ sự kiểm soát trong tư thế.

Sự linh hoạt của hông và háng là rất cần thiết để duỗi chân đúng kỹ thuật. Hông cứng có thể hạn chế tầm vận động và khiến việc đặt chân lên cánh tay không thoải mái.

Giữ thăng bằng trên một tay với chân đối diện duỗi thẳng đòi hỏi sự thẳng hàng, tập trung và phối hợp. Phân bổ trọng lượng không tốt sẽ khiến tư thế không ổn định, đặc biệt là trong các chuyển động.

Nỗi sợ ngã hoặc chấn thương có thể là rào cản lớn khiến người tập ngần ngại dấn thân vào tư thế, tạo ra căng thẳng và thiếu mượt mà trong chuyển động.

Cổ tay phải chịu lực lớn trong tư thế này, và có thể bị mỏi nếu thiếu sức hoặc độ linh hoạt. Cần chuẩn bị kỹ và căn chỉnh đúng để tránh đau hoặc chấn thương.

Cuối cùng, Eka Pada Bakasana là tư thế nâng cao, đòi hỏi thời gian, thực hành đều đặn và sự kiên nhẫn. Cảm giác thất vọng là điều bình thường nếu tiến trình chậm hoặc gặp khó khăn giữa chừng.

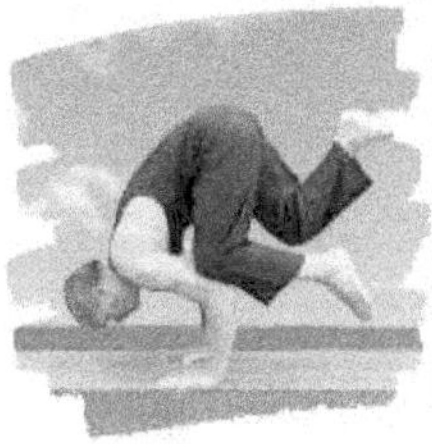 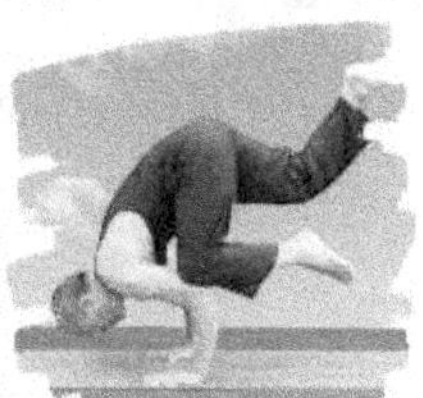

फलकासन उपबाहु — Phalakāsana Upabāhu

PHALAKASANA UPABAHU
(pha-la-kaa-sa-na u-pa-baa-hu)
Forearm Plank Pose

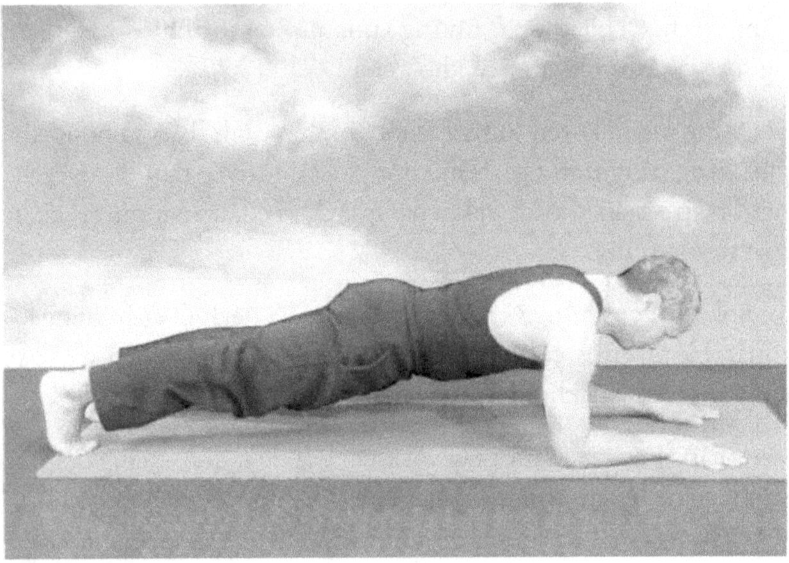

Tư thế Tấm ván trên cẳng tay

Tiếng Phạn: फलकासन उपबाहु Phalakasana Upabahu

Tiếng Anh: Forearm Plank Pose

"Phalakasana" (फलकासन) = "Tư thế tấm ván"; "Upabāhu" (उपबाहु) = "trên cẳng tay".

Tiếng Việt: "Tư thế Plank cẳng tay", hoặc "Tư thế Tấm ván trên cẳng tay".

Phiên âm & Phát âm

Tiếng Phạn: फलाकासन उपबाहु

IAST: phalakāsana upabāhu

Âm tiết: pha-la-kā-sa-na u-pa-bā-hu

Phát âm: pha-la-kaa-sa-na u-pa-baa-hu

LỢI ÍCH VÀ TÁC DỤNG TRỊ BỆNH

Tư thế Tấm ván trên cẳng tay (Phalakasana Upabahu), giống như tấm ván truyền thống, tăng cường các cơ vùng thân — cơ bụng sâu, cơ chéo, cơ lưng dưới — rất cần thiết cho sự ổn định, tư thế tốt và phòng ngừa đau lưng.

Chống người bằng cẳng tay và ngón chân giúp phát triển sức mạnh và sức bền cho vai, cánh tay và phần trên lưng. Việc kích hoạt cơ này cải thiện khả năng mang vác và sự ổn định trong sinh hoạt hàng ngày.

Tư thế Tấm ván trên cẳng tay cũng giúp duy trì sự thẳng hàng của cơ thể bằng cách kích hoạt các cơ trung tâm, giữ cột sống thẳng, đầu thẳng hàng và vai mở rộng. Nó ngăn ngừa các căng thẳng do tư thế ngồi hoặc đứng sai trong thời gian dài.

Tư thế Tấm ván trên cẳng tay tăng cường nhận thức cơ thể và khả năng điều phối nhờ sự hoạt động liên tục của các cơ giữ thăng bằng và sự cân bằng cần thiết. Điều này giúp cải thiện sự cân bằng tư thế và phối hợp vận động trong cuộc sống.

Ngoài sức mạnh, tư thế Tấm ván trên cẳng tay còn giúp kéo giãn nhẹ các cơ giữ vai và phần trên lưng, giảm các căng thẳng thường gặp do stress hoặc ít vận động.

Giống như tất cả các tư thế yoga, nó khuyến khích thở có ý thức và hiện diện trọn vẹn, giúp làm dịu tâm trí, giảm stress và tạo cảm giác an yên bên trong.

Tóm lại, tư thế Tấm ván trên cẳng tay là một tư thế toàn diện: tăng cường cơ trung tâm, cải thiện tư thế, ổn định cân bằng và phát triển nhận thức cơ thể. Tập luyện thường xuyên giúp xây dựng nền tảng thể chất vững chắc và cân bằng tinh thần bền lâu.

THỰC HÀNH

Bắt đầu ở tư thế Bàn tay và đầu gối (Bharmanasana) trên thảm tập.

Đặt cổ tay ngay dưới vai, đầu gối ngay dưới hông.

Sau đó trượt xuống chống bằng cẳng tay, khuỷu tay thẳng hàng dưới vai. Giữ cẳng tay song song và rộng bằng vai.

Xòe rộng các ngón tay, ấn mạnh lòng bàn tay và cẳng tay để phân bố trọng lượng đều.

Kích hoạt cơ bụng bằng cách kéo rốn về phía cột sống để hỗ trợ lưng dưới và giữ cho thân mình ổn định.

Giữ cột sống thẳng và cổ nối tiếp tự nhiên, không để lưng bị võng hay cong quá mức.

Duỗi từng chân ra sau để vào tư thế tấm ván trên cẳng tay.

Thân người tạo thành một đường thẳng từ đầu đến gót chân.

Siết cơ tứ đầu và đẩy gót chân về phía sau để kích hoạt chân.

Kiểm tra vai đặt thẳng trên khuỷu tay và hông thẳng hàng.

Nhìn thẳng về phía trước, nhẹ nhàng kéo dài cổ.

Giữ tư thế trong 20-30 giây hoặc lâu hơn nếu duy trì được sự ổn định và thăng bằng.

Hít thở sâu và đều trong khi giữ tư thế.

Nếu tư thế quá khó, bạn có thể đặt đầu gối xuống thảm nhưng vẫn giữ hông nâng cao để thực hiện phiên bản dễ hơn.

Khi kết thúc, hạ đầu gối xuống và trở lại tư thế Bàn.

Sau đó thư giãn trong tư thế Em bé (Balasana) để giải phóng căng thẳng cho lưng trước khi tiếp tục.

THÁCH THỨC VÀ KHÓ KHĂN TIỀM ẨN

Tư thế Tấm ván trên cẳng tay (Phalakasana Upabahu) đòi hỏi sự tham gia mạnh mẽ của các nhóm cơ trung tâm – cơ bụng, cơ xiên, cơ lưng dưới – để giữ thân người ổn định và thẳng hàng.

Nếu thiếu sức mạnh ở vùng này, hông có xu hướng sụp xuống hoặc lưng dưới bị cong quá mức, làm sai lệch tư thế.

Tư thế Tấm ván trên cẳng tay cũng gây áp lực liên tục lên vai, đòi hỏi sự ổn định và kích hoạt cơ vùng vai.

Nhiều người tập thường bị tròn vai hoặc vai sụp xuống, khiến việc giữ thăng bằng trở nên khó khăn.

Khuỷu tay và cổ tay cũng có thể chịu áp lực nếu trọng lượng cơ thể không được phân bổ đều dọc theo cẳng tay.

Việc ép cẳng tay xuống thảm một cách chắc chắn sẽ giúp giảm tải cho các khớp.

Một khó khăn khác là giữ cho hông ngang hàng với thân người – không quá cao hoặc quá thấp.

Điều này đòi hỏi sự nhận thức tốt về cơ thể và sự chủ động giữ chặt vùng trung tâm.

Cuối cùng, duy trì hơi thở sâu và đều trong khi cơ thể đang gồng giữ là một thử thách.

Việc giữ ánh nhìn nhẹ về phía trước và kéo dài gáy giúp duy trì sự thẳng hàng và giảm căng thẳng cổ.

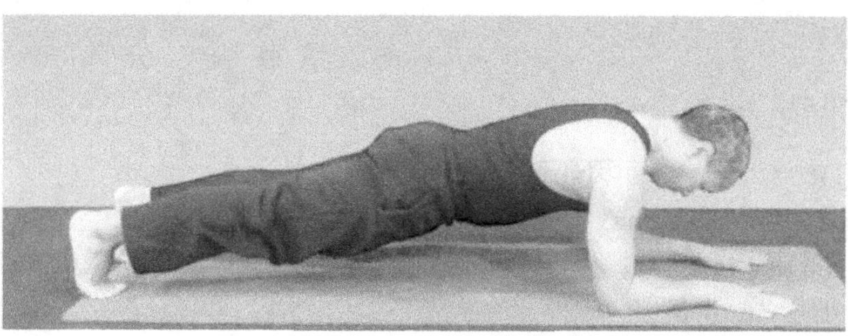

फलकासन — Phalakāsana

PHALAKASANA (pha-la-kaa-sa-na)

High Plank Pose

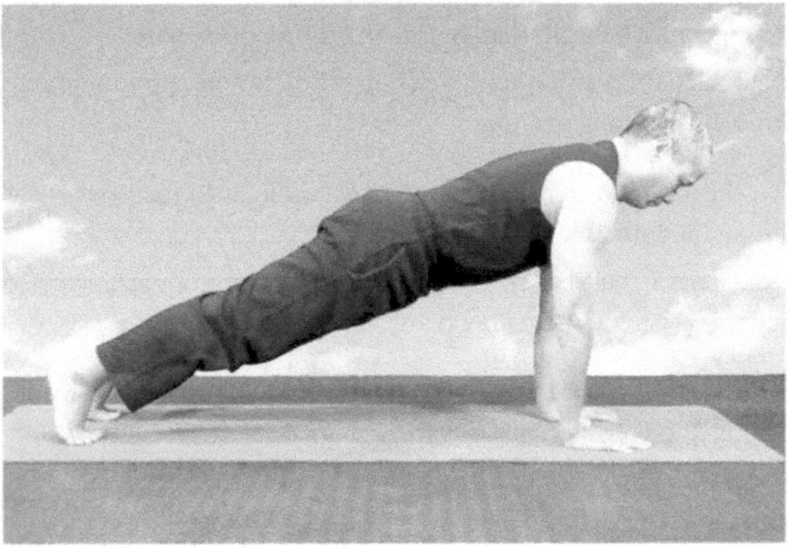

Tư thế Tấm ván cao

"Phalakasana" (फलकासन) trong tiếng Phạn là một tư thế yoga, được gọi là "High Plank Pose" trong tiếng Anh.

"Phalaka" (फलक) = "tấm ván" hoặc "tấm phản"; "Asana" (आसन) = "tư thế" hoặc "chỗ ngồi".

Vì vậy, "Phalakasana" dịch sang "Tư thế Plank", "Tư thế Tấm ván" hoặc "Tư thế Plank cao" hay "Tư thế Tấm ván cao" trong tiếng Việt.

Phiên âm & Phát âm

Tiếng Phạn: फलाकासन
IAST: phalakāsana
Âm tiết: pha-la-kā-sa-na
Phát âm: pha-la-kaa-sa-na

LỢI ÍCH VÀ TÁC DỤNG TRỊ BỆNH

Tư thế Tấm ván cao (Phalakasana) tác động đến các cơ ở phần lõi, bao gồm cơ bụng, cơ xiên và lưng dưới, thúc đẩy sức mạnh và sự ổn định của phần lõi.

Giữ tư thế này giúp tăng cường cơ bắp ở cánh tay, vai, ngực và lưng trên, cải thiện sức mạnh tổng thể của phần thân trên.

Thực hành tư thế Tấm ván cao khuyến khích sự điều chỉnh thích hợp của cột sống, vai và hông, giúp cải thiện tư thế và ngăn ngừa tình trạng đổ sụp.

Giữ thăng bằng trên bàn tay và ngón chân trong tư thế Tấm ván cao thách thức sự cân bằng và phối hợp, cải thiện nhận thức tổng thể về cơ thể.

Tư thế Tấm ván cao giúp ổn định cơ vai và tăng cường các cơ quanh vai, giảm nguy cơ chấn thương vai.

Giữ tư thế Tấm ván cao thách thức sức bền và sức chịu đựng, đặc biệt là ở cơ cánh tay và vai.

Chịu trọng lượng trên cánh tay trong tư thế Tấm ván cao giúp củng cố xương cánh tay và cổ tay, tăng cường sức khỏe của xương.

Tập trung vào việc duy trì sự liên kết phù hợp và vận động các cơ trong tư thế Tấm ván cao đòi hỏi sự tập trung tinh thần, cải thiện chức năng nhận thức.

Thực hành tư thế Tấm ván cao với hơi thở có kiểm soát giúp cải thiện chức năng hô hấp và dung tích phổi.

Thực hiện tư thế Tấm ván cao, tập trung vào hơi thở và cảm giác trong cơ thể, nuôi dưỡng chánh niệm và sự hiện diện trên tấm thảm, giúp tâm trí tĩnh lặng và nâng cao tinh thần minh mẫn.

THỰC HÀNH

Bắt đầu ở tư thế Bàn (Bharmanasana), cổ tay dưới vai, đầu gối dưới hông.

Xòe rộng các ngón tay và ấn chặt lòng bàn tay xuống thảm.
Tay cách nhau bằng hoặc hơn vai, ngón tay hướng về phía trước.

Duỗi từng chân ra sau cho đến khi hai chân duỗi thẳng, mũi chân chống xuống, gót chân đẩy về sau để kích hoạt chân.

Cơ thể tạo thành một đường thẳng từ đầu đến gót chân.
Siết cơ bụng để tránh hông võng xuống hoặc nâng lên quá cao. Hông nên hơi nâng nhẹ.

Giữ vai thẳng hàng với cổ tay, không đè nặng lên vai cũng không nhún vai.
Giữ xương bả vai chắc chắn áp vào lưng.

Duy trì cột sống trung tính, mắt nhìn hơi về trước, cổ dài và thư giãn.
Tránh cúi đầu hoặc ngửa cổ quá mức.

Kích hoạt cơ trung tâm, cơ đùi và mông để nâng đỡ toàn thân.
Hình dung kéo rốn về phía cột sống để tăng sự ổn định.

Thở sâu đều và giữ cơ thể luôn cân chỉnh.

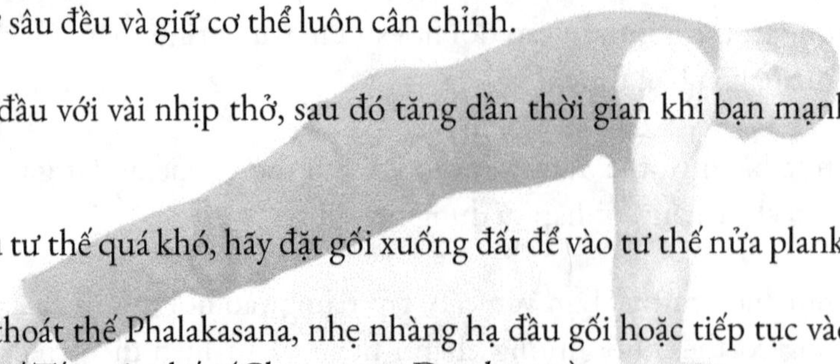

Bắt đầu với vài nhịp thở, sau đó tăng dần thời gian khi bạn mạnh lên.

Nếu tư thế quá khó, hãy đặt gối xuống đất để vào tư thế nửa plank.

Để thoát thế Phalakasana, nhẹ nhàng hạ đầu gối hoặc tiếp tục vào tư thế Tấm ván thấp (Chaturanga Dandasana).

THÁCH THỨC VÀ KHÓ KHĂN TIỀM ẨN

Tư thế Tấm ván cao (Phalakasana) đòi hỏi sự tham gia đáng kể của các cơ cốt lõi để duy trì một đường thẳng từ đầu đến gót chân. Yếu ở phần lõi có thể dẫn đến tình trạng chảy xệ hoặc võng ở lưng dưới, ảnh hưởng đến sự liên kết thích hợp và độ ổn định trong tư thế.

Việc hỗ trợ trọng lượng cơ thể lên bàn tay và cánh tay trong tư thế Tấm ván cao đòi hỏi sức mạnh ở vai, cánh tay và cổ tay. Yếu ở những khu vực này có thể khiến việc giữ tư thế trong thời gian dài hoặc duy trì sự liên kết thích hợp trở nên khó khăn.

Chịu trọng lượng trên bàn tay và cổ tay có thể gây căng thẳng cho các khớp, đặc biệt đối với những người có vấn đề về cổ tay hoặc cảm thấy khó chịu. Sự sắp xếp hợp lý của bàn tay và sự tiến triển dần dần có thể giúp giảm bớt căng thẳng ở cổ tay trong tư thế Tấm ván cao.

Giữ vai ổn định và gắn chặt là điều cần thiết để duy trì sự liên kết phù hợp và ngăn ngừa chấn thương trong tư thế Tấm ván cao. Yếu hoặc mất ổn định ở vai có thể dẫn đến ngã hoặc sụp, chìm trong tư thế.

Việc phối hợp hơi thở với chuyển động là rất quan trọng trong tư thế Tấm ván cao để duy trì sự tập trung, kiểm soát và ổn định. Người tập có thể gặp khó khăn trong việc đồng bộ hóa hơi thở với việc giữ tĩnh của tư thế.

Đạt được sự liên kết thích hợp trong tư thế Tấm ván cao là điều cần thiết để tránh căng thẳng cho khớp và cơ. Người tập nên tập trung vào việc giữ cổ tay ngay dưới vai, cơ thể tạo thành một đường thẳng từ đầu đến gót chân và giữ trọng tâm trong suốt tư thế.

चतुरङ्ग दण्डासन — Caturaṅga Daṇḍāsana

CHATURANGA DANDASANA
(cha-tu-rang-ga dan-daa-sa-na)

Low Plank Pose

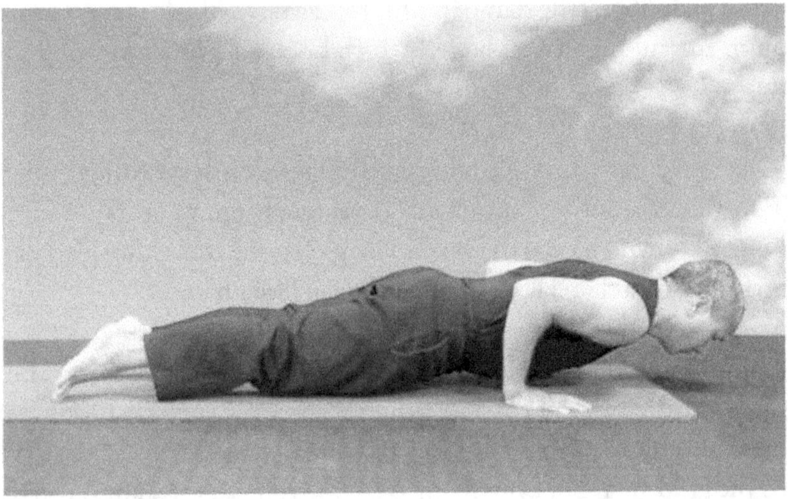

Tư thế Tấm ván thấp

"Chaturanga Dandasana" (चतुरङ्ग दण्डासन) trong tiếng Phạn là một tư thế yoga, được gọi là "Low Plank Pose" trong tiếng Anh.

"Chaturanga" (चतुरङ्ग) = "bốn chi"; "Danda" (दण्ड) = "gậy"; "Asana" (आसन) = "tư thế" hoặc "chỗ ngồi".

Tuy nhiên, "Chaturanga Dandasana" dịch sang "Tư thế Gậy bốn chân", " Tư thế Chống đẩy", hay đơn giản là "Tư thế Tấm ván thấp" trong tiếng Việt.

Phiên âm & Phát âm

Tiếng Phạn: चतुरङ्ग दण्डासन
IAST: caturaṅga daṇḍāsana
Âm tiết: ca-tu-raṅ-ga daṇ-ḍā-sa-na
Phát âm: cha-tu-rang-ga dan-daa-sa-na

LỢI ÍCH VÀ TÁC DỤNG TRỊ BỆNH

Tư thế Tấm ván thấp (Chaturanga Dandasana) tăng cường sức mạnh cơ bắp ở cánh tay, vai, ngực và lưng trên, thúc đẩy sức mạnh và sự ổn định của phần thân trên.

Việc giữ tư thế đòi hỏi sự tham gia của các cơ cốt lõi, bao gồm cả cơ bụng và cơ xiên, thúc đẩy sức mạnh cốt lõi và sự ổn định.

Tư thế Tấm ván thấp giúp phát triển sự ổn định ở vai và cánh tay, có thể cải thiện sức khỏe tổng thể của vai và ngăn ngừa chấn thương.

Thực hành tư thế Tấm ván thấp khuyến khích nhận thức về sự liên kết thích hợp, bao gồm cột sống thẳng và lõi hoạt động, có thể giúp cải thiện tư thế.

Tư thế Tấm ván thấp là tư thế nền tảng giúp xây dựng sức mạnh và sự ổn định cần thiết cho các động tác giữ thăng bằng và đảo ngược cánh tay nâng cao hơn.

Giữ tư thế Tấm ván thấp thách thức sức bền và sức chịu đựng, đặc biệt là ở cơ cánh tay và vai.

Sự tham gia của nhiều nhóm cơ trong tư thế Tấm ván thấp sẽ kích thích hệ thần kinh, thúc đẩy sức sống và năng lượng tổng thể.

Thực hành tư thế Tấm ván thấp với hơi thở có kiểm soát giúp cải thiện chức năng hô hấp và kiểm soát hơi thở.

Tham gia vào hoạt động thể chất như tư thế Tấm ván thấp có thể giúp giảm căng thẳng và áp lực trong cơ thể cũng như tinh thần.

Tập trung vào sự liên kết thích hợp và nhận thức về hơi thở trong tư thế Tấm ván thấp sẽ nuôi dưỡng chánh niệm và sự hiện diện trên thảm, giúp tâm trí tĩnh lặng và nâng cao tinh thần minh mẫn.

THỰC HÀNH

Bắt đầu ở tư thế Tấm ván cao (Phalakasana) hay còn gọi là "Tư thế Chống đẩy". Cổ tay nằm thẳng ngay dưới vai và cơ thể phải tạo thành một đường thẳng từ đầu đến gót chân.

Chuyển trọng lượng cơ thể về phía trước một chút để vai vượt lên phía trước cổ tay một chút. Khi thở ra, hạ thấp cơ thể xuống thảm, giữ khuỷu tay sát với xương sườn.

Khuỷu tay phải uốn cong một góc khoảng 90 độ khi hạ xuống. Cố gắng giữ khuỷu tay ôm sát vào cơ thể thay vì dang rộng ra hai bên.

Tập trung vào các cơ cốt lõi để giữ cho cơ thể ổn định và ngăn hông bị xệ xuống sàn. Giữ cơ thể trên một đường thẳng từ đầu đến gót chân trong suốt chuyển động, với một chút nâng hông lên để tránh đè lên lưng dưới.

Giữ ánh mắt hơi hướng về phía trước để duy trì vị trí cổ trung tính. Tránh để cằm chạm vào ngực hoặc ngẩng đầu lên trần nhà.

Giữ tư thế Tấm ván thấp trong vài nhịp thở, duy trì sự gắn kết của cơ lõi và sự ổn định ở thân trên. Tập trung vào hơi thở sâu và đều.

Nếu thấy tư thế Tấm ván thấp quá khó, bạn có thể hạ đầu gối xuống thảm. Giữ cơ thể trên một đường thẳng từ đầu đến đầu gối của bạn khi bạn hạ thấp tư thế.

Để thoát thế Tấm ván thấp, nhẹ nhàng hạ ngực và cằm xuống thảm hoặc ấn trở lại tư thế Tấm ván cao khi hít vào.

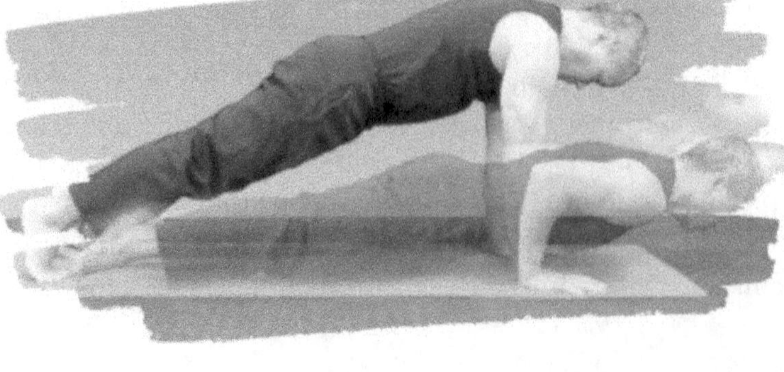

THÁCH THỨC VÀ KHÓ KHĂN TIỀM ẨN

Tư thế Tấm ván thấp (Chaturanga Dandasana) yêu cầu sức mạnh cánh tay đáng kể để giữ cơ thể ở tư thế Tấm ván thấp với khuỷu tay uốn cong một góc 90 độ. Điểm yếu ở cánh tay có thể khiến việc duy trì sự liên kết và kiểm soát thích hợp trong tư thế trở nên khó khăn.

Duy trì sự ổn định trong tư thế Tấm ván thấp đòi hỏi sự tham gia mạnh mẽ của các cơ cốt lõi để hỗ trợ cơ thể và ngăn phần lưng dưới bị chảy xệ. Điểm yếu ở phần lõi có thể dẫn đến việc căn chỉnh không đúng cách và có khả năng gây căng thẳng cho cột sống.

Chịu trọng lượng trên bàn tay và cổ tay có thể gây căng thẳng cho các khớp, đặc biệt đối với những người có vấn đề về cổ tay hoặc cảm thấy khó chịu. Sự sắp xếp hợp lý của bàn tay và tiến triển dần dần có thể giúp giảm bớt căng thẳng ở cổ tay trong tư thế Tấm ván thấp.

Giữ vai ổn định và gắn kết là điều cần thiết để duy trì sự liên kết thích hợp và ngăn ngừa chấn thương trong tư thế Tấm ván thấp. Điểm yếu hoặc mất ổn định ở vai có thể dẫn đến ngã hoặc chìm trong tư thế.

Phối hợp hơi thở với chuyển động là rất quan trọng trong tư thế Tấm ván thấp để duy trì sự tập trung, kiểm soát và ổn định. Người tập có thể gặp khó khăn trong việc đồng bộ hóa hơi thở với chuyển động năng động khi hạ thấp người vào tư thế.

Đạt được sự liên kết thích hợp trong tư thế Tấm ván thấp là điều cần thiết để tránh căng thẳng cho khớp và cơ. Người tập nên chú trọng giữ khuỷu tay ôm sát cơ thể, vai xếp chồng lên cổ tay, cơ thể tạo thành một đường thẳng từ đầu đến gót chân.

अष्टाङ्ग नमस्कार — Aṣṭāṅga Namaskāra

ASHTANGA NAMASKARA (ash-taa-nga na-mas-kaa-ra)

Eight Limbed Pose

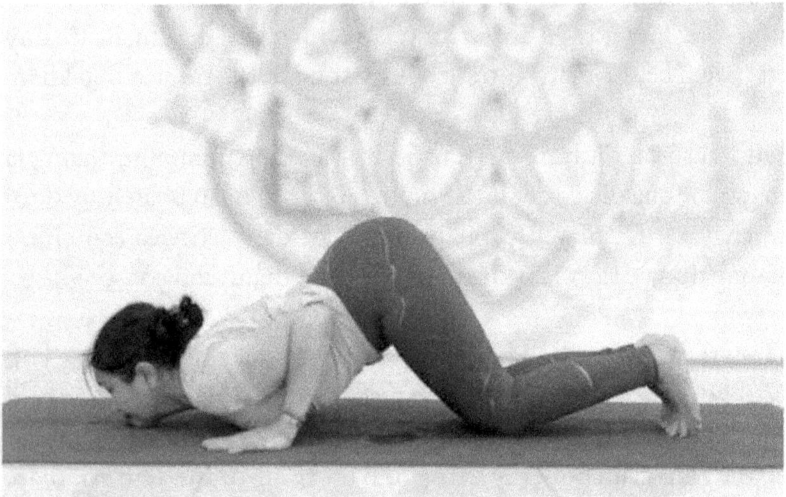

Tư thế Tám điểm

"Ashtanga Namaskara" (अष्टाङ्ग नमस्कार) trong tiếng Phạn là một tư thế yoga, được gọi là "Eight-Limbed Pose" trong tiếng Anh.

Tư thế này liên quan đến tám điểm tiếp xúc với mặt đất: bàn chân, đầu gối, bàn tay, ngực và cằm.

"Ashtanga" (अष्टाङ्ग) = "tám chi" hoặc "có tám phần"; "Namaskara" (नमस्कार) = "lời chào".

Vì vậy, "Ashtanga Namaskara" được dịch là "Tư thế Tám điểm" trong tiếng Việt.

Phiên âm & Phát âm

Tiếng Phạn: अष्टाङ्ग नमस्कार
IAST: aṣṭāṅga namaskāra
Âm tiết: aṣ-ṭāṅ-ga na-ma-skā-ra
Phát âm: ash-taa-nga na-mas-kaa-ra

LỢI ÍCH VÀ TÁC DỤNG TRỊ BỆNH

Tư thế Tám điểm (Ashtanga Namaskara) tăng cường cơ bắp ở cánh tay, vai, ngực và lưng trên, thúc đẩy sức mạnh và sự ổn định của phần thân trên.

Giữ tư thế đòi hỏi sự tham gia của các cơ cốt lõi, bao gồm cả cơ bụng và cơ xiên, phát huy sức mạnh cốt lõi và sự ổn định.

Tư thế Tám điểm kéo dài các cơ ngực, bụng và đùi, cải thiện tính linh hoạt và khả năng vận động tổng thể ở những khu vực này.

Tư thế Tám điểm giúp phát triển sự ổn định ở vai và cánh tay, có thể cải thiện sức khỏe tổng thể của vai và ngăn ngừa chấn thương.

Thực hành tư thế Tám điểm khuyến khích nhận thức về sự liên kết thích hợp, bao gồm cột sống thẳng và cơ trung tâm hoạt động, có thể giúp cải thiện tư thế.

Giữ tư thế Tám điểm thách thức sức bền và sức chịu đựng, đặc biệt là ở các cơ ở cánh tay và vai.

Sự tham gia của nhiều nhóm cơ trong tư thế Tám điểm sẽ kích thích hệ thần kinh, thúc đẩy sức sống và năng lượng tổng thể.

Thực hành tư thế Tám điểm với hơi thở có kiểm soát giúp cải thiện chức năng hô hấp và kiểm soát hơi thở.

Tham gia vào các hoạt động thể chất như tư thế Tám điểm có thể giúp giảm căng thẳng và áp lực trong cơ thể và tâm trí.

Tập trung vào sự liên kết thích hợp và nhận thức về hơi thở trong tư thế Tám điểm sẽ nuôi dưỡng chánh niệm và sự hiện diện trên thảm, giúp tâm trí tĩnh lặng và nâng cao tinh thần minh mẫn.

THỰC HÀNH

Bắt đầu ở tư thế Tấm ván cao (Phalakasana) hay còn gọi là tư thế chống đẩy. Cổ tay của bạn phải ở ngay dưới vai và cơ thể bạn phải tạo thành một đường thẳng từ đầu đến gót chân.

Khi bạn thở ra, từ từ hạ thấp cơ thể xuống thảm. Giữ khuỷu tay của bạn sát xương sườn và hạ người xuống cho đến khi ngực, cằm và đầu gối chạm đất cùng một lúc.

Tám điểm tiếp xúc: Trong tư thế Tám điểm, có tám điểm tiếp xúc với mặt đất: cằm, ngực, hai tay, hai đầu gối và hai bàn chân. Đảm bảo rằng tất cả các điểm này đều chạm vào thảm khi bạn hạ xuống.

Khuỷu tay của bạn phải uốn cong một góc khoảng 90 độ khi bạn hạ xuống. Cố gắng giữ khuỷu tay ôm sát vào cơ thể thay vì dang rộng ra hai bên.

Tập trung vào các cơ cốt lõi của bạn để giữ cho cơ thể bạn ổn định và ngăn hông của bạn bị xệ xuống sàn. Cơ thể của bạn phải giữ trên một đường thẳng từ đầu đến đầu gối trong suốt chuyển động.

Giữ tư thế Tám điểm trong vài nhịp thở, duy trì sự gắn kết ở phần cốt lõi và sự ổn định ở phần thân trên của bạn. Tập trung vào hơi thở sâu và đều.

Nếu bạn thấy tư thế Tám điểm quá khó, bạn có thể sửa đổi bằng cách chỉ hạ ngực và cằm xuống thảm, đồng thời giữ hông nâng lên.

Để thoát khỏi tư thế Tám điểm, nhẹ nhàng nâng ngực và cằm của bạn ra khỏi thảm, đồng thời nhấn bàn tay trở lại tư thế Tấm ván cao khi hít vào.

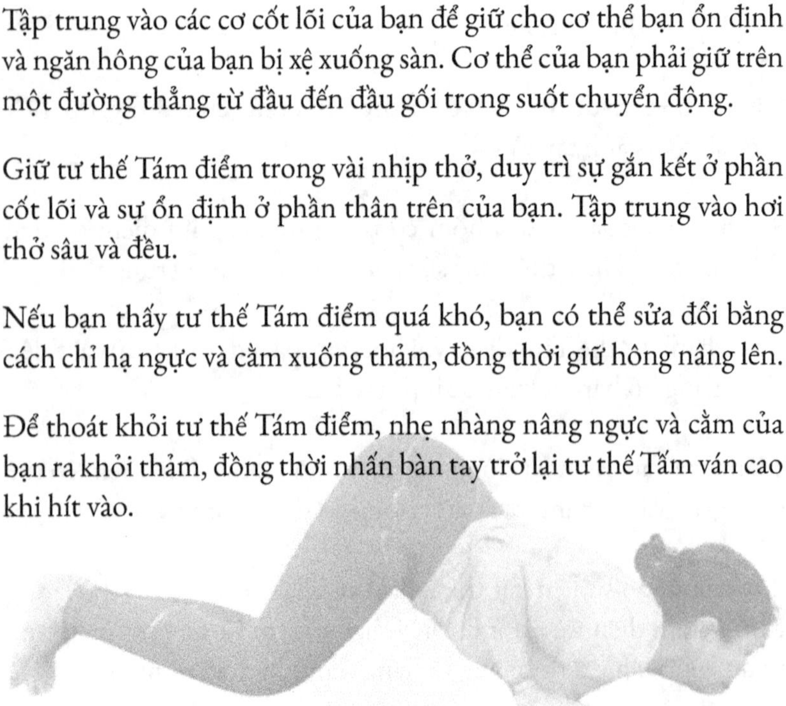

THÁCH THỨC VÀ KHÓ KHĂN TIỀM ẨN

Tư thế Tám điểm (Ashtanga Namaskara) đòi hỏi sức mạnh cánh tay đáng kể để hạ cơ thể xuống đất trong khi vẫn duy trì sự liên kết thích hợp. Điểm yếu ở cánh tay có thể khiến việc kiểm soát việc hạ xuống và giữ tư thế ổn định trở nên khó khăn.

Sự ổn định trong tư thế Tám điểm đòi hỏi sự tham gia mạnh mẽ của các cơ cốt lõi để hỗ trợ cơ thể và ngăn phần lưng dưới bị chùng xuống. Phần lõi yếu sẽ dẫn đến việc căn chỉnh sai cách và có thể gây căng thẳng cho cột sống.

Chịu trọng lượng trên bàn tay và cổ tay có thể gây căng thẳng cho các khớp, đặc biệt đối với những người có vấn đề về cổ tay hoặc cảm thấy khó chịu. Sự sắp xếp hợp lý của bàn tay và sự tiến triển dần dần có thể giúp giảm bớt căng thẳng ở cổ tay trong tư thế Tám điểm.

Để đạt được sự liên kết phù hợp trong tư thế Tám điểm đòi hỏi khả năng di chuyển của vai để hạ ngực và cằm xuống đất trong khi giữ khuỷu tay sát cơ thể. Khả năng di chuyển của vai bị hạn chế có thể khiến việc duy trì tư thế thích hợp trở nên khó khăn.

Việc phối hợp hơi thở với chuyển động là rất quan trọng trong tư thế Tám điểm để duy trì sự tập trung, kiểm soát và ổn định. Người tập có thể gặp khó khăn trong việc đồng bộ hóa hơi thở với chuyển động năng động khi hạ xuống mặt đất.

Đạt được sự liên kết thích hợp trong tư thế Tám điểm là điều cần thiết để tránh căng thẳng cho khớp và cơ. Người tập nên chú trọng giữ khuỷu tay ôm sát cơ thể, vai xếp chồng lên cổ tay, cơ thể tạo thành một đường thẳng từ đầu đến gót chân.

वसिष्ठासन — Vasiṣṭhāsana

VASISHTASANA (va-sish-taa-sa-na)

Side Plank Pose

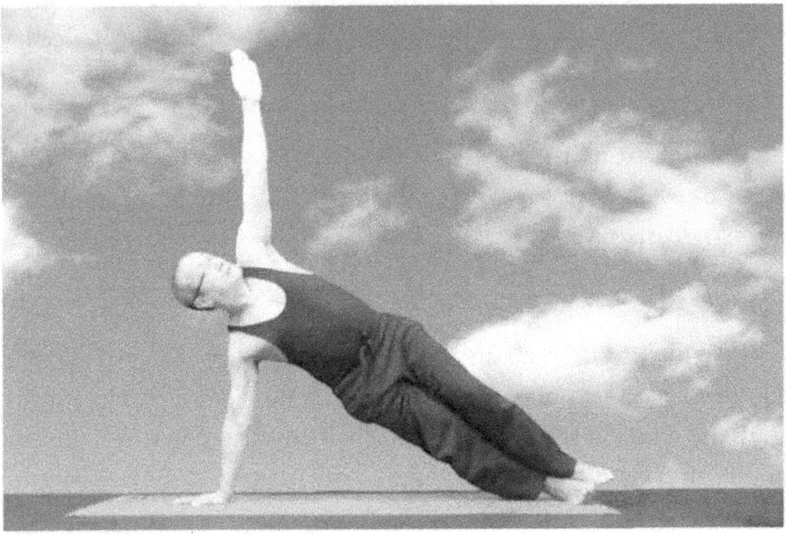

Tư thế Tấm ván nghiêng

"Vasishtasana" (वसिष्ठासन) trong tiếng Phạn là một tư thế yoga, được gọi là "Side Plank Pose" trong tiếng Anh.

"Vasishta" (वसिष्ठ) dùng để chỉ nhà hiền triết Vasishta, một trong bảy nhà hiền triết huyền thoại (Saptarishi) trong truyền thống Hindu. Trong bối cảnh này, nó có nghĩa là "bên"; "Asana" (आसन) = "tư thế" hoặc "chỗ ngồi".

Vì vậy, "Vasishtasana" dịch sang "Tư thế Plank bên", "Tư thế Plank nghiêng" hay 'Tư thế Tấm ván nghiêng" trong tiếng Việt.

Phiên âm & Phát âm

Tiếng Phạn: वसिष्ठासन
IAST: vasiṣṭhāsana
Âm tiết: va-siṣ-ṭhā-sa-na
Phát âm: va-sish-taa-sa-na

LỢI ÍCH VÀ TÁC DỤNG TRỊ BỆNH

Tư thế Tấm ván nghiêng (Vasishtasana) tác động đến các cơ của lõi, bao gồm cơ xiên, cơ bụng và lưng dưới, thúc đẩy sức mạnh và sự ổn định của cốt lõi.

Giữ tư thế này giúp tăng cường cơ bắp ở cánh tay, vai, ngực và lưng trên, cải thiện sức mạnh tổng thể của phần trên cơ thể.

Giữ thăng bằng trên một cánh tay và mép một bàn chân trong tư thế Tấm ván nghiêng thách thức sự cân bằng và phối hợp, cải thiện nhận thức tổng thể về cơ thể.

Tư thế Tấm ván nghiêng giúp ổn định cơ vai và tăng cường các cơ quanh vai, giảm nguy cơ chấn thương vai.

Thực hành tư thế Tấm ván nghiêng giúp kéo căng các cơ ở hai bên, hông và đùi, cải thiện tính linh hoạt và khả năng vận động tổng thể.

Giữ tư thế Tấm ván nghiêng thúc đẩy sự liên kết tốt của cột sống, vai và hông, giúp cải thiện tư thế và ngăn ngừa tình trạng sụp, trượt vai.

Tư thế Tấm ván nghiêng thách thức sức bền và sức chịu đựng, đặc biệt là ở cơ cánh tay và vai.

Thúc đẩy sự tập trung tinh thần: Tập trung vào việc duy trì sự liên kết phù hợp và vận động các cơ trong tư thế Tấm ván nghiêng đòi hỏi sự tập trung tinh thần, cải thiện chức năng nhận thức.

Thực hành tư thế Tấm ván nghiêng với hơi thở có kiểm soát giúp cải thiện chức năng hô hấp và dung tích phổi.

Thực hiện tư thế Tấm ván nghiêng, tập trung vào hơi thở và cảm giác trong cơ thể, nuôi dưỡng chánh niệm và sự hiện diện trên tấm thảm, giúp tâm trí tĩnh lặng và nâng cao tinh thần minh mẫn.

THỰC HÀNH

Bắt đầu ở tư thế Tấm ván cao (Phalakasana), với cổ tay ngay dưới vai và cơ thể tạo thành một đường thẳng từ đầu đến gót chân. Hãy vận động các cơ cốt lõi của bạn và giữ cho đôi chân của bạn luôn hoạt động.

Chuyển trọng lượng của bạn lên tay phải và mép ngoài của bàn chân phải, lăn sang mép ngoài của bàn chân phải và chồng bàn chân trái lên trên bàn chân phải. Giữ đôi chân thẳng và khỏe mạnh.

Ấn mạnh vào tay phải và nâng hông lên trên, tạo một đường chéo từ gót chân đến đầu. Tập trung vào phần lõi của bạn để ngăn hông của bạn bị võng xuống đất.

Duỗi cánh tay trái của bạn về phía trần nhà, xếp vai trái trực tiếp thẳng trên vai phải. Giữ ánh mắt của bạn ổn định và tập trung vào trần nhà hoặc thẳng về phía trước.

Giữ một đường thẳng từ đầu đến gót chân, cơ thể tạo thành một đường chéo với mặt đất. Tránh chìm vào vai hoặc để hông rơi xuống.

Kích hoạt cơ cốt lõi, cơ mông và cơ chân để ổn định cơ thể trong tư thế Tấm ván nghiêng. Nhấn mạnh vào bàn tay đỡ và mép ngoài của bàn chân để duy trì sự cân bằng và sức mạnh.

Hít thở sâu và đều đặn khi bạn giữ tư thế, tập trung vào việc duy trì sự ổn định và liên kết trong khi giữ cho hơi thở của bạn trôi chảy.

Bắt đầu giữ tư thế Tấm ván nghiêng trong vài nhịp thở, dần dần tăng dần để giữ lâu hơn khi bạn xây dựng sức mạnh và sức bền ở cả hai bên.

Nếu tư thế này còn là quá khó, bạn có thể sửa đổi bằng cách uốn cong và đặt đầu gối dưới xuống đất. Bạn cũng có thể giữ tay trên ở hông thay vì đưa tay lên trần nhà.

Để thoát thế Tấm ván nghiêng, nhẹ nhàng hạ hông xuống đất và trở về vị trí bắt đầu. Lặp lại tư thế ở phía bên kia theo cách tương tự.

THÁCH THỨC VÀ KHÓ KHĂN TIỀM ẨN

Tư thế Tấm ván nghiêng (Vasishtasana) đòi hỏi sự tham gia đáng kể của các cơ cốt lõi để duy trì sự ổn định và cân bằng trong khi hỗ trợ trọng lượng cơ thể trên một cánh tay và một bên bàn chân.

Yếu ở phần lõi có thể dẫn đến mất ổn định và khó giữ tư thế.

Hỗ trợ trọng lượng cơ thể trên một cánh tay trong tư thế Tấm ván nghiêng đòi hỏi sức mạnh ở vai, cánh tay và cổ tay.

Yếu ở những khu vực này có thể khiến việc giữ tư thế trong thời gian dài hoặc duy trì sự liên kết thích hợp trở nên khó khăn.

Chịu trọng lượng trên tay đỡ có thể gây căng thẳng cho cổ tay, đặc biệt đối với những người có vấn đề hoặc cảm thấy khó chịu ở cổ tay.

Căn chỉnh bàn tay đúng cách và tiến triển dần dần có thể giúp giảm căng thẳng cổ tay trong tư thế Tấm ván nghiêng.

Sự liên kết phù hợp trong tư thế này đòi hỏi sự ổn định và linh hoạt ở hông.

Hông cứng hoặc yếu có thể khiến việc xếp hông và duy trì một đường thẳng từ đầu đến gót chân trở nên khó khăn.

Việc phối hợp hơi thở với chuyển động là rất quan trọng trong tư thế Tấm ván nghiêng để duy trì sự tập trung, kiểm soát và ổn định.

Người tập có thể gặp khó khăn trong việc đồng bộ hóa hơi thở với việc giữ tĩnh của tư thế.

Đạt được sự liên kết thích hợp trong tư thế Tấm ván nghiêng là điều cần thiết để tránh căng thẳng cho khớp và cơ.

Người tập nên tập trung vào việc giữ tay đỡ ngay dưới vai, cơ thể tạo thành một đường thẳng từ đầu đến gót chân và trọng tâm trong suốt tư thế.

पञ्चि मयूरासन — Piñcha Mayūrāsana

PINCHA MAYURASANA (pin-cha ma-yoo-raa-sa-na)

Forearmstand Pose

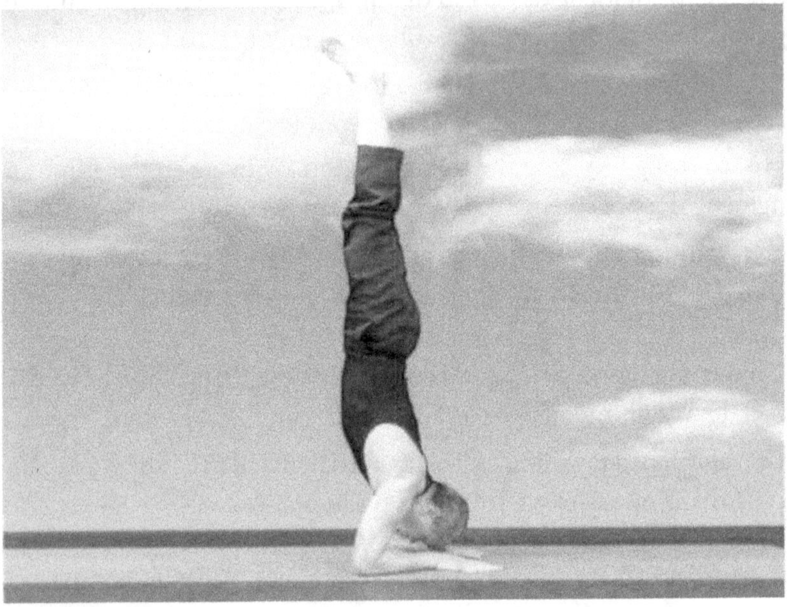

Tư thế Đứng bằng cẳng tay

"Pincha Mayurasana" (पञ्चि मयूरासन) trong tiếng Phạn là một tư thế yoga, được gọi là "Forearmstand Pose" trong tiếng Anh.

"Pincha" (पञ्चि) = "lông" hoặc "chiếc lông"; "Mayura" (मयूर) = "con công"; "Asana" (आसन) = "tư thế" hoặc "chỗ ngồi".

Vì vậy, "Pincha Mayurasana" được dịch là "Tư thế Công có lông" hoặc "Tư thế Đứng bằng cẳng tay" trong tiếng Việt.

Phiên âm & Phát âm

Tiếng Phạn: पञ्चि मयूरासन
IAST: piñca mayūrāsana
Âm tiết: piñ-ca ma-yū-rā-sa-na
Phát âm: pin-cha ma-yoo-raa-sa-na

LỢI ÍCH VÀ TÁC DỤNG TRỊ BỆNH

Tư thế Đứng bằng cẳng tay (Pincha Mayurasana) tăng cường cơ bắp ở cánh tay, vai, ngực và lưng trên, phát huy sức mạnh và sự ổn định của phần thân trên.

Việc giữ tư thế đòi hỏi sự tham gia của các cơ cốt lõi, bao gồm cả cơ bụng và cơ xiên, thúc đẩy sức mạnh cốt lõi và sự ổn định.

Giữ thăng bằng trên cẳng tay trong tư thế Đứng bằng cẳng tay thách thức sự cân bằng và phối hợp, cải thiện nhận thức tổng thể về cơ thể.

Thực hành tư thế Đứng bằng cẳng tay giúp kéo dài cột sống, giải nén các đốt sống và giảm căng thẳng ở lưng.

Giữ tư thế sẽ mở rộng vai và kéo căng các cơ xung quanh khớp vai, cải thiện tính linh hoạt và khả năng vận động ở khu vực này.

Là một tư thế đảo ngược, tư thế Đứng bằng cẳng tay kích thích lưu thông máu và dẫn lưu bạch huyết, tăng cường sức khỏe và sức sống tổng thể.

Tập trung vào việc duy trì sự cân bằng và liên kết phù hợp trong tư thế Đứng bằng cẳng tay đòi hỏi sự tập trung tinh thần, cải thiện chức năng nhận thức.

Làm chủ tư thế Đứng bằng cẳng tay có thể giúp xây dựng sự tự tin và cảm giác thành tựu khi bạn tiến bộ trong tư thế này.

Tham gia vào các hoạt động thể chất như tư thế Đứng bằng cẳng tay có thể giúp giảm căng thẳng và áp lực trong cơ thể và tâm trí.

Thực hiện tư thế Đứng bằng cẳng tay, tập trung vào hơi thở và cảm giác trong cơ thể, nuôi dưỡng chánh niệm và sự hiện diện trên tấm thảm, giúp tâm trí tĩnh lặng và nâng cao tinh thần minh mẫn.

THỰC HÀNH

Bắt đầu quỳ trên thảm, giữ tư thế ổn định và bình tĩnh. Đặt hai cẳng tay xuống sàn, khuỷu tay thẳng hàng dưới vai, hai tay song song, mở rộng bằng vai. Nền tảng vững chắc này giúp giữ tư thế.

Đặt đỉnh đầu giữa hai bàn tay, trán nhẹ nhàng chạm thảm. Đầu và hai khuỷu tay tạo thành một hình tam giác ổn định, đảm bảo sự nâng đỡ chắc chắn.

Kích hoạt cơ bụng bằng cách nhẹ nhàng kéo rốn về phía cột sống, giữ cho thân trên chắc chắn và bảo vệ phần lưng dưới.

Dồn lực lên cẳng tay và từ từ nâng hông lên cao về phía trần nhà. Giữ chân thẳng, mũi chân hướng xuống thảm.

Kéo bàn chân về gần khuỷu tay, đưa hông thẳng hàng trên vai. Tập trung nhìn vào điểm giữa hai tay để duy trì thăng bằng.

Khi hông vượt qua vai, nâng một chân thẳng lên cao, mũi chân duỗi thẳng.

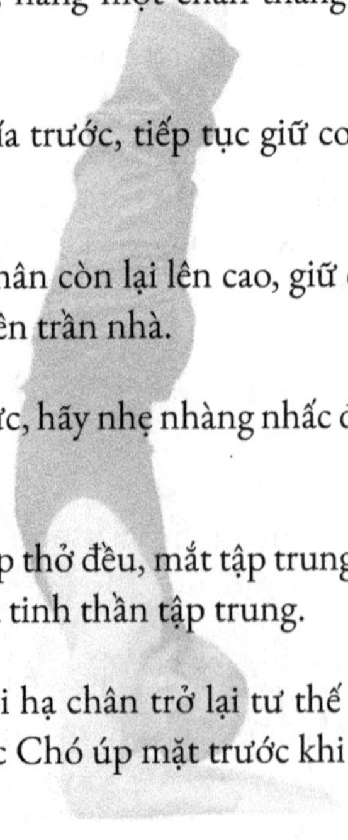

Dồn trọng lượng về phía trước, tiếp tục giữ cơ bụng căng và dồn lực vào cẳng tay.

Nếu vững vàng, nâng chân còn lại lên cao, giữ cả hai chân căng và hoạt động, duỗi thẳng lên trần nhà.

Khi đã cân bằng và đủ sức, hãy nhẹ nhàng nhấc đầu khỏi thảm bằng sức mạnh của tay.

Giữ tư thế trong vài nhịp thở đều, mắt tập trung vào một điểm trên sàn, cơ thể hoạt động và tinh thần tập trung.

Để thoát thế, hạ đầu rồi hạ chân trở lại tư thế ban đầu. Thư giãn trong tư thế Em bé hoặc Chó úp mặt trước khi tiếp tục.

THÁCH THỨC VÀ KHÓ KHĂN TIỀM ẨN

Tư thế Đứng bằng cẳng tay (Pincha Mayurasana) đòi hỏi sức mạnh đáng kể ở cánh tay, vai và phần lưng trên để nâng đỡ trọng lượng cơ thể trên các cẳng tay. Nếu những vùng này yếu, việc nâng chân lên và giữ tư thế một cách kiểm soát sẽ trở nên khó khăn.

Sự ổn định của tư thế cũng phụ thuộc vào việc kích hoạt các cơ vùng thân. Một vùng trung tâm yếu có thể khiến lưng dưới sụp xuống và làm tư thế mất vững vàng.

Dù trọng lượng chủ yếu dồn lên cẳng tay, cổ tay vẫn phải chịu một phần áp lực. Những người nhạy cảm ở vùng này có thể cảm thấy khó chịu. Việc tăng cường sức mạnh cổ tay dần dần sẽ giúp giảm bớt căng thẳng.

Thăng bằng khi lộn ngược đòi hỏi sự phối hợp và nhận thức cơ thể cao. Việc tìm và giữ thăng bằng – đặc biệt là trong lúc vào hoặc ra khỏi tư thế – là một thử thách thực sự.

Nỗi sợ ngã phổ biến trong các tư thế đảo ngược, có thể khiến người tập không dám dấn thân hoàn toàn. Tập gần tường hoặc với người hỗ trợ sẽ giúp an tâm và tăng sự tự tin.

Căn chỉnh đúng yêu cầu độ linh hoạt nhất định ở hông và cơ gân kheo để nâng chân hoàn toàn. Hạn chế về độ linh hoạt có thể cản trở việc vào tư thế và giữ thăng bằng.

Phối hợp nhịp thở và chuyển động là điều thiết yếu để giữ tĩnh tâm trí và lưu thông năng lượng. Khi đảo ngược, việc thở đều có thể khó khăn nhưng vẫn là yếu tố then chốt.

Cuối cùng, căn chỉnh đúng là chìa khóa để tránh căng thẳng và chấn thương. Khuỷu tay nên rộng bằng vai, vai nằm thẳng trên khuỷu tay, và cơ thể phải thẳng hàng từ đầu đến gót chân.

वृश्चिकासन — Vṛścikāsana

VRISHCHIKASANA (vr-shchee-kaa-sa-na)

Scorpion Pose

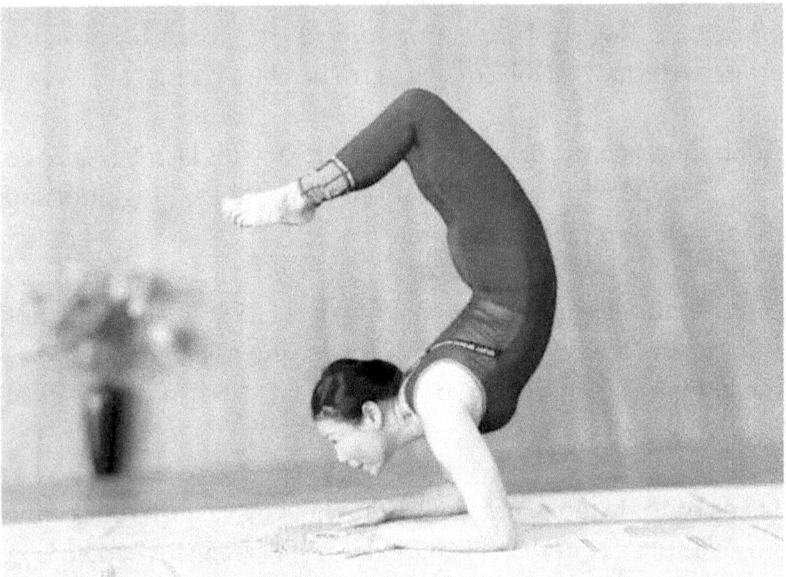

Tư thế Bọ cạp

"Vrishchikasana" (वृश्चिकासन) trong tiếng Phạn là một tư thế yoga, được gọi là "Scorpion Pose" trong tiếng Anh.

"Vrishchika" (वृश्चिकि) = "bọ cạp"; "Asana" (आसन) = "tư thế" hoặc "chỗ ngồi".

Vì vậy, "Vrishchikasana" dịch sang "Tư thế Bọ cạp" trong tiếng Việt.

Phiên âm & Phát âm

Tiếng Phạn: वृश्चिकासन

IAST: vṛścikāsana

Âm tiết: vṛ-ści-kā-sa-na

Phát âm: vr-shchee-kaa-sa-na

LỢI ÍCH VÀ TÁC DỤNG TRỊ BỆNH

Tư thế Bọ cạp (Vrishchikasana) tăng cường cơ bắp ở cánh tay, vai, ngực và lưng trên, thúc đẩy sức mạnh và sự ổn định của phần thân trên.

Việc giữ tư thế đòi hỏi sự tham gia của các cơ cốt lõi, bao gồm cả cơ bụng và cơ xiên, thúc đẩy sức mạnh cốt lõi và sự ổn định.

Giữ thăng bằng trên cẳng tay trong tư thế Bọ cạp thách thức sự cân bằng và phối hợp, cải thiện nhận thức tổng thể về cơ thể.

Thực hành tư thế Bọ cạp giúp kéo dài cột sống, giải nén các đốt sống và giảm căng thẳng ở lưng.

Giữ tư thế Bọ cạp sẽ mở rộng vai và kéo căng các cơ xung quanh khớp vai, cải thiện tính linh hoạt và khả năng vận động ở khu vực này.

Là một tư thế đảo ngược, tư thế Bọ cạp kích thích lưu thông máu và dẫn lưu bạch huyết, tăng cường sức khỏe và sức sống tổng thể.

Tập trung vào việc duy trì sự cân bằng và liên kết phù hợp trong tư thế Bọ cạp đòi hỏi sự tập trung tinh thần, cải thiện chức năng nhận thức.

Làm chủ tư thế Bọ cạp có thể giúp xây dựng sự tự tin và cảm giác thành tựu khi bạn tiến bộ trong tư thế này.

Tham gia vào các hoạt động thể chất như tư thế Bọ cạp có thể giúp giảm căng thẳng và áp lực trong cơ thể và tâm trí.

Thực hiện tư thế Bọ cạp, tập trung vào hơi thở và cảm giác trong cơ thể, nuôi dưỡng chánh niệm và sự hiện diện trên tấm thảm, giúp tâm trí tĩnh lặng và nâng cao tinh thần minh mẫn

THỰC HÀNH

Bắt đầu với một biến thể của tư thế Đứng bằng đầu (Shirshasana) trong đó trán của bạn tựa nhẹ xuống đất, giữ khuỷu tay ngay dưới vai. Bàn tay của bạn phải phẳng trên thảm, các ngón tay dang rộng để ổn định.

Từ tư thế này, nhẹ nhàng uốn cong đầu gối và từ từ hạ ngón chân xuống, cơ thể tạo thành chữ 'C'.

Khi bạn cảm thấy ổn định và thăng bằng ở tư thế này, hãy dùng sức của cánh tay nhẹ nhàng nhấc trán lên khỏi mặt đất, lúc này chữ "C" đang "treo". Giữ ánh mắt về phía trước và vươn cổ dài để tránh căng thẳng.

Khi bạn tiếp tục nâng trán lên, hãy tiếp tục hạ đầu ngón chân xuống. Thân hình chữ C mỗi lúc một hẹp lại nhưng phải đảm bảo độ cong đều của cột sống, tránh tình trạng cột sống bị cong hoặc gập quá mức.

Tập trung vào việc tìm kiếm sự cân bằng của bạn trong tư thế, bằng cách huy động các cơ sâu (các cơ trung tâm) để kiểm soát độ cong của cột sống, đồng thời đảm bảo sự duỗi và gập diễn ra một cách hài hòa. Hãy chú ý đặc biệt đến việc nuôi dưỡng các điểm uốn "dương" (những vùng năng động và chủ động) của cơ thể, dọc theo cột sống, trên cánh tay, khuỷu tay, v.v.

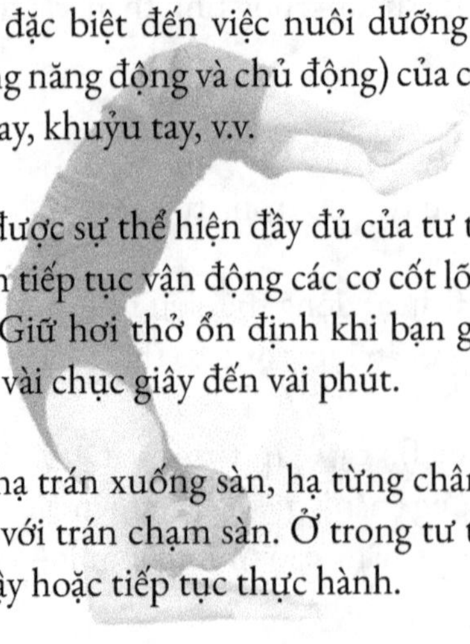

Một khi bạn đã đạt được sự thể hiện đầy đủ của tư thế, hãy duy trì sự ổn định bằng cách tiếp tục vận động các cơ cốt lõi của bạn và ấn mạnh vào cẳng tay. Giữ hơi thở ổn định khi bạn giữ tư thế. Giữ nguyên tư thế trong vài chục giây đến vài phút.

Để thoát thế, từ từ hạ trán xuống sàn, hạ từng chân xuống sàn và trở về vị trí ban đầu với trán chạm sàn. Ở trong tư thế Em bé một lúc trước khi ngồi dậy hoặc tiếp tục thực hành.

THÁCH THỨC VÀ KHÓ KHĂN TIỀM ẨN

Tư thế Bọ Cạp (Vrishchikasana) đòi hỏi sự linh hoạt lớn ở vai và cột sống để nâng chân lên trên đầu và đưa chân gần đỉnh đầu.
Sự linh hoạt hạn chế ở những vùng này làm giảm hiệu quả tư thế và ảnh hưởng đến sự cân chỉnh.

Giữ tư thế ngược trên cẳng tay yêu cầu sức mạnh đáng kể ở tay, vai và phần trên lưng. Nếu các cơ này thiếu ổn định, việc kiểm soát chuyển động chân và giữ thăng bằng sẽ gặp khó khăn.

Trọng lượng đặt lên cẳng tay cũng có thể gây áp lực lên cổ tay, đặc biệt với những người có khớp yếu hoặc dễ tổn thương. Việc tăng cường cổ tay dần dần được khuyến cáo để giảm căng thẳng.

Thăng bằng trong tư thế ngược, kết hợp với việc co chân và uốn cong lưng, đòi hỏi sự phối hợp và cảm nhận cơ thể tinh tế. Những khả năng này thường bị thử thách, nhất là khi chuyển động vào hoặc ra khỏi tư thế.

Nỗi sợ ngã là điều thường gặp và có thể cản trở việc luyện tập. Tập gần tường hoặc có người hỗ trợ giúp tăng sự tự tin và đảm bảo an toàn về thể chất lẫn tinh thần.

Sự linh hoạt đủ của hông và cơ gấp hông cũng rất quan trọng để ổn định tư thế và kéo chân gần đầu. Hông cứng sẽ làm ảnh hưởng đến sự cân chỉnh.

Cuối cùng, việc thở có ý thức giúp tăng sự tập trung, điều hòa năng lượng và giữ tâm trí bình tĩnh. Thở không đều có thể làm mất thăng bằng tư thế.

Trước khi tập Vrishchikasana, hãy làm nóng kỹ vai, cột sống và hông, đồng thời kích hoạt cơ thân sâu để giảm nguy cơ chấn thương, tăng ổn định và dễ duy trì tư thế đúng.

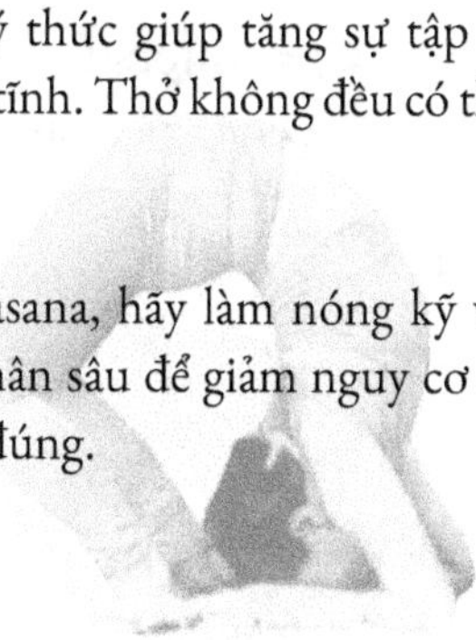

गण्डा भेरुण्डासन — Gaṇḍā Bheruṇḍāsana

GANDA BHERUNDASANA (gan-daa bhe-run-daa-sa-na)

Chin Stand Pose

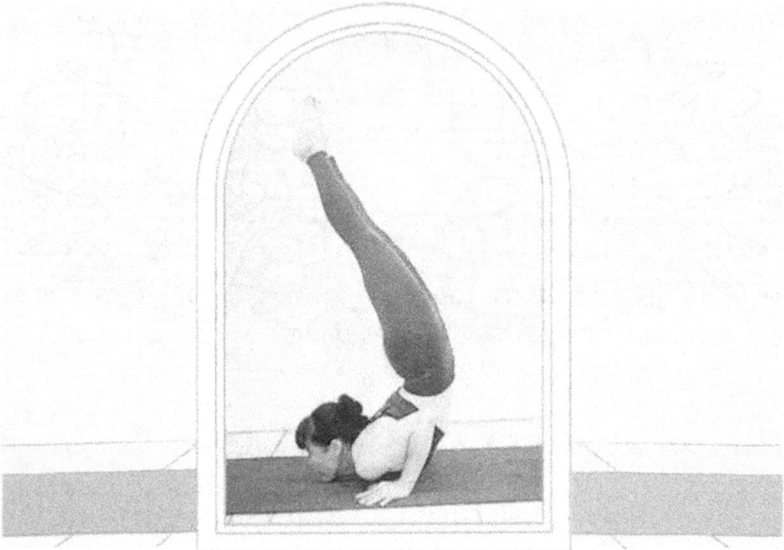

Tư thế Cằm chống

"Ganda Bherundasana" (गण्डा भेरुण्डासन) trong tiếng Phạn là một tư thế yoga, được gọi là "Chin Stand Pose" trong tiếng Anh.

"Ganda" (गण्ड) = "má" hoặc "khuôn mặt"; "Bherunda" (भेरुण्ड) là một loài chim thần thoại trong thần thoại Hindu nổi tiếng với sức mạnh và sự hung dữ; "Asana" (आसन) = "tư thế" hoặc "chỗ ngồi".

Vì vậy, "Ganda Bherundasana" được dịch là "Tư thế Khuôn mặt đáng gờm" hay "Tư thế Cằm chống" trong tiếng Việt.

Phiên âm & Phát âm

Tiếng Phạn: गण्डा भेरुण्डासन
IAST: gaṇḍā bheruṇḍāsana
Âm tiết: gaṇ-ḍā bhe-ruṇ-ḍā-sa-na
Phát âm: gan-daa bhe-run-daa-sa-na

LỢI ÍCH VÀ TÁC DỤNG TRỊ BỆNH

Tư thế Cằm chống (Ganda Bherundasana) tăng cường cơ bắp ở cánh tay, vai, ngực và lưng trên, thúc đẩy sức mạnh và sự ổn định của phần thân trên.

Việc giữ tư thế đòi hỏi sự tham gia của các cơ cốt lõi, bao gồm cả cơ bụng và cơ xiên, thúc đẩy sức mạnh cốt lõi và sự ổn định.

Giữ thăng bằng trên cằm trong tư thế Cằm chống thách thức sự cân bằng và phối hợp, cải thiện nhận thức tổng thể về cơ thể.

Thực hành tư thế Cằm chống giúp kéo dài cột sống, giải nén các đốt sống và giảm căng thẳng ở lưng.

Giữ tư thế sẽ mở rộng vai và kéo căng các cơ xung quanh khớp vai, cải thiện tính linh hoạt và khả năng vận động ở khu vực này.

Là một tư thế đảo ngược, tư thế Cằm chống kích thích lưu thông máu và dẫn lưu bạch huyết, tăng cường sức khỏe và sức sống tổng thể.

Tập trung vào việc duy trì sự cân bằng và liên kết phù hợp trong tư thế Cằm chống đòi hỏi sự tập trung tinh thần, cải thiện chức năng nhận thức.

Làm chủ tư thế Cằm chống có thể giúp xây dựng sự tự tin và cảm giác thành tựu khi bạn tiến bộ trong tư thế này.

Tham gia vào các hoạt động thể chất như tư thế Cằm chống có thể giúp giảm căng thẳng và áp lực trong cơ thể và tâm trí.

Hiện diện trong tư thế Ganda Bherundasana, tập trung vào hơi thở và cảm giác cơ thể giúp nuôi dưỡng chánh niệm, làm dịu tâm trí và tăng sự minh mẫn.

THỰC HÀNH

Bắt đầu với tư thế plank trên cẳng tay: Đặt cẳng tay xuống sàn, khuỷu tay dưới vai, hai bàn tay song song. Kích hoạt vùng trung tâm cơ thể và đôi chân.

Hạ cằm xuống sàn: Từ từ đưa cằm hoặc cổ họng xuống giữa hai tay. Giữ ngực mở và vai vững chắc.

Dồn trọng lượng về phía trước: Nghiêng dần người về trước, để vai vượt qua khuỷu tay. Giữ trọng tâm cân bằng.

Nâng từng chân một: Với lực từ cơ trung tâm và đà có kiểm soát, nâng một chân rồi đến chân kia, hông thẳng hàng với vai. Giữ chân thẳng và đều.

Uốn cong cột sống: Cong lưng sâu, đưa chân gần về phía đầu. Siết mông và cơ lưng dưới để giữ tư thế.

Giữ tư thế: Hít thở nhẹ nhàng, mắt nhìn hơi về phía trước. Giữ vài nhịp thở, chú tâm vào cột sống và vai.

Thoát thế: Hạ từng chân xuống sàn một cách có kiểm soát, trở lại plank trên cẳng tay, rồi nghỉ ở tư thế Em bé.

Lời khuyên:

Không dành cho người mới: Cần sức mạnh, dẻo dai và kiểm soát. Tránh tập tư thế này nếu bạn chưa quen tư thế đảo ngược.

Bảo vệ cổ và vai: Không dồn lực lên cổ, phân bổ đều trọng lượng.

Tập gần tường: Giúp tránh ngã và dễ giữ thăng bằng hơn.

Dụng cụ hỗ trợ: Dùng chăn dưới cằm/ngực hoặc gạch yoga để căn chỉnh.

Tránh nếu chấn thương: Đau cổ, vai, cổ tay hoặc lưng. Hỏi ý kiến chuyên gia nếu nghi ngờ.

THÁCH THỨC VÀ KHÓ KHĂN TIỀM ẨN

Tư thế Cằm chống (Ganda Bherundasana) đòi hỏi sức mạnh lớn ở cánh tay, vai và lưng trên để nâng đỡ toàn bộ cơ thể. Nếu các vùng này yếu, việc kiểm soát chân và giữ thăng bằng sẽ trở nên khó khăn.

Tư thế Cằm chống cũng cần sự dẻo dai và sức mạnh nơi cổ. Người có cổ cứng hoặc có vấn đề về cột sống cổ nên tránh hoặc tập với sự thận trọng để không gây căng thẳng hay chấn thương.

Giữ được tư thế Cằm chống đòi hỏi sự vận động mạnh của cơ bụng. Nếu cơ bụng yếu, phần lưng dưới có thể sụp xuống, ảnh hưởng đến sự ổn định và an toàn khi thực hiện.

Việc dồn trọng lượng lên tay và cổ tay có thể gây đau hoặc căng tức, đặc biệt khi cổ tay yếu hoặc nhạy cảm. Nên tăng cường dần sức mạnh cho vùng này.

Thực hiện tư thế Cằm chống đúng cũng phụ thuộc vào độ mềm dẻo của hông và nhóm gấp hông. Nếu các vùng này còn hạn chế, sẽ khó nâng chân đúng và đưa gần về phía đầu.

Cân bằng trong khi uốn cong lưng và gập chân đòi hỏi sự phối hợp và cảm nhận cơ thể tốt. Việc vào và ra khỏi tư thế cũng là thử thách không nhỏ.

Các tư thế đảo ngược như tư thế Cằm chống dễ gây tâm lý sợ hãi, khiến người tập không dám thực hiện trọn vẹn. Tập gần tường hoặc với người hỗ trợ giúp tăng sự tự tin và an toàn.

Cuối cùng, việc duy trì hơi thở nhẹ nhàng là điều cần thiết để giữ được sự tập trung, bình tĩnh và luân chuyển năng lượng. Tuy nhiên, trong tư thế đảo ngược, thở đều là thử thách với nhiều người.

पार्श्व बालासन — Pārśva Bālāsana

PARSHVA BALASANA (paar-shva baa-laa-sa-na)

Side-Twisted Child's Pose

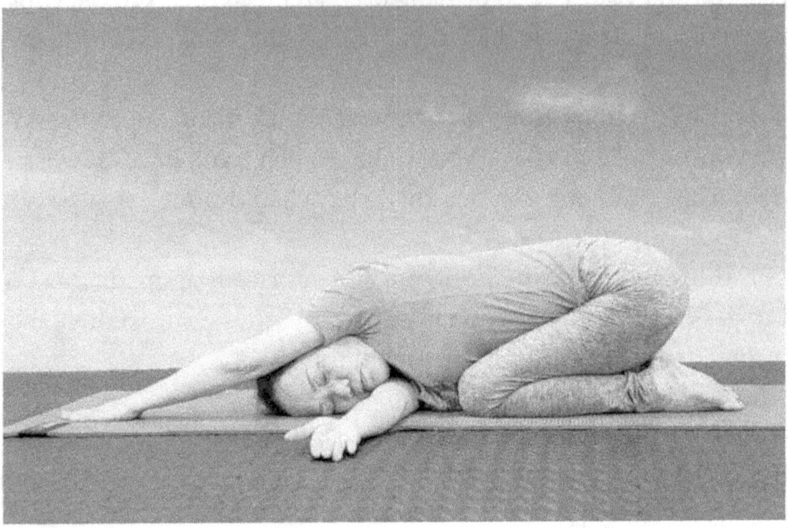

Tư thế Em bé vặn nghiêng

Parshva Balasana (पार्श्व बालासन) là một biến thể nhẹ nhàng và xoắn của tư thế đứa trẻ (Balasana). Trong tiếng Anh, tên gọi Lateral Twist Child's Pose (thường được gọi là Side-Twisted Child's Pose trong thực hành phổ biến) nhấn mạnh đến sự nghiêng bên của thân và xoay nhẹ cột sống khi một tay luồn dưới vai đối diện.

"Parshva" (पार्श्व) = "bên" hoặc "một phía"; Bala (बाल) = "em bé"; Asana (आसन) = "tư thế" hay "chỗ ngồi".

Do đó, "Parshva Balasana" có thể được dịch sang tiếng Việt dựa cơ sở giải phẫu là "Em bé vặn nghiêng".

Phiên âm & Phát âm

Tiếng Phạn: पार्श्व बालासन

IAST: pārśva bālāsana

Âm tiết: pār-śva bā-lā-sa-na

Phát âm: paar-shva baa-laa-sa-na

LỢI ÍCH VÀ TÁC DỤNG TRỊ BỆNH

Tư thế Em bé vặn nghiêng (Parshva Balasana) mang lại cảm giác thư giãn sâu sắc, kết hợp hiệu ứng xoa dịu của tư thế Em bé với một chuyển động xoắn nhẹ nhàng.

Tư thế này kéo giãn nhẹ nhàng các cơ lưng, đặc biệt là xung quanh xương bả vai và dọc theo cột sống, đồng thời làm giãn phần hông và mạn sườn.

Động tác vặn thân bên mang lại một sự xoa bóp nhẹ nhàng cho các cơ quan bụng, hỗ trợ tiêu hóa và thúc đẩy quá trình bài tiết.

Tư thế nghiêng về một bên giúp giải phóng những căng thẳng tích tụ ở vùng lưng dưới, vốn thường gia tăng do stress hoặc do ngồi lâu.

Trán chạm đất tạo hiệu ứng xoa dịu tức thì cho tinh thần, làm ổn định hệ thần kinh và giúp buông bỏ những dòng suy nghĩ vẩn vơ.

Việc đồng bộ hơi thở với chuyển động kéo giãn bên thân giúp nâng cao ý thức về cơ thể, cảm nhận hơi thở và khả năng buông lỏng hoàn toàn.

Tư thế nhẹ nhàng này cũng có thể giúp cân bằng lại hai bên thân, vốn thường hoạt động không đều trong sinh hoạt hàng ngày.

Tư thế này tạo ra không gian nội tâm cho sự chiêm nghiệm, lắng nghe bản thân và chuyển tiếp sang trạng thái tĩnh lặng hơn.

Khác với tư thế Xâu kim (Sutra Pravesana Asana) – vốn chú trọng vào kích hoạt vùng vai và mở rộng lưng trên – Tư thế Em bé vặn nghiêng (Parshva Balasana) thiên về thư giãn, kéo giãn mạn sườn và quay về với sự tĩnh tại.

Đây là một tư thế lý tưởng để kết thúc buổi tập, khởi đầu cho thư giãn sâu, hoặc đơn giản là một khoảng nghỉ hồi phục giữa ngày.

THỰC HÀNH

Bắt đầu ở tư thế Em bé (Balasana), đầu gối có thể rộng hoặc khép tùy theo cảm giác thoải mái, hai tay duỗi về phía trước.

Hít sâu, sau đó thở ra, từ từ trượt tay phải dưới tay trái, hướng bàn tay sang bên trái.

Hạ thấp vai phải xuống sàn và nhẹ nhàng xoay thân người đặt má và thái dương phải lên thảm.

Tay trái có thể giữ thẳng phía trước hoặc co lại, lòng bàn tay úp hoặc ngửa tùy biến thể.

Thư giãn mặt, vai và hàm. Thở chậm, cảm nhận sự kéo giãn ở phần trên lưng, vai phải và bên hông phải.

Giữ tư thế trong 5 đến 10 nhịp thở sâu, tập trung cảm nhận sự thư giãn dần.

Để thoát tư thế, hít vào và từ từ trở về vị trí trung tâm. Lặp lại bên kia.

Lời khuyên:

Để thoải mái hơn, có thể đặt gối dưới thái dương hoặc dưới vai.

Giữ hông chạm gót chân để cố định vùng chậu và giúp kéo giãn dễ dàng hơn.

Nên tập tư thế này sau khi thực hiện các xoắn sâu hoặc chuỗi động tác để hỗ trợ hồi phục.

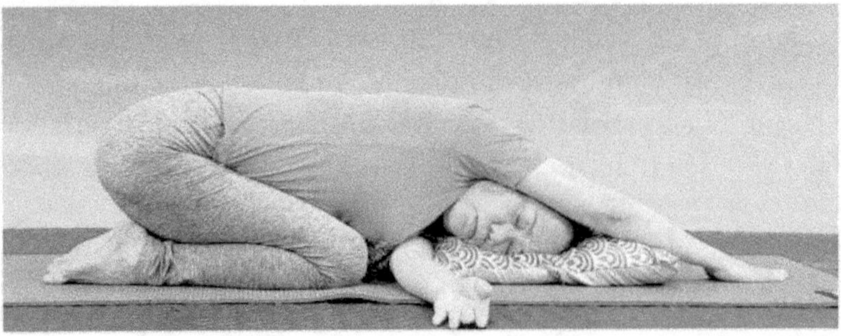

THÁCH THỨC VÀ KHÓ KHĂN TIỀM ẨN

Mặc dù tư thế Em bé vặn nghiêng (Parshva Balasana) nhẹ nhàng và dễ làm, một số người vẫn có thể gặp khó chịu, nhất là khi vai, cổ hoặc hông bị căng cứng.

Căng cứng vai và cổ: Xoay và kéo giãn có thể gây đau nếu vùng này cứng hoặc bị thương.
Dùng gối dưới đầu hoặc vai giúp giảm áp lực và thư giãn dần. Quan trọng là nghe cơ thể, tránh đau nhói.

Hông kém linh hoạt: Người hông cứng khó ngồi thoải mái trên gót chân. Đặt chăn hoặc gối giữa bắp chân và đùi giúp giảm áp lực, ổn định vùng chậu.

Vai không chạm sàn: Không nên cố ép vai xuống sàn. Tư thế mở rộng từ từ nhờ thở sâu và luyện tập đều. Kiên nhẫn là chìa khóa.

Thách thức tĩnh lặng tâm trí và cơ thể: Tư thế dù nhẹ nhưng đòi hỏi tập trung sâu. Giữ yên, chú ý hơi thở và cảm nhận cơ thể không phán xét giúp thư giãn và tăng nhận thức.

Hơi thở thông suốt: Nín thở khi kéo giãn làm giảm hiệu quả. Cần tập thở chậm, đều, sâu trong tư thế.

Nhạy cảm cảm xúc: Tư thế này khuyến khích nội tâm và bình yên, nhưng có thể khơi dậy cảm xúc tiềm ẩn. Cần nhẹ nhàng với bản thân và điều chỉnh khi cần.

Tóm lại, Parshva Balasana đơn giản nhưng mang nhiều lợi ích sâu sắc. Những khó khăn là cơ hội để luyện kiên nhẫn, lắng nghe và hiểu cơ thể hơn.

सूत्र प्रवेश आसन — Sūtra Praveśa Āsana

SUTRA PRAVESANA ASANA
(soo-tra pra-vey-sha aa-sa-na)

Thread the Needle Pose

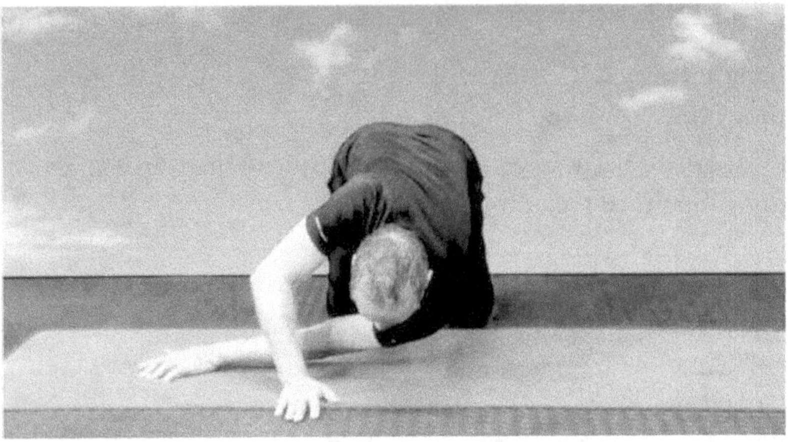

Tư thế Xâu kim

Sutra Pravesana Asana (सूत्र प्रवेश आसन) trong tiếng Phạn là một tư thế yoga, gọi là "Thread the Needle Pose" trong tiếng Anh.

Tên gọi hiện đại này mô tả động tác luồn tay dưới cơ thể như sợi chỉ xuyên qua kim. Nó giữ nguyên cấu trúc tiếng Phạn đồng thời nhấn mạnh tính năng động của tư thế.

Sutra (सूत्र) nghĩa là "sợi chỉ" hoặc "dây"; Pravesana (प्रवेश) = "đi vào" hoặc "xuyên qua"; Asana (आसन) = "tư thế" hoặc "chỗ ngồi".

Do đó, Sutra Pravesana Asana có thể dịch là "Tư thế Xâu Kim" trong tiếng Việt.

Phiên âm & Phát âm

Tiếng Phạn: सूत्र प्रवेश आसन
IAST: sūtra praveśa āsana
Âm tiết: sū-tra pra-ve-śa ā-sa-na
Phát âm: soo-tra pra-vey-sha aa-sa-na

LỢI ÍCH VÀ TÁC DỤNG TRỊ BỆNH

Tư thế Xâu kim (Sutra Pravesana Asana) giúp kéo giãn sâu các cơ vai, cánh tay và vùng lưng trên, giúp giảm căng thẳng tích tụ trong các khu vực này.

Sutra Pravesana Asana thúc đẩy mở rộng vùng ngực và kéo giãn các cơ gian sườn, cải thiện khả năng hô hấp và tư thế tổng thể.

Bằng cách kéo giãn nhẹ nhàng vùng cổ và cột sống, Sutra Pravesana Asana làm giảm cứng cổ và lưng trên, mang lại cảm giác thư giãn và thoải mái.

Vị trí tay luồn dưới cơ thể kích thích sự linh hoạt của khớp vai và cải thiện độ dẻo dai của khớp vai – lưng.

Sự kéo giãn tập trung quanh bả vai và vùng lưng trên góp phần điều chỉnh các căng thẳng do tư thế sai trong thời gian dài.

Kết hợp hít thở sâu với động tác kéo giãn, tư thế này thúc đẩy thư giãn tinh thần, giảm stress và tăng cường sự tỉnh thức với cơ thể.

Sutra Pravesana Asana nâng cao nhận thức vị trí cơ thể và phối hợp vận động nhờ tính chất động và yêu cầu giữ thăng bằng.

Tư thế này chuẩn bị hiệu quả cho cơ thể vào các bài thiền hoặc tư thế ngồi bằng cách giải phóng căng thẳng vùng thân trên.

Thực hành thường xuyên Sutra Pravesana Asana phát triển sự dẻo dai tổng thể của vai, cổ và cột sống, góp phần tăng cường sức khỏe toàn diện.

Tóm lại, Sutra Pravesana Asana vừa nhẹ nhàng vừa năng động, tác động tích cực cả về thể chất và tinh thần, mang lại sự thư giãn, mở rộng và nhận thức cơ thể.

THỰC HÀNH

Bắt đầu ở tư thế Bàn (Bharmanasana), cổ tay nằm thẳng dưới vai, đầu gối nằm thẳng dưới hông.

Giữ thẳng cột sống và hướng mắt về phía thảm.

Khi thở ra, từ từ luồn tay phải xuống dưới cánh tay trái. Hạ vai phải xuống và đặt thái dương phải lên thảm. Lòng bàn tay phải có thể hướng lên hoặc xuống, tùy thuộc vào sự thoải mái của bạn.

Nhẹ nhàng chuyển trọng lượng sang trái để tăng độ giãn ở vai phải và lưng trên.

Bạn cũng có thể đưa tay trái về phía trước để duỗi thẳng tay và tăng cường độ giãn.

Thư giãn đầu và cổ, để đầu tựa nhẹ trên thảm. Hít thở chậm và sâu, cảm nhận sự mở nhẹ nhàng của vai phải và lưng trên với mỗi lần thở ra.

Giữ tư thế trong 5 đến 10 nhịp thở, hoặc lâu hơn nếu cảm thấy thoải mái. Tập trung vào việc thư giãn các cơ và giải phóng căng thẳng ở vai.

Để thoát thế, nhẹ nhàng đẩy tay trái lên để nâng vai phải lên khỏi thảm. Bỏ tay phải ra và trở về tư thế Bàn.

Nghỉ ngơi, sau đó lặp lại động tác tương tự ở phía bên kia.

Lời khuyên:

Nếu vai cứng, đặt gối hoặc khối yoga dưới thái dương.

Thử biến thể: duỗi tay trái qua đầu để kéo dài thân bên.

Tập trung vào hơi thở và cảm g iác, hít sâu vào vùng bị căng để thư giãn nó.

THÁCH THỨC VÀ KHÓ KHĂN TIỀM ẨN

Tư thế Xâu kim (Sutra Pravesana Asana) đòi hỏi sự linh hoạt tốt ở vai để đưa cánh tay luồn qua thân và vươn sang phía đối diện.
Khi vai bị hạn chế chuyển động, việc thực hiện tư thế một cách sâu sắc sẽ khó khăn.

Độ mở hông và độ ổn định xương chậu đầy đủ cũng rất cần thiết để hạ thân mình xuống một cách thoải mái. Hông không linh hoạt có thể cản trở việc hạ thân và gây căng cơ lưng dưới.

Mặc dù trọng lượng chính đặt lên cánh tay đỡ, cổ tay của tay duỗi cũng chịu một phần áp lực.
Người có vấn đề cổ tay có thể cần kê gối hoặc chăn dưới tay để giảm áp lực.

Tựa đầu xuống sàn hoặc dụng cụ có thể gây khó chịu, đặc biệt nếu bạn bị nhạy vùng cổ. Một tấm chăn hoặc gối gập lại có thể giúp đầu được nâng đỡ và tăng sự thoải mái.

Việc kết hợp hơi thở với chuyển động là điều cần thiết để tận dụng tối đa hiệu quả của động tác kéo giãn. Tuy nhiên, một số người tập có thể gặp khó khăn trong việc duy trì hơi thở sâu và đều đặn trong suốt tư thế.

Dù không phải là tư thế thăng bằng, việc ổn định hông và thân trên vẫn cần một mức độ kiểm soát. Kích hoạt cơ trung tâm sẽ giúp giữ vững thân không nghiêng hoặc sụp xuống.

Cuối cùng, việc tìm kiếm cảm giác thư giãn về tinh thần và thể chất có thể cần phải luyện tập. Tập trung vào hơi thở và dần dần buông bỏ sẽ thúc đẩy sự thư giãn sâu hơn và trải nghiệm tư thế tốt hơn.

TƯ THẾ EM BÉ VẶN NGHIÊNG VS. TƯ THẾ XÂU KIM

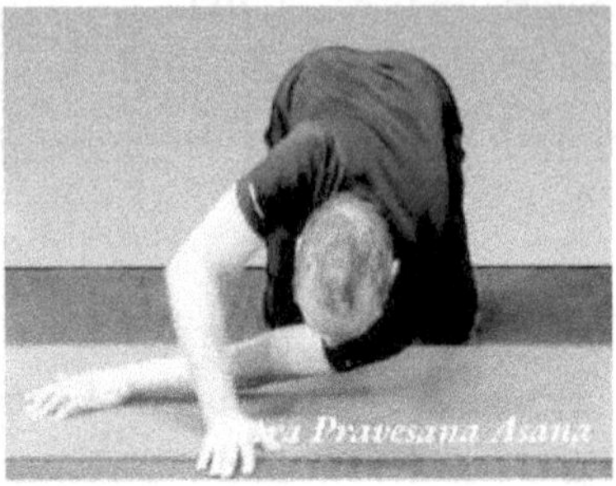

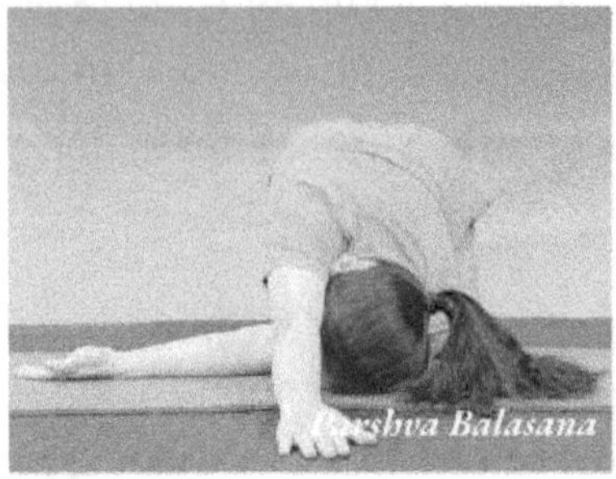

Xét về hình thức bên ngoài, tư thế Em bé vặn nghiêng (Parshva Balasana) và tư thế Xâu kim (Sutra Pravesana Asana) có thể trông khá giống nhau.

Trong cả hai tư thế, cơ thể nằm sát đất, thân người gập về phía trước, và một cánh tay duỗi luồn xuống dưới thân hướng về phía đối diện. Tuy nhiên, dù có sự tương đồng về thị giác, hai tư thế này lại khác biệt rõ rệt về ý định, đặc tính vận động và hiệu quả tác động.

Trong tư thế Parshva Balasana, người tập bắt đầu từ tư thế Em bé (Balasana) rồi trượt một tay luồn dưới tay còn lại để tạo ra sự vặn xoắn nhẹ nhàng ở cột sống.

Tư thế này chủ yếu hướng đến sự thư giãn, thả lỏng vai và kéo giãn nhẹ vùng lưng. Đây là một tư thế tĩnh, êm dịu và thường được sử dụng để phục hồi hoặc giãn cơ thụ động.

Ngược lại, Sutra Pravesana Asana là một tư thế năng động bắt đầu bằng tư thế Bàn (Bharmanasana), trong đó cánh tay chủ động trượt xuống dưới cánh tay kia, giống như một sợi chỉ xuyên qua lỗ kim. Vai, cánh tay và ngực phối hợp với nhau để mở rộng hơn, kích thích tuần hoàn máu và cải thiện độ dẻo dai.

Trọng tâm của tư thế này là kéo giãn cơ thể cũng như sự phối hợp và định hướng không gian của cơ thể.

CÁCH THỰC HIỆN

Tư thế Xâu kim (Sutra Pravesana Asana)	Tư thế Em bé vặn nghiêng (Parshva Balasana)
Từ tư thế Bàn (Bharmanasana), trượt một tay dưới tay kia. Vai và ngực mở ra, má và vai gần chạm sàn. Tay còn lại có thể vươn lên để tăng xoắn. Tư thế chủ động, cần kiểm soát và sức mạnh.	Từ tư thế Em bé (Balasana), trượt một tay dưới tay kia, lòng bàn tay hướng lên. Đầu tựa đất hoặc gối, hông giữ yên. Tư thế thụ động, xoắn nhẹ phần lưng trên. Giữ vài nhịp thở sâu.

CẢM GIÁC

Tư thế Xâu kim	Tư thế Em bé vặn nghiêng
Mở rộng, căng sâu từ vai tới lưng giữa. Mạnh hơn nếu tay trên chủ động. Cần chú ý và làm chủ cơ thể.	Êm dịu, bao bọc. Cảm giác được nâng niu, không căng thẳng. Thích hợp để thư giãn và phục hồi.

TÁC DỤNG CHÍNH

Tư thế Xâu kim	Tư thế Em bé vặn nghiêng
Tăng độ linh hoạt vai và lưng ngực	Làm dịu hệ thần kinh
Kích thích tuần hoàn vùng vai	Thả lỏng vai và cổ
Hoạt hóa cơ liên sườn và cơ chéo	An định tâm trí
Chuẩn bị cho các tư thế xoắn nâng cao.	Hữu ích trước khi ngủ

अधो मुख वृक्षासन — Adho Mukha Vṛkṣāsana

ADHO MUKHA VRKSASANA
(ad-ho mu-kha vrik-shaa-sa-na)

Handstand Pose

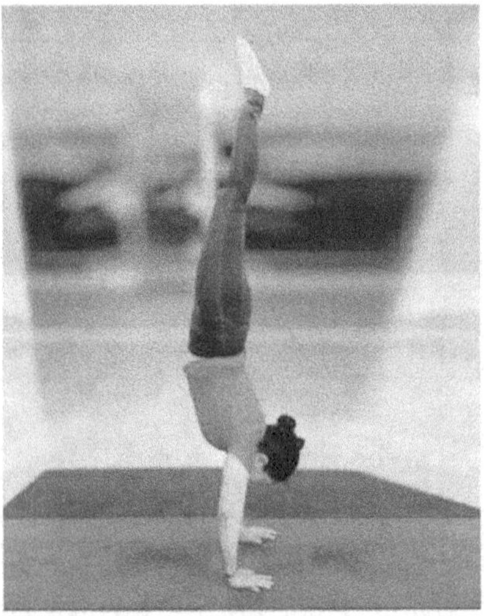

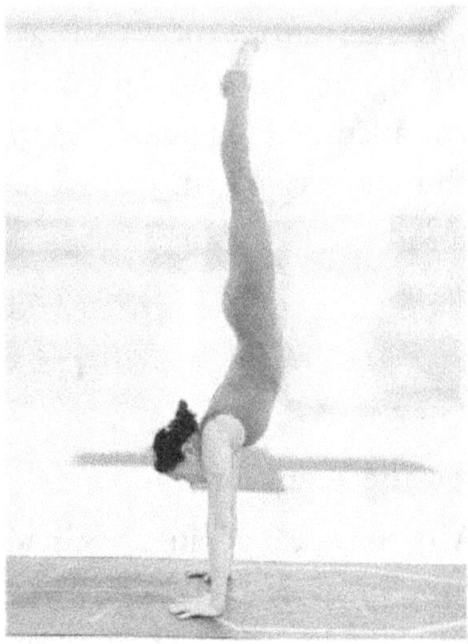

Tư thế Đứng trên tay

"Adho Mukha Vrksasana" (अधो मुख वृक्षासन) trong tiếng Phạn là một tư thế yoga, được gọi là "Handstand Pose" trong tiếng Anh.

"Adho" (अधो) = "hướng xuống"; "Mukha" (मुख) = "khuôn mặt" hoặc "đối diện"`; "Vrksa" (वृक्ष) = "cây"; "Asana" (आसन) = "tư thế" hoặc "chỗ ngồi".

Vì vậy, "Adho Mukha Vrksasana" được dịch là "Tư thế Đứng trên tay" trong tiếng Việt.

Phiên âm & Phát âm

Tiếng Phạn: अधो मुख वृक्षासन
IAST: adho mukha vṛkṣāsana
Âm tiết: ad-ho mu-kha vṛk-ṣā-sa-na
Phát âm: ad-ho mu-kha vrik-shaa-sa-na

LỢI ÍCH VÀ TÁC DỤNG TRỊ BỆNH

Tư thế Đứng trên tay (Adho Mukha Vrksasana) tăng cường sức mạnh cơ bắp ở cánh tay, vai, ngực và lưng trên, phát huy sức mạnh và sự ổn định của phần thân trên.

Việc giữ tư thế đòi hỏi sự tham gia của các cơ cốt lõi, bao gồm cả cơ bụng và cơ xiên, thúc đẩy sức mạnh cốt lõi và sự ổn định.

Giữ thăng bằng trên tay trong tư thế Đứng trên tay thách thức sự cân bằng và phối hợp, cải thiện nhận thức tổng thể về cơ thể.

Là một tư thế đảo ngược, tư thế Đứng trên tay kích thích lưu thông máu và dẫn lưu bạch huyết, tăng cường sức khỏe và sức sống tổng thể.

Giữ tư thế Đứng trên tay mở rộng vai và kéo căng các cơ xung quanh khớp vai, cải thiện tính linh hoạt và khả năng vận động ở khu vực này.

Làm chủ được tư thế Đứng trên tay có thể giúp xây dựng sự tự tin và cảm giác thành tựu khi bạn tiến bộ trong tư thế này.

Chịu trọng lượng trên cánh tay trong tư thế Đứng trên tay giúp củng cố xương cánh tay và cổ tay, tăng cường sức khỏe của xương.

Tham gia vào các hoạt động thể chất như tư thế Đứng trên tay có thể giúp giảm căng thẳng và áp lực trong cơ thể và tâm trí.

Tập trung vào việc duy trì sự cân bằng và liên kết phù hợp trong tư thế Đứng trên tay đòi hỏi sự tập trung tinh thần, cải thiện chức năng nhận thức.

Tập tư thế Đứng trên tay với nhịp thở có kiểm soát giúp cải thiện chức năng hô hấp và dung tích phổi.

THỰC HÀNH

Đứng thẳng, mặt hướng vào tường, đặt một chân trước, một chân sau, sao cho chân trước cách tường khoảng 0,5 m.

Cúi người về phía chân tường, đặt hai bàn tay xuống sàn, cách chân tường khoảng 15–20 cm. Các ngón tay xòe rộng, hướng về phía chân tường và ấn chắc xuống nền. Khuỷu tay hơi chùng, không khóa khớp.

Duỗi thẳng chân trước, đồng thời nâng mông lên cao nhất có thể. Bật mạnh chân sau lên, gót hoặc mũi chân có thể chạm nhẹ vào tường nếu quá bật quá đà.

Siết chặt cơ bụng để giữ thân ổn định, tránh để lưng bị võng.

Khi hai chân đã lên cao, cơ thể dốc ngược, lưng quay về phía tường. Cố gắng xếp hông thẳng hàng với vai, duỗi chân hướng lên trần. Nếu cần, có thể nhẹ nhàng chạm gót hoặc mũi chân vào tường phía sau lưng để tìm lại trục thăng bằng.

Giữ cánh tay vững, khuỷu tay hơi gập để bảo vệ khớp và tăng sự linh hoạt. Tránh dồn lực xuống vai, duy trì sự nâng đỡ từ cơ trung tâm và giữ vai không bị sụp.

Hướng mắt nhìn vào điểm giữa hai tay để giữ sự tập trung. Cổ duỗi dài, tránh xoay đầu.

Giữ tư thế trong vài nhịp thở sâu, cơ thể luôn chủ động và kiểm soát. Khi muốn thoát thế, hạ từng chân xuống vị trí ban đầu một cách chậm rãi và nhẹ nhàng.

Nếu bạn mới tập, hãy dùng tường như điểm tựa an toàn, giúp xây dựng sức mạnh, sự tự tin và cảm nhận cơ thể tốt hơn. Bạn cũng có thể nhờ người hỗ trợ để tăng độ an toàn khi luyện tập.

THÁCH THỨC VÀ KHÓ KHĂN TIỀM ẨN

Tư thế Đứng trên tay (Adho Mukha Vrksasana) đòi hỏi sự tham gia mạnh mẽ của cánh tay, vai và phần lưng trên để nâng đỡ cơ thể trong tư thế đảo ngược. Thiếu sức mạnh ở những vùng này sẽ gây khó khăn khi nâng chân và duy trì tư thế.

Áp lực lớn dồn lên bàn tay có thể gây khó chịu nếu cổ tay yếu. Cần củng cố dần các khớp này để phát triển sự vững vàng và sức chịu đựng.

Phần thân trung tâm, đặc biệt là cơ bụng và vùng thắt lưng, cần được kích hoạt. Nếu vùng này yếu, lưng dưới dễ bị võng, gây mất sự cân chỉnh cơ thể.

Một độ linh hoạt nhất định ở hông và gân kheo sẽ giúp nâng chân dễ hơn và xếp hông thẳng hàng trên vai. Khi cơ căng cứng, việc căn chỉnh sẽ khó khăn.

Giữ thăng bằng khi đảo ngược cần đến sự phối hợp, cảm nhận vị trí cơ thể và những điều chỉnh tinh tế. Khi cơ thể bị căng cứng hoặc lo sợ, việc điều chỉnh sẽ kém hiệu quả.

Nỗi sợ té ngã rất phổ biến và có thể làm người tập ngần ngại. Tập gần tường hoặc có người hỗ trợ sẽ giúp xây dựng sự tự tin.

Người tập thường có xu hướng nín thở trong tư thế này. Hít thở nhịp nhàng giúp ổn định cơ thể và làm dịu tâm trí.

Cần duy trì sự cân chỉnh đúng của các khớp. Tay phải luôn chủ động, khuỷu tay hơi gập. Nếu khóa khớp khuỷu, các khớp sẽ bị quá tải và hai tay không thể hỗ trợ tốt cho thăng bằng. Việc hơi gập khuỷu giúp dễ điều chỉnh chính xác ngay tức thì.

Tóm lại, Adho Mukha Vrksasana đòi hỏi sức mạnh, độ dẻo, nhận biết cơ thể, kỹ thuật chuẩn xác và chuẩn bị phù hợp. Khởi động kỹ phần thân, vai và cổ tay sẽ giúp quá trình luyện tập an toàn và hiệu quả hơn.

शवासन — Śavāsana

SHAVASANA (sha-vaa-sa-na)

Corpse Pose

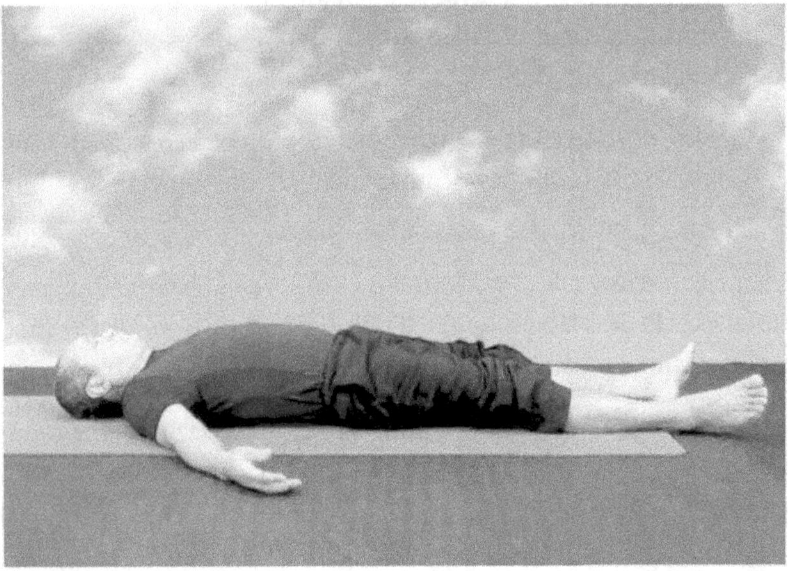

Tư thế Xác chết

"Shavasana" (शवासन) trong tiếng Phạn là một tư thế yoga, được gọi là "Corpse Pose" trong tiếng Anh.

"Shava" (शव) = "xác chết"; "Asana" (आसन) = "tư thế" hoặc "chỗ ngồi".

Vì vậy, "Shavasana" dịch sang "Tư thế Xác chết" trong tiếng Việt.

Phiên âm & Phát âm

Tiếng Phạn: शवासन

IAST: śavāsana

Âm tiết: śa-vā-sa-na

Phát âm: sha-vaa-sa-na

LỢI ÍCH VÀ TÁC DỤNG TRỊ BỆNH

Tư thế Xác chết (Shavasana) tạo ra trạng thái thư giãn sâu, giúp cơ thể và tâm trí giải phóng căng thẳng và áp lực tích lũy suốt cả ngày.

Thực hành tư thế Xác chết giúp làm dịu hệ thần kinh, giảm cảm giác lo lắng, mệt mỏi và choáng ngợp.

Phản ứng thư giãn do tư thế Xác chết gợi ra có thể giúp hạ huyết áp, tăng cường sức khỏe tim mạch.

Bằng cách làm dịu tâm trí và làm dịu hệ thần kinh, tư thế Xác chết cải thiện sự tập trung và tinh thần minh mẫn.

Thực hành thường xuyên tư thế Xác chết có thể giúp điều chỉnh các kiểu ngủ và cải thiện chất lượng giấc ngủ, mang lại sức khỏe tổng thể tốt hơn.

Tư thế Xác chết mang đến cơ hội nâng cao nhận thức về mối liên hệ giữa tâm trí và cơ thể, thúc đẩy cảm giác bình yên và hòa hợp bên trong.

Bằng cách thư giãn các cơ trên cơ thể một cách có ý thức, tư thế Xác chết giúp giảm căng cơ và giảm bớt sự khó chịu về thể chất.

Nghỉ ngơi trong tư thế Xác chết cho phép cơ thể bước vào trạng thái thư giãn sâu, hỗ trợ quá trình chữa bệnh và phục hồi tự nhiên.

Tác dụng thư giãn và giảm căng thẳng của tư thế Xác chết có thể giúp giảm đau đầu và đau nửa đầu do căng thẳng và áp lực.

Bằng cách tạo ra không gian để xem xét nội tâm và thư giãn, tư thế Xác chết khuyến khích sự cân bằng cảm xúc và khả năng phục hồi, nuôi dưỡng cảm giác hạnh phúc hơn.

THỰC HÀNH

Bắt đầu bằng cách nằm ngửa trên thảm, chân hơi rộng, tay đặt dọc thân người, lòng bàn tay hướng lên trên. Nhắm mắt nhẹ nhàng.

Đảm bảo cơ thể tạo thành một đường thẳng, cột sống dài và thư giãn. Điều chỉnh tư thế để cảm thấy thoải mái hơn.

Dành một chút thời gian thư giãn từng phần cơ thể, từ ngón chân lên đến đầu. Thả lỏng mọi căng thẳng.

Chú ý đến hơi thở: hít thở chậm và sâu, để bụng phình lên khi hít vào và hóp lại khi thở ra, không gắng sức.

Thực hành chánh niệm bằng cách quan sát suy nghĩ mà không phán xét. Để tâm trí bình tĩnh, tập trung vào khoảnh khắc hiện tại.

Buông bỏ mọi suy nghĩ và phiền muộn, hoàn toàn sống với hiện tại, buông bỏ những gánh nặng tinh thần hay cảm xúc.

Giữ tư thế thư giãn sâu này từ 5 đến 10 phút, hoặc lâu hơn nếu muốn, và tận hưởng sự nghỉ ngơi.

Khi muốn kết thúc Shavasana, bắt đầu sâu hơn hơi thở, nhẹ nhàng cử động ngón tay và ngón chân. Duỗi tay lên đầu, lăn nhẹ sang một bên. Co gối kéo về ngực, giữ lưng cong nhẹ, vào tư thế bào thai — thoải mái và an toàn.

Dành một khoảnh khắc cảm ơn bản thân đã dành thời gian này và nhận ra lợi ích tích cực cho cơ thể và tâm hồn. Ngồi dậy từ từ, cảm thấy tươi mới và bình an.

Hãy thường xuyên tập Shavasana trong buổi tập, vào cuối buổi hoặc như một bài tập riêng biệt.

THÁCH THỨC VÀ KHÓ KHĂN TIỀM ẨN

Đối với nhiều người tập, thách thức lớn nhất của tư thế Xác chết (Shavasana) là làm dịu tâm trí và chấm dứt những suy nghĩ lộn xộn trong đầu. Việc thư giãn hoàn toàn và duy trì sự hiện diện trong khoảnh khắc thường rất khó khăn, đặc biệt khi tâm trí bận rộn với các suy nghĩ, danh sách việc cần làm hoặc lo âu.

Duy trì sự thoải mái về thể chất trong khi tập Shavasana cũng có thể là một vấn đề, nhất là khi có những căng cứng, cứng đờ hoặc các vấn đề sức khỏe riêng. Tìm một tư thế thoải mái và sử dụng các phụ kiện như gối ôm, chăn hoặc gối che mắt thường giúp giảm bớt sự khó chịu.

Một số người cảm thấy sốt ruột hoặc bồn chồn khi tập Shavasana, nhất là những người quen với các hình thức yoga năng động hơn. Việc buông bỏ, đón nhận sự tĩnh lặng và hiện tại trở thành một thử thách lớn.

Giữ hơi thở đều đặn trong suốt thời gian tập đôi khi rất khó, đặc biệt nếu hơi thở nông hoặc không đều. Tập trung vào hơi thở giúp làm dịu tâm trí và tăng cường thư giãn sâu hơn.

Shavasana mời gọi buông bỏ kiểm soát và chỉ đơn giản là sống trong khoảnh khắc hiện tại. Điều này có thể khó khăn với những người cần kiểm soát trải nghiệm của mình, nhưng đây là khía cạnh thiết yếu của bài tập.

Tư thế này cũng có thể đánh thức cảm xúc hoặc cảm giác dễ tổn thương, vì nó mời gọi thư giãn hoàn toàn và buông bỏ. Việc tạo một môi trường an toàn, thuận lợi để bộc lộ cảm xúc và tôn trọng tất cả những gì xuất hiện trong quá trình tập là rất quan trọng.

प्रयिाणां कृतज्ञता _ Priyāṇāṁ Kṛtajñatā

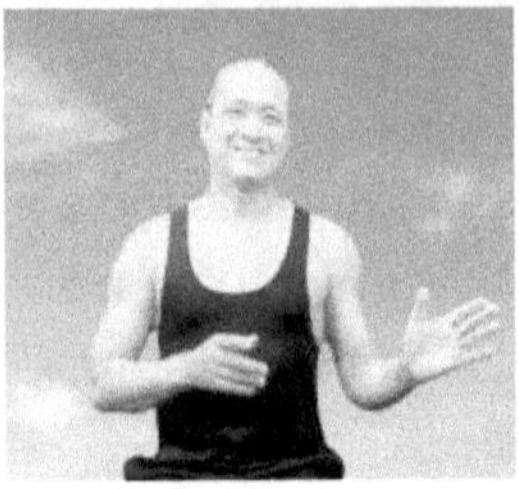

मैं अपने प्रयिजनों के प्रतिअपनी गहरी कृतज्ञता व्यक्त करना चाहता हूं जो हमेशा मेरे साथ हैं और मुझे गर्मजोशी और ताकत देते हैं, जसिसे मुझे सभी चुनौतयिों से नपिटने में मदद मलिती है।

ेरे प्रयिजनों के लएि जो योग के प्रतिसमान जुनून साझा करते हैं। भले ही हम हजारों मील दूर हैं, फरि भी वे मेरी मदद करते हैं और मुझे प्रेरति करते हैं। इस सकारात्मक और अद्भुत बातचीत से मुझे बहुत अधकि ऊर्जा और काम करने की असाधारण क्षमता हासलि करने में मदद मलिी।

आपकी मदद ने न केवल एक अवश्विसनीय पुस्तक बनाने में मदद की, बल्कि मुझे खुद पर, योग के प्रतिमेरे प्यार और समर्पण और अभ्यास की मेरी यात्रा पर मजबूत आत्मवश्विास भी दयिा।. यद्यपियिह मार्ग अनेक बाधाओं का सामना करता है, फरि भी यह सदैव सुंदर और पवत्रि तथा असीम आनंद से भरा रहता है।

हृदय से धन्यवाद!

LỜI TRI ÂN

Một sự biết ơn sâu sắc nhất xin được gửi đến những người thân yêu - những người luôn ở bên cạnh và cho tôi hơi ấm và sức mạnh, giúp tôi vượt qua mọi thử thách.

Vô cùng cảm động và vô cùng biết ơn sự giúp đỡ vô điều kiện của những người bạn ở nơi xa xôi của tôi dù có người chưa bao giờ gặp mặt - những người có cùng niềm đam mê với yoga và cùng sẵn sàng làm những điều tốt đẹp cho cuộc đời trong khả năng của mình không một chút đắn đo, câu nệ. Không chỉ có vậy, chính sự nhiệt thành trong việc thực hành từng tư thế thể hiện qua từng bức ảnh cũng đã thực sự làm tôi ngưỡng mộ, xúc động và có thêm rất nhiều động lực làm việc.

Sự giúp đỡ của các bạn không chỉ giúp tạo ra một cuốn sách có giá trị hơn cả mong đợi, mà còn mang lại cho tôi niềm tin mạnh mẽ vào bản thân, vào tình yêu dành cho yoga cũng như hành trình cống hiến và luyện tập lâu dài của mình.

Con đường này dù chắc chắn đã, đang và sẽ còn gặp nhiều trở ngại, nhưng vẫn luôn đẹp đẽ và thiêng liêng, chào đón những bước chân can đảm không ngừng nghỉ.

Xin cảm ơn, tận đáy lòng!

NHỮNG YOGIS TUYỆT VỜI CỦA TÔI!

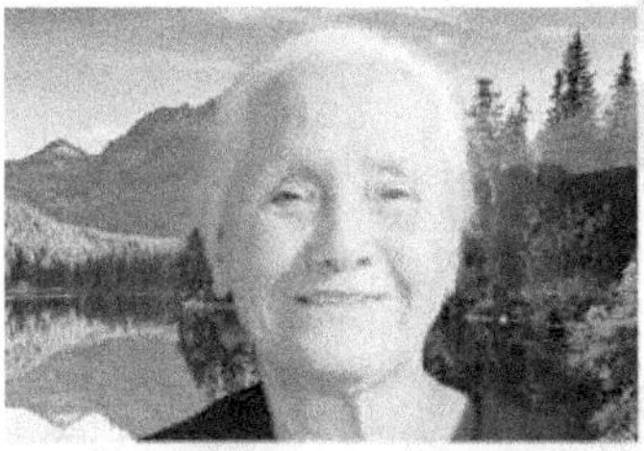

Yogis Thi Thom PHAM

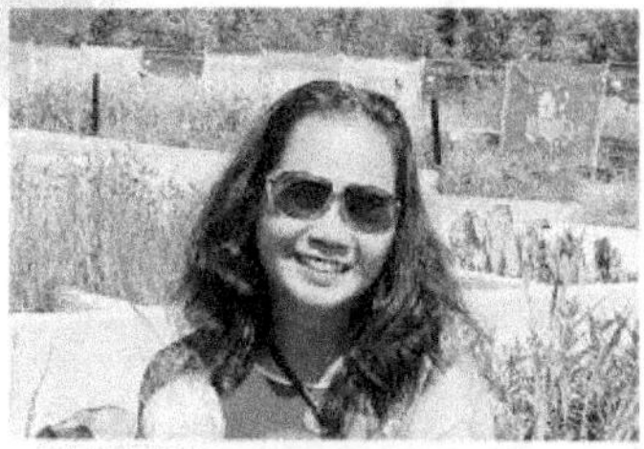

Yogis Thu Huong DO

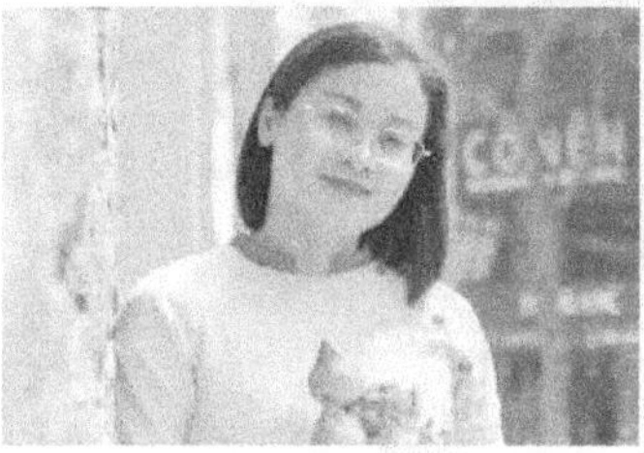

Yogis Hai Hoa DOAN

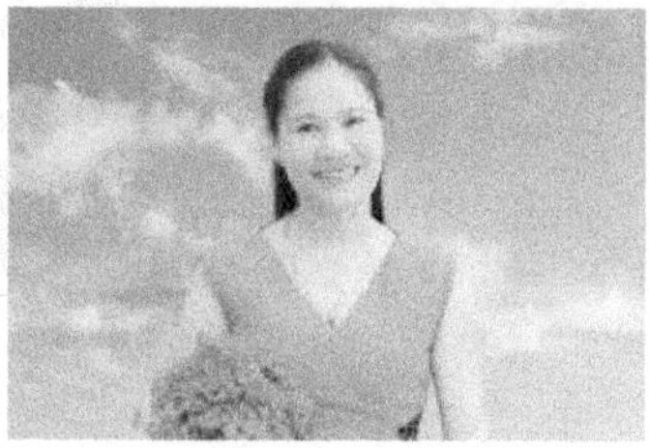

Yogis Thi Man NGUYEN

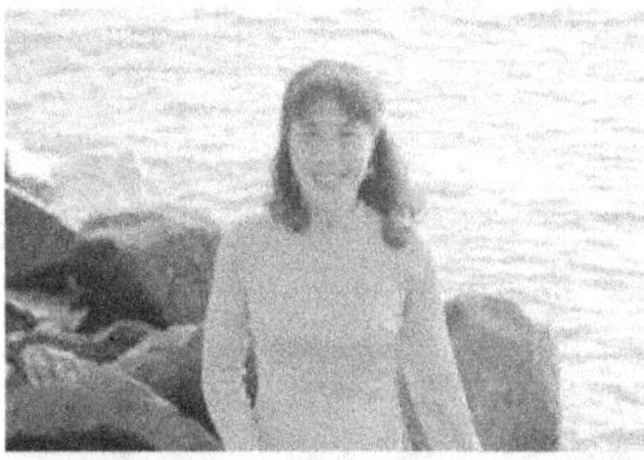

Yogis Thi Binh MAI

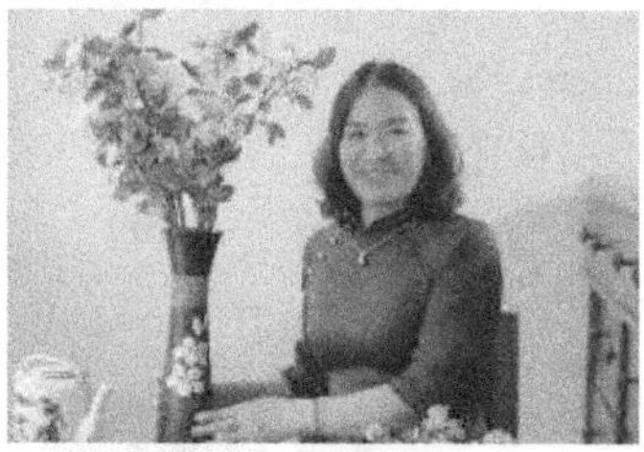

Yogis Thi Mai NGUYEN

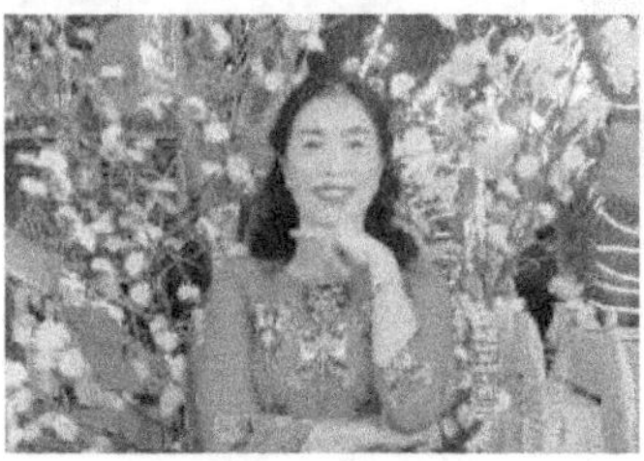

Yogis Thi Thuy TRAN

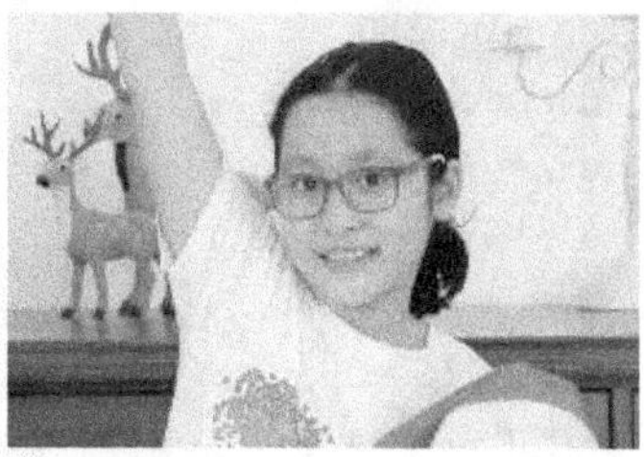

Yogis Hieu Linh NGUYEN

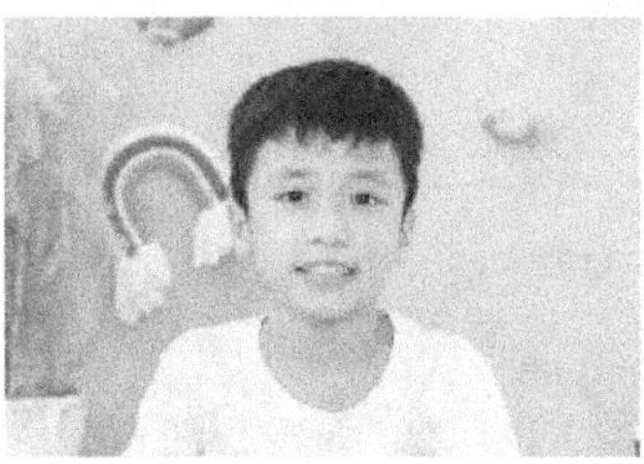

Yogis Van An NGUYEN

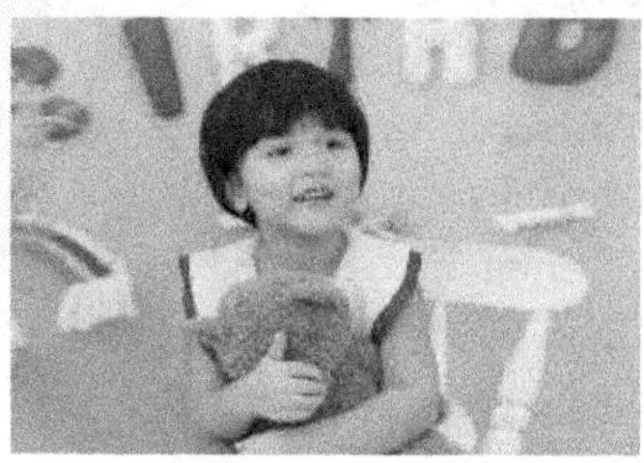

Yogis Linh Chi NGUYEN

TÊN CÁC TƯ THẾ TỪ A-Z TIẾNG VIỆT

TÊN CÁC TƯ THẾ TỪ A-Z TIẾNG VIỆT

TÊN CÁC TƯ THẾ TỪ A-Z TIẾNG ANH

TÊN CÁC TƯ THẾ TỪ A-Z TIẾNG ANH

TÊN CÁC TƯ THẾ TỪ A-Z TIẾNG PHẠN

TÊN CÁC TƯ THẾ TỪ A-Z TIẾNG PHẠN

आसन को संस्कृत में अनुक्रमति कयिा गया

आसन को संस्कृत में अनुक्रमति कयिा गया

www.ingramcontent.com/pod-product-compliance
Lightning Source LLC
LaVergne TN
LVHW020919061026
849535LV00011B/3661
9781997697107